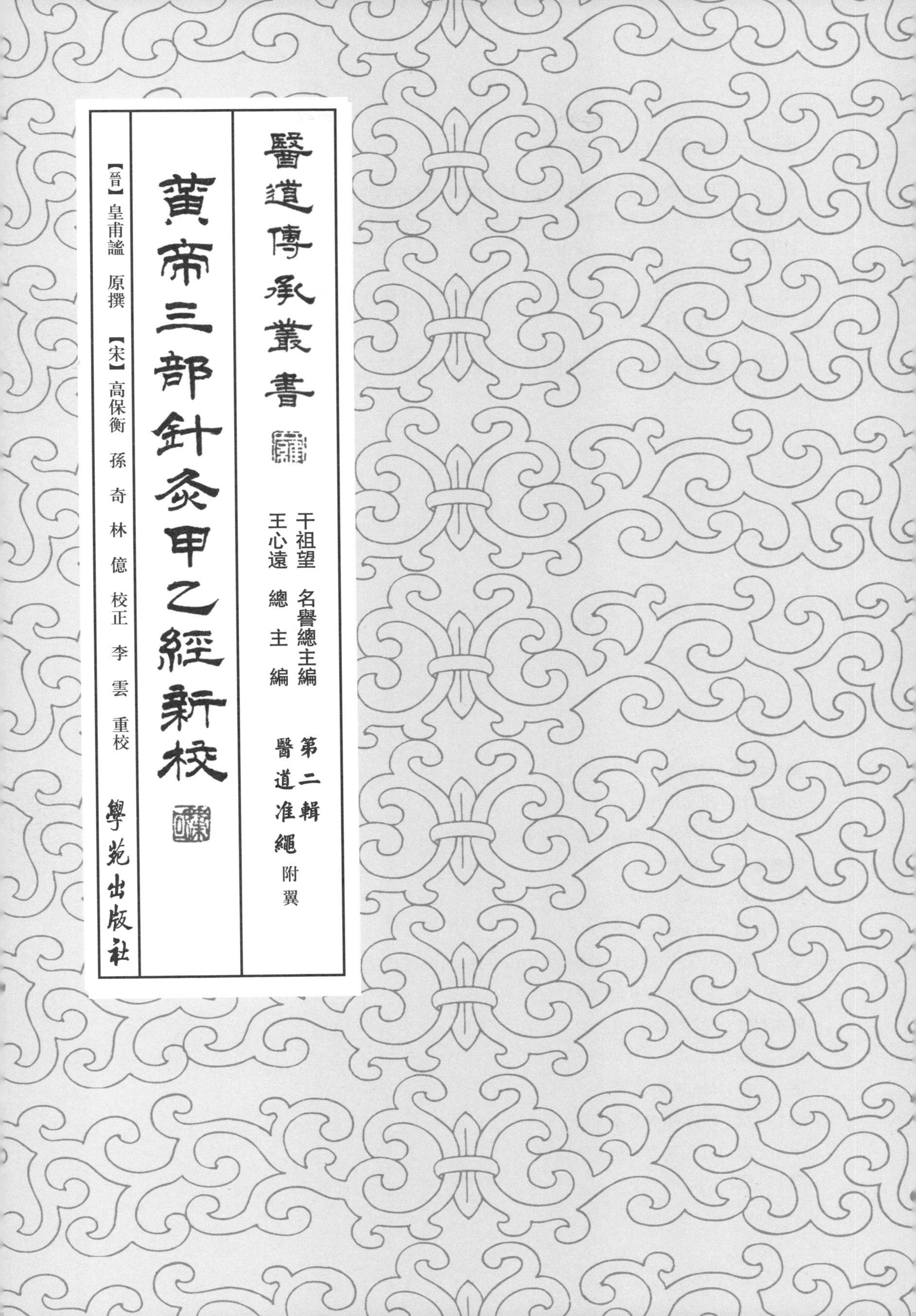
醫道傳承叢書
干祖望 名譽總主編
王心遠 總主編
第二輯 醫道准繩 附翼
黄帝三部針灸甲乙經新校
【晉】皇甫謐 原撰
【宋】高保衡 孫奇 林億 校正 李雲 重校
學苑出版社

圖書在版編目(CIP)數據

黄帝三部針灸甲乙經新校/(晉)皇甫謐原撰;(宋)高保衡,(宋)孫奇,(宋)林億校正;李雲重校. —北京:學苑出版社,2011.12(2021.5重印)
ISBN 978-7-5077-3890-2

Ⅰ.①黄… Ⅱ.①皇…②高…③孫…④林…⑤李… Ⅲ.①針灸甲乙經-研究 Ⅳ.①R245

中國版本圖書館CIP數據核字(2011)第230230號

責任編輯:付國英
出版發行:學苑出版社
社　　址:北京市豐臺區南方莊2號院1號樓
郵政編碼:100079
網　　址:www.book001.com
電子信箱:xueyuanpress@163.com
電　　話:010-67603091(總編室)、010-67601101(銷售部)
印 刷 廠:北京市京宇印刷廠
開本尺寸:787×1092　1/16
印　　張:31.5
字　　數:406千字
版　　次:2012年3月第1版
印　　次:2021年5月第6次印刷
定　　價:138.00圓

醫道傳承叢書

《醫道傳承叢書》專家顧問委員會（按姓氏筆畫排序）

干祖望　王子瑜　王玉川　孔光一　印會河　朱良春　朱南孫　李今庸　李振華　李　鼎
李濟仁　何　任　余瀛鰲　金世元　周仲瑛　孟景春　胡海牙　馬繼興　馬鬱如　郭子光
唐由之　陸廣莘　陳大啟　陳彤雲　許潤三　張士傑　張志遠　張紹重　張　琪　張舜華
張學文　程莘農　費開揚　賀普仁　路志正　劉士和　劉志明　錢超塵　顏正華　顏德馨

《醫道傳承叢書》編輯委員會

名譽總主編　干祖望
總　主　編　王心遠
副總主編　邱　浩
編　　委　王心遠　付國英　李　雲　李順保　邱　浩　姜　燕　陳居偉
　　　　　陳　輝　趙懷舟　趙　艷

第二輯《醫道准繩》

主　　編　邱　浩
編　　委　李　雲　邱　浩　尚元勝　尚元藕　陳居偉　趙懷舟　蕭紅艷

《醫道傳承叢書》序

醫之道奚起乎？造物以正氣生人，而不能無夭劄疫癘之患，故復假諸物性之相輔相制者，以為補救；而寄權於醫，夭可使壽，弱可使強，病可使痊，困可使起，醫實代天生人，參其功而平其憾者也。

夫醫教者，源自伏羲，流於神農，注於黃帝，行於萬世，合於無窮，本乎大道，法乎自然之理。孔安國序《書》曰：伏羲、神農、黃帝之書，謂之三墳，言大道也。前聖有作，後必有繼而述之者，則其教乃得著於世矣。惟張仲景先師，上承農、軒之理，又廣《湯液》為《傷寒卒病論》十數卷，然後醫方大備，率皆倡明正學，以垂醫統。茲先聖後聖，若合符節。仲師，醫中之聖人也。理不本於《內經》，法未熟乎仲景，縱有偶中，亦非不易矩矱。儒者不能捨至聖之書而求道，醫者豈能外仲師之書以治療。間色亂正，靡音忘倦。醫書充棟汗牛，可以博覽之，以廣見識，知其所長，擇而從之。

醫，大道也！農皇肇起，軒岐繼作，醫聖垂範，薪火不絕。懷志悲憫，不揣鄙陋，集為是編，百衲成文，聖賢遺訓，吾志在焉！凡人知見，終不能免，途窮思返，斬絕意識，直截皈禪，通身汗下，險矣！險矣！尚敢言哉？

《醫道傳承叢書》編委會

《醫道傳承叢書》前言

《醫道傳承叢書》是學習中醫的教程。中醫學有自身的醫學道統、醫宗心要，數千年授受不絕，有一定的學習方法和次第。初學者若無良師指點，則如盲人摸象，學海無舟。編者遵師所教，總結數代老師心傳，根據前輩提煉出的必讀書目，請教中醫文獻老前輩，選擇最佳版本，聘請專人精心校讎，依學習步驟，次第成輯。叢書以學習傳統中醫的啟蒙讀本為開端，繼之以必學經典、各家臨證要籍，最終歸於《易經》，引導讀者進入『醫易大道』的高深境界。

叢書編校過程中，得到中醫界老前輩的全面指導。長期以來，編者通過各種方式求教於他們，師徒授受，臨證帶教，授課講座，耳提面命，電話指導。他們對本叢書的編輯、刊印給予了悉心指導，提出了寶貴的修改意見。三十餘位老先生一致認同：『成為真正的、確有資格的中醫，一定要學好中國傳統文化！首先做人，再言學醫。應以啟蒙讀本如脈訣、藥性、湯頭為開端，基本功要紮實；經典是根基，繼之以必學的中醫四大經典；各家臨證要籍、醫案等開拓眼界，充實、完善自己師承的醫學理論體系。趁著年輕，基礎醫書、經典醫書背熟了，終生受益！』『始終不可脫離臨床，早臨證、多臨證、勤臨證、反復臨證，不斷總結。中醫的生命力在臨床。』幾位老中醫強調：行有餘力，可深入研讀《易經》、《道德經》等。

百歲高齡的國醫大師干祖望老師談到：要成為合格的中醫接班人，需具備『三萬』：『讀萬卷書，行萬里路，肉萬人骨。』並且諄諄告誡中醫學子：『首先必讀陳修園的《醫學三字經》。這本一定要讀！一定讀，非讀不可！對！熟記這一本，基礎紮實了，再讀《內經》、《本草》、《傷寒》，可以重點做讀書筆記。經典讀熟了，要讀「溫病」的書，我臨床上使用「溫病」的方子療效更好。』作為《醫道傳承叢書》名譽總主編，他的理念思路代表了老一代的傳統學醫路徑。

國醫大師鄧鐵濤老先生強調了中醫的繼承就是對中華優秀傳統文化的繼承，中醫學是根植于中華文化、不同於西方現代醫學，臨床上確有療效，獨立自成體系的醫學。仁心仁術，溫故知新，繼承不離本，創新不離宗。

老先生們指出：『夫生者，天地之大德也；醫者，贊天地之生者也。』（《類經圖翼·序》）中醫生生之道的本質就是循生生之理，用生生之術，助生生之氣，達生生之境。還指出：中醫學術博大精深，是為民造福的寶庫。學好中醫一要有悟性，二要有仁心，三要具備傳統文化的功底。只有深入中醫經典，用中醫自身理論指導臨床，才會有好的中醫療效。只有牢固立足中醫傳統，按照中醫學術自身規律發展，中醫才會有蓬勃的生命力。否則，就會名存實亡。

在此，叢書編委會全體成員向諸位老前輩表示誠摯的謝意。

本叢書在編輯、聘請顧問過程中得到北京中醫藥大學圖書館古籍室邱浩老師鼎力支持、大力協助，在此特致鳴謝！感謝書法家羅衛國先生為本叢書題簽（先生系國學大師羅振玉曾孫，愛新覺羅·溥儀外孫，大連市文化促進會副會長，大連墨緣堂文化藝術中心負責人）。

古人廣藏書、精校書是為了苦讀書、得真道。讀醫書的最終目的，在於領悟古人醫學神韻，將之施用於臨床，提高療效，造福蒼生。人命關天，醫書尤其要求文字準確。本套叢書選擇善本精校，豎版、繁體字排印，力求獻給讀者原典範本，圍繞臨證實踐，展示傳統中醫學教程的原貌，以求次第引導學習者迅速趣入中醫學正途。學習中醫者手此一編，必能登堂入室，一探玄奥；已通醫術的朋友，亦可置諸案頭，溫故知新，自然終生受益。限於條件，內容有待逐漸豐富，疏漏之处，歡迎大家批評指正。

學習方法和各輯簡介

良師益友，多方請益。勤求古訓，博采眾方。慎思明辨，取法乎上。學而時習，學以致用。大慈惻隱，濟世救人。（道生堂學規）。

古人學醫的基本形式為半日侍診，半日讀書。行醫後還要堅持白天臨証，晚間讀書，終生學習。《朱子讀書法》說：『於中撮其樞要，厘為六條：曰循序漸進，曰熟讀精思，曰虛心涵泳，曰切己體察，曰著緊用力，曰居敬持志。……大抵觀書，先須熟讀，使其言皆若出於吾之口。繼以精思，使其意皆若出於吾之心。然後可以有得爾。』讀書先要誦讀，最好大聲地念，抑揚頓挫地念，能夠吟誦更好。做到眼到、口到、心到，和古人進入心息相通的境界，方可謂讀書入門。叢書大部分採用白文本，不帶註釋，更有利於初學者誦讀原文；特別是四大經典，初學者不宜先看註釋，以防先入為主。書讀百遍，其義自見。在成誦甚至背熟後，文意不明，才可參看各家註釋，或請教師長。

在讀書教程方面，一般分三個學習階段，即基礎課程、經典課程、臨證各家。

第一輯：醫道門徑

本輯對應基礎課程，初學者若不從基礎入手，則難明古經奥旨。

《醫學三字經》是清代以來公認的醫學正統入門書，其內容深入淺出，純正精粹。《瀕湖脈學》是傳統脈訣代表，脈學心法完備、扼要。《藥性賦·藥性歌括》，其中《藥性賦》是傳統本草概說，兼取《藥性歌括》，更適於臨證應用。《醫方集解》之外，又補充了《長沙方歌括》、《金匱方歌括》、《時方歌括》，歌訣便於背誦記憶。經方法度森嚴，劑量及煎服法都很重要！包含了經方劑量、煎服法的歌括，初學者要注意掌握。

第二輯：醫道準繩

本輯對應經典課程。《黃帝內經》（包括《素問》、《靈樞》）、《神農本草經》、《傷寒論》、《金匱要略》、《難經》，為中醫必學經典，乃醫道之根本、萬古不易之準繩。醫道淵深，玄遠難明，故本輯特編附翼：《太素》《甲乙經》《難經集注》《脈經》等，詳為校注，供進一步研習中醫四大經典之用。

第三輯：醫道圓機

本輯首選清代葉、薛、吳、王溫病四大家著作，以為圓機活法之代表，尤切當今實用。歷代各家著作，日後將擇期陸續刊印。明末清初大醫尊經崇原，遂有清代溫病學說興起。各家學說、臨證各科均為經典的靈活運用，在學習了經典之後，才能融會貫通，悟出圓機活法。

第四輯：醫道溯源

本輯對應醫道根源、醫家修身課程。

《易經》乃中華文化之淵藪，『醫易相通，理無二致，可以醫而不知易乎？』（《類經附翼》）

《黃帝內經》夙尚『恬淡虛無，真氣從之；精神內守，病安從來』之旨；《道德經》一本『道法自然』、『清靜為天下正』之宗，宗旨一貫，為學醫者修身之書。

《漢書・五行志》：『《易》曰：「天垂象，見吉凶，聖人象之；河出圖，雒出書，聖人則之。」劉歆以為虙羲氏繼天而王，受《河圖》，則而畫之，八卦是也；禹治洪水，賜《雒書》，法而陳之，《洪範》是也。』《尚書・洪範》為『五行』理論之源頭。

隋代蕭吉《五行大義》集隋以前『五行』理論之大成，是研究『五行』理論必讀之書。

繁體字的意義

傳承醫道的中醫原典，採用繁體字則接近古貌，故更為準確。

以《黃帝內經・靈樞・九針十二原》為例：

繁體字版：『知機之道者，不可掛以髮；不知機道，叩之不發。』

簡體字版：『知机之道者，不可挂以发；不知机道，叩之不发。』

《靈樞經》在這裏談到用針守機之重要。邪正之氣各有盛衰之時，其來不可迎，其往不可及。宜補宜瀉，須靜守空中之微，待其良機。當刺之時，如發弩機之速，不可差之毫髮，於邪正往來之際而補瀉之；稍差毫髮則其機頓失。粗工不知機道，敲經按穴，發針失時，補瀉失宜，則血氣盡傷而邪氣不除。簡體字把『髮』、『發』統寫為『发』字，給理解經文造成了障礙。

繁體字版：『方刺之時，必在懸陽，及與兩衛，神屬勿去，知病存亾。』

簡體字版：『方刺之时，必在悬阳，及与两卫，神属勿去，知病存亡。』

『衛』，《甲乙經・卷五第四》《太素・卷二十一》均作『衡』。『陽』『衡』『亾』皆在段玉裁《六書音韻表》古韻第十部陽韻；作『衛』則於韻不協。『衡』作『眉毛』解，《靈樞・论勇第五十》曰：『勇士者，目深以固，長衡直揚。』『兩衡』即『兩眉』，經文的意思是：『准備針刺之時，一定要仔細觀察患者的鼻子與眉毛附近的神彩；全神貫注不離開，由此可以知道疾病的傳變、愈否。』於醫理為通；『衡』又作『眉上』解，《戰國策・中山策》鮑彪注：『衡，眉上。』『兩衡』指『兩眉之上』，於醫理亦通。作『兩衛』則於上下文句醫理難明。故『衛』乃『衡』形近鈔誤之字，若刊印為簡化字『卫』，則難以知曉其當初為『衡』形近致誤。

《醫道傳承叢書》編委會　壬辰正月

重校說明

《黃帝三部針灸甲乙經》（簡稱《甲乙經》），為魏晉間名醫皇甫謐（二一五～二八二年）所撰，約成書於魏甘露間（二五六～二五九）。該書輯錄《素問》、《靈樞》、《黃帝明堂經》三部古代醫學典籍中與針灸理論、臨床相關的內容，按類編次，是一部影響深遠的古代針灸學名著。

由於年代久遠，隋唐以前的《甲乙經》舊本及北宋儒臣校訂之本先後散佚。我們能見到的最早傳本主要是明萬曆間吳勉學翻刻醫學六經本與清陸心源原藏明藍格鈔本（以下簡稱『明鈔本』）兩種。本次重校《甲乙經》即以這兩種傳本作為底本和主校本。

編輯《醫道傳承叢書》之初，本書編委會提出一個重要宗旨，即向讀者提供一系列簡明、規範、准確的古代醫學典籍範本。這個目標對校勘《甲乙經》來說有一定難度。記得三十多年前，著名中醫文獻學家任應秋教授常說：『《甲乙經》苦無善本。』近十餘年，筆者在王洪圖、錢超塵兩位教授指導下多次校勘《黃帝內經太素》，由於《甲乙經》是重要校本之一，所以對該書部分內容的混亂印象深刻。最令人不解的是：既稱『三部甲乙』，書中卻多次出現《八十一難》及仲景之文（與正文同作大字），這豈不成了『五部甲乙』？再者，全書內容悉出《素問》、《靈樞》、《明堂》，而某些段落（或與正文接排的大段文字）之前卻冠以『《素問》曰』、『《九卷》曰』等語，此亦十分反常。更令人困惑的是，這類文字往往頻繁插入原書正文，使源自《素問》或《靈樞》的一小段正文被拆分作數節，令讀者理不清頭緒。這種亂象絕非《甲乙經》原貌，如果不加以解決，仍然按照傳世本的樣式點校出版，顯然有悖本叢書的宗旨。因此，釐清傳世本《甲乙經》中的亂象便成為本次校訂的重中之重。

著名中醫文獻學家張燦玾先生針對傳世本《甲乙經》中以『《素問》曰』、『《九卷》曰』冠首的若干段落中有些評論性文字『或為大字正文』，『或為小字夾注』的現象早有評說，指出：『細審上述諸文之氣象語義，似同出一人之手筆，不應有大小字之別，而今本有別者，當系傳抄致誤。』此言直指要害，尤其『似同出一人之手筆』這一精准判斷，更發人深省，對我啟發極大。

黃龍祥教授對《甲乙經》多有研究，其成果為世矚目。他在《新校正黃帝三部針灸甲乙經》（中國科學技術出版社二〇〇〇年版）『影刊批註說明』中指出：《甲乙經》中『標有「素問曰」、「九卷曰」等文字及注有「解曰」之類注解性文字系原書舊文，非唐宋間人所增補。』他在《《針灸甲乙經》考略》一文中更加明確地指出：『傳世本《甲乙經》至少有四重構成，即：皇甫謐所編之原集；宋以前醫家補注之文；宋代林億校注；宋以後注文。』又指出：書中被有些文獻學者稱為『大字注文』及『釋文』的內容（包括文前冠以『解曰』、『張仲景曰』及部分冠以『八十一難曰』者）出自皇甫謐之手，是原書的一部分。這些提法令人耳目一新，從宏觀上為釐清傳世本《甲乙經》中涉及皇甫謐釋文部分的亂象鋪平了道路，具有重要意義。

受上述學者啟發，筆者圍繞傳世本《甲乙經》中的『經註混淆』現象，通過對醫學六經本和明鈔本《甲乙經》的全面互校，不但進一步證實皇甫謐釋文的存在，而且在本次重校的《甲乙經》中基本將正文與釋文分開，並根據明鈔本恢復了被醫學六經本的整理者刪除、移改的某些內容，使全書更接近北宋校訂本舊貌。現將筆者的主要觀點及所做工作簡述如下：

一、《甲乙經》中確有皇甫謐釋文

（一）皇甫謐《甲乙經·自序》證明書中存在作者的釋文

皇甫謐《甲乙經·自序》曰：『乃撰集三部，使事類相從，刪其浮辭，除其重復，論其精要，至為十二卷。』文中『論其精要』四字表明，皇甫氏對本書所引三部古經的『精要』部分有所評解，這是《甲乙經》中存在原作者釋文的力證。《自序》又曰：『若必精要，俟其閒暇，當撰覈以為教經云尔。』此言進一步表明，皇甫謐編撰《甲乙經》時僅對經文擇要而解，故其釋文少而精簡，未作全書通釋。細讀《甲乙經》全書，皇甫氏《自序》所言與實際情況完全相符。

（二）孫思邈《千金要方》曾引用皇甫謐釋文

孫思邈《千金要方・卷二十六・序論第一》曾三次引用《甲乙經》皇甫謐釋文，這些引文俱見於《甲乙經・卷六・第九》。現抄錄《千金要方》引文於下：

其一：皇甫士安云：『腎合三焦之脉，雖屬肝心，而為中焦之道，故鹹入而走血也。』

其二：皇甫士安云：『水火相濟，故骨氣通於心。』

其三：皇甫士安云：『其氣外通於皮，故曰甘入走皮矣。皮者肉之蓋，皮雖屬肺，與肉連體，故甘潤肌肉并於皮也。』

筆者取世行本《甲乙經》與孫思邈引文作了比對，證實三處文字與《甲乙經》完全契合，而且皆在以『《九卷》曰』冠首的段落之內。孫思邈能夠准確引用皇甫釋文，表明唐本《甲乙經》的正文與釋文在結構上清晰易辨，未發生混亂。

（三）北宋林億等《素問》新校正多次引用皇甫謐釋文

北宋校正醫書局先后校订了《素问》、《甲乙經》等古籍，林億等儒臣在《素問》『新校正』中多次引用《甲乙經》皇甫謐釋文。新校正在校勘用語的使用上非常嚴謹，凡引用《甲乙經》正文，皆在文前冠以『甲乙經』或『甲乙』等字樣；凡引用皇甫謐釋文，皆冠以『皇甫士安』四字（不包括與引文無關者）。《素問》新校正引用皇甫釋文共八处（包括重复引用者），見於《素問》陰陽應象大論、五藏生成篇、診要經終論（兩處）、宣明五氣篇、水熱穴論篇（兩處）、調經論篇。為避免繁冗，現僅舉其中一例，並抄錄《甲乙經》原文於其後（例文中標點為筆者所加，原書錯字已改）：

《素問・卷三・五藏生成篇第十》：

『諸脉者皆屬於目。』新校正云：按皇甫士安云：『《九卷》曰：「心藏脉，脉舍神。」神明通體，故云屬目。』

《甲乙經・卷一・第四》：

《素問》曰：『諸脉者，皆屬於目。』又《九卷》曰：『心藏脉，脉舍神。』神明通體，故云屬目。

從上舉文例可以看出：新校正所引皇甫釋文包括《靈樞・本神》經文（引號內『心藏脉，脉舍神』兩句）和皇甫謐本人評論，這不但證明以『《九卷》曰』冠首的段落為皇甫氏釋文，而且證明皇甫氏引用的經文乃釋文的一部分，不可將其看作《甲乙經》正文。

二、對北宋以前《甲乙經》傳本結構特徵的推論

唐代孫思邈及北宋林億等儒臣能夠準確征引《甲乙經》中的皇甫謐釋文，說明在北宋以前的《甲乙經》傳本中，正文與釋文並未混淆。筆者推測，北宋以前《甲乙經》正文與釋文在版式上可能經歷過以下兩個階段：

第一階段：簡冊本《甲乙經》

根據古代遺存及考古發現，皇甫謐《甲乙經》初稿當採用簡書形式。由於竹簡的寬度皆以容納一字為標準，故原書正文與釋文在字體大小上並無不同，區分方法可能有三種：

其一，在註文之前冠以『《素問》曰』、『《九卷》曰』、『《八十一難》曰』、『張仲景曰』、『解曰』、『又曰』等標志性文字。今本《甲乙經》基本保存了這些標志性文字（不排除已經有所遺漏）。

其二，用不同顏色加以區分，最常見的是以朱墨二色分別書寫。唐代王冰註解《素問》時仍然沿用此法，《素問・序》曰：『凡所加字，皆朱書其文，使今古必分，字不雜糅。』

其三，用『○』之類符號加以區別。由於缺乏直接資料，對此不作更多揣測。

第二階段：卷子鈔本《甲乙經》

在隋唐五代時期，由於造紙術的成熟，直接抄寫在紙上的卷子本（後來又演化出經折本、旋風裝本等形式）逐漸成為圖書的主要形式。通過存世的敦煌鈔本古籍，尤其仁和寺古鈔本《黃帝內經太素》殘卷等大量實物，可以認定：在這一時期的古籍中，以大字書寫正文，以小字書寫註文，已經成為定式。因此，在北宋正式出現木刻本圖書之前，《甲乙經》傳本主要為手抄卷子本，正文作大字，皇甫謐釋文作小字（不完全排除字號不分大小，以朱墨二色區別正文與釋文），正文與釋文一目了然。這雖然只是一種推測，但基本符合歷史事實。

三、對北宋校訂本《甲乙經》結構變化的推論

如上所言，北宋以前的《甲乙經》鈔本可能正文作大字，皇甫謐釋文作小字（不完全排除正文墨書，釋文朱書），經註分明。由於林億等在重校並刊刻《甲乙經》時必須加入新註，而諸臣不想在所有註文之前皆冠以『新校正曰』四字，當時的制版技術又不能實現雙色套印，故只能將皇甫氏釋文改為大字，將宋儒新註以小字置於相關內容之下。今本《甲乙經》皇甫釋文中夾有宋儒小字注文，此即明證。

有一點可以肯定，在北宋本《甲乙經》中，皇甫釋文雖然與正文同為大字，但當時必定採取了有效方法，使二者不致相混。除皇甫謐原書在釋文之前已經冠以『《素問》曰』、『《九卷》曰』、『《八十一難》曰』等標志性用語之外，通過明鈔本我們可以看到蛛絲馬跡，那就是：所有大段皇甫釋文皆另起一行。這樣就基本解決了釋文與正文的區分問題。其不足之處在於，皇甫氏某些字數較少的短註仍然難以區別。以宋儒治學之嚴謹，斷不會將這些本來涇渭分明的釋文隨便混入正文，只是以筆者的愚鈍，難以揣度其具體方法。如果硬要作出推論，可能是在簡短釋文之前空一格，或者在文前加『○』之類標記，亦可能以不同字體的大字加以區別。總之，如果當時不採取必要措施，便會因釋文的插入而打亂正文，使全書難以讀通。當然，在今天存世的諸多傳本中，宋儒區分經註的努力大多被後人忽視，以致蹤跡難尋了。

四、明代《甲乙經》傳本的結構變化造成正文與皇甫釋文混淆

（一）明鈔本雖然大失北宋本之舊，但在某些局部保留了北宋本原貌

因為北宋本《甲乙經》中的皇甫謐釋文與正文皆作大字，故凡是成段的釋文，在北宋本中皆應該作另行處理，舍此不能與正文相區別。這一推論在明鈔本中得到印證，在大多數情況下，『素問曰』、『九卷曰』、『八十一難曰』、『張仲景曰』等冠首的段落，在明鈔本中皆另起一行，這與北宋原本格局相符。現抄錄明鈔本《甲乙經》典型例證于下（正文黑體字為筆者所改）：

明鈔本《甲乙經・卷一・第二》：

肝為牡藏，其色青，其時春，其日甲乙，其音角，其味酸。

《素問》曰：『肝在味為辛。』於經義為未通。

心為牡藏，其色赤，其時夏，其日丙丁，其音徵，其味苦。

《素問》曰：『心在味為鹹。』於經義為未通。

脾為牝藏，其色黃，其時長夏，其日戊己，其音宮，其味甘。

肺為牝藏，其色白，其時秋，其日庚辛，其音商，其味辛。

《素問》曰：『肺在味為苦。』於經義為未通。

上例從內容到結構皆與筆者上文所推論的北宋本《甲乙經》格式一致，正文與皇甫釋文雖然皆作大字，但因為作了另行處理，故明白無誤。儘管第三節正文（『脾為牝藏』一段）之下皇甫氏未加釋文，但前後內容仍然條理清楚，不生誤解。本例對今人理解北宋本原貌，正確區分正文與皇甫釋文，提供了可靠依據。

如果將上舉內容與醫學六經本《甲乙經》加以對比，可以更清楚地認識到明鈔本在校勘學上的重要價值。在醫學六經本中，帶有『《素問》曰』的三段文字不僅與正文接排，而且被改為小字，變成了宋儒註文。這是十分荒謬的，因為『肝在味為辛』、『心在味為鹹』、『肺在味為苦』等語之前雖然冠以『素問曰』三字，卻不見於世行本《素問》，這些文字極可能出自久佚的古本《素問・卷七》。連唐代王冰都沒有見過的古本《素問》，林億等人更不可能親睹，焉能加以引用？可見，醫學六經本《甲乙經》是被後人（我認為極可能是明代顧從德）修改過的，這種修改不僅攪亂了原書布局，而且轉移了後世對《甲乙經》中《素問》佚文的注意，阻礙了《內經》學術研究。

然而我們也必須看到，明鈔本並不能全面准確地反映《甲乙經》舊貌，由於抄寫者（或所據底本的制作者）不甚明瞭舊本中大字為正文，另行處理的某些大字為皇甫釋文，小字皆宋儒原注，所以有些地方被誤改，而混亂亦因此而生。例如在明鈔本中，本來自成一個完整段落的皇甫釋文，只要出現『又曰』等標志語，幾乎皆另起一行，割裂成數句一段的碎文。相反，應該另起一段的正文，卻因為沒有『《素問》曰』、『又曰』等標志語而漏分段落，與文前的皇甫釋文相混。這些人為造成的亂象令人望而生疑，難以卒讀。以下按原書樣式照抄明鈔本中的部分內容，以加深對上述亂象的理解（文例中錯字已改，標點為筆者所加）：

明鈔本《甲乙經・卷五・第一（上）》：

> 又曰：「夏氣在孫絡。長夏氣在肌肉。」**秋刺諸合，餘如春法。**《九卷》
> 又曰：「秋刺合」，二者正通，於義為是。
> 又曰：「秋取氣口，治筋脉。」於義不同。
> 又曰：「秋取經俞，邪氣在府，取之於合。」
> 《素問》曰：「秋刺皮膚，循理，上下同法。」
> 又曰：「秋者金始治，肺將收殺，金將勝火，陽氣在合，陰氣初勝，濕氣及體。陰氣未盛，未能深入，故取俞以瀉陰邪，取合以虛陽邪。陽氣始衰，故取於合。」是謂始秋之治變也。
> 又曰：「秋氣在膚。」閉腠者也。

按，在上引明鈔本《甲乙經》中，只有「秋刺諸合，餘如春法」二句為正文，其他皆皇甫謐釋文。按照筆者對北宋舊本格式的理解，不難看出其中的兩大錯誤：

其一，「又曰：「夏氣在孫絡。長夏氣在肌肉。」」十三字是皇甫謐前段釋文的結尾部分，不僅應當與前段釋文接排，而且必須在「肉」字之下另起一行，方可使其與正文「秋刺諸合，餘如春法」分開，做到經註分明。試想，如果去掉筆者所加標點，讀者面對明鈔本的版式豈非入於五里霧中？這顯然不是北宋本《甲乙經》的原貌。

其二，明鈔本逢「《素問》曰」、「又曰」等標志語便重分段落，表明抄寫者（或所據底本的抄寫、校刻者）已經不明白此類文字是皇甫謐釋文的標志，所以看到「《素問》曰」、「又曰」下引文皆出自《素問》、《靈樞》，便將其視作《甲乙經》正文，又因這些文字無法連讀，故皆另起一行。至於「九卷」二字，顯然應該與下文「又曰」相接，這是抄寫者習慣在「又曰」之前另起一行，又沒有分析文義所致。

總之，通過上舉明鈔本實例可以認定，明初的《甲乙經》傳本已經不能全面、真實、準確地反映北宋本舊貌。

（二）醫學六經本在整體結構上加劇了《甲乙經》傳本的混亂

真正改變宋本《甲乙經》版面格式，造成更大混亂的，是以明代醫學六經本為源頭的《甲乙經》刻本。現仍以前舉內容為例，分析一下兩種傳本在格局上的異同。因情況復雜，先將筆者改正明鈔本版式錯誤之後的這部分內容抄錄於後：

《甲乙經・卷五・第一（上）》：

又曰：『夏氣在孫絡。長夏氣在肌肉。』

秋刺諸合，餘如春法。《九卷》又曰：『秋刺合。』二者正通，於義為是。又曰：『秋取氣口，治筋脉。』於義不同。又曰：『秋取經俞，邪氣在府，取之於合。』《素問》曰：『秋刺皮膚，循理，上下同法。』又曰：『秋者金始治，肺將收殺，金將勝火，陽氣在合，陰氣初勝，濕氣及體。陰氣未盛，未能深入，故取俞以瀉陰邪，取合以虛陽邪。陽氣始衰，故取於合。』是謂始秋之治變也。又曰：『秋氣在膚。』閉腠者也。

以下按醫學六經本原貌重錄前文（黑體字為《甲乙經》正文）：

又曰：『夏氣在孫絡。長夏氣在肌肉。』**秋刺諸合，餘如春法。**

秋取經俞，邪氣在府，取之於合。《素問》曰：『秋刺皮膚，循理，上下同法。』又曰：『秋者金始治，肺將收殺，金將勝火，陽氣在合，陰初勝，濕氣及體。陰氣未盛，未能深入。故取俞以瀉陰邪，取合以虛陽邪。陽氣始衰，故取於合。』是謂始秋之治變也。又曰：『秋氣在膚。』閉腠者是也。《九卷》又曰：『秋取氣口，治筋脉。』於義不同。

比較上舉內容可以看到：醫學六經本除將皇甫謐前一段釋文與本段正文『秋刺諸合，餘如春法』誤混之外，還對釋文作了如下重大刪改和移動：

第一，刪掉『秋取經俞，邪氣在府，取之於合。』三句之前『又曰』二字，並移至段首。請注意，原書正文『秋刺諸合，餘如春法』出自《靈樞・本輸》，如果忽略皇甫釋文（或者像《素問》王冰註那樣將釋文改為小字），此二句與前後正文（詳見本書）首尾銜接，不可分割。醫學六經本的刪文，實際上是以皇甫釋文中『秋取經俞，邪氣在府，取之於合』三句（出自《靈樞・四時氣》）冒充正文，這就造成了極大混亂。

第二，醫學六經本的校訂者（或另有他人）有意刪掉了『《九卷》又曰：「秋刺合。」二者正通，於義為是。』十五字。

第三，在『又曰：「秋取氣口，治筋脉。」於義不同』十三字之前補『九卷』二字，並移至段末。

第四，在所有『《素問》曰』、『又曰』、『《九卷》曰』之前空一格（這與明鈔本的皆空一行，在本質上一致）。

通過以上對比可以看出：明鈔本雖然多處誤分段落，但皇甫釋文的內容未變，文序未改，在搞清原因之後，只要改正分段錯誤，即可恢復《甲乙經》舊貌。而醫學六經本因明代人的刪改和移文，已經面目全非，很難再恢復《甲乙經》舊貌。

五、《甲乙經》正文與皇甫謐釋文的區分

若想從全書結構上理清《甲乙經》正文與皇甫謐釋文，必須對正文、釋文作出准確界定。在這方面，筆者原則上同意黃龍祥教授的觀點（詳見黃龍祥教授相關書籍及文論），但在有些地方有所不同，現簡要羅列本人看法於後：

第一，在《甲乙經》正文中，皇甫謐摘引《靈樞》、《素問》時從未在一段完整的正文中頻繁插入大段他書（或他篇）內容。因此，凡是在一段正文中插入大段帶有『素問曰』、『九卷曰』之類標志性用語的大字皆為皇甫氏釋文，而且釋文必須另起一行（最好同時變換字體），在版面上與正文加以區別。否則，雖然指出帶有『素問曰』、『九卷曰』之類標志用語的內容出自《甲乙經》原書，仍然不能做到『經註分明』。

有一點需要注意，《甲乙經》中有些出現『《素問》云』或『九卷』等語的小字乃宋儒註文，例如《甲乙經・卷六・第九》『取其經少陰太陽血者』一句之下有『《素問》云：舌下血者』七個小字；又如《甲乙經・卷十二・第三》正文中有『《九卷》行作留，入作行』及『《九卷》作濕，下同』兩處注文，此乃宋儒註文與皇甫釋文用語偶同，故不可一概而論。

第二，在《甲乙經》中，稱《靈樞》為『九卷』是皇甫謐的獨特用語，『九卷曰』更是皇甫釋文的鮮明標志。在沒有確鑿證據的情況下，不宜輕易將皇甫釋文中帶有這些標志性用語的內容看作唐人或宋人註文，亦不應輕易改為小字（請參考下條所舉例文）。

第三，皇甫謐釋文有時連續以《九卷》、《素問》、《八十一難》中的內容作為論據，對正文作出解釋。凡屬這

種情況，應作為一個完整段落連讀，不宜拆分作若干小段。『以經解經』是古人注疏的常用方法，在這一點上，皇甫謐《甲乙經》釋文與《素問》王冰注文在體例上是相同的。例如：《甲乙經·卷二·第二》，在正文『……故髭鬚不生』之下有一大段皇甫釋文，這部分內容在兩種明代傳本及近現代新校本《甲乙經》中皆被拆分作若干小段，有些釋文甚至被改作小字註文，這便在版面上人為地造成嚴重的經註混淆。下面按醫學六經本原樣抄錄這部分內容（黃龍祥教授《新校正黃帝三部針灸甲乙經》與醫學六經本相同）：

……**故髭鬚不生**。督脉者，經缺不具，見於《營氣》，曰：『上額循巔，下項中，循脊入骶，是督脉也。』

《素問》曰：『督脉者，起於少腹以下骨中央，女子入繫廷孔。其孔，溺孔之端也。其絡循陰器，合篡間，繞篡後，別繞臀，至少陰與巨陽中絡者合；少陰上股內後廉，貫脊屬腎；與太陽起於目內眥，上額交巔上，入絡腦，還出，別下項，循肩髆內，俠脊抵腰中，入循膂，絡腎；其男子循莖下至篡，與女子等；其小腹直上者，貫臍中央，上貫心，入喉，上頤環唇，上繫兩目之中。此生病，從小腹上衝心而痛，不得前後，為衝疝；其女子不孕，癃痔遺溺，嗌乾。督脉生病治督脉。』

《八十一難》曰：『督脉者，起於下極之俞，並於脊裏，上至風府，入屬於腦，上巔循額至鼻柱，陽脉之海也。』《九卷》言營氣之行於督脉，故從上下；《八十一難》言其脉之所起，故從下上，所以互相發明也。《素問》言督脉，似謂在衝，多聞闕疑，故并載以貽後之長者云。

筆者取明鈔本與上例內容作了比對，發現二書在版式上有以下兩點不同：其一，明鈔本這部分內容皆作大字。這在一定程度上反映了北宋本《甲乙經》原貌，即皇甫釋文作大字；其二，明鈔本『督脉者，經闕（缺）不具』、『《九卷》言營氣之行於督脉』起首的兩節文字皆另起一行。這反映出南宋至明初的學者已經誤將皇甫釋文中引用的經文看作『正文』，故另起一段以突顯其內容。

通過分析明鈔本與醫學經本在版式上的不同，可以看出：後者出現的兩段小字，以及第一段小字與上文接排，皆為醫學六經本的校訂者修改後的樣式。仔細體會文意，自『督脉者，經缺不具』至『故並載以貽後之長者云』是一大段連貫的，不可分割的文字，而且同出一人之手。全文圍繞『督脉』這一主題展開評論，其論據為《九卷》、《素問》、《八十一難》之文，引號之外的文字乃皇甫氏本人之語，他或提出問題，或對正文及引用的論據加以總結分析。品味文末『故並載以貽後之長者云』十字，更可以看出，這段文字的撰寫者是以《甲乙經》作者的口吻收束前文，並非從注家的角度作出評論。因此，本例正文『故髭鬚不生』之下的所有文字皆為皇甫謐釋文，不僅應該全部根據明鈔本恢復成大字，而且應該合為一個獨立的完整段落。

第四，《甲乙經》以『張仲景曰』冠首之文只有一處，見於卷七・第四（文多不引）。這段內容連續引用了與『痓證』有關的九條張仲景文論（見於今本《金匱要略・卷上・第二》），每條之前冠以『又曰』二字，文末有皇甫謐總結之語，條理分明，渾然一體，亦為皇甫謐釋文。

第五，『解曰』和某些『又曰』亦為皇甫謐釋文標志。

以『解曰』冠首的皇甫氏釋文有兩處，皆在《甲乙經・卷一・第一》，兩條釋文結構相同。這個問題黃龍祥教授已有詳論，不再重述（請參閱黃教授『《針灸甲乙經》考略』一文）。值得一提的是，以『解曰』冠首的釋文均為皇甫謐本人的語言，是其學術思想的直接表述，十分難得，應引起研究者的注意。

皇甫釋文的又一標志是文前冠以『又曰』二字（不包括因連續引文而出現的『又曰』），此類釋文有五條，皆在《甲乙經・卷六・第九》，抄錄於下（每段文前皆有《甲乙經》正文，略而不錄）：

又曰：『徇蒙招尤，目瞑耳聾，下實上虛，過在足少陽、厥陰，甚則入肝。』

又曰：『胸中痛，支滿，腰脊相引而痛，過在手少陰、太陽。』

又曰：『腹滿䐜脹，支滿胠脇，下厥上冒，過在足太陰、陽明。』

又曰：『欬嗽上氣，病在胸中，過在手陽明、太陰。』

又曰：『頭痛癲疾，下虛上實，過在足少陰、太陽，甚則入腎。』

上舉五條皇甫釋文之前皆有《甲乙經》正文，這些正文內容連貫，出自《素問・藏氣法時論》同一段落。分析五條釋文，與前文所舉相比，似乎並不典型，經認真分析，仍斷定為皇甫謐釋文，理由有四：

其一，《甲乙經》正文（或稱經文）皆來自《素問》《靈樞》《明堂》，文前冠以標志性詞語者皆非正文，此為皇甫釋文的重要特征。

其二，《甲乙經》正文雖然源自三部經典，但從未割裂原文。上舉五條若非釋文，則使原書摘自《素問・藏氣法時論》的一段正文被完全分解，故以『又曰』冠首的五段文字當屬皇甫釋文。

其三，皇甫謐此類釋文本應以『《素問》曰』冠於段首，只因以上正文亦出自《素問》，所以用『又曰』冠於文首，亦順理成章。

其四，宋儒註文側重校正異文訛字，後人沾註側重理解經文，或便於閱讀，皆不可能採用與皇甫謐相同的方法連續引用《素問》他篇之文以解正文。因此，其文出自皇甫氏無疑。

第五，不見於《靈樞》、《素問》或與《明堂》不合的大字疑為皇甫釋文。

此類文字可分為兩類，第一類出現在正文引用《靈樞》、《素問》部分，或夾在文中，或接排於文末，亦為大字，但是其內容不見於《靈樞》、《素問》；第二類出現在正文引用《明堂》部分，雖然《明堂》久佚，無法對勘，但這類文字有註釋或解經語氣，與《甲乙經》所引《明堂》內容明顯不同。

上述两类文字包括皇甫氏釋文、誤作大字的宋儒註文，也可能雜有隋唐前後的註文。由於缺乏直接證據，目前尚不能全部加以准確判斷，但是在重校的《甲乙經》中必須在形式上将这些內容與正文相區別，以利今人閱讀。下面試舉一例加以說明。

《甲乙經・卷一・第一》（黑體字為正文，見於《靈樞・本神》）：

肝藏血，血舍魂。在氣為語，在液為淚。**肝氣虛則恐，實則怒。**

心藏脉，脉舍神。在氣為吞，在液為汗。**心氣虛則悲憂，實則笑不休。**

脾藏營，營舍意。在氣為噫，在液為涎。**脾氣虛則四肢不用，五藏不安。**

肺藏氣，氣舍魄。在氣為欬，在液為涕。**肺氣虛則鼻息不利，少氣；實則喘喝，胸憑仰息。**

腎藏精，精舍志。在氣為欠，在液為唾。**腎氣虛則厥，實則脹，五藏不安。**

本例正文中有五段簡短文字（帶左劃綫部分），既與林億等校勘之文迥別，又不見於今本《素問》、《靈樞》，極可能出自皇甫謐之手。以『在氣為語』一句為例，雖然今本《靈樞・九針論》有『肝主語』之說，《素問・宣明五氣篇》有『肝為語』之說，但皆與此文不合。唯《素問・刺禁論篇》王冰註有『肝在氣為語』之說，與本文吻合（筆者懷疑王冰此語即引自皇甫謐《甲乙經》）。細品本例五條短文，很像是引用古經以補前文，其引文雖不見於今本《素問》、《靈樞》，卻不能排除源自《素問》佚文的可能，這一點值得今後加以深入考究。

總之，與上舉文例相類的短註在《甲乙經》中很多，雖不能全面准確地對其作者加以界定，但這類文字並非正文，這是毫無疑問的。因此本次重校《甲乙經》時，凡遇這類短註皆在腳註中加以說明，並通過改變字體、加左劃綫等辨法與正文相區別，以使全書作到經註分明。

以上是對傳世本《甲乙經》中『經註混淆』現象的簡要分析。本次重校《甲乙經》以釐清原書正文與皇甫謐釋文為重點，期望在全書結構上恢復或接近北宋本《甲乙經》舊觀，向讀者展示一部條理分明的《甲乙經》校本。這項工作可以簡單概括為兩條，一是在黃龍祥教授等學者的基礎上總結出皇甫謐《甲乙經》釋文的特點，進一步完善區分正文與釋文的標準；二是在重校的《甲乙經》中逐條落實上述標準，以另起一段及改變字體等方式將正文與釋文在版面上加以區分，徹底解決原書的亂象，基本恢復北宋本的舊觀。由於缺少更接近古貌的善本，區分正文與釋文的過程必然為筆者的主觀判斷所左右，或有不當之處，希望讀者不吝指教。

《甲乙經》的重校歷時兩載，筆者體會最深的是：在傳世各種版本中，明鈔本是筆者見到的最能反映《甲乙經》舊貌的傳本，其中雖然錯漏甚多（多到令人難以忍受），但是在整體結構和部分內容上卻忠實反映了明初傳本的面貌，比醫學六經本及其後續傳本更接近北宋校訂本。通過明鈔本與醫學六經本的互校，可以發現並糾正後者對《甲乙經》舊本的誤刻、誤刪，甚至擅自移改，這一重要作用是其他版本不能取代的。明鈔本不僅對釐清傳世諸本中的『經註混淆』現象有舉足輕的作用，而且對恢復被後世誤改誤刪的其他重要內容，亦有重要作用。例如：明鈔本《甲乙經·卷六·第九》正文中有皇甫謐引用晉代古本《素問·藏氣法時論》的一段經文，其內容與今本《素問》差別甚大，是後人研究古本《素問》的寶貴資料。但是醫學六經本的校刻者（或所據底本的抄寫、校刊者）卻根據世行本《素問》『回改』了這部分內容（參見本書卷六·第九），使皇甫謐引用的古本《素問》內容完全湮滅。凡此種種，不一而足，篇幅所限，不詳細列舉，請讀者留意相關各章腳註。

在本書結稿之後，北京一位未透露姓名的文獻專家提示我：上海生命信息中心藏有一部《甲乙經》舊鈔本，此書不可不看。我對此非常重視，立刻請上海中醫藥大學荆麗娟老師幫助對這個鈔本作了初步調查。調查後有三點發現：第一、在該鈔本中，凡是黃帝與諸臣問答之語，在同篇再次出現時，皆冠以『問曰』、『對曰』、『答曰』等語，這與皇甫謐《序例》完全吻合，與醫學六經本皆作一『曰』字明顯不同；與明藍格鈔本幾乎通篇皆作『黃帝問曰』、『岐伯對曰』亦不相同。第二、在該鈔本的皇甫謐釋文中，凡引用《難經》皆稱『八十一難』，這與明藍格鈔本一致，與醫學六經本不同；第三、經抽查並互校《甲乙經・卷五・針灸禁忌第一（上）》的部分内容，發現上海鈔本與明藍格鈔本在内容、版式、文序上幾乎完全相同，兩種鈔本皆能證明醫學六經本的校訂者對《甲乙經》皇甫謐釋文作了重大删改和移文。

由於陸心源之子陸樹藩將家藏全部珍本古籍（包括明藍格鈔本《甲乙經》）轉買到國外，上海《甲乙經》古鈔本的發現可補國内《甲乙經》善本之不足，令人感到振奮。上述調查表明：上海鈔本與明藍格鈔本極可能出自同一版本系統，甚至可能早於後者，若果真如此，則對深入了解明以前《甲乙經》傳本的舊貌具有重要意義。期待早日見到有關專家對此書的最終鑒定，更期待此書的影印本早日問世。

《甲乙經》的重校得到著名中醫文獻學家錢超塵教授和北京中醫藥大學圖書館館長梁永宣教授的大力支持與鼓勵，也得到該校圖書館邱浩老師、醫古文教研室蕭紅艷博士，以及中國勞動關係學院姜燕博士、上海中醫藥大學中醫文獻研究所荆麗娟老師的無私幫助，謹在此誠表謝意。

重校凡例

一、《甲乙經》古稱甚多，今定名《黄帝三部針灸甲乙經》者，乃從北宋校正醫書局校刊後頒布之名，亦表示點校者試圖在一定程度上恢復《甲乙經》宋本舊貌的意向。

二、本次校訂《甲乙經》以吴勉學翻刻顧從德《醫學六經》本《黄帝三部針灸甲乙經》為底本（選用中國科學技術出版社二〇〇〇年十二月王雪苔《針灸古典聚珍》中的《新校正黄帝三部針灸甲乙經》黄龍祥批校影印本）；以明藍格鈔本《黄帝三部針灸甲乙經》為主校本（日本東洋醫學研究會一九八一年十月影印本。簡稱『明鈔本』）。

參校本如下：

明萬曆吴勉學翻刻《醫統正脉》本《針灸甲乙經》（人民衛生出版社一九五六年二月影印本。簡稱『醫統本』）。

文淵閣四庫全書本《針灸甲乙經》（臺灣商務印書館影印本。簡稱『四庫本』。）

正統鈔本《針灸甲乙經》殘卷（日本東洋醫學研究會一九八一年十月影印本。簡稱『正統本』。註：此本有後世偽造之嫌，不多引用）。

明顧從德校刊《重廣補註黄帝内經素問》（日本經絡學會一九九二年影印本。簡稱『素問』）。

明趙府居敬堂本《黄帝内經靈樞》（人民衛生出版社一九五六年三月影印。簡稱『靈樞』）。

元至元五年胡氏古林堂本《新刊黄帝内經靈樞》（北京圖書出版社二〇〇五年九月影印本。簡稱『古林堂本《靈樞》』）。

明刊無名氏本《黄帝内經靈樞》（日本經絡學會一九九二年十一月影印本）。

仁和寺古鈔卷子本《黄帝内經太素》（日本東洋醫學研究會一九八一年十月影印本。簡稱《太素》）。

古鈔本《黃帝内經明堂》殘卷（日本東洋醫學研究會一九八一年十月影印本。簡稱『《明堂》』。註：此即楊上善《黃帝内經明堂類成》十三卷，今殘存序言及卷一）。

日本江戶醫學影北宋本《備急千金要方》（人民衛生出版社一九五五年五月影印本。簡稱『千金』）。

宋本《新雕孫真人千金方》（一九八九年五月日本東洋醫學研究會影印本。簡稱『宋本《千金》』）。

清光緒影元大德本《千金翼方》（北京中醫藥大學圖書館藏本）。

明經餘居本《外臺秘要》（人民衛生出版社一九五五年影印本。簡稱『外臺』）。

宋本《外臺秘要方》（日本東洋醫學研究會一九八一年十月影印本。簡稱『宋本《外臺》』）。

《聖濟總錄》（人民衛生出版社一九六二年十月排印本）。

日本淺倉屋藏版《醫心方》（人民衛生出版社一九五五年六月影印）。

濯纓堂本《難經集註》（日本内經醫學會一九九七年影印本。簡稱『難經』）。

嘉靖四十四年曹灼序刊本《醫學綱目》（上海科學技術出版社二〇〇〇年十二月影印本）。

清代影印金大定本《新刊補註銅人腧穴針灸圖經》（人民衛生出版社一九五五年十一月影印本。簡稱『銅人』）。

三、本次点校《甲乙經》採用繁體字，豎排版，加入現代標點，以便閱讀。為保持原貌，凡北宋校正醫書局諸臣所加小字註文，一般不作刪節，遇原文訛誤者，在腳註中予以說明。

四、在各種《甲乙經》傳世本中，皇甫謐釋文與正文皆作大字，字體無別。本次點校作如下調整：正文作黑體大字；林億等註文作宋體小字；皇甫謐釋文皆作宋體大字，且獨立成段。遇疑似皇甫謐釋文的大字短註，加『〇』以別之，並在腳註中加以說明（參見本書《前言》）。

五、在《甲乙經》各种傳本中，歷來黃帝等問語與諸臣答語均接排，甚至多組問答接排，難以閱读和查找。本次點校，凡問語、答語皆另起一段，以凸顯何為問題，何為答案。有些正文或答語過長，則酌分段落，以便阅读。

六、在《甲乙經》中，每將出處不同的兩節或數節文字合作一段；或雖然出自同書某篇，但在原書中並不相連者，亦作一段。本次點校遇上述情況皆另起一行，以示區別。

七、在底本正文中，凡引用《明堂》內容，每條之前皆空一格。為便於閱讀，有利於今後輯復《明堂經》時參考，今各條皆另起一行，以示區別。

八、皇甫謐《甲乙經・序例》明確規定：『諸問，黃帝及雷公皆曰問；其對也，黃帝曰答，岐曰之徒皆曰對。上章問及對已有名字者，則下章但言問、言對，亦不更說名字也；若人異，則重復更名字，此則其例也。』醫學六經本《甲乙經》在處理黃帝與諸臣問答時，一般在某篇首次出現時作『黃帝問曰』、『岐伯對曰』等，問答再次出現時，則均省作『曰』字，與皇甫謐《序例》不合。明藍格鈔本遇黃帝與諸臣問答之句，幾乎皆作『黃帝問曰』、『岐伯對曰』等，亦與皇甫謐《序例》不合。黃龍祥教授據皇甫謐《序例》恢復《甲乙經》舊貌，在各篇正文中，除首次出現問答之外，其餘皆改作『問曰』、『對曰』、『答曰』等，所改甚當，今從之。此類改動甚多，皆徑改，不再出校。

九、《甲乙經》源自《素問》《靈樞》《明堂經》三書，文中與《素問》《靈樞》有出入者甚多，除對校正本書訛誤有關者外，一般不出校注。由於《明堂經》久佚，故與之相關的內容參照《千金要方》、《千金翼方》、《外臺秘要》、《聖濟總錄》、《醫心方》、《醫學綱目》諸書互校，凡有重大出入，或改或不改，皆在腳註中加以說明。讀者若想全面探究《甲乙經》與衆書細節上的不同，請參閱張燦玾先生《針灸甲乙經校注》。

十、張燦玾先生及黃龍祥教授指出，《甲乙經》卷三所列腧穴順序乃卷七至卷十二所引《明堂經》腧穴主治條文的排序標準。底本《甲乙經》相關條文偶有與上述規律不合者，當系錯簡。本書從兩先生之說，凡可據明鈔本改正者，今皆回改；凡明鈔本有相同錯簡者，不作改動，在腳注中加以說明，以昭慎重。

十一、凡底本有脫文，據明鈔本補入，在腳注中加以說明。底本與明鈔本卷一・第三俱有一段明顯脫文，又未見其他書證，今據《素問・血氣形志篇》補入，加左劃綫以別之（詳見本書《前言》及相關腳注）。

十二、原書各卷之前有《目錄》，書前無總目。本次校勘將各卷目錄抽出，在正文之前重編全書《目錄》。凡原書各卷《目錄》與正文標題有出入，《目錄》有誤者，據正文標題徑改；正文標題有誤者則先改其誤，在篇首『編者按』下說明原委。

十三、本書在各篇標題下加『編者按』，此項之下包括兩部分內容：其一，如果原書篇題有脫誤，在此下說明改誤原委。其二，按順序指出正文內容分別出自今本《素問》、《靈樞》何卷何篇。因《明堂》久佚，根據其內容特點推斷哪部分內容見於該書，供讀者參考。又，為省文，凡在腳註中提及正文所引《素問》、《靈樞》相關內容，只稱引書名，不再標註卷篇。

十四、底本中有些誤字重復出現，如『愓』誤作『惕』，除首次出現時在腳註中說明外，餘皆徑改。

十五、底本中偶有未回改的避諱字，如恇(恇)、內(中)、從(順)等，凡發現者皆回改，在腳註中說明原委。

十六、底本中通假字一般不作改動，但有些字原書中互用，如『臟腑』與『藏府』、『週』與『周』等，此類徑改為後者。有些穴位名稱亦使用通假字，如液門作『掖門』或『腋門』；伏兔作『伏菟』；大橫作『太橫』；大陵作『太陵』；譩譆作『噫嘻』等，此類易生誤解，亦徑改為本字。

十七、底本中異體字、古今字較多，有些保存舊貌，如『窌』，古籍中多作『髎』，為保留原貌不作變動。有些異體字在書中互用，有些過於生僻，則酌改為規範字。改動之字列舉於下（『()』內為改正後規範字）：

荅(答)　匈(胸)　脅(脇)　于(於)　旁(膀)　脩(修)　俻(備)　複(復)　徬(傍)　汚(污)　隂(陰)　喉(喉)　揺(摇)

脣(唇)　臍(臍)　屵(岸)　麤(粗)　饑(飢)　臋(臀)　刼(劫)　皷(鼓)　鍼(鍼)　衞(衛)　乂(叉)　讝(譫)　䰟(魂)

鬼(魄)　劒(劍)　饑(飢)　槁(槁)　藁(槁)　寃(冤)　躰(體)　睪(睾)　囓(齧)　昬(昏)　痒(癢)

十八、凡底本中俗體字，皆徑改為規範字。列舉如下：

愽(博)　藏(藏)　厥(厥)　陷(陷)　関(關)　凶(凶)　抜(拔)　唾(唾)　痺(痺)　脾(脾)　衄(衄)　褁(裹)　冲(沖)

踈(疏)　再(再)　緯(緯)　亾(亡)　乗(乘)　缺(缺)　摶(摶)　臏(臏)　麄(粗)　塩(鹽)　盖(蓋)　卑(卑)　髀(髀)

璇(璇)　頤(頤)　决(決)　徃(往)　兎(兔)　膝(膝)　顋(顋)　直(直)　兊(兑)　睆(睆)　郄(卻)　暴(暴)　㬥(暴)

窓(窗)　窻(窗)　圍(圍)　竒(奇)　畱(留)　凢(凡)　湏(須)　攢(攢)　蝕(蝕)　澑(溜)　虗(虛)　条(參)　夗(死)

墟(墟)　對(對)　疎(疏)　疏(疏)　損(損)　揭(揭)　渇(渴)　衡(衡)　韮(韭)　偃(偃)　埀(垂)　發(發)　彂(發)

噫(噫)　竭(竭)　鼈(鼈)　蝱(蝱)　觧(解)　揺(摇)　冥(冥)　瞑(瞑)　瞋(瞑)　聦(聰)　充(充)　飡(飧)　微(微)

脉(脉)　栁(柳)　焫(焫)　咲(笑)　膝(膝)　矓(曨)　穀(穀)　胷(胸)　滛(淫)　讝(譫)　摶(摶)　褁(裹)　虫(蟲)

腸(腸)　潤(潤)　揔(總)　却(卻)　嚙(齧)　倚(倚)

目録

卷之二……四二

卷之三……七八

卷之四

卷之五……一六九

卷之六……二〇六

卷之七

卷之八

卷之九

卷之十

卷之十一

卷之十二

新校正黃帝三部鍼灸甲乙經序

臣聞通天地人曰儒，通天地不通人曰技。斯醫者雖曰方技，其實儒者之事乎。班固序《藝文志》稱：儒者助人君，順陰陽，明教化。此亦通天地人之理也。又云：方技者，蓋①論病以及國，原診以知政。非能通三才之奧，安能及國之政哉？晉皇甫謐，博綜典籍百家之言，沉靜寡欲，有高尚之志。得風痺，因而學醫，習覽經方，遂臻至妙。取黃帝《素問》、《鍼經》、《明堂》三部之書，撰為《鍼灸經》十二卷，歷古儒者之不能及也。或曰：《素問》、《鍼經》、《明堂》三部之書非黃帝書，似出於戰國。曰：人生天地之間，八尺之軀，藏之堅脆，府之大小，穀之多少，脉之長短，血之清濁，十二經之血氣大數，皮膚包絡其外，可剖而視之乎？非大聖上智，孰能知之？戰國之人何與焉？大哉，《黃帝內經》十八卷、《明堂》三卷②，最出遠古，皇甫士安能撰而集之。惜簡編脫落者已多，是使文字錯亂，義理顛倒，世失其傳，學之者鮮矣。唐甄權但修《明堂圖》，孫思邈從而和之，其餘篇第，亦不能盡言之。

① 蓋：原脫，據明鈔本補，與《漢書・藝文志》合。

② 《明堂》三卷：「明堂」原作「鍼經」，據文義改。按，《鍼經》共九卷，即今《靈樞》，乃「《黃帝內經》十八卷」之一。《靈樞》古無專名，故舊稱「九卷」，自晉皇甫謐始稱《鍼經》，至唐王冰改稱《靈樞》。《舊唐書・經籍志》著錄「《黃帝明堂經》三卷」，正與此「三卷」之數合。

國家詔儒臣校正醫書，令取《素問》、《九墟》、《靈樞》、《太素經》、《千金方》及《翼》、《外臺秘要》諸家善書校對，玉成繕寫，將備親覽。恭惟主上聖哲文明，光輝上下，孝慈仁德，蒙被衆庶，大頒岐黄，遠及方外，使皇化兆於無窮，和氣浹而充塞。茲亦助人君①，順陰陽，明教化之一端云。

國子博士臣高保衡　尚書屯田郎中臣孫奇　光禄卿直秘閣臣林億等上

① 助人君：「君」，原作「靈」，據前引班固語改。

黃帝三部鍼灸甲乙經序

晉・玄晏先生皇甫謐

夫醫道所興，其來久矣。上古神農，始嘗草木而知百藥。黃帝咨訪岐伯、伯高、少俞之徒，內考五藏六府，外綜經絡血氣色候，參之天地，驗之人物，本性命，窮神極變，而鍼道生焉。其論至妙，雷公受業，傳之於後。伊尹以亞聖之才，撰用《神農本草》，以為《湯液》。中古名醫有俞跗、醫緩、扁鵲，秦有醫和，漢有倉公，其論皆經理識本，非徒胗①病而已。漢有華佗、張仲景。其佗②奇方異治施世者多，亦不能盡記其本末。若知直祭酒劉季琰，病發於畏惡，治之而瘥。云：『後九年，季琰病應發，發當有感，仍本於畏惡，病動必死。』終如其言。仲景見侍中王仲宣③，時年二十餘，謂曰：『君有病，四十當眉落，眉落半年而死。今④服五石湯可免。』仲宣嫌其言忤，受湯勿服。居三日，見仲宣謂曰：『服湯否？』仲宣曰：『已服。』仲景曰：『色候固非服湯之胗，君何輕命也！』仲宣猶不信⑤。後二十年果眉落，後一百八十七日而死，終如其言。此二事，雖扁鵲、倉公無以加也。華佗⑥性惡矜技，終以戮死。

---

① 胗：同『診』。
② 佗：原作『他』，與『佗』通，今改為本字。按，『佗』指華佗。
③ 王仲宣：即三國時王粲。粲字仲宣，好辭賦，曹魏時官侍中，建安二十二年卒，時年四十一歲。
④ 今：原誤作『令』，據文義改。
⑤ 不信：原作『不言』，據四庫本改。
⑥ 佗：原作『陀』，為通假字，今改為本字。

仲景論廣伊尹《湯液》為十數卷①，用之多驗。近代太醫令王叔和撰次仲景遺論甚精，皆可②施用。

按《七略》、《藝文志》：《黃帝內經》十八卷。今有《鍼經》九卷、《素問》九卷，二九十八卷，即《內經》也，亦有所忘失③。其論遐遠，然稱述多而切事少，有④不編次，比按《倉公傳》，其學皆出於《素問》，論病精微。《九卷》是原本經脉，其義深奧，不易覺⑤也。又有《明堂孔穴鍼灸治要》⑥，皆黃帝岐伯選事⑦也。三部同歸，文多重復，錯互非一。

甘露中，吾病風加苦聾，百日方治，要皆淺近，乃撰集三部，使事類相從，刪其浮辭，除其重復，論其精要，至為十二卷。《易》曰：觀其所聚，而天地之情事見矣。況物理乎。事類相從，聚之義也。夫受先人之體，有八尺之軀，而不知醫事，此所謂遊魂耳。若不精通於醫道，雖有忠孝之心，仁慈之性，君父危困，赤子塗地，無以濟之。此固聖賢所以精思極論，盡其理也。由此言之，焉可忽乎？其本論，其文有理，雖不切於近事，不甚刪也。若必精要，俟⑧其閒暇，當撰覈以為教經云爾。

---

① 十數卷：原誤作「數十卷」，據明鈔本乙正，與《傷寒論·序》「漢張仲景論廣湯液，為十數卷」正合。
② 皆可：原作「指事」，據《傷寒論·序》改。
③ 忘：通「亡」。
④ 有：通「又」。
⑤ 覺：《醫學正本書》作「覺」，疑本書誤。
⑥ 《明堂孔穴鍼灸治要》：按，此名未見於《漢書·藝文志》及後世目錄學著作，據本段文意，此當為《黃帝明堂經》之別名。
⑦ 選事：疑為「遺事」之誤。
⑧ 俟：原作「後」，形近致誤。正統鈔本改作「俟」，今從之。

序例

諸問，黃帝及雷公皆曰『問』。其對也，黃帝曰『答』，岐伯之徒皆曰『對』。上章『問』及『對』已有名字者，則下章但言『問』、言『對』，亦不更說名字也；若人異，則重復更名字，此則其例也。諸言『主之』者，可灸可刺；其言『刺之』者，不可灸；言『灸之』者，不可刺，亦其例也。

晉玄晏先生皇甫謐士安　集

朝散大夫守光祿直秘閣判登聞檢院上護軍臣　林　億

朝奉郎守尚書屯田郎中同校正醫書上騎都尉賜緋魚袋臣　孫　奇

朝奉郎守國子博士同校正醫書上騎都尉賜緋魚袋臣　高保衡

明新安吳勉學　校

黃帝三部鍼灸甲乙經　卷之一

精神五藏第一

［編者按］：本篇標題原作『精神五藏論第一』，今據全書體例刪『論』字。又按，本篇內容皆出自《靈樞・卷二・本神第八》。皇甫謐釋文（宋體大字者）中引用經文出處，參見相關腳註（此後各篇同）。

黃帝問曰：凡刺之法，必先本於神。血脉營氣精神，此五藏之所藏也。至其①淫泆離藏則精失，魂魄飛揚，志意恍亂，智慮去身者，何因而然乎？天之罪與？人之過乎？何謂德、氣、生、精、神、魂、魄、心、意、志、思、智、慮？請問其故。

岐伯對曰：天之在我者德也，地之在我者氣也，德流氣薄而生者也②。故生之來謂之精，兩精相搏③謂之神，隨神往來謂之魂，並精出入謂之魄，所以④任物謂之心，心有所憶謂之意，意有所存謂之

---

① 至其：從『至其』至『人之過乎』三十五字原書脫，據明鈔本補，與《靈樞》合。

② 而生者也：原脫『者』字，據明鈔本補，與《靈樞》合。

③ 兩精相搏：『搏』，原作『摶』，據明鈔本改。按，明鈔本及古林堂本《靈樞》、《太素・卷六・五藏精神》均作『搏』。『搏』為『摶』俗字，音團，聚合之義。

④ 所以：原作『可以』，據明鈔本改，與《太素・卷六・五藏精神》、《靈樞》合。

志，因志存變謂之思，因思遠慕謂之慮，因慮處物謂之智。故智者之①養生也，必順四時而適寒暑，和喜怒而安居處，節陰陽而調剛柔。如是則邪僻不生，長生久視。是故怵惕思慮者則神傷，神傷則恐懼，流淫而不止②。因悲哀動中者，則竭絶而失生；喜樂者，神憚散而不藏；愁憂者，氣閉塞而不行；盛怒者，迷惑而不治；恐懼者，蕩憚而不收。《太素》「不收」作「失守」。

《素問》曰③：『怒則氣逆，甚則嘔血及食而氣逆，故氣上。喜則氣和志達，營衛通利，故氣緩。悲則心系急，肺布葉舉，兩焦不通，營衛不散，熱氣在中，故氣消。恐則神卻④，卻則上焦閉，閉則氣還，還則下焦脹，故氣不行。寒則腠理閉，營衛不行，故氣收⑤。熱則腠理開，營衛通，汗大泄，故氣泄矣⑥。驚則心無所倚，神無所歸，慮無所定，故氣亂。勞則喘且汗出，內外皆越，故氣耗。思則心有所傷，神有所止⑦，氣流而不行，故氣結。』其義小異大同。已上言九氣⑧。

---

① 智者之：原作『智以』，據明鈔本改，與《太素·卷六·五藏精神》、《靈樞》合。

② 不止：原作『不正』，據明鈔本改，與《靈樞》合。

③ 《素問》曰：此下引文出自《素問·卷十一·舉痛論篇第三十九》。按，《甲乙經》中以『《素問》曰』、『《九卷》曰』、『《八十一難》曰』、『張仲景曰』等起首之文皆皇甫謐釋文。原書多與正文接排，今改為宋體字，另起一行，以示區別。

④ 卻：原作『却』，乃『卻』俗體（今簡化字作『却』），《玉篇·卩部》：『卻，俗作却。』今皆改為正字，下同，不再列舉。

⑤ 寒則腠理閉，營衛不行，故氣收：此十二字原脫。《素問·卷十一·腹中論篇》作『寒則腠理閉，氣不行，故氣收矣』。新校正云：『按《甲乙經》「氣不行」作「營衛不行」。』今據《素問》並參照新校正補。按，明鈔本此處為十一字，與《素問》同。

⑥ 故氣泄矣：此四字原脫，據明鈔本補，與《素問》合。

⑦ 心有所傷，神有所止：明鈔本及《素問》作『心有所存，神有所歸，正』，『正』字屬下讀。

⑧ 其義小異大同。已上言九氣：此二句原為小字，『已上言九氣』在前，據明鈔本乙正，並改為大字。按，本段為皇甫謐釋文，乃引述《素問》之文，以比對《素》、《靈》二經之異同。自明代醫學六經本《甲乙經》始，世行本多將皇甫釋文混入正文，甚至移動文字，變換字體大小，以致全書淆亂難明。本次重校參照明鈔本及《素問》新校正等復其原貌，並以宋體字加以區分。詳見本書《前言》。

肝藏血，血舍魂。（在氣為語，在液為淚①）肝氣虛則恐，實則怒。

《素問》曰②：『人臥血歸於肝，肝受血而能視，足受血而能步，掌受血而能握，指受血而能攝。』

心藏脉，脉舍神。（在氣為噫③，在液為汗）心氣虛則悲憂，實則笑不休。

脾藏營，營舍意。（在氣為吞，在液為涎）脾氣虛則四肢不用，五藏不安；實則腹脹，涇溲不利。

噫，音作噯。

肺藏氣，氣舍魄。（在氣為欬，在液為涕）肺氣虛則鼻息不利，少氣；實則喘喝，胸憑《九墟》作『盈』仰息。

腎藏精，精舍志④。（在氣為欠，在液為唾）腎氣虛則厥，實則脹，五藏不安。必審察五藏之病形，以知其氣之虛實而謹調之。

肝⑤悲哀動中則傷魂，魂傷則狂妄，其精不守，一本作『不精，不精則不正當』。令人陰縮而筋攣，兩脇肋骨不舉，毛悴色夭，死於秋。

《素問》曰⑥：『肝在聲為呼，在變動為握，在志為怒，怒傷肝。』《九卷》及《素問》又曰：『精氣并

① 在氣為語，在液為淚：《靈樞·本神》無此八字。雖《靈樞·卷十二·九鍼論第七十八》有『肝主語』，《素問·卷七·宣明五氣篇第二十三》有『肝為語』之說，但皆與此文不合。唯《素問·卷十四·刺禁論篇第五十二》王冰註有『肝在氣為語』（疑乃轉引本書）。疑此八字為皇甫謐釋文，其文或出於久佚之古本《素問·卷七》，無確鑿證據，暫改為宋體字，並加『（）』以別之。以下正文中『在氣為噫，在液為汗』、『在氣為吞，在液為涎』、『在氣為欬，在液為涕』、『在氣為欠，在液為唾』等語同此。

② 《素問》曰：此下引文出自《素問·卷三·五藏生成篇第十》。

③ 在氣為噫：原書此句與『脾藏營』段『在氣為吞』誤倒，據《素問·卷十四·刺禁論篇第五十二》王冰注改正。

④ 精舍志：『志』原作『氣』，涉下而誤。據《靈樞》、《太素·卷六·五藏精神》改。

⑤ 肝：此下原衍『氣』字，據《太素·卷六·五藏精神》、《靈樞》刪，與下文心、脾、肺、腎各條合。

⑥ 《素問》曰：此下引文出自《素問·卷二·陰陽應象大論篇第五》。

於肝則憂①。』解曰：肝虛則恐，實則怒，怒而不已亦生憂矣。肝之與腎，脾之與肝②，互相成也。脾者土也，四藏皆受成焉。故恐發於肝而成於腎，憂③發於脾而成於肝，肝合膽，膽者中精之府也。腎藏精，故恐同其怒，怒同其恐，一過其節則二藏俱傷。經言若錯，其歸一也。

心怵惕思慮則傷神，神傷則恐懼自失，破䐃音窘**脫肉，毛悴色夭，死於冬。**

《素問》曰④：『心在聲為笑，在變動為憂，在志為喜，喜傷心。』《九卷》及《素問》又曰：『精氣并於心則喜⑤。』或言心與肺脾二經有錯，何謂也？解曰：心虛則悲，悲則憂；心實則笑，笑則喜矣⑥。心之與肺，脾之與心，亦互相成也。故喜發⑦於心而成於肺，思發於脾而成於心，一過其節，則二藏俱傷。此經互言其義耳，非有錯也。楊上善云⑧：『心之憂在心變動，肺之憂在肺之志。是則肺主於秋，憂為正也；心主於夏⑨，變而生憂也。』

脾愁憂不解則傷意，意傷則悶亂，四肢不舉，毛悴色夭，死於春。

《素問》曰⑩：『脾在聲為歌，在變動為噦，在志為思，思傷脾。』《九卷》及《素問》又曰：『精氣并

---

① 精氣并於肝則憂：此句見於《素問·卷七·宣明五氣篇第二十三》。按，《靈樞·卷十二·九鍼論第七十八》亦有此句，但無『於』字。

② 脾之與肝：『肝』原作『肺』，據下文『憂發於脾而成於肝』，當是『肝』字，今改正。張燦玾先生曰：『詳下文不涉於肺，更無脾肺相關之論，是乃肝之誤。』

③ 憂：原書及明鈔本皆作『愛』，檢上文『怒而不已亦生憂矣』，『愛』當作『憂』，形近致訛，今改正。

④ 《素問》曰：此下引文出自《素問·卷二·陰陽應象大論第五》。

⑤ 精氣并於心則喜：此句出自《素問·卷七·宣明五氣篇第二十三》。《靈樞·卷十二·九鍼論第七十八》作『并心則喜』。

⑥ 笑則喜矣：原脫『矣』字，據明鈔本補。

⑦ 發：原誤作『變』，據《素問·卷十七·調經論篇第六十二》新校正引《甲乙經》改。

⑧ 楊上善云：『楊』上原衍『又』字，據明鈔本刪。按，『楊上善云』至『變而生憂也』為宋儒註文，原書誤作大字，今改為小字。

⑨ 夏：原作『憂』，據上文『肺主於秋』，『憂』為『夏』訛，形近致誤也，今改正。

⑩ 《素問》曰：此下引文出自《素問·卷二·陰陽應象大論第五》。

於脾則飢①。』一作「畏」。

肺喜樂無極②則傷魄，魄傷則狂。狂者意不存，其人皮革焦③，毛粹色夭，死於夏。

《素問》曰④：『肺在聲為哭，在變動為欬，在志為憂，憂傷肺。』《九卷》及《素問》又曰⑤：『精氣并於肺則悲。』

腎盛怒未止則傷志，志傷則喜忘其前言，腰脊不可俛仰，毛悴色夭，死於季夏。

《素問》曰：『腎在聲為呻，在變動為慄，在志為恐，恐傷腎。』《九卷》及《素問》又曰：『精氣并於腎則恐。』

故恐懼而不改⑥一作「解」則傷精，精傷則骨痠痿厥，精時自下則病精⑦。是故五藏主藏精者也，不可傷，傷則失守陰虛，陰虛則無氣，無氣則死矣。是故用鍼者，觀察病人之態，以知精神魂魄之存亡得失之意，五者已傷，鍼不可以治也。

---

① 精氣并於脾則飢：「飢」當作「畏」。《素問・卷七・宣明五氣篇》此句作「并於脾則畏」；《靈樞・卷十二・九鍼論》作「并脾則畏」。二經論「五精所并」，與喜、悲、憂、畏、恐五種情志相關，作「飢」則不倫矣，故當從原註改作「畏」。

② 無極：「無」，原作「樂」，形近致誤。據《太素・卷六・五藏精神》改，與《靈樞》合。

③ 狂者意不存，其人皮革焦：《太素・卷六・五藏精神》及《靈樞》皆無「其」字，「人」字屬上讀。

④ 《素問》曰：此下引文出自《素問・卷二・陰陽應象大論第五》。後「《素問》曰」下引文出處同此。

⑤ 又曰：此下引文出自《素問・卷七・宣明五氣篇第二十三》及《靈樞・卷十二・九鍼論第七十八》。後「又曰」下引文出處同此。

⑥ 故恐懼而不改：《太素・卷六・五藏精神》及《靈樞》皆無「故」字；明鈔本「改」作「敢」。

⑦ 精時自下則病精：原書與《靈樞》無「則病精」三字，今據明鈔本補入，與上文「則傷精」合。按，《千金・卷十五・脾藏脉論第一》引「扁鵲曰」之下亦作「精時自下則病精」，足證別本古經與今本《靈樞》有所不同，皇甫謐所見《靈樞》早於北宋諸臣，故今本無「則病精」三字者，疑後人據世行本《靈樞》而刪，待考。

五藏變腧第二

［編者按］：從篇首至『是謂五變也』，見《靈樞・卷七・順氣一日分為四時第四十四》；從『人逆春氣』至『不治已病治未病』，見《素問・卷一・四氣調神大論第二》。

黃帝問曰：五藏五腧，願聞其數。

岐伯對曰：人有五藏，藏有五變，變有五腧，故五五二十五腧，以應五時。

肝為牡藏，其色青，其時春，其日甲乙，其音角，其味酸。

《素問》曰①：『肝在味為辛②。』於經義為未通。

心為牡藏，其色赤，其時夏，其日丙丁，其音徵，其味苦。

《素問》曰：『心在味為鹹。』於經義為未通。

脾為牝③藏，其色黃，其時長夏，其日戊己，其音宮，其味甘。

肺為牝藏，其色白，其時秋，其日庚辛，其音商，其味辛。

《素問》曰：『肺在味為苦。』於經義為未通。

---

① 《素問》曰：原書『《素問》曰』起首數段皆作小字，並與正文接排。按，此乃皇甫謐釋文，明鈔本皆作大字，並另起一行，今從之。此下以『素問曰』起首各段同，不再列舉。

② 肝在味為辛：今本《素問》無此五字。按，《素問・陰陽應象大論》有『東方生風……酸生肝……其味為酸』之說，雖與出自《靈樞》的正文義合，然並非此五字之出處。疑皇甫氏所引『肝在味為辛』出自久佚之古本《素問・卷七》，待考。下文『心在味為鹹』、『肺在味為苦』同此。

③ 牝：原誤作『牡』。據《太素・卷十一・變輸》改，與《靈樞》合。

腎為牝藏，其色黑，其時冬，其日壬癸，其音羽，其味鹹。是謂五變。

藏主冬，冬刺井；色主春，春刺滎①；時主夏，夏刺腧；音主長夏，長夏刺經；味主秋，秋刺合。是謂五變，以主五腧。

問曰：諸原安合，以致五腧？

對曰：原獨不應五時，以經合之，以應其數，故六六三十六腧。

問曰：何謂藏主冬，時主夏，音主長夏，味主秋，色主春？

對曰：病在藏者取之井，病變於色者取之滎②，病時間時甚者取之腧，病變於音者取之經，絡③滿而血者，病在胃④一作「胸」及以飲食不節得病者取之合。故命曰味主合，是謂五變也。

人逆春氣則少陽不生，肝氣內變；逆夏氣則太陽不長，心氣內洞；逆秋氣則太陰不收，肺氣焦滿；逆冬氣則少陰不藏，腎氣濁沉。夫四時陰陽者，萬物之根本也。所以聖人春夏養陽，秋冬養陰，以從其根。逆其根則伐其本矣。故陰陽者，萬物之終始也，順之則生，逆之則死。反順為逆，是謂內格。是故聖人不治已病治未病。

論五藏相傳所勝也⑤，假使心病傳肺，肺未病，逆治之耳。

---

① 滎：原作「榮」，形近致誤。據《太素·卷十一·變輸》改，與《靈樞》合。

② 滎：原作「營」，據《太素·卷十一·變輸》改，與《靈樞》合。

③ 絡：原作「經」，下註「一作絡」三字。今據明鈔本改作「絡」，並刪原註。張燦玾先生曰：「按經文凡言經脈中盈滿而有血者，多言絡，以經深不見，絡淺而可見也。此作「經」，疑涉上誤。」此說甚當。

④ 胃：明鈔本作「胷」，非是。張燦玾先生曰：「疑「胃」為「味」之誤。作「病在味」，則與「味主秋，秋刺合」之義相合。」此說可參。

⑤ 論五藏相傳所勝也：此段文字非《素問》、《靈樞》之文，當為皇甫氏釋文，因無明顯標志性用語，尚待進一步考證。本段文字原書與上文接排，今另起一段，並改變字體以別之。

五藏六府陰陽表裏第三

〔編者按〕：從篇首至『此六府之所合也』，出自《靈樞・卷一・本輸第二》；從『足陽明與太陰為表裏』至『是為手之陰陽也』原書脫，今據《素問・卷七・血氣形志篇第二十四》補；從『五藏者』至篇末，出自《靈樞・卷六・師傳第二十九》。

肺合大腸，大腸者傳道①之府。心合小腸，小腸者受盛之府。肝合膽，膽者中精②之府。脾合胃，胃者五穀之府。腎合膀胱，膀胱者津液之府。少陰屬腎，上連肺，故將兩藏。三焦者，中瀆之府，水道出焉，屬膀胱，是孤之府。此六府之所合者也。

《素問》曰③：『夫腦、髓、骨、脉、膽、女子胞，此六者地氣之所生也，皆藏於陰，象於地，故藏而不瀉，名曰奇恒之府。胃、大腸、小腸、三焦、膀胱，此五者天氣之所生也，其氣象天，故瀉而不藏。此受五藏濁氣，名曰傳化之府。此不能久留，輸瀉者也。魄門亦為五藏使，水穀不得久藏。五藏者，藏精神④而不瀉，故滿而不能實。六府者，傳化物而不藏，故實而不能滿。水穀入口則胃實而腸虛，食下則腸實而胃虛，故實而不滿，滿而不實也。氣口何以獨為五藏主？胃者，水穀之海，六府之大源

① 道：與『導』通。
② 中精：原作『清靜』，據《千金・卷十二・第一》引《甲乙經》改，與《靈樞》合。
③ 《素問》曰：此下引文出自《素問・卷三・五藏別論篇第十一》。
④ 精神：原作『精氣』。《素問・卷三・五藏別論篇第二十一》新校正云：『按全元起本及《甲乙經》、《太素》「精氣」作「精神」。』《千金・卷十二・第一》亦於『氣』下註：『《甲乙》作神。』今據改。

也。』稱六府雖少錯，於理相發為佳①。

足太陽與少陰為表裏②，少陽與厥陰為表裏，陽明與太陰為表裏，是為足陰陽也。手太陽與少陰為表裏，少陽與心主為表裏，陽明與太陰為表裏，是為手之陰陽也。

肝膽為合③，故足厥陰與少陽為表裏；脾胃為合，故足太陰與陽明為表裏；腎膀胱為合，故足少陰與太陽為表裏；心與小腸為合，故手少陰與太陽為表裏；肺大腸為合，故手太陰與陽明為表裏。

五藏者，肺為之蓋，巨肩陷咽喉，見於外。心為之主，缺盆為之道，骺音滑骨有餘，以候內髑骬。音曷於肝為之主將，使之候外，欲知堅固，視目小大。脾主為胃④，《九虛》、《太素》作『衛』使之迎糧，視唇舌好惡，以知吉凶。腎者主為外，使之遠聽，視耳好惡，以知其性。

六府者，胃為之海，廣骸《太素》作『肕』大頸張胸，五穀乃容；鼻隧以長，以候大腸；唇厚人中長，以候小腸；目下裹大，其膽乃橫；鼻孔在外，膀胱漏泄；鼻柱中央起，三焦乃約。此所以候六府也。上下三等，藏安且良矣。

---

① 稱六府雖少錯，於理相發為佳：此皇甫謐語，原書誤作小字，據明鈔本回改。又，皇甫氏謂『稱六府雖少錯』，指《素問》誤將『膽』歸入奇恒之府，導致羅列六府時僅有『此五者』。

② 足太陽與少陰為表裏：自此句至『是為手之陰陽也』六十三字原脫，分析此下皇甫謐釋文及本篇標題『五藏六府陰陽表里』八字，此處脫表述陰陽表裏之文，今據《素問·血氣形志篇》補入，並加左劃綫以別之。又，《靈樞·九鍼論》亦有相同內容，因文中無六『與』字，故以《素問》補入。

③ 肝膽為合：本段七十四字為皇甫謐釋文，主旨在闡明藏府與相關經絡相表里。因原書脫此上正文，故與『《素問》曰』段釋文接排，今改正。

④ 胃：據本段肺、心、肝、腎各藏體例，當從原註改作『衛』。

五藏五官第四

〔編者按〕：本篇標題原誤作『五藏六府官第四』，詳正文未及六府，故據本書卷前目錄及明鈔本改正。又按，從篇首至『顴與顏黑』，出自《靈樞・卷六・五閱五使第三十七》；從『故肺氣通於鼻』至篇末，出自《靈樞・卷四・脉度第十七》。

鼻者肺之官，目者肝之官，口唇者脾之官，舌者心之官，耳者腎之官。凡五官者，以候五藏。肺病者喘息鼻張，肝病者目眥青，脾病者唇黃，心病者舌卷顴赤，腎病者顴與顏黑。

故肺氣通於鼻，鼻和則能知香臭矣。心氣通於舌，舌和則能知五味矣。

《素問》曰：『心在竅為耳①。』一云『舌』。夫心者火也，腎者水也，水火既濟。心氣通於舌，舌非竅也，其通於竅者寄在於耳。王冰云：『手少陰之絡會於耳中。』

故肝氣通於目，目和則能視五色矣。

《素問》曰②：『諸脉者，皆屬於目。』又《九卷》曰：『心藏脉，脉舍神③。』神明通體，故云屬目。

脾氣通於口，口和則能別五穀味矣。腎氣通於耳，耳和則能聞五音矣。

《素問》曰：『腎在竅為耳④。』然則腎氣上通於耳，下通於陰也。

---

① 心在竅為耳：此句出自《素問・卷二・陰陽應象大論第五》。
② 《素問》曰：此下七字出自《素問・卷三・五藏生成篇第十》。
③ 心藏脉，脉舍神：此句出自《靈樞・卷二・本神第八》。
④ 腎在竅為耳：此句出自《素問・卷二・陰陽應象大論第五》。

五藏不和則九竅不通，六府不和則留結為癰。故邪在府則陽脉不和，陽脉不和則氣留之，氣留之則陽氣盛矣。邪在藏則陰脉不和，陰脉不和則血留之，血留之則陰氣盛矣。陰氣太盛則陽氣不得相營也，故曰關。陽氣太盛則陰氣不得相營也①，故曰格。陰陽俱盛，不得自相營也，故曰關格。關格者，不得盡②一作『盡期』而死矣。

五藏大小六府應候第五

［編者按］：本篇標題原脱『第五』二字，據全書體例補。又按，本篇正文皆出自《靈樞·卷六·本藏》。

黄帝問曰：人俱受氣於天，其有獨盡天壽者，不免於病者，何也？

岐伯對曰：五藏者，固有大小、高下、堅脆、端正偏傾者，六府亦有大小、長短、厚薄、結直、緩急者，凡此二十五變者，各各不同，或善或惡，或吉或凶也。

心小則安，邪弗能傷，《太素》云：『外邪不能傷。』易傷於憂；心大則憂弗能傷，易傷於邪；《太素》亦作『外邪』心高則滿於肺中，悶而善忘，難開以言；心下則藏外，易傷於寒，易恐以言；心堅則藏安守固；心脆則善病消癉熱

① 故曰關。陽氣太盛則陰氣不得相營也：此十五字原脱，參照《靈樞》、《太素·卷六·藏府氣液》補。按，《靈樞》、《太素》『不』字作『弗』；《靈樞》『營』字作『榮』。

② 不得盡：《太素·卷六·藏府氣液》、《靈樞》『盡』下有『期』字，與原註同。

中；心端正則和利難傷；心偏傾則操持不一，無守司也。楊上善云：『心藏言神有八變，後四藏但言藏變，不言神變者，以神為魂魄意之主，言其神變則四藏可知，故略而不言也。』

肺小則安①，少飲，不病喘；一作『喘喝』肺大則多飲，善病胸痺逆氣；肺高則上氣喘息欬逆；肺下則逼賁迫肝②，善脇下痛；肺堅則不病欬逆上氣；肺脆則善病消癉易傷也；一云『易傷於熱，喘息鼻衄』肺端正則和利難傷；肺偏傾則病胸脇偏痛。

肝小則安，無脇下之病；肝大則逼胃迫咽，迫咽則善一作『苦』膈中，且脇下痛；肝高則上支賁，加脇下急，為息賁；肝下則逼胃，脇下空，空則易受邪；肝堅則藏安難傷；肝脆則善病消癉易傷；肝端正則和利難傷；肝偏傾則脇下偏痛。

脾小則安，難傷於邪；脾大則善腠眇③音停而痛，不能疾行；脾高則眇引季脇而痛；脾下則下加於大腸，下加於大腸則藏外，易受邪；脾堅則藏安難傷；脾脆則善病消癉易傷；脾端正則和利難傷；脾偏傾則瘛瘲善脹。

腎小則安，難傷；腎大則一本云『耳聾或鳴，汗出④』善病腰痛，不可以俛仰，易傷於邪；腎高則善病背膂痛，不可以俛仰；一云『背急綴，耳膿血出，或生肉塞』腎下則腰尻痛，不可俛仰，為狐疝；腎堅則不病腰痛；腎脆則善病消癉易傷；

① 肺小則安：原脫『安』字，據本書心、肝、脾、腎四條首句補。

② 肝：原誤作『肺』，據《太素·卷六·五藏命分》改。

③ 眇：音秒。《素問·玉機真藏論》：『眇中清。』王冰註：『眇者，季脇之下，俠脊兩傍空軟處也。』

④ 汗出：原誤作『汁出』，據明鈔本改。

腎端正則和利難傷；腎偏傾則善腰尻痛。凡此二十五變者，人之所以善常病也。

問曰①：何以知其然？

對曰：赤色小理者心小，粗理者心大。無髃骬者心高；髃骬小短舉者心下，髃骬長者心堅；髃骬弱小以薄者心脆，髃骬直下不舉者心端正；髃骬倚②一作『面』一方者心偏傾。

白色小理者肺小，粗理者肺大。巨肩反一作『大』膺陷喉者肺高，合腋張脇者肺下，好肩背厚者肺堅，肩背薄者肺脆，背膺厚者肺端正，膺偏竦一作『欹』者肺偏傾。

青色小理者肝小，粗理者肝大。廣胸反骹者肝高，合脇脆骹者肝下，胸脇好者肝堅，脇骨弱者肝脆，膺脇腹好相得者肝端正，脇骨偏舉者肝偏傾。

黃色小理者脾小，粗理者脾大。揭唇者脾高，唇下縱者脾下，唇堅者脾堅，唇大而不堅者脾脆，唇上下好者脾端正，唇偏舉者脾偏傾。

黑色小理者腎小，粗理者腎大。耳高者腎高，耳後陷者腎下，耳堅者腎堅，耳薄不堅者腎脆，耳好前居牙車者腎端正，耳偏高者腎偏傾。凡此諸變者，持則安，減則病也。

問曰：願聞人之有不可病者，至盡天壽，雖有深憂大恐，怵惕之志，猶弗能感也，大寒甚熱，弗能傷也；其有不離遮蔽室內，又無怵惕之恐，然不免於病者，何也？

---

① 問曰：本書『問曰』、『對曰』、『答曰』等皆作一『曰』字，與皇甫謐《序例》不合，今皆改正。下同，不再出校。按，明鈔本『問曰』、『對曰』、『答曰』等大多作『黃帝問曰』、『岐伯對曰』、『黃帝答曰』，亦與原書《序例》不合。

② 倚：原脱，據明鈔本補。

對曰：五藏六府，邪之舍也。五藏皆小者，少病，善焦心，大愁憂①；五藏皆大者，緩於事，難使以憂②；五藏皆高者，好高舉措；五藏皆下者，好出人下；五藏皆堅者，無病；五藏皆脆者，不離於病；五藏皆端正者，和利得人心；五藏皆偏傾者，邪心善盜，不可為人丕③，反覆④言語也。

問曰：願聞六府之應。

對曰：肺合大腸，大腸者，皮其應也。

《素問》曰⑤：『肺之合皮也，其榮毛也，其主心也。』下章言腎之應毫毛，於義為錯。

心合小腸，小腸者，脉其應也。

《素問》曰：『心之合脉⑥也，其榮色也，其主腎也。』其義相順。

肝合膽，膽者，筋其應也。

《素問》曰：『肝之合筋也，其榮爪也，其主肺也。』其義相順。

脾合胃，胃者，肉其應也。

《素問》曰：『脾之合肉也，其榮唇也，其主肝也。』其義相順。

---

① 大愁憂：『大』，原誤作『人』，據明鈔本改，與《靈樞》合。

② 難使以憂：明鈔本及《太素·卷六·五藏命分》皆無『以』字。

③ 不可為人丕：『丕』，原作『卒』。《靈樞》作『平』。按，『卒』、『平』皆『平』字形誤。『平』為『丕』俗字，《干祿字書·平聲》：『平、丕，上通下正』；《廣韻·脂韻》：『平』，同『丕』。『平（丕）』有『尊奉』之義。《汉书·郊祀志》：『丕天之大律。』颜师古註：『丕，奉也。』仁和寺本《太素·卷六·五藏命分》作『不可以為人平（丕）』，今據改。

④ 覆：原作『復』，據明鈔本改。

⑤ 《素問》曰：此下引文出自《素問·卷三·五藏生成篇第十》。後文四處『《素問》曰』下引文出處同此。

⑥ 脉：原誤作『肺』，據《素問》改。

腎合三焦膀胱，三焦膀胱者，腠理毫毛其應也。

《九卷》又曰：『腎合骨①。』《素問》曰：『腎之合骨也，其榮髮也，其主脾也。』義略同也②。

問曰：應之柰何？

對曰：肺應皮，皮厚者大腸厚，皮薄者大腸薄，皮緩腹裹③大者大腸緩而長，皮急者大腸急而短④，皮滑者大腸直，皮肉不相離者大腸結。

心應脉，皮厚者脉厚，脉厚者小腸厚，皮薄者脉薄，脉薄者小腸薄，皮緩者脉緩，脉緩者小腸大而長，皮薄而脉沖小⑤者小腸小而短，諸陽經脉皆多紆屈者小腸結。

脾應肉，肉䐃堅大者胃厚，肉䐃麽者胃薄，肉䐃小而麽者胃不堅，肉䐃不稱其身者胃下，胃下者下脘約不利，《太素》作『下脘未约』肉䐃不堅者胃緩，肉䐃無小裹絫標緊一本作『無小裹累』者胃急，肉䐃多小裹絫一本亦作『累』字者胃結。胃結者上脘約不利。

肝應筋，爪厚色黄者膽厚，爪薄色紅者膽薄，爪堅色青者膽急，爪濡色赤者膽緩，爪直色白無約者膽直，爪惡色黑多文者膽結。

腎應骨，密理厚皮者三焦膀胱厚，粗理薄皮者三焦膀胱薄，腠理疏者三焦膀胱緩，皮急而無毫毛者三焦膀胱急。毫毛美而粗者三焦膀胱直，稀毫毛者三焦膀胱結。

---

① 腎合骨：此句出自《靈樞·卷八·五色第四十九》。

② 義略同也：原作『其義相同』，據明鈔本改。

③ 裹：原作『裏』，形近致誤。據《靈樞》、《千金·卷十八·第一》改。《太素·卷六·藏府應候》作『果』，與『裹』通。

④ 皮急者大腸急而短：原脫『者大腸急』四字，據《靈樞》及《千金·卷十八·第一》補。

⑤ 沖小：《太素·卷六·藏府應候》楊上善註曰：『沖，虚也，脉虚小也。』

問曰：薄厚美惡，皆有其形，願聞其所病。

對曰：各視其外應，以知其内藏，則知所病矣。

十二原第六

［編者按］：本篇内容皆出自《靈樞·卷一·九鍼十二原第一》。

五藏有六府，六府有十二原，十二原者出於四關，四關主治五藏，五藏有疾，當取之十二原。十二原者，五藏之所以稟三百六十五節①之氣味者也。五藏有疾，出於十二原，而原各有所出，明知其原，覩其應，知五藏之害矣。陽中之少陰肺也，其原出於太淵，二；陽中之太陽心也，其原出於大陵②，二；陰中之少陽肝也，其原出於太衝，二；陰中之太陰腎也，其原出於太谿，二；陰中之至陰脾也，其原出於太白，二；膏之原出於鳩尾，一；肓③之原出於脖（蒲沒切）胦（烏朗切），一。凡十二原，主治五藏六府之有病者也。脹取三陽，飧泄取三陰。（一云『滯取三陰』。）

今夫五藏之有病，譬猶刺也，猶污也，猶結也，猶閉也。刺雖久，猶可拔也；污雖久，猶可雪也；結雖久，猶可解也；閉雖久，猶可決也。或言久疾之不可取者，非其說也。夫善用鍼者，取其疾也，猶拔刺也，猶雪污也，猶解結也，猶決閉也。疾雖久，猶可畢也。言不可治者，未得其術也。

---

① 節：原誤作『骨』，據《靈樞》、《太素·卷二十一·諸原所生》改。

② 大陵：原作『太陵』。『太』與『大』通，本書此二字互用，今皆改為本字，不再列舉。

③ 肓：原誤作『盲』，據明鈔本改。

十二經水第七

［編者按］：本篇內容皆出自《靈樞·卷三·經水第十二》。

黄帝問曰：經脉十二者，外合於十二經水，而内屬於五藏六府。夫十二經水者，受水而行之；五藏者，合神氣魂魄而藏之；六府者，受穀而行之，受氣而揚之；經脉者，受血而營之。合而以治柰何？刺之深淺，灸之壯數，可得聞乎？

岐伯對曰：藏之堅脆，府之大小，穀之多少，脉之長短，血之清濁，氣之多少，十二經中多血少氣，與其少血多氣，與其皆多血氣①，與其皆少血氣，皆有大數②。其治以鍼灸，各調其經氣，固其常有合也。此人之參天地而應陰陽，不可不審察之也。

足陽明外合於海水③，内屬於胃④。足太陽外合於清水，内屬於膀胱而通水道焉。足少陽外合於渭水，内屬於膽。足太陰外合於湖水，内屬於脾。足厥陰外合於沔⑤水，内屬於肝。足少陰外合於汝水，内屬於腎。手陽明外合於江水，内屬於大腸。手太陽外合於淮水，内屬於小腸而水道出焉。手少陽外合於漯水，内屬於三焦。手太陰外合於河水，内屬於肺。手心主外合於漳水，内屬於心包。手少陰外合於

① 血氣：原作「氣血」，據明鈔本乙正，與《靈樞》合。
② 大數：原作「定數」，據明鈔本改，與《靈樞》合。
③ 海水：原脱「海」字，據《素問·卷八·離合真邪論篇第二十七》新校正引《甲乙經》補，與《靈樞》合。
④ 胃：原作「腎」，形誤，據明鈔本改，與《靈樞》合。
⑤ 沔：原作「澠」，據《素問·卷八·離合真邪論第二十七》新校正引《甲乙經》改，與《太素·卷五·十二水》合。

濟水，内屬於心。

凡此五藏六府十二經水者，皆外有源泉而内有所稟，此皆内外相貫，如環無端。人經亦然，故天為陽，地為陰，腰以上為天，下為地。故海以北者為陰，湖以北者為陰中之陰。漳以南者為陽，河以北至漳者為陽中之陰，漯以南至江者為陽中之陽，此一州之陰陽也，此人所以與天地相參也。

問曰：夫經水之應經脉也，其遠近之淺深，水血之多少各不同，合而刺之柰何？

對曰：足陽明，五藏六府之海也，其脉大而血多氣盛熱壯。刺此者不深弗散①，不留不瀉。足陽明多血氣，刺深六分，留十呼。足太陽多血氣，刺深五分，留七呼②。足少陽少血氣，刺深四分，留五呼。足太陰多血少氣，刺深三分，留四呼。足少陰少血多氣，刺深二分，留三呼。足厥陰多血少氣，刺深一分，留二③呼。

手之陰陽，其受氣之道近，其氣之來也疾，其刺深皆無過二分，留皆無過一呼，其少長小大肥瘦以心料之，命曰法天之常。灸之亦然。灸而過此者，得惡火則骨枯脉濇，刺而過此者，則脱氣。

問曰：夫經脉之大小，血之多少，膚之厚薄，肉之堅脆及膕之大小，可以為度量乎？

對曰：其可為度量④者，取其中度者也，不甚脱肉而血氣不衰者也。若失度之人⑤痟音消，渴病瘦而

① 散：原作『敢』，形近致誤，據明鈔本改，與《靈樞》合。

② 足太陽多血氣，刺深五分，留七呼：此十三字原在『足少陽』條之後，據明鈔本乙正，與《靈樞》及《素問・卷七・血氣形志篇第二十四》新校正引《甲乙經》合。

③ 二：原作『一』，據明鈔本改，與《靈樞》及《素問・卷七・血氣形志篇第二十四篇》新校正引《甲乙經》合。

④ 度量：原脱『度』字，據《太素・卷五・十二水》補，與《靈樞》合。

⑤ 之人：原作『人之』，據明鈔本乙正，與《靈樞》合。

形肉脱者，烏可以度量刺乎？審切循捫按，視其寒温盛衰而調之，是謂因適而為之真也。

四海第八

[編者按]：本篇内容皆出自《靈樞·卷六·海論第三十三》。

人有四海，十二經水者皆注於海。有髓海，有血海，有氣海，有水穀之海。胃者為水穀之海，其腧上在氣街，下至三里。衝脉者為十二經之海，其腧上在大杼，下出巨虚上下廉。膻中者為氣之海，其腧上在柱骨之上下，前在人迎。腦者為髓之海，其腧上在其蓋，下在風府。凡此四海者，得順者生，得逆者敗；知調者利，不知調者害。

問曰：四海之逆順柰何？

對曰：氣海有餘則氣滿胸中悗急息①，面赤；不足則少氣不足以言。血海有餘則常想其身大，怫鬱也②然不知其所病；不足則常想其身小，狹然不知其所病。水穀之海有餘則腹脹滿；不足則飢不受穀食。髓海有餘則輕勁多力，自過其度；不足則腦轉耳鳴，脛胻痠③，眩冒目無所見，懈怠安臥。

問曰：調之柰何？

---

① 悗急息：「悗」，同「悶」。《太素·卷五·四海合》無「悗」字，疑本書衍。
② 鬱也：原誤作大字，據明鈔本改作小字。
③ 脛胻痠：《靈樞》作「脛痠」；《太素·卷五·四海合》作「胻酸」。疑「胻」為後世註文，誤混入正文。張燦玾先生曰：「脛與胻義同，此二字連用，無此例，必有一衍。」

對曰：審守其腧而調其虛實，無犯其害，順者得復，逆者必敗。

氣息周身五十營四時日分漏刻第九

［編者按］：從篇首至『氣凡行八百一十丈也』，出自《靈樞・卷四・五十營第十五》；從『一日一夜五十營』至『五藏皆受氣也』，出自《靈樞・卷二・根結第五》；從『衛氣之行』至篇末，出自《靈樞・卷十一・衛氣行第七十六》。

黃帝問曰：五十營柰何？

岐伯對曰：周天二十八宿，宿三十六分，人氣行一周①千八分，人經絡上下左右前後二十八脉，周身十六丈二尺，以應二十八宿，漏水下百刻，以分晝夜。故人一呼，脉再動，氣行三寸，一吸，脉亦再動，氣行三寸。呼吸定息，氣行六寸。十息，氣②行六尺。日行二分。二百七十息，氣行十六丈二尺，氣行交通於中，一周於身，下水二刻，日行二十分有奇。五百四十息，氣行再周於身，下水四刻，日行四十分有奇。二千七百息，氣行十周於身，下水二十刻，日行五宿二十分③有奇。一萬三千五百息，氣行五十營於身，水下百刻，日行二十八宿，漏水皆盡，脉已終矣。王冰曰：『此略而言之也。細言之則常以一十周④加一分又十分分之六，乃奇分盡也。』所謂交通者，并行一數也。故五十營備，得盡天地之壽矣，氣凡行八百一十丈也。

---

① 周：原作『週』，二字互通。按，本書『周』與『週』互用，今統改為『周』，不再列舉。
② 氣：原誤作『脉』，與前後文義不合，據《太素・卷十二・營五十周》改，與《靈樞》合。
③ 二十分：原作『二百十分』，『百』字衍，據《太素・卷十二・營五十周》刪，與《靈樞》合。
④ 一十周：原作『一千周』，據《素問・卷八・八正神明論篇第二十六》王冰註改。

一日一夜五十營，以營五藏之精。不應數者，謂之狂生。所謂五十營者，五藏皆受氣也。此段舊在《經脉根結》之末，今移在此。

問曰：衛氣之行，出入之會何如？

對曰：歲有十二月，日有十二辰，子午為經，卯酉為緯。天一面七宿，周天四七二十八宿，房昴為緯，張虚為經。是故房至畢為陽，昴至心為陰。陽主晝，陰主夜。故衛氣之行，一日一夜五十周於身，晝日行於陽二十五周，夜行於陰亦二十五周，周於五藏。一本作『歲』是故平旦陰氣盡，陽氣出於目，目張則氣上行於頭，循於項，下足太陽，循背下至小指端。其散者，分於目別，一云『別於目鋭眥』下手太陽，下至手小指外側。其散者，別於目鋭眥，下足少陽，注小指次指之間，以上①循手少陽之分側，下至小指次指之間②。別者，至耳前③，合於頷脉，注足陽明，下行至跗上，入足五指之間。其散者，從耳下手陽明，入大指次指之間，入掌中，其至於足也④，入足心，出内踝下，行陰分，復合於目，故為一周。

是故日行一舍，人氣行於身一周與十分身之八；日行二舍，人氣行於身三周與十分身之六；日行三舍，人氣行於身五周與十分身之四；日行四舍，人氣行於身七周與十分身之二；日行五舍，人氣行於身

---

① 以上：《醫學綱目·卷一·陰陽》註曰：『「以上」二字衍文也，其下當有「其散者」三字。』
② 小指次指之間：原脱『次指』二字，據《太素·卷十二·衛五十周》補。
③ 至耳前：原作『以上至耳前』，據《太素·卷十二·衛五十周》删『以上』二字。《醫學綱目·卷一·陰陽》亦註曰：『「以上」二字，衍文也。』
④ 其至於足也：原作『直至於足』，『直』為『其』誤，下脱『也』字。今據《太素·卷十二·衛五十周》改，與《靈樞》合。

九周；日行六舍，人氣行於身十周與十分身之八；日行七舍，人氣行於身十二周①與十分身之六；日行十四舍，人氣二十五周於身有奇分，與十分身之二②。陽盡於陰，陰受氣矣。其始入於陰，常從足少陰注於腎，腎注於心，心注於肺，肺注於肝，肝注於脾，脾復注於腎，為一周。是故夜行一舍，人氣行於身③，一云「陰藏」一周與十分藏之八，亦如陽之行二十五周，而復會於目。陰陽一日一夜，合有④奇分十分身之四與十分藏之四⑤。一作「二」。上文「十分藏之八」，此言「十分藏之四」，疑有誤是故人之所以臥起之時有早晏者，以奇分不盡故也。

問曰：衛氣之在身也，上下往來無已，其候氣而刺之柰何？

對曰：分有多少，日有長短，春秋冬夏，各有分理，然後常以平旦為紀，夜盡為始。是故一日一夜漏水百刻，二十五刻者，半日之度也。常如是無已，日入而止，隨日之長短，各以為紀。謹候氣之所在而刺之，是謂逢時。病在於陽分，必先候其氣之加在於陽分而刺之；病在於陰分，必先候其氣之加在於陰分而刺之。謹候其時，病可與期，失時反候，百病不除。

水下一刻，人氣在太陽；水下二刻，人氣在少陽；水下三刻，人氣在陽明；水下四刻，人氣在陰分。水下五刻，人氣在太陽；水下六刻，人氣在少陽；水下七刻，人氣在陽明；水下八刻，人氣在陰分。水下九刻，人氣在太陽；水下十刻，人氣在少陽；水下十一刻，人氣在陽明；水下十二刻，人氣在

---

① 十二周：原作「十二周在身」，據前後文例，「在身」二字衍，今刪。正統本無「在身」二字，是。

② 二：本書及《靈樞》、《太素·卷十二·衛五十周》皆誤作「四」，楊上善註曰：「人氣晝日行陽，二十五周於身有奇分十分身之二，言「四」誤也。」張燦玾先生據日刻本《靈樞》及《類經》改作「二」，今從之。

③ 身：《靈樞》、《太素·卷十二·衛五十周》皆作「陰藏」。據下文「十分藏之八」，作「陰藏」是，當從原註改正。

④ 合有：原作「舍於」，據《靈樞》、《太素·卷十二·衛五十周》改。

⑤ 十分身之四與十分藏之四：二「四」字，《太素·卷十二·衛五十周》皆作「二」，可從。

陰分。水下十三刻，人氣在太陽；水下十四刻，人氣在少陽；水下十五刻，人氣在陽明；水下十六刻，人氣在陰分。水下十七刻，人氣在太陽；水下十八刻，人氣在少陽；水下十九刻，人氣在陽明；水下二十刻，人氣在陰分。水下二十一刻，人氣在太陽；水下二十二刻，人氣在少陽；水下二十三刻，人氣在陽明；水下二十四刻，人氣在陰分。水下二十五刻，人氣在太陽。此半日①之度也。

從房至畢一十四宿②，水下五十刻，半日之度也；從昴至心，亦十四宿，水下五十刻，終日之度也。日行一舍者，水下三刻與十③分《素問》作「七」刻之四。大要常以日加之於宿上也，則知人氣在太陽。是故日行一宿，人氣在三陽與陰分。常如是無已，與天地同紀。紛紛盼盼，普巴切終而復始，一日一夜，水下④百刻而盡矣。故曰：刺實者，刺其來；刺虛者，刺其去。此言氣之存亡之時，以候虛實而刺之也。

營氣第十

［編者按］：本篇內容皆出自《靈樞・卷四・營氣第十六》。

營氣之道，內穀為寶。穀入於胃，氣傳之肺，流溢於中，布散於外。精專者，行於經隧，常營無已，終而復始，是謂天地之紀。故氣從太陰出，循臂內上廉，注手陽明，上行至面，注足陽明，下行至

---

① 半日：原作「少半日」，「少」字衍，據《太素・卷十二・衛五十周》、《靈樞》刪。
② 宿：原作「度」，據明鈔本改，與《素問・卷八・八正神明論第二十六》合。下文「亦十四宿」之「宿」字同。
③ 十：《素問・八正神明論》王冰註及《靈樞》、《太素・卷十二・衛五十周》皆作「七」，本書誤。
④ 水下：原作「水行」，據本篇文例改，與《靈樞》合。

跗上，注大指間，與太陰合，上行抵脾，從脾注心中，循手少陰，出腋下臂，注小指之端，合手太陽，上行乘腋出䪼一作『項』內，注目内眥，上巔下項，合足太陽，循脊下尻，下行注小指之端，循足心，注足少陰，上行注腎，從腎注心，外散於胸中，循心主脉，出腋下臂，入一作『出』兩筋之間，入掌中，出中指之端，還注小指次指之端，合手少陽，上行注膻中，散於三焦，從三焦注膽出脇，注足少陽，下行至跗上，復從跗注大指間，合足厥陰，上行至肝，從肝上注鬲①，上循喉嚨，入頏顙之竅，究於畜門。一作『關』其支别者，上額循巔下項中，循脊入骶，音氐是督脉也。絡陰器，上過毛中，入臍中，上循腹裏，入缺盆，下注肺中，復出太陰。此營氣之行，逆順之常也。

營衛三焦第十一

［編者按］：本篇内容皆出自《靈樞·卷四·營衛生會第十八》。

黄帝問曰：人焉受氣？陰陽焉會？何氣為營？何氣為衛？營安從生？衛安從會？老壯不同氣，陰陽異位，願聞其會。

岐伯對曰：人受氣於穀，穀入於胃，氣傳於肺，五藏六府皆以受氣。其清者為營，濁者為衛，營行脉中，衛行脉外。營周不休，五十而復大會。陰陽相貫，如環無端。衛氣行於陰二十五度，行於陽亦二

---

①鬲：與『膈』通。《靈樞》、《太素·卷八·經脉連環》皆作『肺』，疑本書誤。

十五度，分為晝夜。故氣至陽而起，至陰而止。故日中而陽隴一作『襲』。下同為重陽，夜半而陰隴為重陰。故太陰主內，太陽主外。各行二十五度，分為晝夜。夜半為①陰隴，夜半後而陰衰，平旦陰盡而陽受氣。日中為②陽隴，日西而陽衰，日入陽盡而陰受氣。夜半而大會，萬民皆臥，名曰合陰。平旦陰盡而陽受氣，如是無已，與天地同紀。

問曰：老人不夜瞑，少壯不夜寤者，何氣使然？

對曰：壯者之氣血盛，其肌肉滑，氣道利，營衛之行不失其常，故晝精而夜瞑。老者之氣血減，其肌肉枯，氣道澀，五藏之氣相薄，營氣衰少而衛氣內伐③，故晝不精而夜不得瞑。

問曰：願聞營衛之所行，何道從始？

對曰：營出於中焦，衛出於上焦④。上焦出於胃上口⑤，并咽以上，貫膈而布胸中，走腋，循太陰⑥之分而行，還注手陽明，上至舌，下注足陽明，常與營俱行於陰陽各二十五度，為一周。故日夜五十，周而復始，大會於手太陰。

問曰：人有熱飲食下胃，其氣未定，則汗出於面，或出於背，或出於身半，其不循衛氣之道而出，

---

① 為：明鈔本作『而』。

② 日中為：『為』，明鈔本與《靈樞》皆作『而』。

③ 衛氣內伐：『伐』，《說文・人部》：『一曰敗也。』張燦玾先生曰：『是伐者，敗亂也。以五藏之氣相薄，衛氣之行失其常序，故敗亂於內也。』《太素・卷十二・營衛氣別》作『衛氣內代』。按『代』有止息之意，楊上善註：『代，塞息也。』又《素問・脉要精微論》『代則氣衰。』王冰註：『代脉者，動而中止，不能自還。』亦訓『代』為『止』。此句作『伐』作『代』，義皆可通，姑兩存之。

④ 上焦：原作『下焦』，據明鈔本改，與《太素・卷十二・營衛氣別》合。

⑤ 胃上口：原脫『上』字，據《太素・卷十二・營衛氣別》補，與《靈樞》合。

⑥ 太陰：原作『足太陰』，『足』字誤衍，據《太素・卷十二・營衛氣別》刪，與《靈樞》合。

何也？

對曰：此外傷於風，内開腠理，毛蒸理泄，衛氣走之，固不得循其道，此氣慓悍滑疾，見開而出，故不得從其道，名曰漏泄。

中焦亦並於胃口，出上焦之後，此所以受氣，泌糟粕，蒸津液，化其精微，上注於肺脉①，乃化而為血，以奉生身，莫貴於此。故獨得行於經隧，命曰營氣②。

問曰：夫③血之與氣，異名同類，何也？

對曰：營衛者，精氣也。血者，神氣也。故血之與氣，異名同類也。故奪血者無汗，奪汗者無血。故人有兩死而無兩生也。

下焦者，别於廻腸，注於膀胱而滲入焉。故水穀者，常并居於胃中，成糟粕，而俱下於大腸，而為下焦，滲而俱下，滲泄别汁，循下焦而滲入膀胱也。

問曰：人飲酒，酒亦入胃，穀④未熟而小便獨先下者，何也？

對曰：酒者，熟穀之液也，其氣悍以滑，一作「清」故後穀而入，先穀而液出也。

黄帝曰⑤：上焦如霧，中焦如漚，下焦如瀆，此之謂也。

---

① 肺脉：原脱「脉」字，據《太素·卷十二·營衛氣别》補，與《靈樞》合。
② 營氣：原脱「氣」字，據明鈔本補，與《太素·卷十二·營衛氣别》、《靈樞》合。
③ 夫：原脱，據明鈔本補，與《太素·卷十二·營衛氣别》、《靈樞》合。
④ 穀：原作「米」，據明鈔本改，與《太素·卷十二·營衛氣别》、《靈樞》合。
⑤ 黄帝曰：原作「故曰」，據明鈔本改，與《太素·卷十二·營衛氣别》、《靈樞》合。

陰陽清濁精氣津液血脉第十二

［編者按］：從篇首至『以數調之也』，出自《靈樞·卷六·陰陽清濁第四十》；從『問曰：人有精氣津液血脉』至篇末，出自《靈樞·卷六·決氣第三十》。

黄帝問曰：願聞人氣之清濁者何也？

岐伯對曰：受穀者濁，受氣者清。清者注陰，濁者注陽。濁而清者，上出於咽。清而濁者，下行於胃。清者上行，濁者下行。清濁相干，名曰亂氣。

問曰：夫陰清而陽濁，濁中有清，清中有濁，别之柰何？

對曰：氣之大别，清者上注於肺，濁者下流於胃。胃之清氣上出於口，肺之濁氣下注於經，内積於海。

問曰：諸陽皆濁，何陽獨甚？

對曰：手太陽獨受陽之濁，手太陰獨受陰之清。其清者上走孔竅，其濁者下行諸經。諸陰皆清①，足太陰獨受其濁。

問曰：治之柰何？

對曰：清者其氣滑，濁者其氣澀，此氣之常也。故刺陰者深而留之，刺陽者淺而疾之。清濁相干者，以數調之也。

問曰：人有精、氣、津、液、血、脉，何謂也？

---

① 諸陰皆清：『諸』上原衍『故』字，據明鈔本删，與《靈樞》、《太素·卷十二·衛衛氣行》合。

對曰：兩神相搏[1]，合而成形，常先身生，是謂精。上焦開發，宣五穀味，熏膚充身澤毛，若霧露之溉，是謂氣。腠理發洩，汗出腠理，一作『溱溱』是謂津。穀入氣滿，淖澤注於骨，骨屬屈伸出洩，補益腦髓，皮膚潤澤，是謂液。中焦受汁，變化而赤，是謂血。擁遏營氣，令無所避，是謂脉也。

問曰：六氣者，有餘不足，氣之多少，腦髓之虛實，血脉之清濁，何以知之？

對曰：精脱者耳聾；氣脱者目不明；津脱者腠理開，汗大泄；液脱者骨痺[2]屈伸不利，色夭腦髓消，胻痠，耳數鳴；血脱者色白，夭然不澤；脉脱者其脉空虛。此其候也。

問曰：六氣者[3]，貴賤何如？

對曰：六氣者，各有部主也。其貴賤善惡可為常主，然五穀與胃為大海也。

津液五別第十三

［編者按］：標題『第十三』，原誤作『第十二』，據明鈔本改。又按，本篇内容皆出自《靈樞・卷六・五癃津液別第三十六》。

黄帝問曰：水穀入於口，輸於腸胃，其液別為五。天寒衣薄則為溺與氣，天暑衣厚則為汗，悲哀氣并

① 搏：原作『摶』，形近致誤，據明刊無名氏本《靈樞》改。《太素・卷二・六氣》及《素問・卷十七・調經論第六十二》王冰註引《鍼經》皆作『薄』。按，『搏』，合也；聚也，與『薄』字通，故楊上善曰：『陰陽二神相得，故謂之薄。』

② 痺：《太素・卷二・六氣》、《靈樞》皆作『屬』，疑本書誤。

③ 六氣者：原脱『者』字，據明鈔本補，與《靈樞》、《太素・卷二・六氣》合。

則為泣，中熱胃緩則為唾，邪氣内逆，則氣為之閉塞而不行，不行則為水脹。不知其何由生？

岐伯對曰：水穀皆入於口，其味有五，分注其海，津液各走其道，故上焦一作三焦出氣以温肌肉，充皮膚者，為津；其留而不行者，為液。天暑衣厚則腠理開，故汗出。寒留於分肉之間，聚沫則為痛。天寒則腠理閉，氣澀不行，水下流於膀胱，則為溺與氣。

五藏六府，心為之主，耳為之聽，目為之候，肺為之相，肝為之將，脾為之衛，腎為之主外。故五藏六府之津液，盡上滲於目。心悲氣并則心系急，急則肺葉舉，舉則液上溢。夫心系急，肺不能常舉，乍上乍下，故欬而泣①出矣。中熱則胃中消穀，消穀則蟲上下作矣，腸胃充郭故胃緩，緩則氣逆，故唾出②。五穀之津液和合而為膏者，内滲入於骨空，補益腦髓而下流於陰股③。陰陽不和，則使液溢而下流於陰。髓液皆減而下，下過度則虚，虚則腰脊痛而胻痠。陰陽氣道不通，四海閉塞，三焦不瀉，津液不化，水穀并於腸胃之中，别於迴腸，留於下焦，不得滲於膀胱，則下焦脹，水溢則為水脹，此津液五别之逆順④也。

①泣：原誤作『涎』，據蕭延平蘭陵堂本《太素·卷二十九·津液》改，與《靈樞》合。
②故唾出：『出』下原有『矣』字，據明鈔本删，與《靈樞》合。
③而下流於陰股：張燦玾先生曰：『按此文與上文似不甚合，疑涉下文「則液溢而下流於陰」而衍。』可參。
④逆順：原作『順逆』，據明鈔本乙正，與《靈樞》合。

奇邪血絡第十四

［編者按］：本篇内容皆出自《靈樞·卷六·血絡論第三十九》。

黄帝問曰：願聞其奇邪而不在經者何也？

岐伯對曰：血絡是也。

問曰：刺血絡而仆者何也？血出而射者何也？血出黑而濁者何也①？血出清而半為汁者何也？發鍼而腫者何也？血出若多若少而面色蒼蒼然者何也？發鍼而面色不變而煩悶者何也？血出多而不動摇者何也？願聞其故。

對曰：脉氣盛②而血虚者，刺之則脱氣，脱氣則仆。血氣俱盛而陰氣多者，其血滑，刺之則射。陽氣積蓄，久留不瀉者，其血黑以濁，故不能射。新飲而液滲於絡，而未和合於血，故血出而汁别焉。其不新飲者，身中有水，久則為腫。陰氣積於陽，其氣因於絡，故刺之，血未出而氣先行，故腫。陰陽之氣其新相得而未和合，因而瀉之，則陰陽俱脱，表裏相離，故脱色，面③蒼蒼然也。刺之血出多，色不變④而煩悶者，刺絡而虚經，虚經之屬於陰者陰氣脱，故煩悶。陰陽相得而合為痺者，此為内溢於經而

① 何也：原脱，據《太素·卷二十三·量絡刺》補，與《靈樞》合。
② 盛：原作『甚』，據《太素·卷二十三·量絡刺》改，與《靈樞》合。
③ 面：原作『而』，據《太素·卷二十三·量絡刺》改，與上文黄帝問語合。
④ 刺之血出多，色不變：原脱『血出多色』四字，據《靈樞》補。《太素·卷二十三·量絡刺》作『刺之血多，色不變』，脱『出』字。

外注於絡，如是陰陽皆有餘，雖多出血，弗能虛也。

問曰：相之柰何？

對曰：血脉盛，堅橫以赤，上下無常處，小者如鍼，大者如筋，刺而瀉之萬全。故無失數，失數而返，各如其度。

問曰：鍼入肉著何也？

對曰：熱氣因於鍼則熱，熱則肉著於鍼，故堅焉。

五色第十五

〔編者按〕：從篇首至『黑當骨』，出自《靈樞・卷八・五色第四十九》（末段『青當筋』、『赤當脉』、『白當皮』、『黃當肉』、『黑當骨』五句出自《素問・卷五・脉要精微論第十七》）；從『夫精明五色者』至『其壽不久也』，出自《素問・卷五・脉要精微論第十七》；從『青如草滋』至篇末，出自《素問・卷三・五藏生成篇第十》。

雷公問曰：聞風者百病之始也，厥逆者①寒濕之所起也，別之柰何？

黃帝答曰：當候眉間②。《太素》作『闕中③』薄澤為風，沖濁為痺，在地為厥，此其常也，各以其色言其病也。

問曰：人有不病卒死，何以知之？

---

① 厥逆者：原作『厥逆』，據上文補入『者』字，與《靈樞》合。又，據黃帝答語中『沖濁為痺，在地為厥』，疑『逆』當作『痺』。

② 眉間：《靈樞》作『闕中』。《靈樞》上文曰：『闕者，眉間也。』可證『眉間』與『闕中』義同。

③ 闕：原誤作『關』，據下文原註『作闕上』、『作闕中』，當是『闕』字形誤，今改正。

答曰：大氣入於藏府者，不病而卒死矣。

問曰：凡病少愈而卒死者，何以知之？

答曰：赤色出於兩顴，大如拇指者，病雖少愈必卒死。黑色出於顏，《太素》作『庭』大如拇指，不病亦必卒死矣①。

問曰：其死有期乎？

答曰：察其色以言其時。顏者，首面也。眉間以上者，咽喉也。《太素》『眉间以上』作『闕上』眉間以中《太素》亦作『闕中』者，肺也。下極者，心也。直下者，肝也。肝左者，膽也。下者，脾也。方上者，胃也。中央者，大腸也。俠傍者，腎也。當腎者，臍也。面王以上者，『王』，古本作『壬』字小腸也。面王以下者，膀胱字②子處也。顴者，肩也。顴後者，臂也。臂以下者，手也。目内眥上者，膺乳也。俠繩而上者，背也。循牙車以上者，股也。中央者，膝也。膝以下者，胻也。當胻以下者，足也。巨分者，股裏也。巨屈者，膝臏也。此五藏六府支局③一作『節』之部也。五藏五色之見者，皆出其部也，其部骨陷者，必不免於病也，其部色乘襲者，雖病甚，不死也。

問曰：五官具五色何也？

答曰：青黑為痛，黃赤為熱，白為寒，是為五官。

---

① 不病亦必卒死矣：《靈樞》作『必不病而卒死』。

② 字：生育；懷孕之義。《說文・子部》：『字，乳也。』段玉裁註：『人及鳥生子曰乳。』

③ 局：當據原註及《靈樞》改作『節』。

問曰：以色言病之間甚柰何？

答曰：其色粗①以明者為間，沉堊②一作「夭」，下同者為甚。其色上行者，病亦甚。其色下行，如雲徹散者，病方已。五色各有藏部，有外部，有內部。其色從外部走內部者，其病從外走內；其色從內部走外部者，其病從內走外。病生於內者，先治其陰，後治其陽，反者益甚。病生於外者，先治其陽，後治其陰，《太素》云：「病生於陽者，先治其外，後治其內。」與此文異義同。反者益甚。用陽和陰，用陰和陽。審明部分，萬舉萬當。能別左右，是謂大通。男女異位，故曰陰陽。審察澤堊，謂之良工。沉濁為內，浮清為外。黃赤為風，青黑為痛，白為寒，黃而膏澤者為膿，赤甚者為血，痛甚者為攣，寒甚者為皮不仁。各見其部，察其浮沉，以知淺深。審其澤堊，以觀成敗。察其散摶③，以知近遠。視色上下，以知病處。積神於心，以知往今。故相氣不微，不知是非。屬意勿去，乃知新故。色明不粗，其病不甚④。不明不澤，沉堊為甚。其色散，駒駒然未有聚，其病散而氣痛，聚未成也。腎乘心，心先病，腎為應。色其一作「皆」如是。

男子色在面王，為少腹痛，下為卵痛，其圜直為莖痛，高為本，下為首，狐疝㿗陰病之屬也。女子色在面王，為膀胱子處病。散為痛，摶為聚⑤。方圓⑥左右，各如其色形。其隨而下至骶為淫，有潤

① 粗：原作「麁」，為「麤」俗字，與「粗」同。按，凡原書「麁」、「麤」等字，今皆徑改為「粗」，不再列舉。
② 堊：《靈樞》作「夭」，義勝。下三「堊」字同。
③ 散摶：原作「散浮」，據古林堂本《靈樞》改。按，「摶」者聚也，與「散」對文。前言「澤堊」、「成敗」，此言「散摶」、「近遠」，句法正合。
④ 其病不甚：原書此句與下句「沉堊為甚」誤倒，張燦玾先生據文義乙正，今從之。
⑤ 摶為聚：「摶」，原作「薄」，據古林堂本《靈樞》改，與上文「散」字對文。
⑥ 圓：原作「圜」，據明鈔本改。《靈樞》作「員」，與「圓」通。

如膏狀，為暴食不潔。左為右，一作『左』右為左。一作『右』其色有邪，聚散①而不端面色所指者也。色者，青黑赤白黃，皆端滿。有别鄉者，别鄉赤者，其色亦赤，大如榆筴，在面王，為不月。其色上鋭，首空上向，下鋭下向。在左右如法。以五色命藏，青為肝，赤為心，白為肺，黃為脾，黑為腎。

肝合筋，青當筋②；心合脉，赤當脉；肺合皮，白當皮；脾合肉，黃當肉③；腎合骨，黑當骨。

夫精明五色者，氣之華也。赤欲如白裹朱，不欲如赭色也；白欲如白璧之澤，一云『鵝羽』不欲如堊一云『鹽』也；青欲如蒼璧之澤，不欲如藍也；黃欲如羅裹雄黃，不欲如黃土也；黑欲如重漆色，不欲如炭《素問》作『地蒼』也。五色精微象見，其壽不久也。

青如草滋，黑如炲煤，黃如枳實，赤如衃音披血，白如枯骨，此五色見而死也。青如翠羽，黑如烏羽，赤如雞冠，黃如蟹腹，白如豕膏，此五色見而生也。生於心，如以縞裹朱；生於肺，如以縞裹紅；生於肝，如以縞裹紺；生於脾，如以縞裹括蔞實；生於腎，如以縞裹紫。此五藏所生之外榮④也。

凡相五色，面黃目青，面黃目赤，面黃目白，面黃目黑者，皆不死也。面青目赤，一作『青』面赤目白，面青目黑，面黑目白，面赤目青者，皆死也。

---

① 聚散：原作『聚空滿』。張燦玾先生曰：『散，原作「空滿」，義晦……《靈樞》作「散」。聚散，與前文諸言散摶者義亦合，據改。』今從之。

② 青當筋：此句與下文『赤當脉』、『白當皮』、『黃當肉』、『黑當骨』四句出自《素問·卷三·五藏生成篇第十》，皇甫謐分置於此。

③ 脾合肉，黃當肉：此六字原在『肺合皮，白當皮』之前，據明鈔本乙正，與上文五色命藏之序合。

④ 榮：原書作『營』，據明鈔本及《素問·卷三·五藏生成篇第十》改。

陰陽二十五人形性血氣不同第十六

［編者按］：從篇首至『衆人皆曰君子』，出自《靈樞・卷十・通天第七十二》；從『黃帝問曰：余聞陰陽之人於少師』至『則掌瘦以寒』，出自《靈樞・卷九・陰陽二十五人第六十四》；從『黃赤者多熱氣』至『此天之常數也』，出自《靈樞・卷十・五音五味第六十五》；從『問曰：二十五人者』至『則刺約畢矣』，出自《靈樞・卷九・陰陽二十五人第六十四》；從『問曰：或神動而氣先鍼行』至篇末，出自《靈樞・卷十・行鍼第六十七》。

黃帝問曰：人有陰陽，何謂陰人？何謂陽人？

少師對曰：天地之間，不離於五，人亦應之，非徒一陰一陽而已也①。蓋有太陰之人，少陰之人，太陽之人，少陽之人，陰陽和平之人。凡此五人者，其態不同，其筋骨血氣亦不同也。

太陰之人，貪而不仁，下濟湛湛，好內而惡出，心抑而不發，不務於時，動而後人，此太陰之人也。

少陰之人，少貪而賊心，見人有亡，常若有得，好傷好害，見人有榮，乃反愠怒，心嫉而無恩，此少陰之人也。

太陽之人，居處于于，好言大事，無能而虛說，志發於四野，舉措不顧是非，為事如常自用，事雖敗而無改，一作『悔』此太陽之人也。

少陽之人，諟諦好自貴，有小小官則高自宣，好為外交而不內附，此少陽之人也。

陰陽和平之人，居處安靜，無為懼懼，無為欣欣，婉然從物，或與不爭，與時變化，尊而謙讓，卑

① 也：原脫，據明鈔本補，與《靈樞》合。

而不諂，是謂至治。

古之善用鍼灸者，視人五態乃治之，盛者瀉之，虚者補之。

太陰之人，多陰而無陽，其陰血濁，其衛氣濇，陰陽不和，緩筋而厚皮，不之疾瀉，不能移之。

少陰之人，多陰而少陽，小胃而大腸，六府不調，其陽明脉小而太陽脉大，必審而調之，其血易脱，其氣易敗。

太陽之人，多陽而無陰，必謹調之，無脱其陰而寫其陽，陽重脱者易狂，陰陽皆脱者，暴死不知人。

少陽之人，多陽而少陰，經小而絡大，血在中而氣在外，實陰而虚陽，獨瀉其絡脉則强，氣脱而疾，中氣重不足，病不起矣。

陰陽和平之人，其陰陽之氣和，血脉調，宜①謹審其陰陽，視其邪正，安其容儀，審其有餘，察其不足，盛者寫之，虚者補之，不盛不虚，以經取之。此所以調陰陽别五態之人也。

太陰之人，其狀黮黮（音朕）然黑色，念然下意，臨臨然長大，䐃（音宭）然未僂②。少陰之人，其狀清然竊然，固以陰賊，立而躁險，行而似伏。太陽之人，其狀軒軒儲儲，反身折膕。少陽之人，其狀立則好仰，行則好摇，其兩臂兩肘③皆出於背。陰陽和平之人，其狀逶逶然，隨隨然，顒顒然，衮衮然，豆豆然，衆人皆曰君子。（一本多『愉愉然，暶暶然』。）

---

① 宜：明鈔本及《靈樞》皆無此字。

② 䐃然未僂：《靈樞》作『膕然未僂』。張燦玾先生曰：『本文或當作「膕然未僂」，屈膝曲背貌也。』

③ 两臂两肘：原書『兩』下衍『臂』字，據明鈔本删，與《靈樞》合。

黃帝問曰：余聞陰陽之人於少師，少師曰：天地之間，不離於五，故五五二十五人之形，血氣之所生，别而以候。從外知内何如？

岐伯對曰：先立五形，金木水火土，别其五色，異其五聲①，而二十五人具也。

木形之人，比於上角，蒼色，小頭長面，大肩平背，直身，小手足，有材②，好勞心，少力，多憂勞於事。柰③春夏，不柰秋冬。秋冬④感而生病⑤，主足厥陰佗佗然。大角一曰「左角」之人，比於左足少陽，少陽之上遺遺然。右角一曰「少角」之人，比於右足少陽，少陽之下隨隨然。鈦角音太。一曰「右角」之人，比於右足少陽，少陽之上鳩鳩然。一曰「推推然」判角之人，比於左足少陽，少陽之下括括然。

火形之人，比於上徵，赤色廣䏶，兑面小頭，好肩背髀腹，小手足，行安地，疾心，行搖肩，背肉滿，有氣輕財，少⑥信多慮，見事明了，好顧⑦急心，不壽暴死。柰春夏不柰秋冬，秋冬⑧感而生病，主手少陰竅竅然⑨。一曰「核核然」太徵之人，比於左手太陽，太陽之上肌肌然。少徵之人，比於右手太陽，

---

① 五聲：《靈樞》作『五形之人』，疑本書『聲』字當作『形』。
② 有材：原作『好有材』，據明鈔本刪『好』字。
③ 柰：通『耐』。下同。
④ 秋冬：原脱，據明鈔本補，與土形之人等段合。
⑤ 生病：原作『成病』，據《千金·卷十三·第一》改，與後文合。
⑥ 少：原作『必』，據《千金·卷十三·第一》改，與《靈樞》合。
⑦ 顧：原作『顔』，形誤，據明鈔本改。
⑧ 秋冬：原脱，據明鈔本補。
⑨ 竅竅然：《靈樞》作『核核然』，與原註同。張燦玾先生曰：『覈，性急而苛刻……與前言「急心」之義合。本經作「竅」，疑為「覈」之誤。』此說可從。

太陽之下慆慆然。慆，音剔，又音倘 右徵之人，比於右手太陽，太陽之上鮫鮫然。一曰『熊熊然』 判徵之人，比於左手太陽，太陽之下支支然，熙熙然。

土形之人，比於上宮，黃色，大頭圓面，美肩背，大腹，好股脛，小手足，多肉，上下相稱，行安地，舉足浮，安心，好利人，不喜權勢，善附人。柰秋冬不柰春夏，春夏感而生病，主足太陰敦敦然。太宮之人，比於左足陽明，陽明之上婉婉然。加宮之人，比於左足陽明，陽明之下炫炫音欬然。一曰『坎坎然』 少宮之人，比於右足陽明，陽明之上樞樞然。左宮之人，比於右足陽明，陽明之下兀兀然。一曰『衆之人』；一曰『陽明之上』

金形之人，比於上商，白色，小頭方面，小肩背，小腹，小手足，如骨發踵外骨輕身①，一曰『發動輕身』 清廉，急心，靜悍，善為吏。柰秋冬不柰春夏，春夏感而生病，主手太陰敦敦然。太商之人，比於左手陽明，陽明之上廉廉然。右商之人，比於左手陽明，陽明之下脫脫然。左商之人，比於右手陽明，陽明之上監監然。少商之人，比於右手陽明，陽明之下嚴嚴然。

水形之人，比於上羽，黑色，大頭，面不平，一云『曲面』 廣頤小肩，大腹，小手足，『小』一作②『大』 發行搖身，下尻長背延延然，不敬畏，善欺紿人，殆戮死。柰秋冬不柰春夏，春夏感而生病，主足少陰汙汙然。大羽之人，比於右足太陽，太陽之上頰頰然。少羽之人，比於左足太陽，太陽之下紆紆然。衆之為人，比於右足太陽，太陽之下潔潔然。桎之為人，比於左足太陽，太陽之上安安然。

---

① 如骨發踵外骨輕身：此句費解，疑有脫誤。《千金・卷十七・第一》作『發動身輕』，於義為勝。

② 一作：原脫『一』字，據文義補。

問曰：得其形，不得其色，何如？

對曰：形勝色，色勝形者，至其勝時年加，害則病行，失則憂矣。形色相得者，富貴大樂。

問曰：其形色相勝之時年加可知乎？

對曰：凡人之大忌，常加九歲：七歲①、十六歲、二十五歲、三十四歲、四十三歲、五十二歲、六十一歲，皆人之大忌②，不可不自安也。感則病行③，失則憂矣。

問曰：脉之上下，血氣之候，以知形氣柰何？

對曰：足陽明之上，血氣盛則鬚美長；血多氣少則鬚短；氣多血少則鬚少；血氣俱少則無鬚，兩吻多畫。『鬚』字，一本俱作『髯』字；『吻』，音穩 足陽明之下，血氣盛則下毛美長至胸；血多氣少則下毛美短至臍，行則善高舉足，足大指少肉，足善寒；血少氣多則肉善瘃；瘃，音劚 血氣皆少則無毛，有則稀而枯瘁，善痿厥，足痺。

足少陽之上，血氣盛則通鬚美長，血多氣少則通鬚美短，血少氣多則少鬚，血氣皆少則無鬚，感於寒濕則善痺，骨痛爪枯。足少陽之下，血氣盛則脛毛美長，外踝肥；血多氣少則脛毛美短，外踝皮堅而厚；血少氣多則胻毛少，外踝皮薄而軟；血氣皆少則無毛，外踝瘦而無肉。

---

① 常加九歲七歲：原書『九歲』與『七歲』誤倒，據下文年加之數乙正。按，《靈樞》無『九歲』二字，疑脫。《太素·卷二十二·三刺》：『不知年之所加。』楊上善註：『人之大忌，七（歲）已上，次第加九，至一百六，名曰年加也。』可證《靈樞》脫『九歲』二字。

② 大忌：原脫『大』字，據上文『凡人之大忌』補，與《靈樞》合。

③ 感則病行：原無『行』字，據上文『害則病行』，當有『行』字，今補入，與《靈樞》合。

足太陽之上，血氣盛則美眉，眉有毫毛；血多氣少則惡眉，面多小理；血少氣盛①則面多肉，血氣和則美色。足太陽之下②，血氣盛則跟肉滿，踵堅；氣少血多則瘦，跟空；血氣皆少則善轉筋，踵下痛。

手陽明之上，血氣盛則髭美③；血少氣多則髭惡；血氣皆少則④無髭。手陽明之下，血氣盛則腋下毛美，手魚肉以溫；氣血皆少則手瘦以寒。

手少陽之上，血氣盛則眉美以長，耳色美；血氣皆少則耳焦惡色。手少陽之下，血氣盛則手拳多肉以溫；血氣皆少則瘦以寒；氣少血多則瘦以多脉。

手太陽之上，血氣盛則多鬚，面多肉以平；血氣皆少則面瘦黑色⑤。手太陽之下，血氣盛則掌肉充滿；血氣皆少則掌瘦以寒。

黃赤者多熱氣，青白者少熱氣，黑色者多血少氣。美眉者太陽多血，通髯極鬚者少陽多血，美鬚者陽明多血。此其時然也。夫人之常數，太陽常多血少氣，少陽常多氣少血，陽明常多血多氣，厥陰常多氣少血，少陰常多血少氣，太陰常多血少氣，此天之常數也。

問曰：二十五人者，刺之有約乎？

對曰：美眉者，足太陽之脉血氣多；惡眉者，血氣少；其肥而澤者，血氣有餘；肥而不澤者，氣有餘血不足；瘦而無澤者，血氣俱不足。審察其形氣有餘不足而調之，可以知順逆矣。

---

① 盛：與前後文例不合，當據《靈樞》改作「多」。

② 足太陽之下：「陽」，原誤作「陰」，據前後文例改。

③ 髭美：此上原有「上」字，據《靈樞》刪。

④ 則：此下原有「善轉筋」三字，涉上而衍，據《靈樞》刪。

⑤ 黑色：《靈樞》作「惡色」，疑本書誤。

問曰：刺其陰陽柰何？

對曰：按其寸口人迎，以調陰陽，切循其經絡之凝泣①，結而不通者，此於身皆②為痛痺，甚則不行，故凝泣。凝泣者，致氣以温之，血和乃止。其結絡者，脉結血不行，决之乃行。故曰：氣有餘於上者，導而下之；氣不足於上者，推而往之；其稽留不至者，因而迎之。必明於經隧，乃能持之。寒與熱爭者，導而行之；其宛陳血不結者，即而取之。必先明知二十五人，别血氣之所在，左右上下，則刺約畢矣。

問曰：或神動而氣先鍼行，或氣與鍼相逢，或鍼已出氣獨行，或數刺之乃知，或發鍼而氣逆，或數刺病益甚。凡此六者，各不同形，願聞其方。

對曰：重陽之人③，其神易動，其氣易往也。矯矯蒿蒿，一本作「熇熇高高」言語善疾，舉足喜高，心肺之藏氣有餘，陽氣滑盛而揚，故神動而氣先行。此人頗有陰者也，多陽者多喜，多陰者多怒，數怒者易解，故曰頗有陰。其陰陽之離合難，故其神不能先行。陰陽和調者，血氣淖澤滑利，故鍼入而氣出，疾而相逢也。其陰氣多而陽氣少，陰氣沉而陽氣浮，沉者内藏④，故鍼已出，氣乃隨其後，故獨行也。其多陰而少陽者，其氣沉而氣往難，故數刺之乃知。其氣逆與其數刺病益甚者，非陰陽之氣也，浮沉之勢也，此皆粗之所敗，工之所失，其形氣無過也。

① 泣：此字歷來多訓為「澁（濇）」。張燦玾先生提出：「『沍』本為凍結義，引伸為凝結……經文此「泣」字，若從「沍」解，義更切。故疑「泣」亦或為「沍」之形近誤。」可參。

② 皆：原作「背」，形近致誤。據《靈樞》改。

③ 重陽之人：原書「之」下衍「盛」字，據《太素·卷二十三·量氣刺》删，與《靈樞》合。

④ 沉者内藏：原脱「沉」字，據《太素·卷二十三·量氣刺》補。

黃帝三部鍼灸甲乙經　卷之二

〔編者按〕：從篇首至『故志先死則遠一日半而死矣』，出自《靈樞・卷三・經脉第十》；從『太陽脉絕』至篇末，出自《素問・卷四・診要精終論篇第十六》。

十二經脉絡脉支別第一上

雷公問曰：《禁服①》之言，凡刺之理，經脉為始，願聞其道。

黃帝答曰：經脉者，所以決死生，處百病，調虛實，不可不通也。

肺手太陰之脉，起於中焦，下絡大腸，還循胃口，上膈屬肺，從肺系橫出腋下，下循臑內，行少陰、心主之前，下肘中，循臂內，上骨下廉，入寸口，上魚，循魚際，出大指之端。其支者，從腕後直出次指內廉，出其端。是動則病肺脹滿，膨膨然而喘咳，缺盆中痛，甚則交兩手而瞀，音務，又音茂是謂臂厥。是主肺所生病者，咳上氣，喘喝煩心胸滿，臑音如臂內前廉痛，厥，掌中熱。氣盛有餘則肩背痛，風寒，汗出中風，小便數而欠。氣虛則肩背痛寒，少氣不足以息，溺色變。一云『卒遺矢無度②』為此諸病，凡

---

① 禁服：原作『禁脉』，據《太素・卷八・經脉連環》改。按，『禁服』乃《靈樞》篇名，下文『凡刺之理，經脉為始』即出自該篇。

② 度：原作『變』，據明鈔本、四庫本改，與《千金・卷十七・第一》合。

十二經之病①，盛則瀉之，虛則補之，熱則疾之，寒則留之，陷下則灸之，不盛不虛以經取之。盛者則寸口大三倍於人迎，虛者則寸口反小於人迎也。

大腸手陽明之脉，起於大指次指之端外側，循指上廉出合谷②兩骨之間，上入兩筋之中，循臂上廉，入肘外廉，上循臑外前廉③，上肩出髃音隅骨之前廉，上出柱骨之會上，下入缺盆，絡肺下鬲屬大腸。其支者，從缺盆直上至頸，貫頰，入下④齒中，還出俠口，交人中，左之右，右之左，上俠鼻孔。是動則病齒痛，頔⑤腫。是主津⑥所生病者，目黃口乾，鼽音求衄喉痺，肩前臑痛者，大指次指痛不用。氣盛有餘，則當脉所過者熱腫。虛則寒慄不復。為此諸病，盛者則人迎大三倍於寸口，虛者則人迎反小於寸口也。

胃足陽明之脉，起於鼻，交頞中，傍約太陽之脉，下循鼻外，入上⑦齒中，還出俠口環唇，下交承漿，卻循頤後下廉，出大迎，循頰車，上耳前，過客主人，循髮際，至額顱。其支者，從大迎前下人迎，循喉嚨，入缺盆，下鬲屬胃絡脾。其直者，從缺盆下乳內廉，下俠臍，入氣街中。其支者，起於胃口，下循腹裏，下至氣街中而合，以下髀關，抵伏兔，下入膝臏中，下循胻外廉，下足跗，入中指內

---

① 凡十二經之病：《靈樞》、《太素·卷八·經脉連環》無此六字。
② 合谷：原誤作「合骨」，據《靈樞》、《太素·卷八·經脉連環》、《千金·卷十八·第一》改。
③ 前廉：原脫「前」字，據《靈樞》、《太素·卷八·經脉連環》、《千金·卷十八·第一》補。
④ 入下：原書誤作「下入」，據明鈔本乙正，與《靈樞》、《太素·卷八·經脉連環》合。
⑤ 頔：原作「頰」，據《素問·卷二十二·至真要大論第七十四》新校正引《甲乙經》改，與《太素》合。
⑥ 是主津：原書「津」下衍「液」字，據明鈔本刪，與《太素·卷八·經脉連環》、《千金·卷十七·第一》合。
⑦ 入上：原作「上入」，據《太素·卷八·經脉連環》、《脉經·卷六·第六》、《千金·卷十六·第一》乙正，與《靈樞》合。

間。其支者，下膝三寸而別，以下入中指外間。其支者，別跗上，入大指間出其端。是動則病凄凄然振寒，善伸數欠，顏黑，病至則惡人與火，聞木音則惕然而①驚，心動，欲②獨閉户塞牖而處，甚則欲上高而歌，棄衣而走，賁響腹脹，是為臂一作『骭』厥。是主血所生病者，狂瘈一作『瘧』温淫汗出，鼽衄，口喎，唇緊，頸腫喉痺，大腹水腫，膝臏腫痛，循膺乳、氣街、股、伏兔、胻外廉、足跗上皆痛，中指不用。氣盛則身以前皆熱，其有餘於胃，則消穀善飢，溺色黄。氣不足則身以前皆寒慄，胃中寒則脹滿。為此諸病，盛者則人迎大三倍於寸口，虚者人迎反小於寸口也。

脾足太陰之脉，起於大指之端，循指内側白肉際，過核骨後，上内踝前廉，上腨内，循胻骨後，交出厥陰之前，上循膝股内前廉，入腹屬脾絡胃，上鬲俠咽，連舌本，散舌下。其支者，復從胃別上鬲，注心中。是動則病舌本强，食則嘔，胃脘痛，腹脹善噫，得後與氣則快然而衰，身體皆重。是主脾所生病者，舌本痛，體不能動摇，食不下，煩心，心下急，寒瘧，溏，瘕，音加泄，水閉，黄疸，不能食，唇青强欠③，股膝内腫痛，厥，足大指不用。為此諸病，盛者則寸口大三倍於人迎，虚者則寸口反小於人迎也。

心手④少陰之脉，起於心中，出屬心系，下鬲絡小腸。其支者，從心系上俠咽，繫目系。一本作『循胸出脇⑤』

① 而：原脱，據明鈔本補，與《太素·卷八·經脉連環》、《靈樞》合。
② 心動，欲：原作『心欲動』，義不安。張燦玾先生據《脉經》、《千金》乙正，今從之。
③ 强欠：原作『强立』，義不安。《太素·卷八·經脉連環》作『强欠』，楊上善註：『將欠不得欠，名曰强欠。』今據改。
④ 心手：原脱『手』字，據明鈔本補，與《太素·卷八·經脉連環》、《靈樞》合。
⑤ 脇：原誤作『腸』，據《千金·卷十三·第一》改。

其直者，復從心系卻上肺，上出腋下，下循臑內後廉，行①太陰、心主之後，下肘中內廉，循臂內後廉，抵掌後兑骨之端，入掌內後廉，循小指內出其端。是動則病嗌乾，心痛，渴而欲飲，是為臂厥。是主心所生病者，目黃，脇滿痛，臑臂內後廉痛，厥，掌中熱痛。為此諸病，盛者則寸口大再倍於人迎，虛者則寸口反小於人迎也。

小腸手太陽之脉，起於小指之端，循手外側上腕，出踝中，直上循臂骨下廉，出肘內側兩骨之間，上循臑外後廉，出肩解，繞肩胛，交肩上，入缺盆，向腋②下絡心，循咽下鬲，抵胃屬小腸。其支者，從缺盆循頸上頰，至目鋭眥，卻入耳中。其支者，別頰上䪼音拙抵鼻至目內眥，斜絡於顴。是動則病嗌痛頷腫，不可以顧，肩似拔，臑似折。是主液所生病者，耳聾目黃，頰腫，頸頷肩臑肘臂外後廉痛。為此諸病，盛者則人迎大再倍於寸口，虛者則人迎反小於寸口也。

膀胱足太陽之脉，起於目內眥，上額交巔上③。其支者，從巔至耳上角。其直者，從巔入絡腦，還出別下項，循肩髆內，挾脊抵腰中，入循膂，絡腎屬膀胱。其支者，從腰中下會於後陰，貫臀入膕中。其支者，從髆內左右別下貫胂④，一作「髖」挾脊內，過髀樞，循髀外後廉，下合膕中，以下貫踹足跟也內，出外踝之後，循京骨至小指外側。是動則病衝頭痛，目似脱，項似拔，脊腰似折，髀不可以回⑤，

---

① 行：原作「循」，據上文「手太陰之脉」條「行少陰、心主之前」，當作「行」。《太素·卷八·經脉連環》、《靈樞》皆作「行」，今據改。
② 向腋：《靈樞》、《太素》無此二字，疑衍。
③ 交巔上：原脱「上」字，據明鈔本及《太素·卷八·經脉連環》補。
④ 胂：原作「胛」。按，《太素》作「胂」，楊上善註：「胂，俠脊肉也。」與經脉走向合，今據改。明鈔本作「伸」。
⑤ 髀不可以回：原脱「髀」字，據明鈔本補，與《靈樞》合。又，「回」原作「曲」，據《太素》及《素問·至真要大論》新校正引《甲乙經》改。

膕如結，腨如裂，是謂踝厥。是主筋所生病者，痔、瘧，狂顛疾，頭顖音信項頸間痛，目黃淚出，鼽衄，項背腰尻膕腨脚皆痛，小指不用。為此諸病，盛者則人迎大再倍於寸口，虚者則人迎反小於寸口也。

腎足少陰之脉，起於小指之下，斜趣足心，出然骨①之下，循内踝之後，別入跟中，以上腨内，出膕中内廉，上股内後廉，貫脊，屬腎絡膀胱。其直者，從腎上貫肝膈，入肺中，循喉嚨，俠舌本。一本云：『從横骨中挾臍循腹裏上行而入肺』其支者，從肺出絡心，注胸中。是動則病飢不欲食，面黑如炭一作『地』②色，咳唾則有血，喝喝而喘，一作『喉鳴』坐而欲起，目䀮䀮無所見，心如③懸，若飢狀，氣不足則善恐，心惕惕如人將捕之④，是為骨厥。是主腎所生⑤病者，口熱舌乾，咽腫上氣，嗌乾及痛，煩心心痛，黃疸腸澼，脊股内後廉痛，痿厥，嗜臥，足下熱而痛。灸則强食生肉，緩帶被髮，大杖重履而步。為此諸病，盛者則寸口大再倍於人迎，虚者則寸口反小於人迎也。

心主手厥陰⑥之脉，起於胸中，出屬心包絡⑦，下鬲歷絡三焦。其支者，循胸出脇，下腋三寸，上

---

① 然骨：原作『然谷』，據明鈔本改。《太素》亦作『然骨』，楊上善註：『然骨，在内踝下近前起骨是也。』
② 一作地：原脱，據明鈔本補
③ 如：《素問・至真要大論》新校正引《甲乙經》無『如』字。
④ 氣不足則善恐，心惕惕如人將捕之：此十四字原脱，據《太素・卷八・經脉連環》、《靈樞》補入。按，明鈔本《甲乙經》有此二句，唯『心惕惕』作『心惕』。
⑤ 所生：原脱『生』字，據明鈔本補，與《靈樞》合。
⑥ 心主手厥陰：《靈樞・經脉》此下有『心包絡』三字；《太素・卷八・經脉連環》有『心包』二字。
⑦ 心包絡：疑『絡』字衍。《太素・卷八・經脉連環》、《脉經・卷六・第三》、《千金・卷十三・第一》皆無『絡』字。

抵腋，下循臑內，行太陰少陰之間，入肘中，下循臂，行兩筋之間，入掌中①，循中指出其端。其支者，別掌中，循小指次指出其端。是動則病手心熱，臂肘攣急，腋腫，甚則胸脇支滿，心中憺憺大動，面赤目黃，喜笑不休。是主脉一作『心包絡』所生病者，煩心心痛，掌中熱。為此諸病，盛者則寸口大一倍於人迎，虛者則②寸口反小於人迎也。

三焦手少陽之脉，起於小指次指之端，上出兩指之間，循手表腕，出臂外兩骨之間，上貫肘，循臑外，上肩而交出足少陽之後，入缺盆，布膻中，散絡心包，下鬲，偏③屬三焦。其支者，從膻中上出缺盆，上項俠耳後，直上出耳上角，以屈下額④一作『頰』至䪼。其支者，從耳後入耳中，出走耳前，過客主人前，交頰，至目兑眥。是動則病耳聾渾渾焞焞，嗌腫喉痺。是主氣所生病者，汗出，目兑眥痛，頰腫⑤，耳後肩臑肘臂外皆痛，小指次指不用⑥。為此諸病，盛者則人迎大一倍於寸口。虛者人迎反小於寸口也。

膽足少陽之脉，起於目兑眥，上抵頭角，下耳後，循頸，行手少陽之前，至肩上，卻交出手少陽之後，入缺盆。其支者，從耳後入耳中，出走耳前，至目兑眥後。其支者，別兑眥，下大迎，合手少陽於

---

① 入掌中：此三字原脫，據明鈔本補，與《靈樞》合。

② 虛者則：此下原衍『人迎反大』四字，據《太素・卷八・經脉連環》、《千金・卷十三・第一》、《脉經・卷六・第一》刪，與《靈樞》合。

③ 偏：通『徧』，今作『遍』。

④ 額：《太素・卷八・經脉連環》、《靈樞》皆作『頰』。按，據本經所行，當從原註及《靈樞》等作『頰』。

⑤ 頰腫：原脫『腫』字，據《千金・卷二十・第四》、《脉經・卷六・第十一》補。按《太素・卷八・經脉連環》、《靈樞》作『頰痛』，檢下文有『皆痛』，則『頰』下不應有『痛』字。

⑥ 不用：原作『不為用』，『為』字涉下而衍，據明鈔本刪。

頔①，一本云②「別兑眥，上迎手少陽於頞」下加頰車，下頸，合缺盆以下胸中，貫膈，絡肝屬膽，循脇裏，出氣街，繞毛際，橫入髀厭中。其直者，從缺盆下腋，循胸中，過季脇，下合髀厭中，以下循髀陽，出膝外廉，下外輔骨之前，直下抵絶骨之端，下出外踝之前，循足跗上，出③小指次指之端。其支者，別跗上，入大指之間，循大指岐④骨内出其端，還貫入爪甲，出三毛。是動則病口苦，善太息，心脇痛，不能反側，甚則面微塵，體無膏澤，足外反熱，是為陽厥。是主骨所生病者，頭面頷痛，目兑眥痛，缺盆中腫痛，腋下腫⑤，馬刀挾癭，汗出振寒，瘧，胸中脇肋、髀膝外至胻、絶骨外踝前及諸節皆痛，小指次指不用。為此諸病，盛者則人迎大一倍⑥於寸口，虛者則⑦人迎反小於寸口也。

肝足厥陰之脉，起於大指叢毛之際，上循足跗上廉，去内踝一寸，上⑧踝八寸，交出太陰之後，上膕内廉，循股陰入毛中，環陰器，抵少腹，俠胃屬肝絡膽。上貫膈，布脇肋，循喉嚨之後，上入頏顙，連目系，上出額，與督脉會於巔。一云「其支者，從小腹與太陰、少陽結於腰髁，夾脊下第三第四骨孔中」其支者，從目系下頰裏，環唇内。其支者，復從肝別貫膈，上注肺中。是動則病腰痛不可以俛仰，丈夫㿗疝，婦人少腹腫，甚則嗌乾，面塵脱

---

① 合手少陽於頔：「陽」下原有「抵」字，據《太素·卷八·經脉連環》、《千金·卷十一·第一》删。
② 一本云：此下十三字註文原在「下」字之後，據明鈔本移回。
③ 出：原誤作「入」，據明鈔本改。
④ 岐：通「歧」。
⑤ 腋下腫：此下原衍「痛」字，據《素問·至真要大論》新校正引《甲乙經》删，與《靈樞》、《太素》合。
⑥ 大一倍：原脱「一」字，據明鈔本補。
⑦ 虛者則：原脱「則」字，據前後文例補，與《太素·卷八·經脉連環》、《靈樞》合。
⑧ 上：原誤作「外」，據明鈔本改，與《太素·卷八·經脉連環》、《靈樞》合。

色。是主肝所生病者，胸滿，嘔逆，洞泄，狐疝，遺溺①，癃閉。為此諸病，盛者則寸口大一倍於人迎，虛者則寸口反小於人迎也。

足少陰氣絶則骨枯。少陰者冬脉②也，伏行而濡骨髓者也。故骨不濡，一作「軟」則肉不能著骨也。骨肉不相親，則肉濡而卻。肉濡而卻，故齒長而垢，髮無潤澤，無潤澤者骨先死。戊篤己死，土勝水也。

手少陰氣絶則脉不通。少陰者心脉也，心者脉之合也③。脉不通則血不流，血不流則髮色不澤，故面色如黧一作「漆柴」者，血先死。壬篤癸死，水勝火也。

《九卷》云④：『少陰終者，面黑齒長而垢，腹脹閉，上下不通而終矣。』《素問》同⑤。

足太陰氣絶則脉不營其口唇，口唇者，肌肉之本也。脉弗營則肌肉濡，肌肉濡則人中滿，一作「舌痿」人中滿則唇反，唇反者肉先死。甲篤乙死，木勝土也。

手太陰氣絶則皮毛焦。太陰者，行氣溫於皮毛者也。氣弗營則皮毛焦，皮毛焦則津液去，津液去則皮節著，皮節著則爪枯毛折。毛折者，毛先死。丙篤丁死，火勝金也。

---

① 遺溺：原作『遺精』，據《千金・卷十一・第一》、《太素》改，與《靈樞》合。

② 冬脉：張燦玾先生改作『督脉』，註曰：『按此下手少陰氣絶，《脉經》、《千金》亦有「少陰者，心脉也」字樣，足厥陰氣絶亦云「厥陰者，肝脉也」，是此脉皆當以藏為名，非以時為名，故作「冬脉」非是。』

③ 少陰者心脉也，心者脉之合也：原書與《靈樞》皆無此十二字。據上文『足少陰氣絶』及後文『手太陰氣絶』、『足厥陰氣絶』諸條文例，此處必有脫文。張燦玾先生補入『少陰者心脉也，心者脉之合也』十二字，今從之。

④ 《九卷》云：『九卷』原誤作『靈樞』，據本篇文例改。按，此乃皇甫謐釋文，所引文字出於《靈樞・卷二・終始第九》。

⑤ 《素問》同：此三字原脫，據明鈔本補。按，《素問・卷四・診要經終論篇第十六》亦有與前引《九卷》（即《靈樞》）相同內容。

《九卷》云①：『腹脹閉②不得息，善噫善嘔，嘔則逆，逆則面赤，不逆則上下不通，上下不通則面黑皮毛焦而終矣。』

足厥陰氣絶則筋縮③。厥陰者肝脉也，肝者筋之合也。筋者聚於陰器而脉絡於舌本。故脉弗營則筋縮急，筋縮急則引卵與舌，故脣青、舌卷、卵縮，則筋先死。庚篤辛死，金勝木也。

五陰俱絶則目系轉，轉則目運，運為志先死，故志先死則遠一日半而死矣。

《九卷》云④：『中熱嗌乾，喜溺心煩⑤，甚則舌卷卵上縮而終矣。』

太陽脉絶，其終也，戴眼反折，瘈瘲，其色白，絶汗乃出則終矣。

少陽脉絶，其終也，耳聾，百節盡縱，目橐⑥一作『睘⑦』。一本無此字。系絶，系絶一日半死，其死也，目白乃死。

陽明脉絶，其終也，口目動作，善驚妄言，色黃，其上下經盛而不行一作『不仁』則終矣。

一作『色青白』。

六陽俱絶，則陰陽相離，陰陽相離則腠理發泄，絶汗乃出，大如貫珠，轉出不流，則氣先死矣。故

---

① 《九卷》云：此下引文出自《靈樞·卷二·終始第九》。

② 腹脹閉：《靈樞·卷二·終始第九》『腹』上有『太陰終者』四字，疑本書脱。

③ 筋縮：原作『筋弛』，據下文『故脉弗營則筋縮急』，『弛』為『縮』誤，今改正。《千金·卷十一·第一》、《脉經·卷三·第一》皆作『筋縮引卵與舌』。《靈樞》作『筋絶』，『絶』字恐誤。

④ 《九卷》云：此下引文出自《靈樞·卷二·始終第九》。按，《靈樞》此文起首有『厥陰終者』四字，疑本書脱。

⑤ 心煩：原作『煩心』，據明鈔本乙正，與《靈樞》合。

⑥ 橐：此為『睘』字形誤，當據原註及《素問·卷四·診要經終論篇第十六》改作『睘』。按『睘』，音窮，《說文·目部》：『睘，目驚視也。』

⑦ 睘：原作『瞏』，為『睘』俗體。《正字通·目部》：『瞏，同睘，俗省。』今改為正字。

旦占夕死，夕占旦死，此十二經之敗也。

十二經脉絡脉支別第一下

［編者按］：從篇首至『終而復始，此之謂也』，出自《靈樞·卷四·五十營第十五》；從『十二經脉伏行於分肉之間』至『人經不同絡脉异所別也』，出自《靈樞·卷三·經脉第十》；從『黄帝問曰：皮有分部』，至『不愈而生大病也』，出自《素問·卷十五·皮部論篇第五十六》；從『問曰：夫絡脉之見』至『五色俱見，謂之寒熱』出自《素問·卷十五·經絡論篇第五十七》；從『問曰：余聞人之合於天道也』至篇末，出自《靈樞·卷三·經別第十一》。

黄帝問曰：經脉十二，而手太陰之脉獨動不休，何也？岐伯對曰：足陽明，胃脉也。胃者，五藏六府之海，其清氣上注於肺，肺氣從太陰而行之。其行也，以息往來，故人一呼脉再動①，一吸脉亦再動，呼吸不已，故動而不止。

《素問》云：『帝曰②：氣口何以獨為五藏主？岐伯曰：胃者水穀之海，六府之大源也。五味入於口，藏於胃，以養五藏氣。氣口亦太陰也。是以五藏六府之氣味皆出於胃，變見於氣口，故五氣入於鼻，藏於心肺，肺有病而鼻為之不利也。』《九卷》③言其動，《素問》論其氣，此言其為五藏之所主，相發明也。

---

① 人一呼脉再動：原誤作『人脉一呼再动』，據《太素·卷九·脉行同異》、《千金·卷十七·第一》乙正，與《靈樞》合。

② 《素問》云帝曰：原書作『曰』，疑此乃原書校訂者刪除前四字，今據明鈔本補。按，此段為皇甫謐釋文，引述《素問·五藏別論》之說以互相發明。

③ 《九卷》：此下文字亦皇甫謐釋文，原誤作小字，據文例及明鈔本回改。

問曰：氣之過於寸口也，上出焉息？下入①焉伏？何道從還，不知其極也。

對曰：氣之離於藏也，卒然如弓弩之發，如水岸之下，上於魚以反衰，其餘氣衰散以逆上，故其行微也。

問曰：足陽明因何而動？

對曰：胃氣上注於肺②，其悍氣上衝頭者，循喉上走空竅，循眼系入絡腦，出頷下客主人，循牙車合陽明，并下人迎，此胃氣別走於③陽明者也。故陰陽上下，其動也若一。故陽病而陽脉小者為逆，陰病而陰脉大者為逆，陰陽俱靜④與其俱動，若引繩相傾者病。

問曰：足少陰因何而動？

對曰：衝脉者，十二經脉之海也，與少陰之大絡⑤起於腎下，出於氣街⑥，循陰股內廉，斜入膕中，循胻骨內廉，並少陰之經，下入內踝之後，入足下⑦。其別者，斜入踝內，出跗屬⑧，下入大指之間，以注諸絡，以溫足跗，此脉之常動者也。

---

① 入：原誤作『出』，據明鈔本改。

② 肺：原誤作『胃』，據明鈔本改，與《靈樞》合。

③ 別走於：原脫『別』字，據《太素・卷九・脉行同異》補，與《靈樞》合。

④ 靜：原作『盛』，據《太素・卷九・脉行同異》改，與下文『動』字互文。《靈樞》亦作『靜』。

⑤ 大絡：原脫『絡』字，據《太素・卷九・脉行同異》、《靈樞》補。又，本書下篇奇經八脉第二曰：『衝脉……其下者，註少陰之大絡，出於氣衝。』亦證當作『大絡』。

⑥ 氣街：此為『氣衝』穴別名，本書下篇奇經八脉第二作『氣衝』。按，『街』與『衝』義同，皆指『通衢』。

⑦ 入足下：原脫『入』字，據《太素・卷九・脉行同異》補，與《靈樞》合。

⑧ 跗屬：本書與《太素・卷九・脉行同異》、《靈樞》皆作『屬跗』。張燦玾先生曰：『《靈樞・逆順肥瘦》、《太素・衝脉》均作「跗屬」，杨上善註：「脛骨與跗骨相連之處也。」又證之本卷第七兩言「跗屬」，皆係名詞，是作「跗屬」是。』今從之。

問曰：衛氣①之行也，上下相貫，如環之無端②。今有卒遇邪氣③，及逢大寒，手足懈惰④，不隨其脉，陰陽之道，相輸⑤之會，行相失也，氣何由還？

對曰：夫四末，陰陽之會，此氣之大絡也。四衝者，氣之經也。『經』，一作『徑』故絡絶則經通，四末解則氣從合，相輸如環。

黃帝曰：善。此所謂如環無端，莫知其紀，終而復始，此之謂也。

十二經脉伏行於分肉之間，深而不見，其常見者，足太陰脉過於外踝之上，無所隱，故諸脉之浮而常見者，皆絡脉也。六經絡，手陽明、少陽之大絡起五指間，上合肘中。飲酒者，衛氣先行皮膚，先充絡脉，絡脉先盛，則衛氣以平⑥，營氣乃滿，而經脉大盛也。脉之卒然動者，皆邪氣居之，留於本末，不動則熱，不堅則陷且空，不與衆同。是以知其何脉之動也。

雷公問曰：何以知經脉之與絡脉異也？

黃帝答曰：經脉者，常不可見也，其虛實也，以氣口知之。脉之見者，皆絡脉也。諸絡脉皆不能經大節之間，必行絶道而出入，復合於皮中，其會皆見於外。故諸刺絡脉者，必刺其結上甚血者，雖無血結急取之，以瀉其邪而出其血，留之，發為痺也。

---

① 衛氣：《太素·卷九·脉行同異》、《靈樞》皆作『營衛』，義勝。
② 如環之無端：原脱『之』字，據明鈔本補，與《靈樞》、《太素·卷九·脉行同異》合。
③ 今有卒遇邪氣：明鈔本及《靈樞》、《太素·卷九·脉行同異》皆作『今有其卒然遇邪氣』。
④ 手足懈惰：原脱『懈惰』二字，據《太素·卷九·脉行同異》補。
⑤ 輸：原作『腧』，據《太素·卷九·脉行同異》、《靈樞》改，與下文『相輸如環』合。
⑥ 則衛氣以平：疑『平』字誤，當據仁和寺古鈔本《太素·卷九·經絡別異》改作『丕』。按，『丕』即『丕』字，盛滿之義。

凡診絡脉，脉色青則寒且痛，赤則有熱。胃中有寒則手魚際之絡多青，胃中有熱則魚際之絡赤，其暴黑者，留久①痺也。其有赤有青有黑者，寒熱也。其青而小短者，少氣也。凡刺寒熱者，皆多血絡，必間日而取之，血盡乃止，調其虛實。其小而短者少氣，甚者瀉之則悶，悶甚則仆不能言，悶則急坐之也。

手太陰之別，名曰列缺，起於腕上分間，並太陰之經，直入掌中，散入於魚際。其病實則手兑骨掌熱②，虛則欠㰦，音掐，開口也小便遺數。取之去腕一寸半③，別走陽明。

手少陰之別，名曰通里，去腕④一寸⑤，別而上行，循經入於心中，繫舌本，屬目系。實則支膈，虛則不能言。取之腕後一寸。別走太陽。

手心主之別，名曰內關，去腕二寸，出於兩筋之間，循經以上，系於心包，絡心系。實則心痛，虛則為煩心。取之兩筋間。

手太陽之別，名曰支正，上腕五寸，內注少陰。其別者，上走肘，絡肩髃。實則筋弛肘廢，虛則生肬，小者如指痂疥。取之所別。

手陽明之別，名曰偏歷，去腕三寸，別走太陰。其別者，上循臂，乘肩髃，上曲頰，偏齒。其別

---

① 留久：原作「久留」，據明鈔本改，與《太素·卷九·經絡別異》《靈樞》合。
② 手兑骨掌熱：明鈔本及《太素·卷九·十五絡脉》、《靈樞》皆無「骨」字。
③ 一寸半：原脫「半」字，據《太素·卷九·十五絡脉》、《脉經·卷六·第七》補。又按，本書卷三·第二十四曰：「列缺……去腕上一寸五分」，亦證當作「一寸半」。
④ 去腕：原作「在腕」，據《太素·卷九·十五絡脉》改，與《靈樞》合。
⑤ 一寸：原作「一寸半」，據明鈔本及《太素·卷九·十五絡脉》改。

者，入耳，會於宗脉。實則齲音禹齒耳聾，虛則齒寒痺鬲。取之所别。

手少陽之别，名曰外關，去腕二寸，外繞臂，注胸中，合心主。實則肘攣，虛則不收。取之所别。

足太陽之别，名曰飛揚，去踝七寸，别走少陰。實則窒鼻，一云「鼽窒」頭背痛，虛則鼽衄。取之所别。

足少陽之别，名曰光明，去踝上五寸，别走厥陰，並經，下絡足跗。實則厥，虛則痿躄，坐不能起。取之所别。

足陽明之别，名曰豐隆，去踝八寸，别走太陰。其别者，循脛骨外廉，上絡頭項，合諸經之氣，下絡喉嗌。其病氣逆則喉痺，瘁①瘖，實則癲狂，虛則足不收，脛枯。取之所别。

足太陰之别，名曰公孫，去本節後一寸，别走陽明。其别者，入絡腸胃。厥氣上逆則霍亂，實則腸中切痛，虛則鼓脹。取之所别。

足少陰之别，名曰大鐘，當踝後繞跟，别走太陽。其别者，並經，上走於心包，下外貫腰脊。其病氣逆則煩悶，實則閉癃②，虛則腰痛。取之所别。

足厥陰之别，名曰蠡溝，去內踝上五寸，别走少陽。其别者，循脛③上睾，結於莖。其病氣逆則睾腫卒疝，實則挺長，熱，虛則暴癢。取之所别。

---

① 瘁：通「卒」。
② 閉癃：原作「癃閉」，據明鈔本及《太素·卷九·十五絡脉》改，與《靈樞》合。
③ 脛：原作「經」，據明鈔本及《太素·卷九·十五絡脉》改，與《靈樞》合。

任脉之别，名曰尾翳，下鳩尾，散於腹。實則腹皮痛，虛則癢搔①。取之所别。

督脉之别，名曰長强，俠脊上項，散頭上，下當肩胛左右，别走太陽，入貫膂。實則脊强，虛則頭重，高摇之，俠脊之有過者。《九墟》無此九字取之所别。

脾之大絡，名曰大包，出淵腋下三寸，布胸脇。實則一身盡痛，虛則百脉皆縱，此脉若羅絡之血者，皆取之②。

凡此十五絡者，實則必見，虛則必下，視之不見，求之上下，人經不同，絡脉異所别也。

黃帝問曰：皮有分部，脉有經紀，願聞其道。

岐伯對曰：欲知皮部，以經脉為紀者，諸經皆然。

陽明之陽，名曰害蜚，十二經上下同法，視其部中有浮絡者，皆陽明之絡也。其色多青則痛，多黑則痹，黃赤則熱，多白則寒，五色皆見則寒熱也，絡盛則入客於經，陽主外，陰主內。

少陽之陽，名曰樞杼，一作『持』視其部中有浮絡者，皆少陽之絡也。絡盛則入客於經，故在陽者主內，在陰者主外，以滲於內也。諸經皆然。

太陽之陽，名曰關樞，視其部中有浮絡者，皆太陽之絡也。絡盛則入客於經。

少陰之陰，名曰樞儒，視其部中有浮絡者，皆少陰之絡也。絡盛則入客於經，其入於經也，從陽部注於經；其出者，從陰部內注於骨。

① 癢搔：原作『搔癢』，據明鈔本及《太素·卷九·十五絡脉》改，與《靈樞》合。

② 皆取之：《太素·卷九·十五絡脉》作『皆取之所别』；《靈樞》作『皆取之脾之大絡脉也』。

心主之陰，名曰害肩，視其部中有浮絡者，皆心主之絡也。絡盛則入客於經。太陰之陰，名曰關蟄，視其部中有浮絡者，皆太陰之絡也。絡盛則入客於經。

凡此十二經絡脉者，皮之部也。是故百病之始生也，必先客於皮毛，邪中之則腠理開，開則入客於絡脉，留而不去，傳入於經，留而不去，傳入於府，廩於腸胃。邪之始入於皮也，淅然起毫毛，開腠理。其入於絡也，則絡脉盛，色變。其入客於經也則盛，虚乃陷下。其留於筋骨之間，寒多則筋攣骨痛，熱多則筋弛骨消，肉爍䐃①破，毛直而敗也。

問曰：十二部其生病何如？

對曰：皮者，脉之部也。邪客於皮則腠理開，開則邪入客於絡脉，絡脉滿則注於經脉，經脉滿則入舍於府藏。故皮有分部，不愈而生大病也。

問曰：夫絡脉之見，其五色各異，其故何也？

對曰：經有常色，而絡無常變。

問曰：經之常色何如？

對曰：心赤、肺白、肝青、脾黄、腎黑，皆亦應其經脉之色也。

問曰：其絡之陰陽亦應其經乎？

對曰：陰絡之色應其經，陽絡之色變無常，隨四時而行。寒多則凝泣，凝泣則青黑，熱多則淖澤②，淖澤則黄赤。此其常色者，謂之無病。五色俱見，謂之寒熱。

音皐

①䐃：原作『䐣』，據《太素·卷九·十五絡脉》、《素問》改。

②澤：即古『澤』字。《篇海類編·地理類·水部》：『澤，音澤，義同。』

問曰：余聞人之合於天道①也，內有五藏，以應五音、五色、五味、五時、五位；外有六府，以合六律。主持陰陽諸經，而合之十二月、十二辰、十二節、十二時、十二經水、十二經脈。此五藏六府所以應天道也。夫十二經脈者，人之所以生，病之所以成；人之所以治，病之所以起；學之所始，工之所止；粗之所易，上之所難也。其離合出入柰何？

對曰：此粗之所過，上之所悉也。請卒②言之。

足太陽之正，別入於膕中，其一道下尻五寸，別入於肛，屬於膀胱，散之腎，循膂，當心入散。直者，從膂上出於項，復屬於太陽，此為一經也。

足少陰之正，至膕中，別走太陽而合，上至腎，當十四椎，出屬帶脈。直者，繫舌本，復出於項，合於太陽，此為一合。《九墟》云：『或以諸陰之別者，皆為正也。』

足少陽③之正，或以諸陰別者為正④。一本云『繞髀入於毛際，合於厥陰。』別者，入季脇之間，循胸裏，屬膽，散之肝，上貫心⑤，以上俠咽，出頤頷中，散於面，繫目系，合少陽於外眥。

足厥陰之正，別跗上，上至毛際，合於少陽，與別俱行，此為二合。

足陽明之正，上至髀，入於腹裏，屬於胃，散之脾，上通於心，上循咽，出於口，上頞頔，還繫

---

① 天道：原作『天地』，據下文『所以應天道也』，改作『天道』，與《靈樞》、《太素·卷九·經脈正別》合。

② 卒：原作『悉』，涉上而誤，據明鈔本及《太素·卷九·經脈正別》改，與《靈樞》合。

③ 足少陽：『陽』，原作『陰』，據《太素·卷九·經脈正別》、《靈樞》改。

④ 或以諸陰別者為正：此八字涉上註文而衍。《太素》、《靈樞》皆作『繞髀入毛際，合於厥陰』，是。

⑤ 散之肝，上貫心：原書『肝』、『上』二字誤倒，據本篇足太陽、足陽明等節文例乙正。

目，合於陽明。

足太陰之正①，則別②，上至髀，合於陽明，與別俱行，上絡③於咽，貫舌本，此為三合。

手太陽之正，指地，別入於肩解，入腋走心，繫小腸。

手少陰之正，別下於淵腋兩筋之間，屬於心④，上走喉嚨，出於面，合目內眥，此為四合。

手少陽之正，指天，別於巔，入於缺盆，下走三焦，散於胸中。

手心主之正，別下淵腋三寸，入胸中，別屬三焦，上⑤循喉嚨，出耳後，合少陽完骨之下，此為五合。

手陽明之正，從手循膺乳，別於肩髃，入柱骨，下走大腸，屬於肺，上循喉嚨，出缺盆，合於陽明。

手太陰之正，別入淵腋少陰之前，入走肺，散之大腸⑥，上出缺盆，循喉嚨，復合陽明，此為六合。

---

① 足太陰之正：「正」，《太素・卷九・經脉正別》作「別」。

② 則別：疑為衍文。黄龍祥教授改作小字（手少陰條「別」字同），按曰：「則別，義同「即別」，系古註文。」其説可參。

③ 絡：原作「終」，據《太素・卷九・經脉正別》改。《靈樞》作「結」，疑為「絡」字形誤。

④ 屬於心：原作「屬心主」，明鈔本作「屬於心主」，皆衍「主」字，據《太素・卷九・經脉正別》、《靈樞》改。張燦玾先生曰：「手少陰與手心主既並列，則心主不當屬少陰。」所言甚當。

⑤ 上：原作「出」，涉下「出耳後」而誤，據《素問・卷十八・繆刺論篇第六十三》改。

⑥ 大腸：本書與明鈔本、《靈樞》皆作「太陽」，形近致誤。今據《太素》改正。

奇經八脉第二

［編者按］：從篇首至『然後可以明逆順之行也』，出自《靈樞·卷六·逆順肥瘦第三十八》；從『衝脉任脉者』至『故髭鬚不生』，出自《靈樞·卷十·五音五味第六十五》；從『問曰：蹻脉安起安止』至篇末，出自《靈樞·卷四·脉度第十七》。

黄帝問曰：脉行之逆順柰何？

岐伯對曰：手之三陰從藏走手，手之三陽從手走頭，足之三陽從頭①走足，足之三陰從足走腹。

問曰：少陰之脉獨下行，何也？

對曰：不然②。衝脉者，五藏六府之海也，五藏六府皆稟焉。其上者，出於頏顙，滲諸陽，灌諸陰。其下者，注少陰之大絡，出於氣衝，循陰股内廉，斜入膕中，伏行胻③骨内，下至内踝之後屬而别。其下者，並④於少陰之經，滲三陰。其前者，伏行出屬跗，下循跗，入大指間，滲諸絡而温肌肉。故别絡結則跗上不動，不動則厥，厥則寒矣。

問曰：何以明之？

---

① 頭：原作『項』，據《太素·卷九·經脉正别》改，與《靈樞》合。
② 不然：此二字原脱，據明鈔本補，與《靈樞》合。
③ 胻：原作『髀』。據上篇『衝脉……斜入膕中，循胻骨内廉』，當作『胻』，今改正。《太素·卷十·衝脉》作『骱骨』，『骱』與『胻』同。
④ 並：原作『至』，形誤。據本書前篇及《太素·卷十·衝脉》、《靈樞》改。

對曰：以言道①之，切而驗之，其非必動，然後可以明逆順之行也。

衝脉任脉者，皆起於胞中，上循脊裏，為經絡之海。其浮而外者，循腹上一作『右』行，會於咽喉，別而絡唇口。血氣盛則充膚熱肉，血獨盛則滲灌皮膚，生毫毛。婦人有餘於氣，不足於血，以其月水下數脱血，任衝並傷故也。任衝之脉②不營其唇，故髭鬚不生焉。

《素問》曰③：『任脉者，起於中極之下，以上毛際④，循腹裏，上關元，至咽喉，上頤循面入目⑤。衝脉者，起於氣衝，並少陰之經，《難經》作『陽明之經』俠臍上行，至胸中而散。』其言衝脉，與《九卷》異⑥。又曰⑦：『任脉為病，男子内結七疝，女子帶下瘕聚。衝脉為病，逆氣裏急。督脉為病，脊强反折。』亦與《九卷》互相發明⑧也。

問曰：人有傷於陰，陰氣絶而不起，陰不為用，髭鬚不去，宦者⑨獨去，何也？

---

① 道：通『導』。

② 任衝之脉：『之』下原衍『交』字，據《太素·卷十·任脉》、《靈樞》删。

③ 《素問》曰：此三字原脱。明鈔本作『問曰』，亦脱『素』字。按，此篇正文皆出自《靈樞》，皇甫謐於此引述《素問·骨空論》以解説《靈樞》經文，據全書體例，段前當有『素問曰』三字，此下『《素問》曰：督脉者……』一段即可為證。又，《太素·卷十·任脉》，楊上善註：『皇甫謐録《素問》：任脉起於中極之下，以上毛際，循腹裏，上關元，至咽喉。』亦證《甲乙經》脱此三字，今補入。

④ 中極之下，以上毛際：原書『下』、『上』二字誤倒，據《太素·卷十·任脉》楊上善註引《甲乙經》改，與《素問》合。

⑤ 循面入目：原書『面』、『目』二字誤倒，據《素問》乙正。

⑥ 其言衝脉，與《九卷》異：此八字乃皇甫謐釋文，原書誤作小字註文，據明鈔本回改。

⑦ 又曰：此二字原脱，據明鈔本補。按，此下引文見於《素問·卷十六·骨空論篇第六十》。

⑧ 亦與《九卷》互相發明也：原脱『明』字，據明鈔本補。按，此乃皇甫謐釋文，原書誤作小字註文，今據明鈔本回改。

⑨ 宦者：《靈樞》與仁和寺本《太素·卷十·任脉》同。蘭陵堂本《太素》作『宫者』，當系後人所改。按，『宦者』指宦官，《後漢書·宦者列傳序》曰：『中興之初，宦者悉用閹人。』

對曰：宦者去其宗筋，傷其衝脉，血瀉不復，皮膚内結，唇口不營，故無髭鬚。天宦者①，其任衝之脉不盛，宗筋不成，有氣無血，口唇不營，故髭鬚不生。

督脉者②，經缺不具，見於《營氣③》，曰：『上額循巔，下項中，循脊入骶，是督脉也。』《素問》曰：『督脉者，起於少腹以下骨中央，女子入繫廷孔。其孔，溺孔之端也。其絡循陰器，合纂④間，繞纂後，别繞臀，至少陰與巨陽中絡者合；少陰上股内後廉，貫脊屬腎；與太陽起於目内眥，上額交巔上，入絡腦，還出，别下項，循肩髆内，俠脊抵腰中，入循膂，絡腎；其男子循莖下至纂，與女子等；其小腹直上者，貫臍中央⑤，上貫心，入喉，上頤環唇，上繫兩目之中。此生病，從小腹上衝心而痛，不得前後，為衝疝；其女子不孕，癃痔遺溺，嗌乾。督脉生病治督脉。』《八十一難⑥》曰：『督脉者，起於下極之俞，並於脊裏，上至風府，入屬於腦，上巔循額至鼻柱，陽脉之海也⑦。』《九卷》言營氣之行於督脉，故從上下；《八十一難》言其脉之所起，故從下上，所以互相發明⑧也。《素問》言督脉，似謂在衝，多聞闕疑，故并載以貽後之長者云。

---

① 天宦者：『天』，原誤作『夫』，據《靈樞》、《太素・卷十・任脉》改。

② 督脉者：自此至『是督脉也』二十七字，原書作小字註文。按，此乃皇甫謐釋文，今據明鈔本回改。

③ 營氣：此指《靈樞・營氣篇》。

④ 纂：《素問・卷十六・骨空論》作『篡』。下『纂』字同。

⑤ 貫臍中央：原作『貫臍中中央』，下『中』字衍，據《素問》、《太素・卷十一・骨空》刪。

⑥ 八十一難：原作『難經』，據明鈔本改。按，《難經》古稱『八十一難』，《隋書・經籍志》、《舊唐書・經籍志》皆然，而稱『難經』則盛行於宋代。本書『八十一難』皆作『難經』者，疑為明代人所改，今皆據明鈔本復其舊貌。又，本書凡『八十一難曰』、『張仲景曰』起首之文，皆皇甫謐釋文。明代以後《甲乙經》傳本多將皇甫釋文混入正文，與書名『黃帝三部』不符，不可從。

⑦ 上巔循額至鼻柱，陽脉之海也：今本《難經・奇經八脉第三・二十八難》無此十二字，疑有脫文。

⑧ 發明：原脫『明』字，據以上文例補。

問曰：蹻脉安起安止？何氣營也？

對曰：蹻脉者，少陰之別，起於然骨之後，上内踝之上，直上循陰股，入陰，上循胸裏，入缺盆，上循人迎之前，上入鼽，《靈樞》作『頄』字 屬目内眥，合於太陽、陽蹻而上行，氣相并相還，則為濡一作『深』目，氣不營則目不合也。

問曰：氣獨行五藏，不營六府，何也？

對曰：氣之不得無行也，如水之流，如日月之行不休。故陰脉營其藏，陽脉營其府，如環之無端，莫知其紀，終而復始。其流溢之氣，内溉藏府，外濡腠理。

問曰：蹻脉有陰陽，何者當其數？

對曰：男子數其陽，女子數其陰，其陰①一本無此二字 當數者為經，不當數者為絡也。

《八十一難》曰：『陽蹻脉者起於跟中，循外踝上行，入風池；陰蹻脉者亦起於跟中，循内踝上行，入喉嚨，交貫衝脉。』此所以互相發明也。又曰：『陽維陰維者，維絡於身，溢畜不能環流溉灌也。故陽維起於諸陽會，陰維起於諸陰交也。』又曰：『帶脉起於季脇，回身一周。』自衝脉已下，是謂奇經八脉。又曰：『陰蹻為病，陽緩而陰急；陽蹻為病，陰緩而陽急。陽維維於陽，陰維維於陰。陰陽不能相維，腰腹縱容如囊水之狀。』一云『腹滿腰溶溶，如坐水中狀』 此八脉之診也。維脉、帶脉皆見如此，詳《素問·病論②》，及見於《九卷》。

---

① 其陰：此二字涉上而衍，當據《太素·卷十·陰陽喬脉》、《靈樞》及原註删之。

② 病論：《素問》無『病論篇』，疑『病』乃『痿』誤。

脉度第三

〔編者按〕：本篇內容皆出自《靈樞·卷四·脉度第十七》。

黄帝問曰：願聞脉度。

岐伯對曰：手之六陽，從手至頭，長五尺，五六合三丈。手之六陰，從手至胸中，長三尺五寸，三六合①一丈八尺，五六合三尺，凡二丈一尺。足之六陽，從頭至足，長八尺，六八合四丈八尺。足之六陰，從足至胸中，長六尺五寸，六六合三丈六尺，五六合②三尺，凡三丈九尺。蹻脉從足至目，長七尺五寸，二七合③一丈四尺，二五合一尺，凡一丈五尺。督脉、任脉各長四尺五寸，二四合八尺，二五合一尺，凡九尺。凡都合一十六丈二尺，此氣之大經隧也。

經脉為裏，支而横者為絡，絡之别者為孫絡。孫絡之盛而有血者，疾誅之。盛者瀉之，虚者飲藥以補之。

① 合：原脱，據本篇文例補。
② 合：原脱，據本篇文例補。
③ 合：原脱，據本篇文例補。

十二經標本第四

［編者按］：本篇内容皆出自《靈樞·卷二·根結第五》。

黄帝問曰：五藏者，所以藏精神魂魄者①也；六府者，所以受水穀而化物者也。其氣内循於五藏而外絡支節，其浮氣之不循於經者為衛氣，其精氣之行於經者為營氣。陰陽相隨，外内相貫，如環無端，亭亭淳淳乎，孰能窮之？然其分别陰陽，皆有標本虚實所離之處。能别陰陽十二經者，知病之所生。知②候虚實之所在者，能得病之高下。知六經之氣街者，能知解結紹於門户。能知虚實之堅濡者，知補瀉之所在。能知六經標本者，可以無惑於天下也。

岐伯對曰：博哉，聖帝之論！臣請悉言之。

足太陽之本，在跟上五寸中，標在兩絡命門。命門者，目也。

足少陽之本，在竅陰之間，標在窗籠之前。窗籠者，耳也。《千金》云：『窗籠者，耳前上下脉，以手按之動者是也。』

足陽明之本，在厲兑，標在人迎，上頰頏顙。（《九卷》云：『標在人迎頰上，俠頏顙。』③）

足太陰之本，在中封前四寸之中，標在背腧與舌本。

① 者：原脱，據《靈樞》補，與下文句式合。
② 知：原脱，據《太素·卷十·經脉標本》補，與此下文例合。
③ 《九卷》云：以下十九字原作小字注文，此為皇甫謐釋文，今據明鈔本改為宋體大字，并加『（）』以别之。

足少陰①之本，在內踝下上三寸②中，標在背腧與舌下兩脉。

足厥陰③之本，在行間上五寸所，標在背腧。

手太陽之本，在外踝之後，標在命門之上一寸。《千金》云：「命門在心上一寸。」

手少陽之本，在小指次指之間上三寸④，一作「二寸」。標在耳後上角下外眥。

手陽明之本，在肘骨中，上至别陽，標在顏下合鉗上。

手太陰之本，在寸口之中，標在腋下內動脉是也⑤。

手少陰之本，在兑骨之端，標在背腧。

手心主之本，在掌後兩筋之間，標在腋下三寸。

凡候此者，主下虛則厥，下盛則熱；上虛則眩，上盛則熱痛。故實者絶而止之，虛者引而起之。

請言氣街：胸氣有街，腹氣有街，頭氣有街，骭氣有街。故氣在頭者，上⑥一作「止」。下同。之於腦。氣在胸中者，上之於⑦膺與背腧。氣在腹者，上之於背腧與衝脉於臍左右之動脉者。氣在骭者，上之

---

① 足少陰：此條原誤置「足少陽」條之前，據《太素》移至此。

② 內踝下上三寸：疑「上」字衍，「三」當作「二」。《太素・卷十・經脉標本》作「內踝下二寸」；《千金・卷十九・第一》云：「足少陰……其脉本在內踝下二寸。」

③ 足厥陰：「陰」，原誤作「陽」，據明鈔本改正。按，此條原誤置「足太陰」條之前，據《太素》移至此。

④ 三寸：當據原註作「二寸」，與《太素》、《靈樞》合。

⑤ 腋下內動脉是也：《太素》、《千金・卷十七・第一》皆作「腋下動脉」。

⑥ 上：當據原註改作「止」，與《太素・卷十・經脉標本》、《靈樞》合。下文三「上」字同此。

⑦ 於：原脱，據明鈔本補。

於①氣街與承山踝上下②。取此者，用毫鍼，必先按而久存之，應於手乃刺而予之。所刺者，頭痛眩仆，腹痛中滿，暴脹，及有新積痛可移者，易已也；積不痛者，難已也。

經脉根結第五

［編者按］：本篇內容皆出自《靈樞·卷二·根結第五》。

黄帝③曰：天地相感，寒熱相移，陰陽之數，孰少孰多？陰道偶而陽道奇。發於春夏，陰氣少而陽氣多，陰陽不調，何補何瀉？發於秋冬，陽氣少而陰氣多，陰氣盛陽氣衰，故莖葉枯槁，濕雨下歸，陰陽相離，何補何瀉？奇邪離經，不可勝數，不知根結，五藏六府，折關敗樞，開闔而走，陰陽大失，不可復取。九鍼之要，在於終始，能知終始，一言而畢，不知終始，鍼道絶矣。

太陽根於至陰，結於命門。命門者，目也。

陽明根於厲兑，結於顙顙。顙顙者，鉗大；鉗大者，耳也。

少陽根於竅陰，結於窗籠。窗籠者，耳也。

---

① 於：原脱，據明鈔本補。

② 上下：原作「上以下」，「以」字衍，據《太素·卷十·經脉標本》删。

③ 黄帝：《太素》、《靈樞》皆作「歧伯」。

太陽為關①，陽明為闔，少陽為樞。故關折則肉節潰緩而暴病起矣。故候暴病者，取之太陽，視有餘不足。潰緩者，皮肉緩膲而弱也。闔折則氣無所止息而痿病起矣。故痿病者，皆取之陽明，視有餘不足。無所止息者，真氣稽留，邪氣居之也。樞折則骨摇而不能安於地。故骨摇者，取之少陽，視有餘不足。骨摇者②，節緩而不收也③，當覈其本。

太陰根於隱白，結於太倉。

厥陰根於大敦，結於玉英，絡於膻中。

少陰根於湧泉，結於廉泉。

太陰為關④，厥陰為闔，少陰為樞。故關折則倉廩無所輸，膈洞。膈洞者，取之太陰，視有餘不足。故關折者，則氣不足而生病。闔折則氣弛而善悲。善悲者，取之厥陰，視有餘不足。樞折則脉有所結而不通。不通者，取之少陰，視有餘不足。有結者，皆取之。

足太陽根於至陰，流於京骨，注於崑崙，入於天柱、飛揚。

足少陽根於竅陰⑤，流於丘墟，注於陽輔，入於天容、疑誤⑥光明。

---

① 關：原作『開』，據《太素》改。《素問・卷二・陰陽離合論篇第六》新校正云：『按《九墟》：「太陽為關，陽明為闔，少陽為樞，故關折則肉節潰緩而暴病起矣……」《甲乙經》同。』亦證當作『關』。下文『關』字同。

② 骨摇者：此三字原脱，據《太素》、《靈樞》補，與此前文例合。

③ 也：原誤作『者』，據明鈔本改，與《靈樞》合。

④ 關：原誤作『開』，據《太素》及《素問・陰陽離合論》新校正引《甲乙經》改。下文『關』字同。

⑤ 竅陰：原作『竅陽』，據《靈樞》、《太素》改。

⑥ 疑誤：此乃原註者疑『天容』穴有誤。據《靈樞・卷一・本輸》『四次脉足少陽也，名曰天容』，則經文不誤。

足陽明根於厲兑，流於衝陽，注於下陵，入於人迎、豐隆。

手太陽根於少澤，流於暘谷①，注於小海②，入於天窗疑誤③、支正。

手少陽根於關衝，流於陽池，注於支溝，入於天牖、外關。

手陽明根於商陽，流於合谷，注於陽谿，入於扶突、偏歷。

此所謂根十二經者④，絡盛者當取之。

經筋第六

［編者按］：本篇內容皆出自《靈樞·卷二·根結第五》。

足太陽之筋，起於小指之上⑤，結於踝，斜上結於膝；其下者，從足外側結於踵，上循跟，結於膕。其別者，結於腨外，上膕中內廉，與膕中並，上結於臀，上俠脊上項。其支者，別入結於舌本。其直

---

① 暘谷：「暘」與「陽」通。《太素·卷十·經脉根結》、《靈樞》皆作「陽谷」。按，據前後文例，凡稱「流於某穴」者當為原穴，手太陽之原穴為「腕骨」，《靈樞·卷一·本輸》：「手太陽小腸者……過於腕骨，腕骨，在手外側腕骨之前，為原。」故疑「暘（陽）谷」為「腕骨」之誤。

② 小海：原作「少海」，形誤，據《靈樞·卷一·第二》改。按，「少海」屬手少陰經，此條言手太陽經流注，故當作「小海」。

③ 疑誤：「天窗」穴不誤，疑此二字本在上文「少海」（今已改作「小海」）之後，誤置於此。

④ 此所謂根十二經者：原作「此所謂十二經絡也」，據明鈔本、《太素·卷十·經脉根結》改。《靈樞》作「此所謂十二經者」，無「根」字。

⑤ 小指之上：原作「足小指上」，據明鈔本刪「足」字，補「之」字，與下文「足少陽」等條文例合。

者，結於枕骨，上頭下額，一作『顏』結於鼻。其支者，為目上綱，下結於鼽。《靈樞》作『頄』字 其下支者，從腋後外廉結於肩髃。其支者，入腋下，出缺盆，上結於完骨。其支者，出缺盆，斜上入於鼽。其病小指支踵跟痛，一作『小指支踵痛』膕攣急，脊反折，項筋急，肩不舉，腋支缺盆中紐痛，不可左右搖。治在燔鍼劫刺，以知為數，以痛為腧，名曰仲春痺。

足少陽之筋，起於小指次指之上，結於外踝，上循胻外廉，結於膝外廉。其支者，別起於外輔骨，上走髀，前者結於伏兔，後者結於尻。其直者，上乘䏚①季脇，上走腋前廉，繫於膺乳，結於缺盆。直者，上出腋，貫缺盆，出太陽之前，循耳後，上額角，交巔上，下走頷，上結於鼽。其支者，結於目外眥，為外維。其病小指次指支轉筋，引膝外轉筋，膝不可屈伸，膕筋急，前引髀，後引尻，上乘䏚季脇痛，上引缺盆膺乳頸維筋急。從左之右，右目不開，上過右角，并蹻脉而行，左絡於右，故傷左角，右足不用，命曰維筋相交。治在燔鍼劫刺，以知為數，以痛為輸，名曰孟春痺。

足陽明之筋，起於中三指，結於跗上，斜外上加於輔骨，上結於膝外廉，直上結於髀樞，上循脇，屬脊。其直者，上循骭，結於膝。其支者，結於外輔骨，合少陽。其直者，上循伏兔②，上結於髀，聚於陰器，上腹而布，至缺盆而結，上頸，上俠口，合於鼽，下結於鼻，上合於太陽，太陽為目上綱，陽明為目下綱。其支者，從頰結於耳前。其病足中指支脛轉筋，腳跳堅，伏兔轉筋，髀前腫，㿗疝，腹筋乃急，引缺盆及頰，卒口僻，急者目不合。熱則筋③弛縱不勝，目不開。頰筋有寒則急，引頰移口；有

---

① 上乘䏚：《靈樞》同。明鈔本及《太素·卷十三·經筋》作『上䏚乘』。

② 兔：原作『菟』，為通假字，今改為本字，下同。

③ 筋：原作『經』，據《太素·卷十三·經筋》改，與《靈樞》合。

熱則筋弛縱不勝收，故僻，治之以馬膏膏其急者，以白酒和桂塗其緩者，以桑鈎鈎之，即以生桑灰置之坎中，高下與坐等，以膏熨急頰，且飲美酒，啖炙肉，不飲酒者自强也。為之三拊而已。治在燔鍼劫刺，以知為數，以痛為輸。名曰季春痺。

足太陰之筋，起於大指之端内側，上結於内踝。其直者，上絡於膝内輔骨，上循陰股，結於髀，聚於陰器，上腹，結於臍，循腹裏，結於脇，散於胸中。其内者，著於脊。其病足大指支内踝痛，轉筋，膝内①輔骨痛，陰股引髀而痛，陰器紐痛，上引臍②，兩脇痛，膺中脊内痛。治在燔鍼劫刺，以知為數，以痛為輸。名曰仲秋③痺。

足少陰之筋，起於小指之下，入足心，並足太陰之筋④，而斜走内踝之下，結於踵，與太陽之筋合，而上結於内輔之下。並太陰之筋⑤，而上循陰股，結於陰器。循膂内俠脊，上至項，結於枕骨。與足太陽之筋合。其病足下轉筋，及所過而結者皆痛及轉筋。病在此者，主癇瘈及痓⑥。病在外者不能俛，在内者不能仰。故陽病者腰反折不能俛，陰病者不能仰。治在燔鍼劫刺，以知為數，以痛為輸。在内者，熨引飲藥。此筋折紐，紐發數甚者，死不治。名曰孟秋⑦痺。

① 膝内：原脱「膝」字，據《太素·卷十三·經筋》補，與《靈樞》合。
② 上引臍：原脱「引」字，據《太素·卷十三·經筋》補。
③ 仲秋：原作「孟秋」，據《太素·卷十三·經筋》改。
④ 之筋：原脱，據《太素·卷十三·經筋》補，與《靈樞》合。
⑤ 筋：原作「經」，據《太素·卷十三·經筋》及《千金·卷十九·第一》改，與《靈樞》合。
⑥ 痓：原作「痙」，據《太素·卷十三·經筋》改，與《靈樞》合。按，「痓」字俗體作「痉」，故古籍中多有誤作「痙」者。
⑦ 孟秋：原作「仲秋」，據《太素·卷十三·經筋》改。

足厥陰之筋，起於大指之上，結於内踝之前。上循胻①，上結内輔之下。上循陰股，結於陰器，絡諸經②。一作『筋』其病足大指支内踝之前痛，内輔痛，陰股痛，轉筋，陰器不用，傷於内則不起，傷於寒則陰縮入，傷於熱則縱挺不收。治在行水清陰器。其病轉筋者，治在燔鍼劫刺，以知為數，以痛為輸。名曰季秋痹。

手太陽之筋，起於小指之上，結於腕。上循臂内廉，結於肘内兑骨之後，彈之應小指之上，入結於腋下。其支者，從腋走後廉，上繞臑外廉，上肩胛，循頸，出足太陽之筋前，結於耳後完骨。其支者，入耳中。直者，出耳上，下結於頷，上屬目外眥。其病小指及肘内兑骨後廉痛，循臂陰，入腋下，腋下痛，腋後廉痛，繞肩胛，引頸而痛，應耳中鳴，痛引頷，目瞑良久乃能視，頸筋急則為筋瘘③頸腫，寒熱在頸者。治在燔鍼劫刺，以知為數，以痛為輸。其為腫者，復而兑之。名曰仲夏痹。原本④『復而兑之』下有『其⑤支者，上曲牙，循耳前，屬目外眥，上頷，結於角。其痛當所過者支轉筋。治在燔鍼劫刺，以知為數，以痛為輸』一段。

手少陽之筋，起於小指次指之端，結於腕。上循臂，結於肘。上繞臑外廉，上肩走頸，合手太陽。其支者，上當曲頰，入系於舌本。其支者，上曲牙，循耳前，屬目外眥，上乘額⑥，結於角。其病當所

① 循胻：原作『衝胻』。《太素·卷十三·經筋》、《靈樞》皆作『循脛』，據二書改『衝』字。按，『脛』與『胻』義同。
② 經：當從原註改作『筋』，與《太素·卷十三·經筋》、《靈樞》合。
③ 瘘：《太素·卷十三·經筋》、《靈樞》皆作『瘻』。
④ 原本：此下小字為宋林億等註文，謂校勘《甲乙經》時刪除『復而兑之』下四十一字。按，此四十一字乃『手少陽之筋』條內容，誤重於此。《太素·卷十三·經筋》、《靈樞》皆衍此文，是知其誤出自晉以前古本。
⑤ 其：原作『本』，據《太素·卷十三·經筋》改。
⑥ 上乘額：『額』，本書與《靈樞》作『頷』；《太素·卷十三·經筋》作『頷』，皆與手少陽經循行路綫不合。按，《太素》『手太陽』條有誤抄本節內容，誤抄之文作『上額』，『額』字不誤，今據改。

過者即支轉筋，舌卷。治在燔鍼劫刺，以知為數，以痛為輸。名曰季夏痺。

手陽明之筋，起於大指次指之端，結於腕，上循臂，上結於肘外①，上繞臑，結於髃。其支者，繞肩胛，俠脊。其直者，從肩髃②上頸。其支者，上頰，結於頄。其直者，上出手太陽之前，上左角，絡頭，下右頷。其病當所過者，支一本下有「痛」字、「及」字轉筋痛，肩不舉，頸不可左右視。治在燔鍼劫刺，以知為數，以痛為輸。名曰孟夏痺。

手太陰之筋，起於大指之上，循指上行，結於魚際後，行寸口外側，上循臂，結肘中，上臑內廉，入腋下，上出缺盆，結肩前髃，上結缺盆，下結於胸裏。散貫賁，合脇下，抵季肋。其病當所過者，支轉筋痛，甚成息賁，脇急吐血。治在燔鍼劫刺，以知為數，以痛為輸。名曰仲冬痺。

手心主之筋，起於中指，與太陰之經並行，結於肘內廉。上臂陰，結腋下。下散前後，俠脇。其支者，入腋，散胸中，結於賁③。其病當所過者，支轉筋痛，手心主前及胸痛④，息賁。治在燔鍼劫刺，以知為數，以痛為輸。名曰孟冬痺。

手少陰之筋，起於小指之內側，結於兑骨，上結肘內廉，上入腋，交太陰，俠乳裏，結於胸中。循賁，下系於臍。其病內急，心承伏梁。下為肘綱。其病當所過者支轉筋痛。治在燔鍼劫刺，以知為數，

---

① 肘外：原脱「外」字，據《太素・卷十三・經筋》、《靈樞》補。

② 髃：原誤作「髀」，據明鈔本改，與《太素・卷十三・經筋》、《靈樞》合。

③ 賁：原誤作「臂」，據《太素・卷十三・經筋》及《聖濟總錄・卷一百九十一》改。此下「手少陰」條「賁」字同。

④ 支轉筋痛，手心主前及胸痛：《太素・卷十三・經筋》作「支轉筋及胸痛」；《靈樞》作「支轉筋前及胸痛」。張燦玾先生曰：「按「手心主前」，經文中未曾用此稱謂，且與下文「胸」義亦重，或係註文之竄入者。」此說可參。

以痛為輸。其成伏梁吐膿血者，死不治。名曰季冬痺①。

凡經筋之病，寒則反折筋急，熱則筋縱緩不收，陰痿不用。陽急則反折，陰急則俛不伸。焠刺者，刺寒急也。熱則筋縱不收，無用燔鍼劫刺。

足之陽明，手之太陽，筋急則口目為之僻，目眥急，不能卒視。治此皆如右方也。

骨度腸度腸胃所受第七

［編者按］：從篇首至『乃經之長短也』，出自《靈樞・卷四・骨度第十四》；從『問曰：願聞六府傳穀者』至『迴曲環反三十二曲』，出自《靈樞・卷六・腸胃第三十一》；從『問曰：人不食七日而死者何也』，至篇末，出自《靈樞・卷六・平人絕穀第三十二》。

黃帝問曰：《脉度》言經脉之長短，何以立之？

伯高對曰：先度其骨節之大小廣狹長短，而脉度定矣。

問曰：人長七尺五寸者，其骨節之大小長短，知各幾何？

對曰：頭一作『頸』之大骨圍二尺六寸，胸圍四尺五寸，腰圍四尺二寸。髮所覆者，顱至項一尺二寸，髮以下至頤長一尺。君子參又作『三』，又作『終』折。結喉以下至缺盆中，長四寸。缺盆以下②至䯏骬，長九

---

① 名曰季冬痺：此五字原誤置下段『無用燔鍼劫刺』句之後，據上文各條文例移回。《太素・卷十三・經筋》楊上善註曰：『「經筋之病」下，總論十二經筋。此之一句，屬手少陰經也。』其說甚當。

② 缺盆以下：原作『至缺盆下』，衍『至』字，脫『以』字，據明鈔本改，與《靈樞》合。

寸，過則肺大，不滿則肺小。髑骭以下至天樞，長八寸，過則胃大，不及則胃小。天樞以①下至橫骨，長六寸半，過則迴腸廣長，不滿則狹短。橫骨長六寸半，橫骨上廉以下至內輔之上廉，長一尺八寸。內輔之上廉以下至下廉，長三寸半。內輔下廉至內踝，長一尺三寸。內踝以下至地，長三寸。膝膕以下至跗屬，長一尺六寸。跗屬以下至地，長三寸。故骨圍大則大過②，小則不及。角以下至柱骨，長一尺。一作「寸」行腋中不見者，長四寸。腋以下至季脇，長一尺二寸。季脇以下至髀樞，長六寸。髀樞以下至膝中，長一尺九寸。膝以下至外踝，長一尺六寸。外踝以下至京骨，長三寸。京骨以下至地，長一寸。耳後當完骨者，廣九寸。耳前當耳門者，廣一尺二寸。一作「三寸」兩顴之間，廣九寸半③。《九墟》作「七寸」兩乳之間，廣九寸半。兩髀之間，廣六寸半。足長一尺二寸，廣四寸半。肩至肘，長一尺七寸。肘至腕，長一尺二寸半。腕至中指本節，長四寸。本節至其末，長四寸半。項髮以下至脊骨，長三寸半。一作「二寸」脊骨以下至尾骶二十一節，長三尺。上節長一寸四分④分之一，奇分在下，故上七節下至膂骨九寸八分分之七。

此衆人骨之度也，所以立經脉之長短也。是故視其經脉之在於身也，其見浮而堅，其見明而大者，多血。細而沉者，多氣。乃經之長短也。

---

① 以：原作「已」，據明鈔本改。
② 大過：「大」與「太」通。
③ 九寸半：《太素·卷十三·骨度》、《靈樞》皆作「七寸」，疑本書誤。
④ 一寸四分：此下原衍「分之七奇」四字，據《太素》刪，與《靈樞》合。

問曰：願聞六府傳穀者，腸胃之大小長短，受穀之多少柰何？

對曰：穀①之所從出入淺深遠近長短之度：脣至齒長九分，廣二寸半。齒以後至會厭深三寸半，大容五合。舌重十兩，長七寸，廣二寸半。咽門重十兩，廣二寸半，至胃長一尺六寸。胃紆曲屈，伸之長二尺六寸，大一尺五寸，徑五寸，大容三一作『二』斗五升。小腸後附脊，左環迴周葉一作『疊』。下同積，其注於迴腸者，外附於臍上，迴運環反②十六曲，大二寸半，徑八分分之少半，長三丈二尺。一作『三尺』迴腸當臍，左環迴周葉積而下，迴運環反十六曲，大四寸，徑一寸寸之少半，長二丈一尺。廣腸附③一作『傳』脊，以受迴腸，左環葉積一作『脊』上下辟大八寸，徑二寸寸之大半，長二尺八寸。腸胃所入至所出，長六丈四寸四分，迴曲環反三十二曲。

問曰：人不食七日而死者何也？

對曰：胃大一尺五寸，徑五寸，長二尺六寸，橫屈，受水穀三斗五升。其中之穀常留者二斗，水一斗五升而滿。上焦泄氣，出其精微，慓悍滑疾。下焦下溉，泄諸小腸。小腸大二寸半，徑八分分之少半，長三丈二尺，受穀二斗四升，水六升三合合之大半。迴腸大四寸，徑一寸寸之少半，長二丈一尺，受穀一斗，水七升半。廣腸大八寸，徑二寸寸之大半，長二尺八寸，受穀九升三合八分合之一。腸胃之

---

① 穀：明鈔本此上有『請盡言之』四字。

② 反：原作『及』，據下文『迴腸……迴運環反十六曲』，『及』為『反』誤。《太素·卷十三·腸度》亦作『反』，今改正。

③ 附：原作『胕』，據上文『小腸後附脊』，改作『附』。《太素·卷十三·腸度》作『傳』；明鈔本及《靈樞》皆作『傳』，為『傳』之訛。按，『傳』與『附』通。

長，凡五丈八尺四寸①，受水穀九斗二升一合合之大半。此腸胃所受水穀之數也。平人則不然，胃滿則腸虛，腸滿則胃虛，更滿更虛，故氣得上下，五藏安定，血脉和利，精神乃居。故神者，水穀之精氣也。故腸胃之中，常留穀二斗四升②，水一斗五升，故人一日再至後，後二升半，一日中五升，五七三斗五升，而留水穀盡矣。故平人不飲不食，七日而死者，水穀精氣津液皆盡，故七日而死③矣。

---

① 五丈八尺四寸：《難經·四十二難》同，然楊註曰：「據《甲乙經》言，腸胃凡長六丈四寸四分。」疑本書作「五丈八尺四寸」者，乃後人據《難經》、《靈樞》所改。按，「六丈四寸四分」指從口脣至直腸之數，「五丈八尺四寸」指從胃至直腸之數。

② 二斗四升：上文言「穀之常留者二斗」，疑「四升」二字衍。《難經·四十二難》、《靈樞》皆作「二斗」，是。

③ 而死：原脫「而」字，據明鈔本補，與《太素·卷十三·腸度》、《靈樞》合。

黃帝三部鍼灸甲乙經　卷之三

頭直鼻中髮際傍行至頭維凡七穴第一

［編者按］：從篇首至『以舍大氣也』，出自《素問・卷十五・氣穴論篇第五十八》；從『神庭在髮際』至篇末，出自《黃帝明堂經》。

黃帝問曰：氣穴三百六十五，以應一歲。願聞孫絡谿谷亦各有應乎？

岐伯對曰：孫絡谿谷，三百六十五穴會，以應一歲，以洫①《素問》作『溢』奇邪，以通榮衛。肉之大會為谷，肉之小會為谿，肉分之間，谿谷之會，以行榮衛，以舍《素問》作『會』大氣也。

神庭，在髮際直鼻，督脉、足太陽、陽明之會。禁不可刺，令人癲疾目失精。灸三壯。

曲差，一名鼻衝，俠②神庭兩傍各一寸五分，在髮際，足太陽脉氣所發，正頭取之。刺入三分，灸五壯。

本神，在曲差兩傍各一寸五分，在③髮際，一曰④『直耳上，入髮際四分』足少陽、陽維之會。刺入三分，灸三⑤壯。

---

① 洫：原誤作『洒』，據《太素・卷十一・氣穴》改。張燦玾先生曰：『洫與溢，音義皆通。』
② 俠：通『夾』。在兩旁；夾住。《正字通・人部》：『俠，傍也，竝也。與夾通。』
③ 在：當據原註改作『入』。《銅人・卷三》亦作『入』。
④ 一曰：原書『一』字闕，為墨丁，據明鈔本補。
⑤ 三：疑當作『五』。《外臺・卷三十九》、《醫心方・卷二》皆作『五』。

頭維，在額角髮際，俠本神兩傍各一寸五分，足少陽、陽明①之會。刺入五分，禁不可灸。

頭直鼻中入髮際一寸循督脉卻行至風府凡八穴第二

［編者按］：本篇內容皆出自《黃帝明堂經》。

上星②，在顱上，直鼻中央，入髮際一寸陷者中，可容豆，督脉氣所發。刺入三分，留六呼，灸三③壯。

顖會，在上星後一寸，骨間陷者中，督脉氣所發。刺入四分，灸五壯。

前頂，在顖會後一寸五分，骨間陷者中，督脉氣所發。刺入四分，灸五壯。

百會，一名三陽五會，在前頂後一寸五分，頂中央旋毛中，陷可容指，督脉、足太陽之會。刺入三分，灸三④壯。

後頂，一名交衝，在百會後一寸五分，枕骨上，督脉氣所發。刺入四分，灸五壯。

强間，一名大羽，在後頂後一寸五分，督脉氣所發。刺入三分，灸五壯。

---

① 陽明：原作『陽維』，涉上『維』字而誤。據《素問・卷十五・氣府論》王冰註改，與《銅人・卷三》、《醫心方・卷二》合。

② 上星：此下原有『一穴』二字，張燦玾先生據本書文例刪除，今從之。

③ 三：疑當作『五』。《素問・卷九・刺熱論》、《素問・卷十五・氣府論》王冰註及《外臺・卷三十九》、《醫心方・卷二》皆作『五』。

④ 三：疑當作『五』。前『上星』條腳註所引諸書皆作『五』。

腦户，一名匝風，一名會顱①，在枕骨②上，强間後一寸五分，督脉、足太陽之會，此別腦之户③。刺入三分，留三呼④，不可灸，令人瘖。《素問·禁刺論》云：『刺頭中腦户，入腦立死。』王冰註云：『灸五壯。』又《骨空論》註⑤云：『不可妄灸。』《銅人經》云：『禁不可鍼，鍼之⑥令人瘂。』

風府，一名舌本，在項⑦上，入髮際一寸，大筋內宛宛中⑧，疾言其肉立起，言休其肉立下，督脉、陽維之會。禁不可灸，灸之令人瘖。刺入四分，留三呼。

頭直俠督脉各一寸五分卻行至玉枕凡十穴第三

[編者按]：本篇內容皆出自《黃帝明堂經》。

五處，在督脉傍去上星一寸五分，足太陽脉氣所發。刺入三分，留七呼⑨，不可灸⑩。《素問·水熱穴》註云：『灸三壯。』

---

① 會顱：原作『會額』，據《外臺·卷三十九》、《醫心方·卷二》改。

② 枕骨：原書誤作『跳骨』，據明鈔本改。

③ 户：原作『會』，據明鈔本改，與《素問·骨空論》王冰註合。

④ 刺入三分，留三呼：原書脱此七字，據《素問·骨空論》王冰註補。

⑤ 註：原脱。考下文乃王冰註，今補『註』字。

⑥ 禁不可鍼，鍼之：二『鍼』字原誤作『灸』，據明鈔本改，與《銅人·卷三》合。

⑦ 項：原誤作『頂』，據明鈔本改。

⑧ 宛宛中：原書二『宛』字誤作『穴』，據明鈔本改。

⑨ 留七呼：原脱，據《素問·刺熱論、水熱穴論》王冰註及《醫心方·卷二·第一》、《醫學綱目·卷八·穴法下》補。

⑩ 不可灸：當據《素問·刺熱論、水熱穴論》王冰註及《醫心方·卷二·第一》、《醫學綱目·卷八·穴法下》改作『灸三壯』。按，本書卷五·鍼灸禁忌第一(下)未載『五處』禁灸；《素問·刺熱論》新校正曰：『按《甲乙經》承光不可灸。』亦不稱『五處』禁灸。據此，則本書作『不可灸』者，乃涉下『承光』條而誤，當改作『灸三壯』。

承光，在五處後二寸，足太陽脉氣所發。刺入三分，禁不可灸。

通天，一名天臼，在承光後一寸五分，足太陽脉氣所發。刺入三分，留七呼，灸三壯。

絡卻①，一名强陽，一名腦蓋，一名反行②，在通天後一寸三分③，足太陽脉氣所發。刺入三分，留五呼，灸三壯。

玉枕，在絡卻後七分，俠腦户傍一寸三分，起肉枕骨上④，入髮際三寸，足太陽脉氣所發。刺入二分⑤，留三呼，灸三壯。《素問·水熱穴》註云⑥：『刺入三分。』絡，音洛。

頭直目上入髮際五分卻行至腦空凡十穴第四

［編者按］：本篇內容皆出自《黄帝明堂經》。

臨泣，當目上眥直上⑦，入髮際五分陷者中，足太陽、少陽、陽維之會。刺入三分，留七呼，灸

---

① 絡卻：『卻』，原訛作『却』，今改正，下同，不再列舉。按，『卻』，簡化字作『却』，在此音細，與『隙』通。

② 一名反行：此四字原脫，據明鈔本、《外臺秘要·卷三十九》補。

③ 一寸三分：《外臺·卷三十九》、《千金翼·卷二十六》、《醫心方·卷二·第一》皆作『一寸半』；《素問·刺熱論、水熱穴論》王冰註作『一寸五分』。

④ 上：原脫。據《外臺·卷三十九》、《千金·卷二十九》、《醫心方·卷二》補。

⑤ 二分：原作『三分』，疑為原書校訂者所改，並刪段末註文。《素問·刺熱論、水熱穴論》新校正引《甲乙經》及《醫心方·卷二》皆作『二分』，今改正。

⑥ 《素問·水熱穴》註云：此下十四字原脫，據明鈔本補。按，此『註』字指『新校正』。

⑦ 直上：原脫『上』字，據《外臺·卷三十九》、《千金·卷二十九》補。

五壯①。

目窗，一名至榮，在臨泣後一寸，足少陽、陽維之會。刺入三分，灸五壯。

正營，在目窗後一寸，足少陽、陽維之會。刺入三分，灸五壯。

承靈，在正營後一寸五分，足少陽、陽維之會。刺入三分，灸五壯。

腦空，一名顳音熱顬音儒，在承靈後一寸五分，俠玉枕骨下陷者中，足少陽、陽維之會。刺入四分，灸五壯。《素問·氣府論》註云：『俠枕骨後，枕骨上。』

頭緣耳上卻行至完骨凡十二穴第五

[編者按]：本篇內容皆出自《黄帝明堂經》。

天衝，在耳上如前三分②。刺入三分，灸三壯。《氣府論》註云：『足太陽、少陽之會。』

率谷，在耳上入髮際一寸五分，足太陽、少陽之會，嚼而取之。刺入四分，灸三壯。

曲鬢，在耳上入髮際曲隅陷者中，鼓頷有空，足太陽、少陽之會。刺入三分，灸三壯。

---

① 五壯：《外臺·卷三十九》、《醫心方·卷二》作『三壯』。
② 三分：此下脫『足太陽、少陽之會』七字，當據段末原註補入。

浮白，在耳後入髮際一寸，足太陽、少陽之會。刺入三分，灸二壯①。《氣穴》註云：「灸三壯，刺入三分。」

竅陰，在完骨上，枕骨下，摇動應手②，足太陽、少陽之會。刺入四分，灸五壯。《氣穴》註云：「灸三壯，刺入三分。」

完骨，在耳後入髮際四分，足太陽、少陽之會。刺入二分，留七呼，灸七壯③。《氣穴》註云：「刺入三分，灸三壯。」

頭自髮際中央傍行凡五穴第六

［編者按］：本篇内容皆出自《黄帝明堂經》。

瘖門，一名舌横，一名舌厭，在項④後髮際宛宛中，入繫舌本，督脉、陽維之會，仰頭取之。刺入四分，不可灸，灸之令人瘖。《氣府論》註云：「去風府一寸。」

天柱，在俠項後髮際，大筋外廉陷者中，足太陽脉氣所發。刺入二分，留六呼，灸三壯。

---

① 刺入三分，灸二壯：據段末原註，疑「三分」原作「四分」（或「五分」）。又，《素問・氣府論》王冰註、《醫心方・卷二》、《外臺・卷三十九》皆作「刺入三分，灸三壯」，疑本書有誤。

② 摇動應手：《醫心方・卷二》作「摇動手而取之」，疑本書脱「而取之」三字。

③ 灸七壯：疑「七」字涉上而誤。《素問・氣穴論》王冰註、《外臺・卷三十九》、《醫心方・卷二・第一》皆作「灸三壯」。

④ 項：原脱，據《素問・氣府論、氣穴論、骨空論》王冰註補。《千金・卷二十九》、《醫心方・卷二・第一》、《醫學綱目・卷八・穴法（下）》皆有「項」字。

風池，在顳顬後髮際陷者中，足少陽、陽維之會。刺入三分，留三呼，灸三壯。《氣府論》註云：『在耳後[①]陷者中，按之引於耳[②]，手足少陽脉之會。刺入四分。』

背自第一椎循督脉行至脊骶凡十一穴第七

〔編者按〕：原書標題下註：『《氣府論》註云：第六椎下有靈臺，十椎下有中樞，十六椎下有陽關。』又按，本篇內容皆出自《黄帝明堂經》。

大椎，在第一椎上[③]陷者中，三陽、督脉之會。刺入五分，灸九壯。

陶道，在項大椎節下間，督脉、足太陽之會，俛而取之。刺入五分，留五呼，灸五壯。

身柱，在第三椎節下間，督脉氣所發，俛而取之。刺入五分，留五呼，灸三壯。《氣府論》註云：『灸五壯。』

神道，在第五椎節下間，督脉氣所發，俛而取之。刺入五分，留五呼，灸三壯。《氣府論》註云：『灸五壯。』

至陽，在第七椎節下間，督脉氣所發，俛而取之。刺入五分，灸三壯。

筋縮，在第九椎節下間，督脉氣所發，俛而取之。刺入五分，灸三壯。《氣府論》註云：『灸五壯。』

---

① 在耳後：原脫『耳』字，據明鈔本補。

② 引於耳：原脫『於』字，據明鈔本補。《素問・氣府論》王冰註作『引於耳中』，似當有『中』字。

③ 上：原脫，據《太素・卷二十五・五藏熱病》楊上善註補。按《素問・氣府論》王冰註、《外臺・卷三十九》、《千金・卷二十九》皆有『上』字。

脊中，在第十一椎節下間，督脉氣所發，俛而取之。刺入五分，不可灸，灸則令人瘻①。

懸樞，在第十三椎節下間，督脉氣所發，伏而取之。刺入三分，灸三壯。

命門，一名屬累，在第②十四椎節下間，督脉氣所發，伏而取之。刺入五分，灸三壯。

腰俞，一名背解，一名髓空，一名腰注③，一名腰户，在第二十一椎節下間，督脉氣所發。刺入二寸④，留七呼，灸三壯⑤。《氣府論》註云：「刺入二分⑥。」《刺熱》註⑦、「水穴」註同；「熱穴」註作「二寸」。《繆刺論》同。

長强，一名氣之陰郄，督脉别絡，在脊骶端，少陰所結。刺入二寸⑧，留七呼，灸三壯。《氣府論》註及《水穴》註云：「刺入二分。」

---

① 瘻：《素問・氣府論、水熱穴論》王冰註、《醫心方・卷二》皆作「僂」，疑本書誤。

② 第：原脱，據明鈔本補。

③ 一名腰注：原脱，據宋本《外臺・卷三十九》補。按，明版《外臺》及《醫心方・卷二》、《銅人・卷四》「注」皆作「柱」。

④ 二寸：原誤作「三分」，據明鈔本及《千金・卷三十・第八》、《聖濟總錄・卷一百九十二》引《甲乙經》改，與《素問・繆刺論、刺熱論、氣府論、水熱穴論》新校正引《甲乙經》合。

⑤ 灸三壯：原作「灸五壯」，據《外臺・卷三十九》、《千金・卷三十・第八》改。按，《素問・繆刺論、刺熱論、氣府論、水熱穴論》皆作「灸三壯」，新校正五次指出《甲乙經》上文作「(刺入)二寸」，而於灸數終無異詞，亦證本經與《素問》同。

⑥ 二分：原作「三分」，據《素問・氣府論》改，與下文合。

⑦ 《刺熱》註：原作「熱註」，據《素問・刺熱論》改。此下「水穴」、「熱穴」分别指《素問・水熱穴論》之「水俞五十七」與「治熱病五十九俞」。

⑧ 二寸：原作「三分」，據《素問・氣府論》新校正、《聖濟總錄・卷一百九十二》引《甲乙經》改。《素問》新校正曰：「諸注不同，雖《甲乙經》作「二寸」，疑大深，與其失之深，不若失之淺，宜從「二分」之說。」

背自第一椎兩傍俠脊各一寸五分下至節凡四十二穴第八

［編者按］：標題『四十二穴』，原作『四十一穴』，據明鈔本改，與本篇穴數合。又按，從篇首至『須其自滅也』，出自《靈樞·卷八·背腧第五十一》；從『大杼，在項第一椎下』至末，出自《黄帝明堂經》。

凡①五藏之腧出於背者，按其處，應在中而痛解，乃其腧也。灸之則可，刺之則不可，盛則瀉之，虚則補之。以火補之者，無吹其火，須自滅也；以火瀉之者，疾吹其火，拊其艾，須其火滅也。

大杼，在項第一椎下，兩傍各一寸五分陷者中，足太陽、手少陽②之會。刺入五分，留七呼，灸七壯。《氣穴論》註云：『督脉别絡手足太陽三脉之會。』

風門，一名③熱府，在第二椎下兩傍各一寸五分，督脉、足太陽之會。刺入五分，留五呼，灸五壯④。

肺俞，在第三椎下兩傍各一寸五分。刺入三分，留七呼，灸三壯。《氣府論》註云：『五藏腧並足太陽脉之會。』

---

① 凡：明鈔本無此字。
② 手少陽：原作『手太陽』，據《外臺·卷三十九》、《聖濟總録·卷一百九十一》、《醫心方·卷二》改。
③ 一名：原脱，據本書文例補。與《外臺·卷三十九》、《千金·卷二十九》、《銅人·卷四》合。
④ 五壯：原作『三壯』，據明鈔本改。與《素問·刺瘧論、刺熱論、水熱穴論》王冰註及《外臺》、《醫心方》合。

心俞，在第五椎下兩傍各一寸五分。刺①入三分，留七呼，灸三壯②。

膈俞，在第七椎下兩傍各一寸五分。刺入三分③，留七呼，灸三壯。

肝俞，在第九椎下兩傍各一寸五分。刺入三分，留六呼，灸三壯。

膽俞，在第十椎下兩傍各一寸五分。足太陽脉氣④所發，正坐取之。刺入五分⑤，灸三壯。《氣府論》註云：「留七呼。《痺論》云：膽胃三焦大小腸膀胱俞，並足太陽脉氣所發。」

脾俞，在第十一椎下兩傍各一寸五分。刺入三分，留七呼，灸三壯。

胃俞，在第十二椎下兩傍各一寸五分。刺入三分，留七呼，灸三壯。

三焦俞，在第十三椎下兩傍各一寸五分，足太陽脉氣所發。刺入五分⑥，灸三壯。

腎俞，在第十四椎下兩傍各一寸五分。刺入三分，留七呼，灸三壯。

大腸俞，在第十六椎下兩傍各一寸五分。刺入三分，留六呼，灸三壯。

小腸俞，在第十八椎下兩傍各一寸五分。刺入三分，留六呼，灸三壯。

膀胱俞，在第十九椎下兩傍各一寸五分。刺入三分，留六呼，灸三壯。

---

① 刺：原作『鍼』，據明鈔本改，與本書文例合。以下『膈俞』、『肝俞』條『刺』字同。
② 灸三壯：原作『禁灸』，據明鈔本改。與《外臺·卷三十九》、《醫心方·卷二》合。
③ 三分：《醫心方·卷二》同。明鈔本作『二分』。
④ 脉氣：原脫『氣』字，據本書文例補，與《外臺·卷三十九》合。
⑤ 刺入五分：《素問·氣府論》王冰註此下有『留七呼』三字，疑本書脫。
⑥ 刺入五分：《素問·氣府論》王冰註此下有『留七呼』三字，疑本書脫。

中膂俞，在第二十椎下兩傍各一寸五分，俠脊胂而起①。刺入三分，留六呼，灸三壯。

白環俞，在第二十一椎下兩傍各一寸五分，足太陽脉氣所發，伏而取之。刺入八分②，得氣則瀉，瀉訖多補之③，不宜灸。《水穴》註云：刺入五分，灸三壯。自大腸俞④至此五穴，並足太陽脉氣所發。

上窌，在第一空，腰髁下一寸，俠脊陷者中，足太陽、少陽之絡。刺入二寸⑤，留七呼，灸三壯。

次窌，在第二空，俠脊陷者中。刺入三寸⑥，留七呼，灸三壯。《銅人經》云：「刺入三分，灸七壯。」

中窌，在第三空，俠脊陷者中。刺入二寸，留十呼，灸三壯。《銅人經》云：「鍼入二分。」

下窌，在第四空，俠脊陷者中。刺入二寸，留十呼，灸三壯。《銅人經》云：「鍼入三分。」《素問·繆刺論》云：「足太陰⑦、厥陰、少陽所結。」

會陽，一名利機，在陰尾骨⑧兩傍，督脉氣所發。刺入八分，灸五壯。《氣府》註云：「灸三壯。」

---

① 俠脊胂而起：「胂」，《說文·肉部》：「夾脊肉也。」又，「而起」，《素問·氣府論》王冰註及《外臺·卷三十九》皆作「起肉」，疑本書「而」字為「肉」形誤。

② 八分：《素問·水熱穴論》王冰註、《醫心方·卷二》皆作「五分」。

③ 得氣則瀉，瀉訖多補之：此九字與本篇文例不合。張燦玾先生考證，此系後世傳抄者附註，誤入之文。此說可從。

④ 大腸俞：原作「大腸腸俞」，下「腸」字衍，據明鈔本刪。

⑤ 二寸：原作「三分」，據《素問·刺腰痛論》王冰註及《千金·卷三十·第八》改。按，新雕本《千金》作「三寸」。

⑥ 三寸：原作「三分」。檢下文原註曰：「《銅人經》云：刺入三分。」則此絕非「三分」。今據《醫心方·卷二》、《千金·卷三十·第八》改作「三寸」。

⑦ 足太陰：「陰」，原誤作「陽」，據明鈔本改，與《素問》合。

⑧ 陰尾骨：原作「陰毛骨」，據《外臺·卷三十九》、《千金·卷二十九》、《素問·氣府論》王冰註改。

背自第二椎兩傍俠脊各三寸行至二十一椎下兩傍俠脊凡二十六穴第九

［編者按］：本篇内容皆出自《黄帝明堂經》。

附分，在第二椎下，附項内廉，兩傍各三寸，手足太陽之會①。刺入八分，灸五壯。

魄户，在第三椎下兩傍各三寸，足太陽脉氣所發。刺入五分②，灸五壯。

神堂，在第五椎下兩傍各三寸陷者中，足太陽脉氣所發。刺入三分，灸五壯。

譩譆，在肩髆内廉，俠第六椎下兩傍各三寸，以手按之痛③，病者言譩譆，是穴。足太陽脉氣所發。刺入六分，灸五壯④。《骨空》註云：「令病人呼譩譆之声⑤，則指下動矣。灸三壯。」

膈關，在第七椎下兩傍各三寸陷者中，足太陽脉氣所發，正坐開肩取之。刺入五分，灸五壯⑥。《氣府論》註云：「灸三壯⑦。」

---

① 手足太陽之會：原脱「手」字，據《外臺・卷三十九》、《千金・卷二十九》、《醫心方・卷二》、《素問・氣府論》王冰註補。
② 五分：原作「三分」，據《素問・刺熱論、氣府論、水熱穴論》王冰註及《醫心方・卷二》改。
③ 按之痛：原作「痛按之」，據《外臺・卷三十九》乙正。
④ 灸五壯：明鈔本作「灸三壯」，此下無註文，疑經後人删改。
⑤ 声：原作「言」，據《素問・骨空論》王冰註改。
⑥ 灸五壯：「五」，原作「三」，據明鈔本改。
⑦ 灸三壯：原作「灸五壯」，據明鈔本改。《素問・氣府論》王冰註亦作「灸三壯」。

魂門，在第九椎下兩傍各三寸陷者中，足太陽脉氣所發，正坐取之。刺入五分，灸五壯①。

陽綱，在第十椎下兩傍各三寸陷者中，足太陽脉氣所發，正坐取之。刺入五分，灸三壯。

意舍，在第十一椎下兩傍各三寸陷者中，足太陽脉氣所發。刺入五分，灸三壯。

胃倉，在第十二椎下兩傍各三寸陷者中，足太陽脉氣所發。刺入五分，灸三壯。

肓門，在第十三椎下兩傍各三寸，入肘間，足太陽脉氣所發。刺入五分，灸三壯。異經云②：『與鳩尾相值。』

志室，在第十四椎下兩傍各三寸陷者中，足太陽脉氣所發，正坐取之。刺入五分，灸三壯。《氣府》註云：『灸五壯。』

胞肓，在第十九椎下兩傍各三寸陷者中，足太陽脉氣所發，伏而取之。刺入五分，灸三壯。《氣府》註云：『灸五壯。』

秩邊，在第二十一椎下兩傍各三寸陷者中，足太陽脉氣所發，伏而取之。刺入五分，灸三壯。

---

① 灸五壯：《醫心方·卷二·第一》、《素問·氣府論、刺熱論、水熱穴論》王冰註作『灸三壯』。

② 異經云：原脱『異』字，據明鈔本補。張燦玾先生曰：『異經，疑係古《明堂經》類之別本。』

面凡三十九穴第十

［編者按］：本篇內容皆出自《黃帝明堂經》。

懸顱，在曲周①顳顬中，足少陽脉氣所發。刺入三分，留七呼，灸三壯。《氣府》註云：「曲周上，顳顬中。」

頷厭，在曲周顳顬上廉，手少陽、足陽明之會。刺入七分，留七呼，灸三壯。《氣府》註云：「在曲周下②，顳顬之上③，刺深令人耳無聞。」

懸釐，在曲周顳顬下廉，手足少陽、陽明之會。刺入三分，留七呼，灸三壯。《氣府》註云：「在曲周④，顳顬之下⑤。」

陽白，在眉上一寸，直瞳子，足少陽、陽維之會。刺入三分，灸三壯。《氣府》註云：「足陽明、陰維二脉之會。」今詳陽明之經不到於此，又陰維不與陽明會，疑《素問》註非是。

攢竹，一名員柱⑥，一名始光，一名夜光，一⑦名明光，在眉頭陷者中，足太陽脉氣所發。刺入三

---

① 曲周：今本《素問·氣府論》作「曲角」。下文諸「曲周」同。

② 曲周下：原脫「下」字，據明鈔本補。今本《素問·氣府論》作「曲角下」。

③ 之上：今本《素問·氣府論》此下有「上廉」二字。

④ 在曲周：今本《素問·氣府論》王冰註作「在曲角上」。又，明鈔本《甲乙經》作「在曲周下」，「下」字恐誤。

⑤ 顳顬之下：原作「顳顬之上」，「上」字誤，據明鈔本改。《素問·氣府論》王冰註作「顳顬之下廉」。又，原書此下有「刺深令人耳無聞」七字，乃涉上條註文而衍，據明鈔本刪。

⑥ 員柱：「柱」，原書誤作「在」，據明鈔本改。

⑦ 一：原作「又」，據明鈔本改。

分，留六呼，灸三壯。

絲竹空，一名目窌，在眉後陷者中，足少陽脉氣所發。刺入三分，留三呼，不宜灸，灸之不幸令人目小及盲。《氣府》註云：『手少陽。』又云：『留六呼。』

睛明，一名泪孔①，在目内眥外②，手足太陽、足陽明之會。刺入六分，留六呼，灸三壯。《氣府論》註云：『手足太陽、足陽明、陰陽蹻五脉之會。』

瞳子窌，在目外去眥五分，手太陽、手足少陽之會。刺入三分，灸三壯。

承泣，一名鼷穴，一名面窌，在目下七分，直目瞳子，陽蹻、任脉、足陽明之會。刺入三分，不可灸。

四白，在目下一寸，面③頄骨即顴骨顴空，足陽明脉氣所發。刺入三分，灸七壯。《氣府》註云：刺入四分，不可灸。

顴窌，一名兑骨，在面頄骨下廉陷者中，手少陽、太陽之會。刺入三分。

素窌，一名面王，在鼻柱端④，督脉氣所發。刺入三分，禁灸。

迎香，一名衝陽，在禾窌上鼻下孔傍，手足陽明之會。刺入三分。

---

① 泪孔：原作『汨孔』，『汨』字誤，據明鈔本改。按，『泪』與『淚』同。《字彙·水部》：『泪，與淚同。目液也。』

② 内眥外：明鈔本無『外』字。張燦玾先生曰：『是此外者，實指眥之外畔。當以本經為是。』

③ 面：原作『向』，於義難通，正統鈔本作『面』。張燦玾先生曰：『當係「面」之壞文。』今從之。

④ 端：原作『上端』，『上』字衍，據《外臺·卷三十九》、《千金·卷二十九》、《醫心方·卷二》刪。

巨窌，在俠鼻孔傍八分，直瞳子，蹻脉、足陽明之會①。刺入三分。

禾窌，一名頔②，在直鼻孔下③，俠水溝④傍五分，手陽明脉氣所發。刺入三分。

水溝，在鼻柱下人中，督脉、手陽明⑤之會，直脣取之。刺入二分⑥，留七呼，灸三壯。

兑端⑦，在脣上端，手陽明脉氣所發。刺入二分⑧，留六呼，灸三壯。

齗⑨交，在脣内齒上齗縫⑩。刺入三分，灸三壯。《氣府》註云：「任⑪督脉二經之會。」

地倉，一名胃維⑫，俠口傍四分如近下是，蹻脉、手足陽明之會。刺入三分。

承漿，一名天池，在頤前下脣⑬之下，足陽明、任脉之會，開口取之。刺入二分⑭，留六呼，灸三

---

① 蹻脉、足陽明之會：《外臺·卷三十九》同。又，《太素·卷十·任脉》楊上善註曰：「又《明堂》言：目下巨窌、承泣，左右四穴，有蹻脉、任脉之會。」據此，疑「蹻脉」下脱「任脉」二字。
② 一名頔：此三字原脱，據明鈔本補。《外臺秘要·卷三十九》、《醫心方·卷二》亦有此三字。
③ 在直鼻孔下：明鈔本作「直鼻孔」。
④ 俠水溝：原作「俠谿水溝」，「谿」字衍，據明鈔本删。
⑤ 手陽明：原作「手足陽明」，據明鈔本删「足」字，與《素問·氣府論》王冰註合。
⑥ 二分：原作「三分」，據明鈔本改。與《素問·氣府論》王冰註合。
⑦ 兑端：原作「兑骨」，據明鈔本改，與《外臺·卷三十九》、《千金·卷二十九》合。
⑧ 二分：原作「三分」，據明鈔本改，與《醫心方·卷二》合。
⑨ 齗：同「齦」。
⑩ 齗縫：此下原衍「中」字，據明鈔本删，與《素問·氣府論》王冰註、《外臺·卷三十九》及《千金》、《醫心方》諸書合。
⑪ 任：原作「在」，據明鈔本、《素問·氣府論》王冰註改。
⑫ 胃維：原作「會維」，據《外臺·卷三十九》、《醫心方·卷二》改。
⑬ 下脣：原脱「下」字，據《外臺·卷三十九》、《千金·卷二十九》、《醫心方·卷二》補。
⑭ 二分：原作三分，據明鈔本、《素問·氣府論》王冰註、《醫心方·卷二》改。

壯。《氣府》註云：『留①五呼。』

頰車，在耳下曲頰端陷者中，開口有孔，足陽明脉氣所發。刺入三分，灸三壯。

大迎，一名髓孔，在曲頷前一寸三分②骨陷者中動脉，足陽明③脉氣所發。刺入三分，留七呼，灸三壯。

耳前後凡二十穴第十一

[編者按]：本篇內容皆出自《黃帝明堂經》。

上關，一名客主人，在耳前上廉起骨④，開口有孔，手少陽、足陽明之會。刺入三分，留七呼，灸三壯。刺太深令人耳無所聞。《氣府》註云：『手足少陽⑤、足陽明三脉之會。』《氣穴》、《刺禁》⑥註與《甲乙經》同。

下關，在客主人下，耳前運⑦脉下空下廉，合口有孔，張口而⑧閉，足陽明、少陽之會。刺入三分，

---

① 留：原為『作』，據《素問・氣府論》王冰註改。
② 三分：《外臺・卷三十九》、《千金・卷二十九》、《醫心方・卷二》皆作『二分』。
③ 足陽明：原作『足太陽』，據《素問・氣府論、氣穴論、骨空論》王冰註及《外臺・卷三十九》改。
④ 起骨：原作『起骨端』，『端』字衍，據明鈔本刪。
⑤ 手足少陽：原作『手足太陽少陽』，據明鈔本刪『太陽』二字，與《素問・氣府論》王冰註合。
⑥ 《刺禁》：原脫『禁』字，據《素問・刺禁》王冰註補。明鈔本作『刺集』，『集』字誤。
⑦ 運：同『動』。《說文・力部》：『運，古文動從辵。』
⑧ 而：原作『即』，據明鈔本改，與《素問・氣穴論》王註合。

留七呼，灸三壯。耳中有乾擿①音適抵，不可灸。『擿抵』一作『適之』，『不可灸』一作『鍼久留鍼』。

耳門，在耳前起肉，當耳缺者。刺入三分，留三呼，灸三壯。

和②窌，在耳前兑髮下橫動脉，手足少陽、手太陽之會。刺入三分，灸三壯。《氣府》註云：『手足少陽二脉之會。』

聽會，在耳前陷者中，張口得之，動脉應手，手③少陽脉氣所發。刺入四分，灸三壯。《繆刺》註云：『正當手陽明脉之分。』

聽宮，在耳中珠子大如④赤小豆，手足少陽、手太陽之會。刺入三分，灸三壯。《氣穴》註云：『刺入一分。』

角孫，在耳廓中間，開口有孔，手足少陽、手陽明之會。刺入三分，灸三壯。《氣府論》註云：『在耳上廓表之間，髮際之下，手太陽、手足少陽三脉之會。』

瘈脉，一名資脉，在耳本後，雞足青絡脉。刺出血如豆⑤，刺入一分，灸三壯⑥。

顱息，在耳後間青絡脉，足少陽脉氣所發。刺入一分，出血多則殺人，灸三壯。

翳風，在耳後陷者中，按之引耳中，手足少陽之會。刺入四分，灸三壯。

---

① 擿：原作『樀』，乃『擿』訛字，據明鈔本改。註文『擿』字同。按，『擿抵』即耳耵聹。
② 和：原作『禾』，據明鈔本改。
③ 手：原脫，據明鈔本補。
④ 大如：原作『大明如』，據明鈔本刪『明』字。
⑤ 刺出血如豆：『豆』下原有『汁』字，當系衍文。《太素・卷二十二・五藏刺》楊上善註曰：『瘈脉，一名資脉，在耳本，如雞足青脉絡，刺出血如豆，可以去痺也。』所謂『出血如豆』，指血量多少，非指血色也。
⑥ 刺入一分，灸三壯：明鈔本無此七字，疑為後人所加。

頸凡十七穴第十二

［編者按］：本篇內容皆出自《黄帝明堂經》。

廉泉，一名本池，在頷下結喉上，舌本下，陰維、任脉之會。刺入二分，留三呼，灸三壯。《氣府論》註云：『刺入三分。』

人迎，一名天五會，在頸大脉，動應手，俠結喉，以候五藏氣，足陽明脉氣所發。禁不可灸，刺入四分，過深不幸殺人。《素問·陰陽類論》註云：『人迎在結喉旁一寸五分，動脉應手。』

天窗，一名窗籠，在曲頰下，扶突後，動脉應手，陷者中，手太陽脉氣所發。刺入六分，灸三壯。

天牖，在頸筋間，缺盆上，天容後，天柱前，完骨下①，髮際上，手少陽脉氣所發。刺入一寸②，灸三壯。

天容，在耳下③曲頰後，手少陽脉氣所發④。刺入一寸，灸三壯。

---

① 下：原作『後』，據《太素·卷十·經脉根結》、《外臺·卷三十九》改。

② 一寸：原作『一分』，據明鈔本改，與《素問·氣穴論》王冰註、《醫心方·卷二》合。

③ 下：原脫，據《外臺·卷三十九》、《千金·卷二十九》、《醫心方·卷二》補。

④ 手少陽脉氣所發：張燦玾先生提出，《靈樞·本輸》云：『四次脉足少陽也，名曰天容……足少陽在耳下曲頰之後。』若之，則本穴似應屬足少陽為是。此說可參。

水突，一名水門，在頸大筋前，直人迎下，氣舍上，足陽明脉氣所發。刺入一寸①，灸三壯。

氣舍，在頸直人迎②，俠天突陷者中，足陽明脉氣所發。刺入三分，灸五壯③。

扶突④，在曲頰下一寸⑤，人迎後一寸五分，手陽明脉氣所發。刺入三分，灸三壯。《鍼經》云：「在氣舍後一寸五分。」

天鼎，在頸⑥缺盆上，直扶突，氣舍後一寸五分，手陽明脉氣所發。刺入四分，灸三壯。《氣府論》註云：「在氣舍後半寸。」

肩凡二十八穴第十三

［編者按］：標題「二十八穴」原作「三十六穴」，據正文實載穴數改。又按，本篇內容出自《黃帝明堂經》。

肩井，在肩上陷解⑦中，缺盆上大骨前，手少陽⑧、陽維之會。刺入五分，灸五壯⑨。《氣府論》註云：「灸三壯。」

---

① 一寸：《醫心方・卷二》作「四分」；《聖濟總錄・卷一百九十一》作「三分」。
② 直人迎：原作「直人迎下」，據明鈔本刪「下」字，與《外臺・卷三十九》、《千金・卷二十九》、《醫心方・卷二》合。
③ 五壯：《外臺・卷三十九》、《醫心方・卷二》皆作「三壯」。
④ 扶突：《外臺・卷三十九》、《醫心方・卷二》此下皆有「一名水穴」四字。
⑤ 曲頰下一寸：原脫，據《外臺・卷三十九》、《醫心方・卷二》、《素問・氣府論》王冰註補。
⑥ 頸：原脫，據《外臺・卷三十九》、《醫心方・卷二》、《素問・氣府論》王冰註補。
⑦ 解：原作「者」，據《外臺・卷三十九》、《千金・卷二十九》、《醫心方・卷二》、《素問・氣府論》王冰註改。
⑧ 手少陽：《外臺・卷三十九》、《素問・氣穴論、氣府論》王冰註皆作「手足少陽」，疑本書脫「足」字。
⑨ 五壯：原作「三壯」，據《素問・氣穴論》新校正引《甲乙經》改。

肩貞，在肩曲胛下，兩骨解間，肩髃後陷者中，手太陽脉氣所發。刺入八分，灸三壯。

巨骨，在肩端上行兩叉骨間陷者中，手陽明、蹻脉之會。刺入一寸五分，灸五壯。《氣府論》註云：「灸三壯。」

天窌，在肩缺盆中上①，毖骨之際②陷者中，手足③少陽、陽維之會。刺入八分，灸三壯。

肩髃，在肩端兩骨間，手陽明、蹻脉之會。刺入六分，留六呼，灸三壯。

肩窌，在肩端臑上，斜舉臂取之。刺入七分，灸三壯。《氣府論》註云：「手少陽脉氣所發。」

臑腧，在肩窌④後大骨下，胛上廉陷者中，手足太陽⑤、陽維、蹻脉之會，舉臂取之。刺入八分，灸三壯。

秉風，在俠天窌外⑥，肩上小髃骨後，舉臂有空，手陽明、太陽、手足少陽之會，舉臂取之。刺入五分，灸五壯。《氣府論》註云：「灸三壯。」

天宗，在秉風後，大骨下陷者中，手太陽脉氣所發。刺入五分，留六呼，灸三壯。

肩外俞，在肩胛上廉，去脊三寸陷者中。刺入六分⑦，灸三壯。

---

① 上：原脫，據《外臺・卷三十九》、《千金・卷二十九》、《醫心方・卷二》、《素問・氣府論》王冰註補。

② 際：原作「間」，據《外臺・卷三十九》、《千金・卷二十九》、《醫心方・卷二》改。按，《素問・氣府論》王冰註作「陬」，與「際」字義近。

③ 足：原脫，據《外臺・卷三十九》補。按《素問・氣府論》王冰註作「手足少陽、陽維三脉之會」，無「足」字則不成「三脉」，亦證本書脫字。

④ 窌：原作「臑」，據《千金・卷二十九》、《外臺・卷三十九》、《醫心方・卷二》改。

⑤ 手足太陽：原脫「足」字，據《外臺・卷三十九》、《素問・氣府論》新校正引《甲乙經》補。

⑥ 在俠天窌外：原書誤作「俠人窌在外」，據《外臺秘要・卷三十九》改。

⑦ 六分：正統本此下有「留七呼」三字；《外臺・卷三十九》有「留六呼」三字。

肩中俞，在肩胛內廉，去脊二寸陷者中。刺入三分，留七呼，灸三壯。

曲垣，在肩中央曲胛陷者中，按之痛應手①。刺入九分②，灸十壯。

缺盆，一名天蓋，在肩上橫骨陷者中。刺入三分，留七呼，灸三壯。刺太深令人逆息。《骨空論》註云：「手陽明脈氣所發。」《氣府論》註云：「足陽明脈氣所發。」

臑會，一名臑窌，在臂前廉，去肩頭三寸，手陽明之絡。刺入五分，灸五壯。《氣府論》註云：「手陽明、手少陽絡脈之會③。」

胸自天突循任脈下行至中庭凡七穴第十四

[編者按]：本篇內容皆出自《黃帝明堂經》。

天突，一名玉户④，在頸結喉下五寸⑤，《氣府論》註云：「四寸⑥」中央宛宛中，陰維、任脈之會，低頭取之⑦。刺

---

① 痛應手：原作「動脈應手」，據《外臺·卷三十九》改。《千金·卷二十九》作「應手痛」，義同。

② 九分：原作「八九分」，據明鈔本删「八」字。《醫心方·卷二》亦作「九分」。

③ 絡脈之會：「絡」，原書作「結」，據明鈔本改。按《素問·氣府論》王冰註作「二絡氣之會」。

④ 王户：原作「玉户」，據明鈔本改。《外臺·卷三十九》、《醫心方·卷二》皆作「五户」。

⑤ 五寸：原作「二寸」，據《素問·氣穴論》新校正引《甲乙經》改。

⑥ 四寸：原作「五寸」，據《素問·氣府論、氣穴論、骨空論》王冰註改。

⑦ 低頭取之：《素問·氣穴論、氣府論、骨空論》皆作「低鍼取之」，疑「頭」為「鍼」誤。又，前言此穴「在結喉下五寸」，唯「仰頭取之」能合其數，故又疑「低」乃「仰」訛，待考。

入一寸，留七呼，灸三壯。《氣府論》註云：「灸五壯。」

璇璣，在天突下一寸[1]陷者中，任脉氣所發，仰頭[2]取之。刺入三分，灸五壯

華蓋，在璇璣下一寸陷者中，任脉氣所發，仰頭取之。刺入三分，灸五壯。

紫宮，在華蓋下一寸六分陷者中，任脉氣所發，仰而[3]取之。刺入三分，灸五壯。

玉堂，一名玉英，在紫宮下一寸六分陷者中，任脉氣所發，仰而[4]取之。刺入三分，灸五壯。

膻中，一名元兒，在玉堂下一寸六分，直兩乳間[5]陷者中，任脉氣所發，仰而取之。刺入三分，灸五壯。

中庭，在膻中下一寸六分陷者中，任脉氣所發，仰而取之。刺入三分，灸五壯。

胸自輸府俠任脉兩傍各二寸下行至步廊凡十二穴第十五

〔編者按〕：本篇內容皆出自《黃帝明堂經》。

輸府，在巨骨下，去璇璣傍各二寸陷者中，足少陰脉氣所發，仰而取之。刺入四分，灸五壯。

---

① 一寸：此下原有「中央」二字，據《素問・氣府論》王冰註、《千金・卷二十九・仰人・第二》、《銅人・卷四》刪。

② 頭：《千金・卷二十九》、《外臺・卷三十九》同。《素問・氣府論》王冰註作「而」。以下「華蓋」條「頭」字同此。

③ 而：原作「頭」，據明鈔本改，與《素問・氣府論》王冰註、《外臺・卷三十九》、《千金・卷二十九》合。

④ 而：原作「頭」，據明鈔本改，與《素問・氣府論》王冰註合。

⑤ 直兩乳間：此四字原脫，據《聖濟總錄・卷一百九十三》、《外臺・卷三十九》、《醫心方・卷二》補。

彧中，在輸府下一寸六分陷者中，足少陰脉氣所發，仰而取之。刺入四分，灸五壯。

神藏，在彧中下一寸六分陷者中，足少陰脉氣所發，仰而取之。刺入四分，灸五壯。

靈墟，在神藏下一寸六分陷者中，足少陰脉氣所發，仰而取之。刺入四分，灸五壯。

神封，在靈墟下一寸六分陷者中，足少陰脉氣所發，仰而取之。刺入四分，灸五壯。

步廊，在神封下一寸六分陷者中，足少陰脉氣所發，仰而取之。刺入四分，灸五壯。

胸自氣户俠輸府兩傍各二寸下行至乳根凡十二穴第十六

［編者按］：本篇内容皆出自《黄帝明堂經》。

氣户，在巨骨下，輸府兩傍各二寸陷者中，足陽明脉氣所發，仰而取之。刺入四分，灸五壯。《氣府論》註云：「去膺窗上四寸八分，灸三壯。」

庫房，在氣户下一寸六分陷者中，足陽明脉氣所發，仰而取之。刺入四分，灸五壯。《氣府論》註云：「灸三壯。」

屋翳，在庫房下一寸六分①。刺入四分，灸五壯。《氣府論》註云：「在氣户下三寸二分，灸三壯。」

膺窗，在屋翳下一寸六分。刺入四分，灸五壯。《氣府論》註云：「在胸兩傍，俠中行各四寸，巨骨下四寸八分陷者中，足陽明脉氣所發，仰而取之。」

① 一寸六分：據本篇文例及《素問·氣府論》王冰註，「屋翳」、「膺窗」二穴「一寸六分」下皆當有「陷者中，足陽明脉氣所發，仰而取之」十四字；「乳中」穴禁灸刺，亦當有前十字。本書無此十四字（或十字）者，當系省文。

乳中，禁不可刺灸。灸刺之不幸生蝕瘡，瘡中有膿血清汁者可治，瘡中有息肉若蝕瘡者死。

乳根，在乳下一寸六分陷者中，足陽明脉氣所發，仰而取之。刺入四分，灸五壯。《氣府論》註云：『灸三壯①。』

胸自雲門俠氣户兩傍各二寸下行至食竇凡十二穴第十七

［編者按］：本篇內容皆出自《黃帝明堂經》。

雲門，在巨骨下，氣户兩傍各二寸陷者中，動脉應手，手太陰②脉氣所發，舉臂取之。刺入七分，灸五壯。刺太深令人逆息。《氣穴③論》註云：『在巨骨下，俠④任脉兩傍各六寸。』《刺熱穴論》註云：『手太陰⑤脉氣所發。』

中府，肺之募也，一名膺中俞，在雲門下一寸，乳上三肋間陷者中，動脉應手，仰而取之，手足太陰⑥之會。刺入三分，留五呼，灸五壯。

周榮⑦，在中府下一寸六分陷者中，足太陰脉氣所發，仰而取之。刺入四分，灸五壯。

---

① 三壯：原作『一壯』，據明鈔本改，與《素問·氣府論》王冰註合。
② 手太陰：原脱『手』字，據明鈔本補。
③ 穴：原作『府』，考下文出自《素問·氣穴論》，今改正。
④ 俠：原脱，據明鈔本補。
⑤ 手太陰：原作『手太陽』，據明鈔本改。
⑥ 手足太陰：原脱『足』字，據《明堂·卷一》及《素問·氣穴論》新校正引《甲乙經》補。
⑦ 周榮：原作『周營』，據明鈔本改。

胸鄉，在周榮下一寸六分陷者中，足太陰脉氣所發，仰而取之。刺入四分，灸五壯。

天谿，在胸鄉下一寸六分陷者中，足太陰脉氣所發，仰而取之。刺入四分，灸五壯。

食竇，在天谿下一寸六分陷者中，足太陰脉氣所發，舉臂①取之。刺入四分，灸五壯。《氣穴論》註云：『手太陰脉氣所發。』

腋脇下凡八穴第十八

[編者按]：本篇內容皆出自《黃帝明堂經》。

淵腋，在腋下三寸宛宛中，舉臂取之。刺入三分，不可灸。灸之不幸生腫蝕、馬刀瘍②，內潰者死，寒熱生馬瘍可治。《氣穴論》註云：『足少陽脉氣所發。』

大包，在淵腋下三寸，脾之大絡，布胸脇中，出九肋間及季脇端，别絡諸陰者。刺入三分，灸三壯。

輒筋，在腋下三寸，復前行一寸著脇，足少陽脉氣所發。刺入六分，灸三壯。

① 舉臂：原作『仰而』，據明鈔本改。

② 馬刀瘍：『瘍』，原作『傷』，據下文『馬瘍可治』改。《外臺秘要·卷三十九》作『馬瘍』。

天池，一名天會，在乳後一寸，《氣府論》註云「二寸」腋下三寸，著脇直腋撅肋間，手厥陰①、足少陽脉之會。一作「手心主、足少陽之會②」刺入七分，灸三壯。《氣府論》註云：「刺入三分。」

腹自鳩尾循任脉下行至會陰凡十五穴第十九

［編者按］：本篇內容皆出自《黃帝明堂經》。

鳩尾，一名尾翳，一名髑骬③。在臆前蔽骨下五分，任脉之別，不可灸刺。鳩尾蓋心上，人有無鳩尾者④，當從上岐骨度下行一寸半⑤。《氣府論》註云「一寸為鳩尾處」，若不為鳩尾處，則鍼巨闕者中心。人有鳩尾短者，少饒令强一寸。

巨闕，心募也，在鳩尾下一寸，任脉氣所發。刺入六分，留七呼，灸五壯。《氣府論》註云：「刺入一寸六分。」

---

① 手厥陰：明鈔本作「手心主」，與《聖濟總錄・卷一百九十一・手厥陰心主經》、《外臺・卷三十九》合。疑本書原作「手心主」，顧從德改為「手厥陰」，待考。

② 一作手心主、足少陽之會：原脫「主」字，據文義補。按，此注不言出處，疑非宋林億等校語，乃顧從德據《甲乙經》別本所加，待考。

③ 髑骬：「骬」原作「骭」，形誤，據《甲乙經・卷二・第七》改。

④ 人有無鳩尾者：原書脫「有」字，「鳩尾」作「蔽骨」，據明鈔本及《醫心方・卷二・第一》補改。按，此處「鳩尾」指蔽骨端「垂下如鳩鳥尾形」之小骨，非鳩尾穴。

⑤ 鳩尾蓋心上……下行一寸半：此二十一字（包括據明鈔本所補「有」字）原誤作小字註文，今據明鈔本改為大字。按，「一寸半」，《素問・氣府論》王冰註作「同身寸之一寸」，新校正曰：「按《甲乙經》云『一寸半』。」上述二十一字若非《甲乙經》原文，則新校正必無此注。又，《聖濟總錄・卷一百九十二・任脉》、《醫心方・卷二》「鳩尾」條下皆有相類文字，可證本書原作小字乃後世所為。

上脘，在巨闕下一寸①，當一寸五分去蔽骨三寸，任脉、足陽明、手太陽之會。刺入八分，灸五壯。

中脘，一名太倉，胃募也，在上脘下一寸，居心蔽骨與臍之中，手太陽、少陽、足陽明所生，任脉之會。刺入一寸二分②，灸七壯。

《九卷》云③『髑骬至臍八寸④』，太倉居其中，為臍上四寸。呂廣所撰⑤《募腧經》云『太倉在臍上三寸』者⑥，非也。

建里，在中脘下一寸，任脉氣所發⑦。刺入五分，留十呼，灸五壯。《氣府論》註云：『刺入六分，留七呼。』

下脘，在建里下一寸，足太陰、任脉之會。刺入一寸，灸五壯。

水分⑧，在下脘下一寸，臍上一寸，任脉氣所發。刺入一寸，灸五壯。

---

① 一寸：原作『一寸五分』，據明鈔本改，並於此下補入『當一寸五分』五小字註文。按，《素問・氣府論》王冰註、《千金・卷二十九》、《外臺・卷三十九》、《醫心方・卷二・第一・腹部諸穴》皆作『一寸』，然而下文稱『去蔽骨三寸』，上文稱鳩尾穴在蔽骨下五分，巨闕在鳩尾下一寸，則當從原註作『一寸五分』為正。本書作『一寸五分』，並删原註者，疑是原書校訂者所為。

② 一寸二分：原脱『一寸』二字，據《素問・氣穴論》、《氣府論》王冰註及《醫心方・卷二》補。

③ 《九卷》云：此下三十七字為皇甫謐釋文，原誤作小字，據明鈔本及本書體例改為大字，以宋體別之。

④ 髑骬至臍八寸：《靈樞・骨度》作『髑骬以下至天樞長八寸』。本書『骬』原誤作『骭』，據《靈樞》改。

⑤ 呂廣所撰：原脱『所』字，據明鈔本補。按，呂廣，三國時期吳人。少以醫術知名，善診脉論疾。赤烏二年任太醫令。著述甚多，現知者有《金藤玉匱針經》三卷、《難經注》五卷、《金韜玉鑒經》三卷、《募腧經》等，均佚。

⑥ 者：原脱，據明鈔本補。

⑦ 任脉氣所發：此五字原脱，據本篇文例及《素問・氣府論》王冰註補。

⑧ 水分：此條原置於『臍中』條之後，據明鈔本移回，與《甲乙經》腧穴排序規律合。

臍中，任脉氣所發①。禁不可刺，刺之令人惡瘍，遺矢者②死不治。灸三壯③。

陰交，一名少關，一名横户，在臍下一寸，任脉、氣衝之會。刺入八分，灸五壯。

氣海，一名脖胦，一名下肓，在臍下一寸五分，任脉氣所發。刺入一寸三分，灸五壯。

石門，三焦募也，一名利機，一名精露，一名丹田，一名命門，在臍下二寸，任脉氣所發。刺入五分，留十呼，灸三壯。女子禁不可刺灸④中央，不幸使人絶子。《氣府論》註云：『刺入六分，留七呼，灸五壯。』

關元，小腸募也，一名次門，在臍下三寸，足三陰、任脉之會。刺入二寸，留七呼，灸七壯。《氣府論》註云：『刺入一寸二分。』

中極，膀胱募也，一名氣原，一名玉泉，在臍下四寸，足三陰、任脉之會。刺入二寸，留七呼，灸三壯。《氣府論》註云：『刺入一寸二分。』

曲骨，在横骨上，中極下一寸毛際陷者中，動脉應手，任脉、足厥陰之會。刺入一寸五分，留七呼，灸三壯。《氣府論》註云：『自鳩尾至曲骨十四穴，並任脉氣所發。』

會陰，一名屏翳，在大便前，小便後，兩陰之間，任脉別絡，俠督脉、衝脉之會。刺入二寸，留三

---

① 任脉氣所發：此五字原脱，據本篇文例及《素問・氣府論》王冰註補。

② 令人惡瘍，遺矢者：『矢』，原作『夭』，明鈔本作『失』，皆為『矢』形誤，今改正。按，此七字諸書多異，《素問・氣穴論》王冰註、《醫心方・卷二》作『使人臍中惡瘍潰，矢出者』；《聖濟總錄・卷一百九十二》作『使人臍中惡血出』。

③ 灸三壯：原脱，據明鈔本、《外臺・卷三十九》、《醫心方・卷二》補。

④ 女子禁不可刺灸：《外臺・卷三十九》無『刺』字，本書卷十二・婦人雜病曰：『腹滿疝積，乳餘疾，絶子，陰癢，刺石門。』疑『刺』字衍。

呼，灸三壯。《氣府論》註云：「留七呼。」

腹自幽門俠巨闕兩傍各半寸循衝脉下行至横骨凡二十二穴第二十

［編者按］：原標題「三十二穴」誤作「二十一穴」，據明鈔本改。又按，本篇内容皆出自《黄帝明堂經》。

幽門，一名上門，在巨闕兩傍各五分陷者中，衝脉、足少陰之會。刺入五分，灸五壯。《氣府論》註云：「刺入一寸。」

通谷，在幽門下一寸陷者中，衝脉、足少陰之會。刺入五分，灸五壯。《氣府論》註云：「刺入一寸。」

陰都，一名食宫，在通谷下一寸，衝脉、足少陰之會。刺入一寸，灸五壯。

石關，在陰都下一寸，衝脉、足少陰之會。刺入一寸，灸五壯。

商曲，在石關下一寸，衝脉、足少陰之會。刺入一寸，灸五壯。

肓俞，在商曲下一寸，直臍傍五分，衝脉、足少陰之會。刺入一寸，灸五壯。

中注，在肓俞下五分，衝脉、足少陰之會。刺入一寸，灸五壯。《素問・水穴論》註云：「在臍下五分兩旁，相去任脉各五分。」

四滿，一名髓府，在中注下一寸，衝脉、足少陰之會。刺入一寸，灸五壯。

氣穴，一名胞門，一名子户，在四滿下一寸，衝脉、足少陰之會。刺入一寸，灸五壯。

大赫，一名陰維，一名陰關，在氣穴下一寸，衝脉、足少陰之會。刺入一寸，灸五壯。

横骨，一名下極，在大赫下一寸，衝脉、足少陰之會。刺入一寸，灸五壯。

腹自不容俠幽門兩傍各一寸五分至氣衝凡二十四穴第二十一

［編者按］：標題「二十四穴」原作「二十三穴」，據明鈔本改正。又按，本篇内容皆出自《黄帝明堂經》。

不容，在幽門傍各一寸五分，去任脉二寸①，直四肋端②，相去四寸，足陽明脉氣所發。刺入五分，灸五壯。《氣府論》註云：「刺入八分。」又云：「下至太乙各上下相去一寸。」

承滿，在不容下一寸，足陽明脉氣所發。刺入八分，灸五壯。

梁門，在承滿下一寸，足陽明脉氣所發。刺入八分，灸五壯。

關門，在梁門下一寸③，太乙上④，足陽明脉氣所發。刺入八分，灸五壯。

太乙⑤，在關門下一寸，足陽明脉氣所發。刺入八分，灸五壯。

滑肉門，在太乙下一寸，足陽明脉氣所發。刺入八分，灸五壯。

---

① 二寸：原作「三寸」，據明鈔本改，與《素問·氣府論》新校正引《甲乙經》合。

② 直四肋端：原作「至兩肋端」。據《千金·卷二十九》、《外臺·卷三十九》改，與《素問·氣府論》王冰註合。又，明鈔本作「至四肋端」。按，「四肋」指第四肋。

③ 一寸：原脱，據《千金·卷二十九》、《素問·氣府論》王冰註補。《外臺·卷三十九》作「五分，一云一寸」，亦證本書脱「一寸」二字。

④ 太乙上：此下原衍「足陽明脉中間穴外延」九字，據《外臺·卷三十九·關門》、《素問·氣府論》王冰註、《醫心方·卷二·第一·關明》删。

⑤ 太乙：明鈔本及《素問·氣府論》王冰註、《千金·卷二十九》、《外臺·卷三十九》、《醫心方·卷二·第一》皆作「太一」，義同。

天樞，大腸募也，一名長谿，一名谷門，去肓俞一寸五分，俠臍兩傍各二寸陷者中，足陽明脉氣所發。刺入五分，留七呼，灸五壯。《氣府論》註云：「在滑肉門下一寸，正當臍。」

外陵，在天樞下①，大巨上，足陽明脉氣所發。刺入八分，灸五壯。《氣府論》註云：「在天樞下一寸。」《水穴論》註云：「在臍下一寸兩傍，去衝脉各一寸五分。」

大巨②，一名腋門③，在長谿下二寸，足陽明脉氣所發。刺入八分，灸五壯。《氣府論》註云：「在外陵下一寸。」

水道，在天樞④下三寸，足陽明脉氣所發。刺入二寸五分，灸五壯。

歸來，一名谿穴，在水道下二寸。刺入八分，灸五壯。《水穴論》註云：「足陽明脉氣所發。」

氣衝，在歸來下，鼠鼷上一寸，動脉應手，足陽明脉氣所發。刺入三分，留七呼，灸三壯。灸之不幸使人不得息。《刺熱論》⑤註云：「在腹臍下橫骨兩端鼠鼷上一寸。」《刺禁論》註云：「在腹下俠臍兩傍相去四寸，鼠鼷上一寸，動脉應手。」《骨空》註云：「在毛際兩傍，鼠鼷上一寸。」

---

① 在天樞下：疑此下脫「二寸」二字。諸古籍於此記載多異，《素問·氣府論》王冰註、《聖濟總錄·卷一百九十一·足陽明胃經》、《醫學綱目·卷八·穴法下》皆作「二寸」；《外臺·第三十九》作「五分」；《千金·卷二十九》作「半寸」。

② 大巨：張燦玾先生曰：「巨與渠通。《史記·范睢蔡澤列傳》：『曷鼻巨肩。』裴駰集解：『巨，作渠。』又《列子·周穆王》：『至於巨蒐氏之國。』即《禹貢》之『渠搜』。是『大巨』即『大渠』。此下穴名水道，是此部為水液流通之渠道，故穴名大巨。」此說可從。

③ 腋門：「腋」與「液」通。此與手少陽之「液門」重名，並非同穴。

④ 天樞：原作「大巨」。張燦玾先生據《甲乙經·卷二·第七》「天樞以下至橫骨六寸半」之說，考定「大巨」乃「天樞」之訛，甚當，今從之。

⑤ 《刺熱論》：原作《氣府論》，詳下文內容出自《刺熱論》，今改正。

腹自期門上直兩乳俠不容兩傍各一寸五分下行至衝門凡十四穴第二十二

［編者按］：本篇內容皆出自《黃帝明堂經》。

期門，肝募也，在第二肋端，不容傍各一寸五分，上直兩乳，足太陰、厥陰、陰維之會，舉臂取之。刺入四分，灸五壯。

日月，膽募也，在期門下五分①，足太陰、少陽之會。刺入七分，灸五壯。《氣府論》註云：「在第三肋端，橫直心蔽骨傍各二寸五分，上直兩乳。」

腹哀，在日月下一寸五分，足太陰、陰維之會。刺入七分，灸五壯。

大橫，在腹哀下三寸，直臍傍，足太陰、陰維之會。刺入七分，灸五壯。

腹屈，一名腹結，在大②橫下一寸三分，刺入七分，灸五壯。

府舍，在腹結下三寸，足太陰、陰維、厥陰之會。此脈上下入腹絡胸，結心肺，從脇上至肩。此③太陰郄，三陰、陽明支別。刺入七分，灸五壯。

衝門，一名慈宮，上去大橫五寸，在府舍下橫骨兩端約文中動脈，足太陰、厥陰之會。刺入七分，灸五壯。

---

① 五分：原作「一寸五分」，據《素問・氣府論》新校正及《千金・卷十六・第五》引《甲乙經》刪「一寸」二字，與《外臺・卷三十九》、《醫心方・卷二》合。

② 大：原作「太」，為通假字，據明鈔本改為本字。

③ 此：原作「比」，形近致誤。據正統鈔本、《銅人・卷四》、《聖濟總錄・卷一百九十一》改。

腹自章門下行至居窌凡十二穴第二十三

［編者按］：本篇內容皆出自《黃帝明堂經》。

章門，脾募也，一名長平，一名脇窌，在大橫外，直臍季脇端，足厥陰、少陽之會。側臥屈上足，伸下足，舉臂取之。刺入八分，留六呼，灸三壯。

帶脉，在季脇下一寸八分。刺入六分，灸五壯。《氣府論》註云：『足少陽、帶脉二經之會。』

五樞，在帶脉下三寸。一曰：在水道傍一寸五分。刺入一寸，灸五壯。《氣府論》註云：『足少陽①、帶脉二經之會。』

京門，腎募也，一名氣府，一名氣俞，在監骨腰中季肋本俠脊②。刺入三分，留七呼，灸三壯。

維道，一名外樞，在章門下五寸三分，足少陽、帶脉之會。刺入八分，灸三壯。

居窌，在長平③下八寸三分，監骨上陷者中，陽蹻、足少陽之會。刺入八分，灸三壯。《素問・氣府論》註云：『監骨』作『骼④骨』。

---

① 足少陽：原作『足少府』，據明鈔本改，與《素問・氣府論》合。

② 在監骨腰中季肋本俠脊：原作『在監骨下腰中挾脊，季肋下一寸八分』，文多衍誤，且與帶脉文重。張燦玾先生據《外臺・卷三十九》、《千金・卷二十九》，並參照明鈔本改正，今從之。

③ 長平：原作『章門』，據明鈔本改，與《外臺・卷三十九》合。

④ 骼：與『髂』通。

手太陰及臂凡一十八穴第二十四

［編者按］：從篇首至『所入為合』，出自《靈樞·九鍼十二原》；從『凡穴手太陰之脉』至『此順行逆數之屈折也』，出自《靈樞·卷十·邪客第七十一》；從『肺出少商』至篇末，出自《黄帝明堂經》。

黄帝問曰：願聞五藏六府所出之處。

岐伯對曰：五藏五俞，五五二十五俞；六府六俞，六六三十六俞。經脉十二，絡脉十五，凡二十七氣上下行。所出為井，所溜為滎，所注為俞，所過為原，所行為經，所入為合。

別而言之①，則所注為②俞。總而言之，則手太陰井也，滎也，原也，經也，合也，皆謂③之俞，非此六者，謂之間。

凡穴④：手太陰之脉出於大指之端，内屈⑤，循白肉際，至本節後太淵，溜以澹；外屈本節以

---

① 別而言之：原書此下三十八字與經文接排。按，此文不見於《素問》、《靈樞》，又非林億等校註，乃皇甫謐解說《靈樞》經義之文，今另起一段，並改宋體以別之。又，疑此上脱『解曰』二字。

② 為：與『謂』通。

③ 謂：原作『為』，據明鈔本改。

④ 凡穴：《靈樞》無此二字，疑此乃皇甫謐所加，以承啟上下文。

⑤ 内屈：原作『内側』，據《靈樞》、《太素·卷九·脉行同異》改。

下①，一作「本於上節」內屈，與諸陰絡會於魚際，數脉并注②，疑此處有缺文其氣滑利，伏行壅骨之下；外屈③，一本下有「出」字於寸口而行，上至於肘內廉，入於大筋之下；內屈，上行臑陰，入腋下；內屈，走肺。此順行逆數之屈折也。

肺出少商，少商者木也，在手大指端內側，去爪甲角④如韭葉，手太陰脉之所出也，為井。刺入一分，留一呼，灸一壯。《氣穴論》註云⑤作「三壯」。

魚際者，火也，在手大⑥指本節後內側散脉中，手太陰脉之所溜也，為滎。刺入二分，留三呼，灸三壯。

太淵者，土⑦也，在手⑧掌後陷者中，手太陰脉之所注也，為俞。刺入二分，留二呼，灸三壯。

經渠者，金也，在寸口陷者中，手太陰脉⑨之所行也，為經。刺入三分，留三呼，不可灸，灸之傷人神明。

---

① 本節以下：《靈樞》作「上於本節下」，疑本書誤。

② 數脉并注：《靈樞》同。按，明鈔本作「數脉并於」，下注「闕文」二字。疑明代人所據底本亦作「數脉并於」，校訂者據《靈樞》改「於」為「注」，然未刪原註，故啟人疑竇。

③ 外屈：《靈樞》此下有「出」字，義勝，當據《靈樞》及原注補入。

④ 爪甲角：原脱「角」字，據《明堂·卷一》補。

⑤ 《氣穴論》註云：「穴」原作「府」，據《素問》改。又，「云」字為衍文。

⑥ 大：原作「太」，為通假字，據明鈔本改作本字。

⑦ 土：原誤作「水」，據明鈔本改，與《明堂·卷一》合。

⑧ 手：原脱，據《明堂·卷一》補，與《醫心方·卷二》、《素問·痺論》王冰註合。

⑨ 脉：原脱，據明鈔本補。

列缺，手太陰之絡，去腕上一寸五分，別走陽明者。刺入三分，留三呼，灸五壯。

孔最，手太陰之郄，去腕七寸，專（此處缺文）金二七①，水之父母。刺入三分②，灸五壯。

尺澤③者，水也，在肘中約文上④動脉，手太陰脉⑤之所入也，為合。刺入三分，留三呼⑥，灸三壯⑦。《素問・氣穴論》註云：留三呼。

俠白，在天府下，去肘五寸動脉，手太陰之別。刺入四分，留三呼，灸五壯。

天府，在腋下三寸，臂臑內廉動脉⑧，手太陰脉氣所發。禁不可灸，灸之令人逆氣，刺入四分，留三呼。

---

① 專（此處缺文）金二七：當據《明堂・卷一》改作「專金金九」。楊上善註曰：「西方金位，數當於九，故曰『專金金九』……有本為『二七』也。」又按，本書「專金二七」之「二」，或為代替符號「〻」之訛；「七」則為「九」形誤，待考。

② 刺入三分：原作「刺入三呼，留三分」，據明鈔本改，與《明堂》合。

③ 尺澤：原作「天澤」，據明鈔本改，與《明堂・卷一》合。

④ 約文上：原脫「文」字，據《外臺・卷三十九》補。

⑤ 脉：原脫，據《外臺・卷三十九》補，與本篇文例合。

⑥ 留三呼：原脫，據《明堂・卷一》補。

⑦ 三壯：原作「五壯」，據《明堂・卷一》改，與《素問・氣府論》王冰註、《外臺・卷三十九》合。

⑧ 動脉：此下原衍「中」字，據明鈔本刪，與《明堂・卷一》合。

手厥陰心主及臂凡一十六穴第二十五

〔編者按〕：從篇首至『內絡心胞』，出自《靈樞・卷十・邪客第七十一》；從『心主出中衝』至末，出自《黃帝明堂經》。

手心主之脉，出於中指之端，內屈，循①中指內廉以上，留②於掌中，伏一本下有『行』字行兩骨之間；外屈，出③兩筋之間骨肉之際，其氣滑利，上二寸，外屈，一本下有『出』字行兩筋之間，上至肘內廉，入於小筋之下，一本下有『留』字兩骨之會上，入於胸中，內絡心胞。

心主出中衝，中衝者，木也，在手中指之端，去爪甲如韭葉陷者中，手心主脉之所出也，為井。刺入一分，留三呼，灸一壯。

勞宮者，火也，一名五里，在掌中央動脉中，手心主脉之所溜也，為滎。刺入三分，留六呼，灸三壯。

大陵者，土也，在掌後兩筋間陷者中，手心主脉之所注也，為俞。刺入六分，留七呼，灸三壯。

內關，手心主絡，在掌後去腕二寸，別走少陽。刺入二分，灸五壯。

間使者，金也，在掌後三寸，兩筋間陷者中，手心主脉之所行也，為經。刺入六分，留七呼，灸

---

① 循：原脫，據《靈樞》、《太素・卷九・脉行同異》補。
② 留：通『流』。
③ 出：原脫，據《靈樞》補。

三壯。

郄門，手心主郄，去腕五寸。刺入三分，灸三壯。

曲澤者，水也，在肘内廉下陷者中，屈肘得之，手心主脉之所入也，為合。刺入三分[1]，留七呼，灸三壯。

天泉，一名天温，在曲腋下去臂二寸，舉腋[2]取之。刺入六分，灸三壯。

手少陰及臂凡一十六穴第二十六

［編者按］：從篇首至『是謂因天之敘』，出自《靈樞·卷十·邪客第七十一》；從『心出少商』至末，出自《黄帝明堂經》。

黄帝問曰：手少陰之脉獨無俞，何也？

岐伯對曰：少陰者，心脉也。心者，五藏六府之大主也，為帝王，精神之舍也。其藏堅固，邪弗能客[3]也，客之則心傷，心傷則神去，神去則死矣。故諸邪之在於心者，皆在心之包絡，包絡者心主之脉也，故獨無俞焉。

問曰：少陰脉獨無俞者，心不病乎？

---

① 刺入三分：原脱，據明鈔本補。

② 腋：原作『臂』，據明鈔本改，與《外臺·卷三十九》、《千金·卷二十九》合。

③ 客：原作『容』，據明鈔本改，與《太素·卷九·脉行同異》、《脉經·卷六·第三》合。下『客』字同此。

對曰：其外經脉病而藏不病，故獨取其經於掌後兑骨之端。其餘脉出入曲折，其行之徐疾①，皆如手太此『太』字誤也。按《銅人經》是『厥』字陰心主②之脉行也。故本俞者，皆因其氣之虛實疾徐以取之。是謂因衝而泄，因衰而補。如是者，邪氣得去，真氣堅固，是謂因天之敘。

心出少衝，少衝者，木也，一名經始，在手小指內廉之端，去爪甲如韭葉，手少陰脉之所出也，為井。刺入一分，留一呼，灸一壯。

少陰八穴③，其七有治，有一無治者④，邪弗能客⑤也，故曰無俞焉。

少府者，火也，在小指本節後陷者中，直勞宮，手少陰脉之所溜也，為滎。刺入三分，灸七壯⑥。

神門者，土也，一名兑衝，一名中都，在掌後兑骨之端陷者中，手少陰脉之所注也，為俞。刺入三分，留七呼，灸三壯。《素問·陰陽類論⑦》註云：『神門在掌後五分，當小指間。』

---

① 其行之徐疾：此五字原脱，據明鈔本補，與《靈樞》、《太素·卷九·脉行同異》合。

② 手太陰心主：原作『手少陰心主』，據明鈔本改，與《太素·卷九·脉行同異》同。按，『太』字下註文原在『陰』字下，且作『少陰「少」字，宜作「太」字。《同人經》作「厥」字。』疑原書經文『少』字及註文相異者乃醫學六經本校訂者據《靈樞》所改，今據明鈔本改正並移回。又按，此五字作『手少陰心主』或『手太陰心主』皆誤，當從宋林億等原註引《銅人》改作『手厥陰』（或『手厥陰心主』）為正。

③ 少陰八穴：疑此下二十三字非《明堂》舊文，故不見於《外臺》、《千金》、《醫心方》諸書。辨其文義，當為皇甫謐釋文，今另起一行，改為宋體以別之。又按，此言『少陰八穴』，指少衝、少府、神門、陰郄、通里、靈道、少海、極泉八穴。

④ 其七有治，有一無治者：原脱下『有』字，據明鈔本補。按，註文『有一無治者』，指此後八穴之中『有一穴不載治法』。然本書『少衝』以下八穴皆有刺入分寸及所灸壯數，與此說不合。疑本書『極泉』條文末『刺入三分，灸五壯』為後人所加。證據不足，存疑待考。

⑤ 客：原作『容』，據明鈔本改。

⑥ 灸七壯：原脱，據《聖濟總錄·卷一百九十一·手少陰心經·少府》、《醫學綱目·卷八·穴法下》補。按，《外臺·卷三十九》作『灸三壯』，《醫心方·卷二·第一》作『灸五壯』。

⑦ 陰陽類論：原脱『類』字，據《素問》補。

陰郄①，手少陰郄，在掌後脉中，去腕五分。刺入三分，灸三壯。《素問·藏法論》②註云：「當小指之後。」

通里，手少陰絡③，在腕後一寸，別走太陽。刺入三分，灸三壯。

靈道者，金也，在掌後一寸五分，或曰一寸，手少陰脉之所行也，為經。刺入三分④，灸三壯。

少海者，水也，一名曲節，在肘内廉節後陷者中，動脉應手，手少陰脉之所入也，為合。刺入五分，灸三壯。

極泉，在腋下筋間動脉，入胸中，手少陰脉氣所發。刺入三分，灸五壯。

手陽明及臂凡二十八穴第二十七

［編者按］：本篇内容皆出自《黄帝明堂經》。

大腸合手陽明，出於商陽。商陽者，金也，一名而明⑤，一名絶陽，在手大指次指⑥内側，去爪甲角⑦如韭葉，手陽明脉之所出也，為井。刺入一分，留一呼，灸三壯。

---

① 陰郄：原脱，據原書目録補。
② 《素問·藏法論》：原誤作《陰陽論》（指「陰陽類論」），據明鈔本改。按，「藏法論」全稱「藏氣法時論」。
③ 絡：原誤作「經」，據《外臺·卷三十九》、《千金·卷二十九》改。明鈔本作「絡」，乃「絡」形誤。
④ 三分：原作「三寸」，據明鈔本改，與《醫心方·卷二》、《銅人·卷五》合。
⑤ 一名而明：原脱，據《太素·卷十一·本輸》引《明堂》補，與《外臺·卷三十九》合。
⑥ 手大指次指：此句猶謂「手大指之次指」，即食指。下同。
⑦ 爪甲角：原脱「角」字，據明鈔本補，與《外臺·卷三十九》合。

二間者，水也，一名間谷，在手大指次指本節前内側陷者中，手陽明脉之所溜也，為滎。刺入三分，留六呼，灸三壯。

三間者，木也，一名少谷，在手大指次指本節後内側陷者中，手陽明脉之所注也，為俞。刺入三分，留三呼，灸三壯。

合谷，一名虎口，在手大指次指歧骨①間，手陽明脉之所過也，為原。刺入三分，留六呼，灸三壯。

陽谿者，火也，一名中魁，在腕中上側兩筋②間陷者中，手陽明脉之所行也，為經。刺入三分，留七呼，灸三壯。

偏歷，手陽明絡，在腕後三寸，別走太陰者。刺入三分，留七呼，灸三壯。

温溜，一名逆注，一名蛇頭，手陽明郄，在腕後，少士五寸，大士六寸。刺入三分，灸三壯。大士、少士，謂大人、小兒也③。

下廉，在輔骨下，去上廉一寸，恐疑誤輔齊兑肉，其分外邪④。刺入五分，留五呼，灸三壯。

---

① 歧骨：原書脱此二字。明鈔本作「政骨」，「政」為「歧」訛。《外臺・卷三十九》、《醫心方・卷二》皆作「歧骨」，今據補。
② 筋：原作「傍」，據《太素・卷十一・本輸》引《明堂》改，與《外臺・卷三十九》、《千金・卷二十九》合。
③ 大士、少士，謂大人小兒也：明鈔本無此十字。
④ 恐輔齊兑肉，其分外邪：「邪」與「斜」通。疑「恐」為「在」訛，「齊」為「骨」訛。《聖濟總録・卷一百九十一》作「輔兑肉，其分外斜」。

上廉，在三里下一寸，其分抵陽明①之會外邪。刺入五分，灸五壯②。

三里③，在曲池下二寸，按之肉起，兑肉之端。刺入三分，灸三壯。

曲池者，土也，在肘外輔骨，屈肘曲骨之中④，手陽明脉之所入也，為合，以手按胸取之。刺入五分⑤，留七呼，灸三壯。

肘窌，在肘大骨外廉陷者中。刺入四分，灸三壯。

五里，在肘上三寸，行向裏⑥大脉中央。禁不可刺，灸十壯⑦。

臂臑，在肘上七寸⑧，䐃⑨肉端，手陽明絡之會。刺入三分，灸三壯。

---

① 其分抵陽明：原脫「明」字，據明鈔本補，與《外臺》合。又，《聖濟總錄・卷一百九十一》作「其分獨抵陽明」，疑本書脫「獨」字。

② 五壯：《聖濟總錄・卷一百九十一》同。《外臺・卷三十九》、《醫心方・卷二》作「三壯」。

③ 三里：原作「手三里」，據本書卷首目錄刪「手」字，與本卷文例及《外臺・卷三十九》合。

④ 屈肘曲骨之中：原脫「屈」、「曲」二字，據《聖濟總錄・卷一百九十一》、《銅人・卷五》補。

⑤ 五分：原作「五寸」，據明鈔本、《醫心方・卷二》改。

⑥ 裏：原誤作「裹」，形誤。據明鈔本改。

⑦ 十壯：原作「三壯」，據《太素・卷十一・本輸》引《明堂》改。

⑧ 七寸：原作「七分」，據明鈔本改。與《外臺》、《醫心方・卷二・第一》合。

⑨ 䐃：原作「膕」，據《外臺・卷三十九》、《千金・卷二十九》、《醫心方・卷二》改。

手少陽及臂凡二十四穴第二十八

［編者按］：本篇內容皆出自《黃帝明堂經》。

三焦上合手少陽，出於關衝。關衝者，金也。在手小指次指①之端，去爪甲角如韭葉，手少陽脉之所出也，為井。刺入一分，留三呼，灸三壯。

液門②者，水也，在手小指次指間陷者中，手少陽脉之所溜也，為滎。刺入三分③，灸三壯。

中渚者，木也，在手小指次指本節後陷者中，手少陽脉之所注也，為俞。刺入二分，留三呼，灸三壯。

陽池，一名別陽，在手表④腕上陷者中，手少陽脉之所過也，為原。刺入二分，留三呼⑤，灸五壯⑥。《銅人經⑦》云：「不可灸。」

---

① 手小指次指：指無名指。下同。

② 液門：原作「腋門」。按，本書卷七·第一、卷十二·第五、第六等作「掖門」；明鈔本卷九·第五作「液門」。「腋」、「掖」與「液」通，《明堂》曰：「液門者，水也。」足見本穴命名以「水液之門」取義，今皆改為本字，不再列舉。

③ 三分：《素問·氣穴論》王冰註、《醫心方·卷二》、《銅人·卷五》皆作「二分」，疑本書誤。

④ 手表：原作「手表上」，「上」字衍，據《太素·卷十一·本輸》引《明堂》刪。

⑤ 三呼：《素問·氣穴論、骨空論》王冰註、《醫心方·卷二》作「六呼」。

⑥ 五壯：《外臺·卷三十九》、《醫心方·卷二》作「三壯」。

⑦ 銅人經：「銅」原作「同」，據明鈔本改為本字。

外關，手少陽絡，在腕後二寸陷者中，別走心主①。刺入三分，留七呼，灸三壯。

支溝者，火也，在腕後三寸，兩骨之間陷者中，手少陽脉之所行也，為經。刺入二分，留七呼，灸三壯。

會宗②，手少陽郄，在腕後三寸空中。刺入三分，灸三壯。

三陽絡，在臂上大交脉，支溝上一寸。不可刺，灸五壯③。

四瀆，在肘前五寸外廉陷者中。刺入六分，留七呼，灸三壯。

天井者，土也，在肘外大骨之後，肘後一寸④，兩筋間陷者中，屈肘得之，手少陽脉之所入也，為合。刺入一寸⑤，留七呼，灸三壯。

清泠淵，在肘上三寸⑥，一本作「二寸」伸肘舉臂取之。刺入三分，灸三壯。

消濼，在肩下臂外開腋斜肘分下胻⑦。一本無「胻」字刺入六分，灸三壯。《氣府論》註云：「手少陽脉之會。」

---

① 心主：原作「心者」。本書卷二・第一（下）曰：「外關……注胸中，合心主。」《千金・卷二十九》亦作「心主」，足證「者」為「主」訛，今改正。按，「心主」指「手厥陰心主」。

② 會宗：此下原有「二穴」兩字，據本書文例刪。又，此條原在卷末，據本書原目錄移回，與《外臺・卷三十九》合。

③ 五壯：《外臺・卷三十九》、《醫心方・卷二》作「九壯」；《銅人・卷五》作「七壯」。

④ 肘後一寸：原脫，據《太素・卷十一・本輸》引《明堂》補，與《外臺》、《醫心方・卷二・第一》合。《銅人・卷五》作「肘上一寸」，義同。

⑤ 一寸：原作「一分」，據《素問・氣穴論》王冰註、《醫心方・卷二》改。《銅人・卷五》、《聖濟總錄・卷一百九十一》作「三分」。

⑥ 三寸：原作「二寸」，據明鈔本改，與《千金・卷二十九》、《外臺・卷三十九》、《醫心方・卷二・第一》合。

⑦ 胻：《外臺・卷三十九》、《聖濟總錄・卷一百九十一》、《醫學綱目・卷八・穴法下》皆作「行」，於義為勝。

手太陽凡一十六穴第二十九

［編者按］：本篇內容皆出自《黃帝明堂經》。

小腸上合手太陽，出於少澤。少澤者，金也，一名小吉，在手小指之端，去爪甲下①一分陷者中，手太陽脉之所出也，為井。刺入一分，留二呼，灸一壯。

前谷者，水也，在手小指外側本節前陷者中，手太陽脉之所溜也，為滎。刺入一分，留三呼，灸三壯。

後谿者，木也，在手小指外側，本節後陷者中，手太陽脉之所注也，為俞。刺入一分②，留二呼，灸一壯。

腕骨，在手外側，腕前起骨下陷者中，手太陽脉之所過也，為原。刺入二分，留三呼，灸三壯。

陽谷者，火也，在手外側腕中兑骨下陷者中，手太陽脉之所行也，為經。刺入二分，留二呼，灸三壯。《氣穴論》註云：『留三呼。』

養老，手太陽郄，在手踝骨上一空，腕後一寸陷者中。刺入三分，灸三壯。

---

① 下：原脱，據《太素・卷十一・本輸》引《明堂》補。

② 一分：原作『二分』，據明鈔本改，與《素問・氣穴論》王冰註、《醫心方・卷二・第一》合。

支正，手太陽絡，在腕後①五寸，別走少陰者。刺入三分，留七呼，灸三壯。

小海者，土也，在肘內大骨外，去肘端五分陷者中，屈肘乃得之，手太陽脉之所入也，為合。刺入二分，留七呼，灸七壯。《氣穴論》註云作『少海』。

足太陰及股凡二十二穴第三十

［編者按］：本篇內容皆出自《黃帝明堂經》。

脾出②隱白。隱白者，木也，在足大指端內側，去爪甲角③如韭葉，足太陰脉之所出也，為井。刺入一分，留三呼，灸三壯。

大都者，火也，在足大指本節後陷者中，足太陰脉之所溜也，為滎。刺入三分，留七呼，灸三壯④。

太白者，土也，在足內側核骨下陷者中，足太陰脉之所注也，為俞。刺入三分，留七呼，灸三壯。

公孫，在足大指本節後一寸，別走陽明，足太陰⑤絡也。刺入四分，留二十呼，灸三

---

① 腕後：原作『肘後』，其下註『一本作腕後』。《醫學綱目・卷八・穴法下》、《千金・卷二十九》、《外臺・卷三十九》、《醫心方・卷二・第一》皆作『腕後』，今改正，並據明鈔本刪此下註文。按，明鈔本作『脉後』，『脉』為『腕』形誤。

② 出：原作『在』，據本卷文例及《外臺・卷三十九》改。

③ 角：原脫，據《素問・氣穴論》王冰註、《外臺・卷三十九》、《醫心方・卷二》、《銅人・卷五》補。

④ 三壯：原作『一壯』，據《素問・氣穴論》王冰註、《外臺・卷三十九》、《醫心方・卷二》、《銅人・卷五》改。

⑤ 足太陰：原脫『足』字，張燦玾先生據本書文例補入，今從之。

壯。《素問・刺瘧論》註作『七呼』①。

商丘者，金也，在足內踝下微前陷者中，足太陰脉之所行也，為經。刺入三分，留七呼，灸三壯。《氣穴論》註云：『刺入四分。』

三陰交，在內踝上三寸，骨下陷者中，足太陰、厥陰、少陰之會。刺入三分，留七呼，灸三壯。

漏谷，在內踝上六寸，骨下陷者中，足太陰絡。刺入三分，留七呼，灸三壯。

地機，一名脾舍，足太陰郄，別走上一寸，空在膝下五寸。刺入三分，灸五壯②。

陰陵泉者，水也，在膝下內側輔骨下陷者中，伸足乃得之，足太陰脉之所入也，為合。刺入五分，留七呼，灸三壯。

血海，在膝髕上內廉白肉際二寸中③，足太陰脉氣所發。刺入五分，灸五壯。

箕門，在魚腹上越兩筋間，動脉應手，太陰市內④，足太陰脉氣所發。刺入三分，留六呼，灸三壯。一云『在股上起筋間』，此當是⑤。《素問・三部九候論》註云：『直五里下，寬鞏足單衣，沉取乃得之，動脉應於手⑥。』

---

① 《素問・刺瘧論》註作七呼：此九字原脫，據明鈔本補。按，明鈔本『作』上衍『云』字，據文義刪。

② 五壯：原作『三壯』，據明鈔本改，與《素問・刺腰痛論》新校正引《甲乙經》合。

③ 中：原作『半』，據《外臺・卷三十九》、《醫心方・卷二》、《銅人・卷五》改。

④ 太陰市內：『市內』，原作『內市』，據明鈔本乙正。按，《外臺・卷三十九》、《醫心方・卷二》此句作『陰市內』；《銅人・卷五》作『陰股內』，疑後者是。

⑤ 一云在股上起筋間，此當是：此十一字註文原脫，據明鈔本補。按，《外臺・卷三十九》有『一云在股上起筋間』八字。

⑥ 動脉應於手：疑『脉』字衍。明鈔本作『而動應手』；《素問・三部九候論》作『而動應於手也』。

足厥陰及股凡二十二穴第三十一

［編者按］：本篇内容皆出自《黃帝明堂經》。

肝出大敦。大敦者，木也，在足大指端，去爪甲如韭葉及三毛中，足厥陰脉之所出也，為井。刺入三分，留十呼，灸三壯。

行間者，火也，在足大指間動脉應手①陷者中，足厥陰脉②之所溜也，為滎。刺入六分，留十呼，灸三壯。

太衝者，土也，在足大指本節後二寸，或曰「一寸五分③」陷者中，足厥陰脉之所注也，為俞。刺入三分，留十呼，灸三壯。《素問·刺腰痛論》註云：「在足大指本節後内間二寸陷者中，動脉應手。」

中封者，金也，在足内踝前一寸，仰足取之，陷者中，伸足乃得之，足厥陰脉之所行④也，為經。刺入四分，留七呼，灸三壯。《氣穴論》註云：「在内踝前一寸五分。」

---

① 應手：原脫，據《太素·卷十一·本輸》楊注引《明堂》補，與《素問·氣穴論》王冰註及《千金》、《外臺》、《聖濟總錄》、《銅人》諸書合。

② 脉：原脫，據明鈔本補，與《素問·氣穴論》王冰註、《銅人·卷五》合。

③ 或曰一寸五分：此句原作大字正文，據《千金·卷二十九·第五》改為小字註文。按，《千金》註文乃林億等所加，可證此亦出宋儒之手。

④ 行：原作「注」，承上「太衝」條而誤。據《外臺·卷三十九》、《聖濟總錄·卷一百九十一》改。

蠡溝，足厥陰之絡，在足内踝上五寸，别走少陽。刺入二分，留三呼，灸三壯。

中郄，一名中都①，足厥陰郄，在内踝上七寸䯒骨②中，與少陰相直。刺入三分，留六呼③，灸五壯。

膝關，在犢鼻下二寸陷者中，足厥陰脉氣所發。刺入四分，灸五壯。

曲泉者，水也，在膝内輔骨下，大筋上，小筋下，陷者中，屈膝而④得之，足厥陰脉之所入也，為合。刺入六分，留十呼，灸三壯。

陰包，在膝上四寸，股内廉兩筋間，足厥陰别走⑤。此處有缺 刺入六分，灸三壯。

五里，在陰廉下，去氣衝三寸，陰股中動脉。刺入六分，灸五壯。《外臺祕要》作「去陰廉二寸，去氣衝三寸⑥」。

陰廉，在羊矢下，去氣衝二寸動脉中。刺入八分，灸三壯。

---

① 中郄，一名中都：原脱「中郄一名」四字，《外臺·卷十九·灸腳氣穴名·中郄》曰：「《黄帝三部鍼灸經》：中郄一名中都，在内踝上七寸，䯒骨中央。」今據補。按，明鈔本《甲乙經》「一名中都」四字在段末。

② 骨：原脱，據《外臺·卷十九·灸腳氣穴名》引《黄帝三部鍼灸經》補，與《聖濟總録·卷一百九十一》合。

③ 留六呼：明鈔本、《外臺·卷三十九》、《醫心方·卷二》、《聖濟總録·卷一百九十一》、《醫學綱目·卷八·穴法下》皆無此三字。

④ 而：原脱，據明鈔本補。

⑤ 足厥陰别走：《外臺·卷三十九》、《聖濟總録·卷一百九十一·足厥陰肝經》、《銅人·卷五》同。正統鈔本作「足厥陰别走太陰」，其下無註文，疑為後人補刪。

⑥ 去陰廉二寸，去氣衝三寸：原作「去氣衝三寸，去外廉二寸」，「外廉」為「陰廉」之誤，前後句誤倒，今據宋本《外臺秘要》改。明鈔本《甲乙經》作「陰廉二寸，去氣街三寸」。

足少陰及股并陰蹻四穴陰維二穴凡二十穴第三十二

［編者按］：原標題脫『四穴』、『二穴』四字，據明鈔本補。又按，本篇內容皆出自《黃帝明堂經》。

腎出湧泉，湧泉者，木也，一名地衝，在足心陷者中，屈足捲指宛宛中，足少陰脉之所出也，為井。刺入三分，留三呼，灸三壯。

然谷者，火也，一名龍淵，在足內踝前起大骨下陷者中，足少陰脉之所溜也，為滎。刺入三分，留三呼，灸三壯。刺之多見血，使人立飢欲食。

太谿者，土也，在足內踝後，跟骨上動脉陷者中，足少陰脉之所注也，為俞。刺入三分，留七呼，灸三壯。

大鍾，在足跟後衝中，別走太陽，足少陰絡。刺入二分，留七呼，灸三壯。《素問·水熱穴論》註云：『在內踝後。』《刺腰痛論》註云：『在足跟後街①中，動脉應手。』

照海，陰蹻脉所生，在足內踝下②。刺入四分，留六呼，灸三壯。

水泉，足少陰郄，去太谿下一寸，在足內踝下。刺入四分，灸五壯。

---

① 街：原作『衝』，據明鈔本改，與《素問》王冰註合。

② 內踝下：此下原衍『一寸』二字，據《外臺·卷三十九》、《千金·卷二十九》、《醫心方·卷二》《銅人·卷五》刪，與《素問·氣穴論、水熱穴論》王冰註及《素問·調經論》新校正合。

復溜者，金也，一名伏白，一名昌陽，在足內踝上二寸陷者中，足少陰脉之所行也，為經。刺入三分，留三呼，灸五壯。《刺腰痛論》註云：「在內踝後①上二寸動脉。」

交信，在足內踝上二寸，少陰前，太陰後②筋骨間，陰蹻之郄。刺入四分，留五呼③，灸三壯。

築賓，陰維之郄，在足內踝上腨分中。刺入三分，灸五壯。《刺腰痛論》註云「內踝之後④」。

陰谷者，水也，在膝⑤內輔骨後，大筋之下，小筋之上，按之應手，屈膝而⑥得之，足少陰脉之所入也，為合。刺入四分，灸三壯。

足陽明及股凡三十穴第三十三

［編者按］：本篇內容皆出自《黃帝明堂經》。

胃出厲兌。厲兌者，金也，在足大指次指之端，去爪甲角如韭葉，足陽明脉之所出也，為井。刺入

---

① 在內踝後：原脫「後」字，據《素問・刺腰痛論》王冰註補。

② 後：《千金・卷二十九》、《外臺・卷三十九》皆作「後廉」。

③ 五呼：原作「三呼」，據明鈔本改，與《聖濟總錄・卷一百九十一》、《素問・刺腰痛論、氣穴論、氣府論、水熱穴論》王冰註合。

④ 內踝之後：原作「在內踝後」，據明鈔本改，與《素問・刺腰痛論》王冰註合。

⑤ 膝：原作「膝下」，據《太素・卷十一・本輸》楊上善注引《明堂》刪「下」字，與《外臺・卷三十九》、《千金・卷二十九》、《醫心方・卷二》、《銅人・卷五》合。

⑥ 而：原脫，據明鈔本補。

一分，留一呼，灸三壯。

内庭者，水也，在足大指次指外間陷者中，足陽明脉之所溜也，為榮。刺入三分，留二十呼，灸三壯。《氣穴論》註云：『留十呼，灸三壯。』

陷谷者，木也，在足大指次指外①間，本節後陷者中，去内庭二寸，足陽明脉之所注也，為俞。刺入五分，留七呼，灸三壯。

衝陽，一名會原，在足趺上五寸，骨間動脉上，去陷谷三寸，足陽明脉之所過也，為原。刺入三分，留十呼，灸三壯。

解谿者，火也，在衝陽後一寸五分，腕上陷者中，足陽明脉之所行也，為經。刺入五分，留五呼，灸三壯。《氣穴論》註云：『二寸五分。』《刺瘧論》註云：『三寸五分。』

豐隆，足陽明絡也，在外踝上八寸，下廉胻外廉陷者中，别走太陰者。刺入三分，灸三壯。

巨虚下廉，足陽明與小腸合，在上廉下三寸。刺入三分，灸三壯。《氣穴論》註云：『足陽明脉氣所發。』

條口，在下廉上一寸，足陽明脉氣所發。刺入八分，灸三壯。

巨虚上廉，足陽明與大腸合，在三里下三寸。刺入八分，灸三壯。《氣穴論》註云：『在膝②犢鼻下六寸，足陽明脉氣所發。』

---

①外：原脱，據明鈔本補，與《太素·卷十一·本輸》引《明堂》合。

②膝：原脱，據明鈔本補，與《素問·氣穴論》王冰註合。

三里者①，土也，在膝下三寸，䯒②外廉，足陽明脉氣所入也，為合。刺入一寸五分③，留七呼，灸三壯。《素問》註云④：「在膝下三寸，䯒外廉兩筋肉分間⑤。」

犢鼻，在膝臏⑥下䯒上俠解大筋中，足陽明脉氣所發。刺入六分，灸三壯。

梁丘，足陽明郄，在膝上二寸兩筋間⑦。刺入三分，灸三壯。

陰市，一名陰鼎，在膝上三寸，伏兔下，若拜而取之，足陽明脉氣所發。刺入三分，留七呼，禁不可灸。《刺腰痛論》註云：「伏兔下陷者中，灸三壯。」

伏兔，在膝上六寸，起肉間，足陽明脉氣所發。刺入五分⑧。禁不可灸。

髀關，在膝上伏兔後，交分中。刺入六分，灸三壯。

---

① 三里者：原脱「者」字，據明鈔本補。
② 䯒：同「䯒」。
③ 一寸五分：《素問·刺瘧論、氣穴論、水熱穴論》王冰註作「一寸」；《聖濟總錄·卷一百九十一》、《醫心方·卷二》皆作「三分」；《銅人·卷五》作「五分」。
④ 《素問》註云：原脱「註」字，據本書文例補。
⑤ 兩筋肉分間：「肉」原作「間」，據《素問·刺熱論、刺瘧論、刺腰痛、鍼解、氣穴論、水熱穴論》王冰註改。
⑥ 膝臏：原脱「臏」字，據明鈔本補，與《千金·卷二十九》、《外臺·卷三十九》、《銅人·卷五》合。
⑦ 兩筋間：原脱此三字，據明鈔本補，與《千金·卷二十九》、《外臺·卷三十九》、《醫心方·卷二》、《銅人·卷五》合。
⑧ 刺入五分：《千金·卷二十九》引《甲乙經》同。《醫心方·卷二》無此四字，稱「禁不可灸刺」，疑此四字衍。按，本書卷五·第一(下)曰：「伏兔禁不可刺。」其下註：「本穴云：刺入五分。」據此，則前後矛盾之文始自宋臣校訂《甲乙經》之前。

足少陽及股并陽維二穴凡二十八穴第三十四

［編者按］：標題『二穴』原作『四穴』，據正文改。又按，本篇内容皆出自《黄帝明堂經》。

膽出竅陰①，竅陰者，金也，在足小指次指之端，去爪甲角②如韭葉，足少陽脉之所出也，爲井。刺入一分③，留三呼，灸三壯。《氣穴論》註云作『一呼』。

俠谿者，水也，在足小指次指岐④骨間，本節前陷者中，足少陽脉之所溜也，爲滎。刺入三分，留三呼，灸三壯。

地五會，在足小指次指本節後間陷者中。刺入三分，不可灸。灸之令人瘦，不出三年死。

臨泣者，木也，在足小指次指本節後間陷者中，去俠谿一寸五分，足少陽脉之所注也，爲俞。刺入二分⑤，灸三壯。

丘墟，在足外踝下⑥如前陷者中，去臨泣三寸⑦，足少陽脉之所過也，爲原。刺入五分，留七呼，

①　膽出竅陰：『出』下原有『於』字，據明鈔本刪，與本書文例合。
②　角：原脱，據《太素·卷二十一·本輸》引《明堂》、《素問·繆刺論》新校正引《甲乙經》補。
③　一分：原作『三分』，據《素問·氣穴論、繆刺論》王冰註、《聖濟總録·卷一百九十一》、《醫心方·卷二》、《銅人·卷五》改。
④　歧：通『歧』。
⑤　刺入二分：《素問·氣穴論》王冰註、《醫心方·卷二》此下有『留五呼』三字；《素問·氣府論》王冰註作『留七呼』。
⑥　外踝下：『外』下原衍『廉』字，據《太素·卷二十一·本輸》引《明堂》刪，與《千金·卷二十九》、《醫心方·卷二》、《銅人·卷五》合。
⑦　三寸：原作『一寸』，據《太素·卷二十一·本輸》引《明堂》改，與《外臺·卷三十九》、《醫心方·卷二》、《銅人·卷五》合。

灸三壯。

懸鐘，在足外踝上三寸動者中①，足三陽絡，按之陽明脉絶乃取之。刺入六分，留七呼，灸五壯②。

陽輔③者，火也，在足外踝上四寸，《氣穴論》註無「四寸」二字 輔骨前，絶骨端，如前三分所④，去丘墟五寸⑤，足少陽脉之所行也，為經。刺入五分，留七呼，灸三壯。

光明，足少陽絡，在足外踝上五寸，別走厥陰者。刺入六分，留七呼，灸五壯。《骨空論》註云：「刺入七分，留十呼。」

外丘，足少陽郄，少陽所生，在外踝⑥上七寸。刺入三分，灸三壯。

陽交，一名別陽，一名足窌，陽維之郄，在外踝上七寸，斜屬三陽分肉間。刺入六分，留七呼，灸三壯。

陽陵泉者，土也，在膝下一寸，䯒外廉陷者中，足少⑦陽脉之所入也，為合。刺入六分，留十呼，灸三壯。

---

① 動者中：原作「動者脉中」，據明鈔本刪「脉」字，與《外臺・卷三十九》合。按，明鈔本「者」字下註：「一作脉。」

② 灸五壯：明鈔本作「灸三壯」。按，《外臺・卷三十九》亦作「灸五壯」，疑鈔本誤。

③ 陽輔：原書此條在下文「外丘」之後，據《聖濟總錄・卷一百九十一》移至「光明」穴之前。檢本書及明鈔本卷前目錄，「陽輔、陽交、陽陵泉」三穴並誤置於上文「丘墟」穴之前（與原書正文不合），可證此篇文序淆亂久已有之。張燦玾先生詳考本穴位置，移至「光明」穴之前，今從之。

④ 三分所：原脫「所」字，據明鈔本補。《外臺・卷三十九》作「三分許」，義同。

⑤ 去丘墟五寸：「五寸」，原作「七寸」，據上文「在足外踝上四寸」，當作「五寸」，今改正。《素問・骨空論、氣穴論》王冰註、《千金・卷二十九》、《外臺・卷三十九》、《醫心方・卷二》、《銅人・卷五》並誤作「七寸」。

⑥ 外踝：原作「内踝」，據《外臺・卷三十九》、《千金・卷二十九》、《醫心方・卷二》改。

⑦ 少：原作「小」，與「少」字通。今據明鈔本改為本字。

陽關，在陽陵泉上三寸，犢鼻外陷者中。刺入五分，禁不可灸。

中瀆①，在髀外②，膝上五寸分肉間陷者中，足少陽脉氣所發也。刺入五分，留七呼，灸五壯。

環跳③，在髀樞中，側臥伸下足，屈上足取之，足少陽脉氣所發。刺入一寸，留二十呼，灸五壯④。

《氣穴論》註云：「髀樞後，足少陽太陽二脉之會。灸三壯。」

足太陽及股并陽蹻六穴凡三十六穴第三十五

［編者按］：標題「凡三十六」，原作「凡三十四」，據明鈔本改，與正文實有穴數合。又按，本篇內容皆出自《黃帝明堂經》。

膀胱出於至陰。至陰者，金也，在足小指外側，去爪甲角⑤如韭葉，足太陽脉之所出也，為井。刺入一分⑥，留五呼，灸三壯⑦。

---

① 瀆：原作「犢」，據原書《目錄》改，與《千金・卷二十九》、《外臺・卷三十九》、《銅人・卷五》合。
② 髀外：原作「髀骨外」，據明鈔本刪「骨」字，與《外臺・卷三十九》、《醫心方・卷二》、新雕本《千金・卷二十九》合。
③ 環跳：《素問・氣穴論、氣府論》、《太素・卷十一・氣府》、《千金・卷二十九》、《千金翼・卷二十六》等作「環銚」。按，「環銚」為該穴古名，後世作「跳」者，乃同音假借。
④ 五壯：原作「五十壯」，據《素問・氣穴論》新校正引《甲乙經》改。
⑤ 爪甲角：原脫「角」字，據明鈔本補，與《素問・繆刺論》新校正引《甲乙經》合。
⑥ 一分：原作「三分」，據明鈔本改，與《素問・刺瘧論、氣穴論、繆刺論》王冰註及《醫心方・卷二》合。
⑦ 三壯：原作「五壯」，據明鈔本改，與《素問・刺瘧論、氣穴論、繆刺論》王冰註及《外臺・卷三十九》合。

通谷者，水也，在足小指外側，本節前陷者中，足太陽脉之所溜也，為滎。刺入二分，留五呼，灸三壯①。

束骨者，木也，在足小指外側本節後陷者中，足太陽脉之所注也，為俞。刺入三分，留三呼②，灸三壯。《氣穴論》註云：「本節後，赤白肉際。」

京骨，在足外側大骨下，赤白肉際陷者中，按而得之，足太陽脉之所過也，為原。刺入三分，留七呼，灸三壯。

金門③，一名關梁④，足太陽郄⑤，在⑥足外踝下，陽維所別屬也。刺入三分，灸三壯。

申脉，陽蹻所生也，在足外踝下陷者中，容爪甲許。刺入三分，留六呼，灸三壯。《刺腰痛論》註云「外踝下五分」。

僕參，一名安邪，在跟骨下陷者中，拱⑦足得之，足太陽、陽蹻⑧二脉之會。刺入三分，留六呼，灸三壯。《素問・刺腰痛論》註云：「留七呼。」

---

① 灸三壯：此三字原脫，據明鈔本、四庫本補，與《外臺》、《醫心方》、《銅人》諸書合。
② 留三呼：原脫，據《素問・刺腰痛論、氣穴論》王冰註、《醫心方・卷二》補。
③ 金門：原書此條誤置「申脉」之後，張燦玾先生據實際順序乙正，今從之。
④ 一名關梁：此四字原在「足外踝下」之後，據本書文例前移，與《銅人・卷五》合。
⑤ 足太陽郄：此上原衍「在」字，據本書文例刪，與《千金・卷二十九》、《外臺・卷三十九》、《醫心方・卷二》合。
⑥ 在：此上原衍「一空」二字，據《素問・繆刺論》王冰註及《千金・卷二十九》、《外臺・卷三十九》、《醫心方・卷二》、《銅人・卷五》刪。
⑦ 拱：明鈔本作「鞏」，二字皆與「弓」字通。
⑧ 陽蹻：原脫「陽蹻」至下段「崑崙」條「足太陽」三十五字及「僕參」條段末註文，今據明鈔本補足。

崑崙①者，火也，在足外踝後跟骨上陷者中，足太陽脉之所行也，為經。刺入五分，留十呼，灸三壯。《素問・刺腰痛論》註云：『陷者中，細脉動應手。』

付陽②，陽蹻之郄，在足外踝上三寸，太陽前，少陽後，筋骨間。刺入六分，留七呼，灸三壯。《氣穴論》註作『附③陽』。

飛揚，一名厥陽，在足外踝上七寸，足太陽絡，別走少陰者。刺入三分，灸三壯。

承山，一名魚腹，一名肉柱，在兑腨腸下分肉間陷者中。刺入七分，灸三壯④。

承筋，一名腨腸，一名直腸，在腨腸中央陷者中，足太陽脉氣所發。禁不可刺，灸三壯。《刺腰痛論》註云：『在腨⑤中央如外⑥。』

合陽，在膕⑦約文中央下二寸。刺入六分，灸五壯。

---

① 崑崙：原書脱『崑崙』至『足太陽』十九字（參見前註），而下文與前『僕參』條殘文誤合為一條。原書校訂者不察，竟據《素問・刺腰痛論》王冰註另補『崑崙』一條，誤置於下文『委陽』之前。今據明鈔本補足本條脱文，並刪原書誤補於後之『崑崙』條。

② 付陽：原作『跗陽』，據明鈔本改，與《素問・氣穴論》新校正引《甲乙經》合。按，《素問》此穴作『跗陽』，『跗』、『付』皆與『附』通。張燦玾先生曰：『本穴既屬足太陽，又為陽蹻郄，是兩陽相附也。《醫經理解・穴名解》：「是兩陽脉之相附而行者也。」』

③ 附：原誤作『付』，據明鈔本改，與《素問・氣穴論》王冰註合。

④ 三壯：《素問・刺腰痛論》王冰註及《外臺・卷三十九》、《醫心方・卷二》皆作『五壯』。

⑤ 腨：原作『臑』，據《素問・刺腰痛論》王冰註改。

⑥ 如外：原脱，據明鈔本補。《素問・刺腰痛論》新校正曰：『承筋穴註云「腨中央如外」，按《甲乙經》及《骨空論》註無「如外」二字。』

⑦ 膕：原作『膝』。按，『合陽』在腿後部，不得稱『膝』，今據『委中』條改作『膕』。

委中者，土也。在膕中央約文中動脉，足太陽脉之所入也，為合。刺入五分，留七呼，灸三壯。《素問・骨空論》註云：「膕謂膝解之後，曲腳之中，背面取之。」《刺腰痛論》註云：「在足膝後屈處。」

委陽，三焦下輔俞也，在足太陽之前，少陽之後，出於膕中外廉兩筋間，扶承下六寸，此足太陽之別絡也。刺入七分，留五呼，灸三壯。屈身而取之①。

浮郄，在委陽上一寸，屈膝得之。刺入五分，灸三壯。

殷門，在肉郄下六寸。刺入五分，留七呼，灸三壯。

承扶②，一名肉郄，一名陰關，一名皮部，在尻臀下，股陰腫上約文中。刺入二寸，留七呼，灸三壯。

欲令灸發者，灸履鯿③音編熨之，三日即發。

① 屈身而取之：「身」，明鈔本作「伸」。《外臺・卷三十九》作「一云屈身取之」。

② 承扶：本書卷九第八、第九、第十二及明鈔本、《外臺》、《醫心方》等皆作「扶承」。按「扶承」與「承扶」古多互用，本書與《千金》即二名互用，今中醫界統作「承扶」。

③ 履鯿：「鯿」，原作「鞴」，該字未見於諸字書，當系訛字，據明鈔本及《醫心方・卷二》引《甲乙經》改。按，「履鯿」指「履底」。宋本《外臺・卷三十九・論疾手足腹背灸之多少及補瀉八木火法》曰：「《甲乙・丙卷》云：灸瘡不發者，灸故履底令熱，好熨之，三日即發也，得發則病愈矣。」；《外臺・卷十九・灸用火善惡補寫法一首》亦曰：「《甲乙經》云：灸不發者，灸故履底熨之，三日即發也。」

黃帝三部鍼灸甲乙經　卷之四

經脈第一上

〔編者按〕：從篇首至『無勞用力』，見《靈樞・卷八・禁服第四十八》；從『黃帝問曰：病之益甚與其方衰何如』至『可變而已』，見《靈樞・卷八・五色第四十九》；從『其脉滑大以代而長者』至『可變而已』，見《靈樞・卷九・動輸第六十二》；從『問曰：平人何如』至『無胃氣曰逆，逆者死』，見《素問・卷五・平人氣象論篇第十八》；從『持其脉口』至『乍数乍疏也』，見《靈樞・卷二・根結第五》；從『肝脉弦』至『腎脉石』，見《素問・卷七・宣明五氣篇第二十三》；從『心脉來』至『辟辟如彈石，曰死』，見《素問・卷五・平人氣象論篇第十八》；從『脾脉虛浮似肺』至『肝脉急沉散似腎』，見《素問・卷二十三・示從容論篇第七十六》；從『問曰：見真藏曰死』至篇末，見《素問・卷六・玉機真藏論第十九》。

雷公問曰：《外揣》言渾束為一，未知其所謂，敢問約之柰何？

黃帝荅曰：寸口主中①，人迎主外，兩者相應，俱往俱來，若引繩，大小齊等。春夏人迎微大，秋冬寸口微大，如是者名曰平人②。

---

① 中：原作『內』，此為避諱字，據《素問・至真要大論》新校正引《甲乙經》回改。按，隋高祖楊堅之父名楊忠，兼諱『中』字，故當時文籍遇『中』皆改為『內』。本書隋代諱字後世多已回改，此屬回改不盡者。

② 如是者名曰平人：《素問・至真要大論》新校正引《甲乙經》作『者，故名曰平也』。

人迎大一倍於寸口，病在少陽；再倍，病在太陽；三倍，病在陽明。盛則爲熱，虚則爲寒，緊則爲痛痺，代則乍甚乍間。盛則瀉之，虚則補之，緊則取之分肉，代則取之血絡，且飲以藥，陷下者則從而灸之，不盛不虚者以經取之，名曰經刺。人迎四倍，名曰外格。外格者且大且數，則死不治。必審按其本末，察其寒熱，以驗其藏府之病。

寸口大一倍於人迎，病在厥陰；再倍，病在少陰；三倍，病在太陰①。盛則脹滿，寒中②，食不消化；虚則熱中，出糜，少氣，溺色變；緊則爲痛痺；代則乍寒乍熱，下熱上寒，（《太素》作「代則乍痛乍止」）盛則瀉之，虚則補之，緊則先刺之而後灸之，代則取血絡而後調（《太素》作「泄」字）之，陷下者則從灸之。陷下者，其脉血結於中，中有着血，血寒③故宜灸。不盛不虚，以經取之。寸口四倍者，名曰内關。内關者，且大且數，死不治④。必審按其本末，察其寒熱，以驗其藏府之病。通其滎俞，乃可傳於大數。

大曰⑤盛則從瀉⑥，小曰虚則從補，緊則從灸刺之⑦且飲藥，陷下則從灸之⑧，不盛不虚以經取之。所謂經治者，飲藥，亦用灸刺。脉急則引，脉代（一本作「脉大以弱」）則欲安靜，無勞用力。

---

①三倍，病在太陰：此六字原脱，據《太素·卷十四·人迎脉口診》補，與本書上文及《靈樞·卷八·禁服》合。
②寒中：原作「寒則」，據明鈔本改。
③血寒：原作「血寒則」，據明鈔本及《靈樞》删「則」字。
④死不治：原書「死」上有「則」字，據明鈔本及《靈樞》删。
⑤大曰：《靈樞》、《太素·卷十四·人迎脉口診》皆作「大數曰」，無下文「小曰」二字。
⑥從瀉：「從」《靈樞》、《太素·卷十四·人迎脉口診》皆作「徒」。下「從」字同。
⑦緊則從灸刺之：明鈔本、《靈樞》無「之」字。《靈樞》、《太素》無「從」字。
⑧則從灸之：明鈔本無「之」字。《太素》、《靈樞》「從」皆作「徒」。

黃帝問曰①：病之益甚與其方衰何如？

岐伯對曰②：外內皆在焉。切其脉口，滑小緊以沉者，病益甚，在中。人迎氣大緊以浮者，病益甚，在外。其脉口滑而浮者③，病日損④；人迎沉而滑者，病日損。其脉口滑而沉者，病日進，在內；其人迎脉滑盛以浮者，其⑤病日進，在外。脉之浮沉及人迎與氣口⑥氣大小齊等者，其病難已。病在藏，沉而大者，其病易已，以小為逆。病在府，浮而大者，其病易已。人迎盛緊者，傷於寒；脉口盛緊者，傷於食。其脉滑大以代而長者，病從外來，目有所見，志有所存⑦，此陽之并也，可變而已。

問曰：平人何如？

對曰：人一呼脉再動，一吸脉亦再動，呼吸定息，脉五動，閏（疑誤）以太息，名曰平人。平人者，不病也。常以不病之人以調病人，醫不病，故為病人平息以調之。人一呼脉一動，一吸脉一動者，曰少氣。人一呼脉三動，一吸脉三動⑧而躁⑨，尺熱，曰病溫；尺不熱，脉滑，曰病風。《素問》作『脉濇為痺⑩』人一

① 黃帝問曰：《靈樞》作『雷公曰』。
② 岐伯對曰：《靈樞》作『黃帝曰』。
③ 滑而浮者：原作『浮而滑者』，據明鈔本及《太素・卷十四・人迎脉口診》改。
④ 損：原作『進』，據明鈔本及《太素・卷十四・人迎脉口診》改。
⑤ 其：原脫，據明鈔本及《太素・卷十四・人迎脉口診》補。
⑥ 氣口：據文例當作『脉口』。《靈樞》、《太素・卷十四・人迎脉口診》皆作『寸口』。按，『脉口』、『寸口』、『氣口』義同。
⑦ 所存：《靈樞》作『所惡』。
⑧ 一吸脉三動：原脫，據《素問》、《太素・卷十五・尺寸診》補，與以上文例合。
⑨ 躁：明鈔本作『趮』，下註『一作躁』。按，『趮』音參，疾速之義，與文義不合，當為『趮（躁）』字形誤。
⑩ 《素問》作脉濇為痺：原作『《素》作脉墻為痺』，脫『問』字，『墻』為『濇』訛，今據明鈔本改正。

呼脉四動以上曰死，脉絶不至曰死，乍疏乍數曰死。人常稟氣於胃，脉以胃氣為本。無胃氣曰逆，逆者死。

持其脉口，數其至也。五十動而不一代者，五藏皆受氣矣；四十動而一代者，一藏無氣；三十動而一代者，二藏無氣；二十動而一代者，三藏無氣；十動而一代者，四藏無氣；不滿十動而一代者，五藏無氣。與之短期，要在終始。所謂五十動而不①一代者，以為常也，以知五藏之期也。與之短期者，乍數乍疏也。

肝脉弦，心脉鈎，脾脉代，肺脉毛，腎脉石。

心脉來，累累然如連珠，如循琅玕，曰平。累累②《素》作『喘喘』連屬，其中微曲，曰病。前鈎後居，如操帶鈎，曰死。

肺脉來，厭厭聶聶，如循《素問》作『落』榆葉③，曰平。不上不下，如循雞羽，曰病。如物之浮，如風吹毛，曰死。

肝脉來，耎弱招招，如揭長竿末稍，曰平。盈實而滑，如循長竿，曰病。急而益勁，如新張弓弦，曰死。

脾脉來，和柔相離，如雞足踐地，曰平。實而盈數，如雞舉足，曰病。堅兑如烏之啄④，如烏之距，

---

① 不：原脱，據《靈樞》、《太素·卷十四·人迎脉口診》補

② 累累：此二字誤，當據原注改作『喘喘』，與《素問》、《太素·卷十五·五藏脉診》、《脉經·卷三·第二》、《千金·十三·第一》合。

③ 如循榆葉：《素問》、《太素》作『如落榆莢』，作『落』義長。

④ 啄：《素問》、《太素》作『喙』。

如屋之漏，如水之流，曰死。

腎脉來，喘喘累累如鉤，按之而①堅，曰平。來如引葛，按之益堅，曰病。發如奪索，辟辟如彈石，曰死。

脾脉虚浮似肺，腎脉小浮似脾，肝脉急沉散似腎。

問曰：見真藏曰死，何也？

對曰：五藏者，皆稟氣於胃，胃者五藏之本，藏氣者，皆不能自致於手太陰，必因於胃氣，乃能至於手太陰。故五藏各以其時，自為而至於手太陰也②。故邪氣勝者，精氣衰也。故病甚者，胃氣不能與之俱至於手太陰，故真藏之氣獨見。獨見者，病勝藏也，故曰死。

春脉，肝也，東方木也，萬物之所始生也，故其氣來③耎弱輕虚而滑，端直以長，故曰弦。反此者病。其氣來實而强④，此謂太過，病在外。其氣來不實而微，此謂不及，病在中。太過則令人善忘，忽忽眩冒而癲疾。不及則令人胸滿一作『痛』引背，下則兩脇胠滿。

夏脉，心也，南方火也，萬物之所盛長也，故其氣來盛去衰，故曰鉤。反此者病。其氣來盛去亦盛，此謂太過，病在外。其氣來不盛去反盛，此謂不及，病在中⑤。太過則令人身熱而骨痛，一作『膚痛』

---

① 而：原脱，據明鈔本補。

② 也：原脱，據明鈔本補，與《素問·玉機真藏論》合。

③ 來：原脱，據《素問》、《太素·卷十四·四時脉形》、《脉經·卷三·第二》補，與本書文例合。

④ 强：明鈔本作『弦』。

⑤ 中：原作『内』，此因隋代諱『中』字（隋文帝之父名楊忠）而改。今據《素問》、《太素·卷十四·四時脉形》、《脉經·卷三·第二》回改。

為浸淫。不及則令人煩心，上見咳唾，下為氣泄。

秋脉，肺也，西方金也，萬物之所收成也，故其氣來輕虛以浮，來急去散，故曰浮。反此者病。其來毛而中央堅，兩傍虛，此謂太過，病在外。其氣來毛而微，此謂不及，病在中。太過則令人逆氣而背痛，愠愠然。不及則令人喘呼，少氣而欬，上氣見血，下聞病音。

冬脉，腎也，北方水也，萬物之所合藏也，故其氣來沉以濡①，《素問》作「搏②」故曰營。反此者病。其氣來如彈石者，此謂太過，病在外。其氣③去如④數者，此謂不及，病在中。太過則令人解㑊⑤，脊脉痛而少氣，不欲言。不及則令人心懸如⑥病飢。《素問》下有「眇中清，脊中痛，小腹滿，小便變赤黃」四句。

脾脉，土也，孤藏以灌四傍者也。其善者不可見，惡者可見。其來如水之流者，此謂太過，病在外。如烏之喙者，此謂不及，病在中。太過則令人四肢不舉，不及則令人九竅不通，名曰重强。

---

① 濡：與上文「平腎脉來，喘喘累累如鉤，按之益堅」不合，當據《太素・卷十四・四時脉形》改作「摶」。按，「摶」有「捏聚使合」之義，在此作「堅聚」解。《廣雅・釋詁三》王念孫疏證：「摶者，聚之著也。」

② 搏：明鈔本作「摶」。《素問》與本書同，王冰註：「搏，謂搏擊於手也」。按，此當作「摶」，二字之俗體皆作「摶」，王冰未能別，故誤以「搏」釋之，亦智者之一失也。

③ 氣：原脫，據明鈔本補。

④ 如：與「而」通。

⑤ 解㑊：「解」與「懈」通；「㑊」音亦，惰也。「解㑊」即懈惰。

⑥ 心懸如：《太素・卷八・經脉連環》作「心如懸」。

經脉第一中

［編者按］：從篇首至『死不治』，出自《素問·卷七·宣明五气篇第二十三》；從『春胃微弦曰平』至『絕不至曰死』，出自《素問·卷五·平人氣象論篇第十八》；從『診得胃脉』至『去如弦絶者死』，出自《素問·卷五·脉要精微論篇第十七》；從『寸口脉中手短者』至『陽明脉至，浮大而短』，出自《素問·卷五·平人氣象論篇第十八》；從『厥陰有餘』至『時筋急目痛』，出自《素問·卷十八·四時刺逆從論篇第六十四》；從『太陰厥逆』至『嗌腫痛，治主病者』，出自《素問·卷十二·厥論篇第四十五》；從『來疾去徐』至篇末，出自《素問·卷五·脉要精微論篇第十七》。

春得秋脉，夏得冬脉，長夏得春脉，秋得夏脉，冬得長夏脉，名曰陰出之陽，病善怒不治①。是謂五邪，皆同，死不治。

春胃微弦曰平，弦多胃少曰肝病，但弦無胃曰死。胃而有毛曰秋病，毛甚曰今病。藏真散於肝，肝藏筋膜之氣也。

夏胃微鈎曰平，鈎多胃少曰心病，但鈎無胃曰死。胃而有石曰冬病，石甚曰今病。藏真通於心，心藏血脉之氣也。

① 名曰陰出之陽，病善怒不治：此二句與上文不合，故《素問·宣明五氣》新校正云：『按「陰出之陽病善怒」，已見前條，此再言之，文義不倫，必古文錯簡也。』

長夏胃微耎弱曰平，胃少耎弱多[①]曰脾病，但代無胃曰死。耎弱有石曰冬病，石[②]《素問[③]》作「弱」甚曰今病。藏真濡於脾，脾藏肌肉之氣也。

秋胃微毛曰平，毛多胃少曰肺病，但毛無胃曰死。毛而有弦曰春病，弦[④]甚曰今病。藏真高於肺，肺行營衛陰陽也。

冬胃微石曰平，胃少石多[⑤]曰腎病，但石無胃曰死。石而有鈎曰夏病，鈎[⑥]甚曰今病。藏真下於腎，腎藏骨髓之氣也。

胃之大絡，名曰虛里，貫膈絡肺，出於左乳下，其動應手[⑦]，脉之宗氣也。盛喘數絶者，則病在中；結而横，有積矣；絶不至，曰死。

診得胃脉，實則脹[⑧]，虛則泄也。

---

① 胃少耎弱多：《素問》、《脉經・卷三・第三》皆作「弱多胃少」，與文例合。

② 石：原作「耎」，《素問》新校正云：「按《甲乙經》「弱」作「石」。」今據改。張燦玾先生曰：「（據新校正）似以作「石」為是。然春、夏二脉，皆以克我者之脉為今病，是又應以作「弦」是。」

③ 素問：原脱「問」字，據明鈔本補。下文脱「問」字處尚多，皆據明鈔本徑補。

④ 弦：張燦玾先生曰：「據春、夏二脉文例，以克我者之脉為今病，則此似當作「鈎」。」

⑤ 胃少石多：《素問》、《脉經・卷三・第五》皆作「石多胃少」，與文例合。

⑥ 鈎：張燦玾先生曰：「據春、夏二脉文例，以克我者之脉為今病，則此似當作「弱」或「耎弱」。」

⑦ 手：明鈔本、《素問・平人氣象論》皆作「衣」。

⑧ 實則脹：原誤作「則能食」，據《素問・脉要精微論》、《太素・卷十六・雜診》改。

心脉揣①《素問》作『摶②』堅而長，病舌卷不能言。其耎而散者，病消渴《素問》作『煩③』自已。

肺脉揣《素問》作『摶』。下同堅而長，病唾血。其耎而散者，病灌汗，至令不復散發④。

肝脉揣堅而長，色不青，病墜若摶⑤，因血在脇下，令人喘逆。其耎而散，色澤者，病溢飲。溢飲者，渴暴⑥多飲，而溢一本作『易』⑦入⑧肌皮腸胃之外也。

胃脉揣堅而長，其色赤，病折髀。其耎而散者，病食痺、痛髀。

脾脉揣堅而長，其色黃，病少氣。其耎而散，色不澤者，病足胻腫，若水狀。

腎脉揣堅而長，其色黃而赤者，病折腰。其耎而散者，病少血，至令不復。

---

① 揣：同『摶』，二字皆與『團』通。《說文解字注》：『摶，俗作團。』《文選·馬融〈長笛賦〉》：『冬雪揣封乎其枝。』李善註：『揣與團古字通。』經文『揣堅』與上文春、夏、長夏、秋、冬諸條中『石』字義近。《素問》『揣』字作『搏』，乃傳寫之誤，明抄本《甲乙經》註曰：『《素問》作摶』，可為一證。

② 摶：原作『搏』，據明鈔本改。『肺脉』條註文『摶』字同此。按，《素問》此字作『搏』，疑本書作『搏』者乃原校訂者據《素問》而改。

③ 煩：今本《素問》作『環』。

④ 至令不復散發：《素問》、《太素》亦有『散發』二字，然此二字文義突兀，疑為衍文。以下『腎脉』條以『至令不復』作結，無此二字。

⑤ 若摶：原作『若搏』，據《太素·卷十五·五藏脉診》改。明鈔本作『苦摶』。

⑥ 渴暴：原作『濁渴』，據明鈔本改。

⑦ 溢（一本作易）：原作『易（一本作溢）』。考《素問》作『易』字，新校正曰：『按《甲乙經》「易」作「溢」。』且傳世本《甲乙經》皆源於宋臣校注之本，則正文『易』字與註文『溢』字誤倒，今乙正。

⑧ 入：《素問》同。據文義，疑為『出』字之誤。

夫脉者，血氣之府也。長則氣治①，短則氣病②，數則煩心，大則病進，上盛則氣高，下盛則氣脹，代則氣衰，細則氣少，濇則心痛，渾渾革革，至如湧泉，病進而危③，弊弊綽綽④，（一本作「綿綿」）其去如弦絶⑤者死。

寸口脉中手短者，曰頭痛。寸口脉中手長者，曰足脛痛。寸口脉沉而堅者，曰病在中。寸口脉浮而盛者，曰⑥病在外。寸口脉中手促上數⑦（《素問》作「擊」）者，曰肩背痛。寸口脉緊而橫堅（《素問》作「沉而橫」）者，曰脇下腹中有橫積痛。寸口脉浮而喘（《素問》作「沉而喘⑧」）者，曰寒熱。寸口脉盛滑堅者，曰病在外。寸口脉小實而堅者，曰病在內。脉小弱以濇者，謂之久病。脉浮滑而實大（《素問》作「浮而疾」）者，謂之新病。病甚有胃氣而和者，曰病無他。脉急者，曰疝瘕少腹痛。脉滑曰風，脉濇曰痺，盛而緊曰脹，緩而滑曰熱中。按寸口得四時之順，曰病無他。反四時及不間藏曰死⑨。

---

① 治：原作「和」，據明鈔本改。按，「治」字作「和」，乃避唐高宗李治之諱，他本多回改，此屬回改未盡者。
② 氣病：原脫「氣」字，據明鈔本補，與上文合。
③ 病進而危：「危」，原誤作「色」，據明鈔本改。
④ 弊弊綽綽：原作「弊之綽綽」，「之」乃重復號「〻」之訛，今據明鈔本改正。按，張燦玾先生釋「弊」字曰：「按弊與瞥，古音均屬月部，故可假借也。瞥瞥，飄忽不定貌。」
⑤ 弦絶：明鈔本作「懸絶」，似是。
⑥ 曰：原脫，據《素問》及本書文例補。
⑦ 促上數：「數」字誤，當據《素問》改作「擊」。
⑧ 喘：原作「弱」，據明鈔本改，與《素問》合。
⑨ 曰死：《素問》作「曰難已」；《太素·卷十五·尺寸診》作「病難已」。

太陽脉至，洪大以長。少陽脉至，乍數乍疏，乍短乍長。陽明脉至，浮大而短。

厥陰有餘，病陰痺；不足，病生熱痺。滑則病狐疝風，濇則病少腹積厥氣①。《素問》無『厥』字。

少陰有餘，病皮痺癮疹；不足，病肺痺。滑則病肺風疝，濇則病積、溲血。

太陰有餘，病肉痺寒中；不足，病脾痺。滑則病脾風疝，濇則病積，心腹時滿。

陽明有餘，病脉痺，身時熱；不足，病心痺。滑則病心風疝，濇則病積，時善驚。

太陽有餘，病骨痺身重；不足，病腎痺。滑則病腎風疝，濇則病積，時善癲疾。

少陽有餘，病筋痺脇滿；不足，病肝痺。滑則病肝風疝，濇則病積，時筋急目痛。

太陰厥逆，胻急攣，心痛引腹，治主病者。

少陰厥逆，虛滿嘔變，下泄清，治主病者。

厥陰厥逆，攣，腰痛，虛滿，前閉，譫語，治主病者。

三陰俱逆，不得前後，使人手足寒，三日死。

太陽厥逆，僵仆，嘔血，善衄，治主病者。

少陽厥逆，機關不利，機關不利者，腰不可以行，項不可以顧，發腸癰，不可治，驚者死。

陽明厥逆，喘欬身熱，善驚，衄血，嘔血，不可治，驚者死。

手太陰厥逆，虛滿而欬，善嘔吐沫，治主病者。

---

① 積厥氣：原作『積氣』，與《素問》同。今據《太素·卷十六·雜診》補入『厥』字。明鈔本作『積厥』，下註：『《素問》無「厥」乎。』『乎』為『字』形誤。按，本書此下註文原作『一本作積厥』，疑為原校訂者據《素問》刪『厥』字，並改寫註文。今據明鈔本回改。

手心主少陰厥逆，心痛引喉，身熱者死，不熱者可治。

手太陽厥逆，耳聾泣出，項不可以顧，腰不可以俛仰，治主病者。

手陽明、少陽厥逆，發喉痺，嗌腫痛，治主病者。

來疾去徐，上實下虛，為厥癲疾。來徐去疾，上虛下實，為惡風也。故中惡風者，陽氣受也。有脉俱沉細數者，少陰厥也。沉細數散者，寒熱也。浮而散者，為眴①音順仆。諸浮而不躁②者，皆在陽，則為熱；其有躁者在手。諸細而沉者，皆在陰，則為骨痛；其有靜者，在足。數動一代者，病在陽之脉也，溏泄及便膿血。諸過者切之③，濇者④，陽氣有餘也；滑者，陰氣有餘也。陽氣有餘，則為身熱無汗；陰氣有餘，則為多汗身寒；陰陽有餘，則為無汗而寒。推而外之，內而不外者，有心腹積也。推而內之，外而不內者，中有熱也。推而上之，下而不上《素問》作「上而不下」⑤者，腰足清⑥也。推而下之，上而不下《素問》作「下而不上」⑦者，頭項痛也。按之至骨，脉氣少者，腰脊痛而身有痺也。

① 眴：《集韻·真韻》：「眴，目眩也。」
② 躁：《素問》、《太素》同。明鈔本作「趁」，下註「音躁」。按，疑明鈔本「趁」為「趮」形誤，後者同「躁」。
③ 溏泄及便膿血，諸過者切之：此二句原脫，據明鈔本補，與《素問》、《太素·卷十五·五藏脉診》合。
④ 濇者：原書此上有「其」字，據明鈔本及《素問》刪。
⑤ 《素問》作上而不下：此七字原脫，據明鈔本補。
⑥ 清：通「凊」。按，「凊」音慶，寒冷之義。《太素·卷十五·五藏脉診》作「凊」，是。
⑦ 《素問》作下而不上：此七字原脫，據明鈔本補。

經脈第一下

〔編者按〕：從篇首至『沉為膿胕也』，出自《素問・卷二十四・陰陽類論篇第七十九》；從『三陽獨至者』至『三陽之病也』，出自《素問・卷二十三・著至教論篇第七十三》；從『黃帝問曰：脉有四時動柰何』至『持脉之大法也』，出自《卷五・脉要精微論篇第十七》；從『赤脉之至也』至『得之沐浴清水而臥』，出自《素問・卷三・五藏生成篇第十》；從『形氣有餘』至『形氣不足生』，出自《素問・卷二十四方盛衰論篇第八十》；從『形氣相得，謂之可治』至『皆為難治』，出自《素問・卷六・玉機真藏論篇第十九》；從『問曰：願聞虛實之要』至『左手閉鍼孔也』，出自《素問・卷十四・鍼解篇第五十四》；從『脉小色不奪者』至『為熱中也』，出自《素問・卷五・脉要精微論篇第十七》；從『熱病脉靜』至『是五逆也』，出自《靈樞・卷九・五禁第六十一》；從『腹脹身熱』至『是謂逆治』，出自《靈樞・卷九・玉版第六十》；從『五實死』至『則實者活，此其候也』，出自《素問・卷六・玉機真藏論篇第十九》；從『心脉滿大』至末，出自《素問・卷十三・大奇論篇第四十八》。

三陽為經，二陽為維，一陽為遊部。三陽者太陽也，至手太陰[①]弦浮而不沉，決以度，察以心，合之《陰陽》之論。二陽者，陽明也，至手太陰弦而沉急不鼓，炅[②]至以病皆死。一陽者，少陽也，至手太陰上連人迎弦急懸不絕，此少陽之病也，搏[③]陰則死。三陰者，六經之所主也，交於太陰，伏鼓不浮，

---

① 手太陰：此下原衍『而』字，據明鈔本及《素問》刪。
② 炅：明鈔本作『熱』。按『炅』與『熱』同。《馬王堆漢墓帛書・老子甲本・道經》：『趮（躁）勝寒，靚（靜）勝炅（熱）。』
③ 搏：原誤作『摶』，形近致訛。明鈔本作『揣』，下註『《素問》作搏。』按，今本《素問》作『專』，與『摶』字互通。據下文『一陰獨至』之說，『摶』字當解作『專』意。

上空至心①。二陰至肺，其氣歸於膀胱，外連脾胃。一陰獨至，經絶氣浮，不鼓鈎而滑。此六脉者，乍陰乍陽，交屬相并，繆通五藏，合於陰陽。先至為主，後至為客。

三陽為父，二陽為衛，一陽為紀。三陰為母，二陰為雌，一陰為獨使。

二陽一陰，陽明主脾一本無「脾」字病②，不勝一陰，脉耎而動，九竅皆沉。三陽一陰，太陽脉勝，一陰不能止③，内亂五藏，外為驚駭。二陰一陽④，病在肺，少陽一作「陰」脉沉，勝肺傷脾，故外傷四肢。二陰二陽皆交至，病在腎，罵詈妄行，癲疾為狂。二陰一陽，病出於腎，陰氣⑤客游於心脘，下空竅隄⑥，閉塞⑦不通，四肢別離。一陰一陽代絶，此陰氣至心，上下無常，出入不知，喉嗌乾燥，病在土脾。二陽三陰至陰皆在，陰不過陽，陽氣不能止陰，陰陽竝⑧絶，浮為血瘕，沉為膿胕也。

三陽獨至者，是三陽并至，并至如風雨，上為癲疾，下為漏血病。三陽者，至陽也。積并則為驚，

---

① 上空至心：「至」，明鈔本及《素問》皆作「志」。王冰釋「志心」曰：「七節之傍，中有小心。」有强解經文之嫌。張燦玾先生曰：「按楊（上善）、王二注似難從。又後文「二陰一陽代絶，陰氣至心」，文亦可證「至心」為是……脉見伏鼓不浮者，則向上控引而至於心也。」此說可從。

② 陽明主脾病：「脾」字費解，疑為衍文。《素問》、《太素・卷十六・脉論》皆無「脾」字，宜據二書及原註删之。

③ 止：明鈔本作「上」。

④ 二陰一陽：原作「二陰二陽」，《素問・陰陽類論》新校正曰：「全元起本及《甲乙經》、《太素》等並云「二陰一陽」。」今改正，與《太素・卷十六・脉論》合。

⑤ 陰氣：《素問》同。《太素・卷十六・脉論》作「陽氣」。

⑥ 隄：《素問》、《太素・卷十六・脉論》皆作「堤」。按，「隄」與「堤」通。《説文・土部》：「堤，滯也。」

⑦ 塞：明鈔本作「壅」。

⑧ 竝：同「並」。

病起如風，至如礔礪①，九竅皆塞，陽氣滂溢，嗌乾喉塞。并於陰則上下無常，薄為腸澼。此謂三陽直心，坐不得起，卧者身重，三陽之病也。

黃帝問曰：脉有四時動柰何？

岐伯對曰：六合之內，天地之變，陰陽之應，彼春之暖，為夏之暑；彼秋之忿，為冬之怒。四變之動，脉與之上下。以春應中規，夏應中矩，秋應中衡，冬應中權。是故冬至四十五日，陽氣微上，陰氣微下②。夏至四十五日，陰氣微上，陽氣微下。陰陽有時，與脉為期。期而相失，知③脉所分，分之有期，故知死時。微妙在脉，不可不察，察之有紀，從陰陽始。是故聲合五音，色合五行，脉合陰陽。持脉有道，虛靜為寶。春日浮，如魚之遊在波；夏日在膚，泛泛乎萬物有餘；秋日下膚，蟄蟲將去；冬日在骨，蟄蟲周密，君子居室。故曰：知內者，按而紀之；知外者，終而始之。此六者，持脉之大法也。

赤，脉之至也，喘而堅，診曰：有積氣在中，時害於食，名曰心痺，得之外疾，思慮而心虛，故邪從之。

白，脉之至也，喘而浮，上虛下實，驚，有④積氣在胸中，喘而虛，名曰肺痺，寒熱，得之醉而使內也。

黃，脉之至也⑤，大而虛，有積氣在腹中，有厥氣，名曰厥疝，女子同法，得之疾使，四肢汗出當風。

---

① 至如礔礪：原脫「至如」二字，據《素問》、《太素·卷十六·脉論》補。明鈔本作「至霹靂」，脫「如」字。按，「礔礪」與「霹靂」音義皆同。

② 陽氣微上，陰氣微下：原書「陰」、「陽」二字誤倒，據明鈔本及《素問》乙正。

③ 知：原作「如」，據《素問》改。

④ 有：原作「為」，與前後諸條文例不合，據《素問》、《太素·卷十五·色脉診》改。

⑤ 黃，脉之至也：《素問》此條在「青，脉之至也」條之後，合於五行相克之序，當據改。

青，脉之至也，長而弦①，左右彈，有積氣在心下支胠，名曰肝痺，得之寒濕，與疝同法，腰痛，足清，頭痛。一本云『頭脉緊』。

黑，脉之至也，上堅而大，有積氣在少腹與陰，名曰腎痺，得之沐浴清水而卧。

形氣有餘，脉氣不足，死；脉氣有餘，形氣不足，生。

形氣相得，謂之可治。色澤以浮，謂之易已。脉從四時，謂之可治②。脉弱以滑，是有胃氣，命曰易治。治之趨之，無後其時③。形氣相失，謂之難治。色夭不澤，謂之難已。脉實以堅，謂之益甚。脉逆四時，謂之不治。

所謂逆四時者，春得肺脉，夏得腎脉，秋得心脉，冬得脾脉，其至皆懸絶沉濇者，命④曰逆。四時⑤未有藏形，於春夏而脉沉濇，秋冬而脉浮大，病熱脉靜，泄而脉大，脱血而脉實，病在中而脉實堅，病在外而脉不實堅者，皆為難治，名曰逆四時也⑥。

問曰：願聞虛實之要。

對曰：氣實形實，氣虛形虛，此其常也，反此者病。穀盛氣盛，穀虛氣虛，此其常也，反此者病。脉實血實，脉虛血虛，此其常也，反此者病。

---

① 弦：《素問》、《太素·卷十五·色脉診》、《脉經·卷六·第一》、《千金·卷十一·第一》皆無。

② 色澤以浮，謂之易已。脉從四時，謂之可治：此十六字原脱，據《素問·玉機真藏論》補。

③ 治之趨之，無後其時：『趨』與『取』通。此二句，《素問》作『取之以時』；《太素·卷十四·四時脉診》作『趣之以時』。

④ 命：原作『名』，據明鈔本改，與《素問》合。

⑤ 四時：《素問》此二字屬上讀。

⑥ 名曰逆四時也：《素問》此六字在上文『秋冬而脉浮大』之後。

氣盛身寒，氣虚身熱，曰反；穀入多而氣少，曰反；穀不入而氣多，曰反；脉盛血少，曰反；脉少血多，曰反。

氣盛身寒，得之傷寒；氣虚身熱，得之傷暑。穀入多而氣少者，得之有所脱血，濕居其下也。穀入少而氣多者，邪在胃及與肺也。脉少血多者，飲中熱也。脉大血少者，脉有風氣，水漿不入，此之謂也①。

夫實者，氣入也；虚者，氣出也。氣實者，熱也；氣虚者，寒也。入實者，左手開鍼孔也；入虚者，左手閉鍼孔也。

脉小色不奪者，新病也。脉不奪色奪者，久病也。脉與五色俱奪者，久病也。脉與五色俱不奪者，新病也。肝與腎脉竝至，其色蒼赤，當病毀②傷不見血，已見血，濕若中水也。

尺内兩傍則季脇也。尺外以候腎，尺裏以候腹。中附上，左外以候肝，内以候鬲。右外以候胃，内以候脾。上附上，右外以候肺，内以候胸中。左外以候心，内以候膻中。前以候前，後以候後。上竟上者，胸喉中事也；下竟下者，少腹腰股膝脛中事也。粗大者，陰不足，陽有餘，為熱中也。

腹脹身熱，脉大③，一作『小』是一逆也。腹鳴而滿，四肢清，泄，脉大者，是二逆也。血衄不止，脉大者，是三逆也。欬且溲血脱形，脉小而勁者，是四逆也。欬脱形，身熱，脉小而疾者，是五逆也。如是者，不過十五日死矣。

① 此之謂也：原作『此謂反也』，據明鈔本改，與《素問》、《太素・卷十六・虚實脉診》合。
② 毁：《素問》作『擊』；明鈔本作『繫』，為『擊』之訛。
③ 脉大：《靈樞》同。按，此段專述逆候，脉大則為順候，故『大』為『小』誤。

其①腹大脹，四末清，脱形泄甚，是一逆也。腹脹便一作「後」血，其脉大時絶，是二逆②也。欬，溲血，形肉脱，脉喘③，是三逆也。嘔血，胸滿引背，脉小而疾，是四逆也。欬，嘔，腹脹且飧泄，其脉絶，是五逆也。如是者，不及一時而死矣。工不察此者而刺之，是謂逆治。

熱病脉靜④，汗已出，脉盛躁，是一逆也。病泄，脉洪大，是二逆也。着痺不移，䐃⑤肉破，身熱，脉偏絶，是三逆也。淫而脉奪⑥，身熱，色夭然白，及後下血衃篤重，是四逆也。寒熱奪形，脉堅摶⑦，是五逆也。

五實死，五虛死。脉盛，皮熱，腹脹，前後不通，悶瞀，是謂五實。脉細，皮寒，氣少，泄利前後，飲食不入，是謂五虛。漿粥入胃，泄注止，則虛者活。身汗得後利，則實者活。此其候也。

心脉滿大，癇痓⑧筋攣。肝脉小急，癇痓筋攣。肝脉騖暴，有所驚駭，脉不至若瘖，不治自已。腎

---

① 其：原脱，據明鈔本補，與《靈樞》合。
② 逆：原作「絶」，涉上文而誤，據明鈔本改，與《靈樞》合。
③ 脉喘：原無「脉」字。按，此段諸逆皆有脉形，唯「三逆」獨無者，必有脱文。《靈樞・玉版》作「脉摶」，今據此補入「脉」字。又按，「喘」在此不取本義（若取本義，則當置於上文「欬」字前後），乃「揣」字之假借，而「揣」與「摶」通，當讀作團，乃團聚之義，脉形當散而聚，故曰逆也。
④ 熱病脉靜：此上原有「治」字，涉上而衍，據《靈樞・五禁》刪。
⑤ 䐃：原作「膕」，形近致誤，據《靈樞》改正。
⑥ 脉奪：原作「奪形」，《靈樞・五禁》同。按，作「奪形」則「四逆」無脉形，與文例不合，今據明鈔本改作「脉奪」。上文云「脉與五色俱奪者，久病也」，亦證《内經》有「脉奪」之説。
⑦ 摶：原作「搏」，形近致誤，據《靈樞・五禁》改。明鈔本作「揣」，下註「音摶」。按，「揣」與「摶」通。
⑧ 痓：此為「痙」誤。按，「痙」俗體作「痉」，故古籍中多與「痓」相混。《素問》、《太素・卷十五・五藏脉診》皆作「瘛」，與「痙」義同。下「痓」字同。

脉小急，肝脉小急，心脉小急，不鼓皆為瘕。腎脉大急沉，肝脉大急沉，皆為疝。肝腎脉并沉為石水，并浮為風水，并虛為死，并小弦欲為驚。心脉揣滑急為心疝。《素問》「揣」作「搏」。下同。肺脉沉揣為肺疝。三陽急為瘕，三陰急為疝；二陰急為①癇厥，一本作②「二陰急為疝」二陽急為驚。

脾脉外鼓沉，為腸澼，久自已。肝脉小緩為腸澼，易治。腎脉小揣沉，為腸澼下血，血濕③《素問》作「温」身熱者死。心肝澼亦下血，二藏同病者可治。其脉小沉濇為腸澼，其身熱者死，熱甚七日死。《素問》作「熱見」。

胃脉沉鼓濇，胃外鼓大，心脉小堅急，皆鬲偏枯④；男子發左，女子發右；不瘖舌轉者可治，三十日起；其從者，瘖，三歲起；年不滿二十者，三歲死。

脉至而揣，衄血身有熱者死，脉來懸鉤浮者為熱⑤。《素問》作「常脉」。

脉至而揣，名曰暴厥，暴厥者不知與人言。

脉至而數，使人暴驚，三四日自已。

脉至浮合，浮合如數，一息十至以⑥上，是經氣予不足也，微見九十日死。

① 疝，二陰急為：此五字原脫，據《素問·大奇論》補。
② 一本作：此條註文當在上文「疝」字之下，因有脫文，誤置於此。
③ 血濕：「濕」字誤，《素問》、《太素·卷十五·五藏脉診》皆作「温」，是。按，「温」與「蘊」通，蓄積之义。
④ 皆鬲偏枯：《素問》同；《太素》作「皆膈偏枯」；明鈔本無「鬲」字。按「鬲」字費解，張燦玾先生曰：『《全生指迷方·卷一·諸病證脉法》引作「皆為偏枯」，律以上下文例，作「為」是。』此說可從。
⑤ 脉來懸鉤浮者為熱：明鈔本無「者」字。《素問》作「脉來懸鉤浮為常脉」。
⑥ 以：原作「已」，據明鈔本改。

脉至如火薪然①，是心精予奪也，草乾而死。

脉至如叢棘，《素問》作「散葉」是肝氣予虚也，木葉落而死。

脉至如省客，省客者，脉寒②一本作「塞」如鼓③也，是腎氣予不足也，懸去棗華④而死。

脉至如丸泥，是胃精予不足也，榆莢落而死。

脉至如横格，是膽氣予不足也，禾熟而死。

脉至如弦縷，是胞精予不足也，病善言，下霜而死，不言可治。

脉至如交棘，《素問》作「交漆」交棘者，左右傍至也，微見三十日而死。

脉至如湧泉，浮鼓肌中，是太陽氣予不足也，少氣味，韭花生而死。

脉至如委⑤土之狀，按之不足，是肌氣予不足也，五色見黑白，累發而死。

脉至如懸癰，懸癰者浮揣，切之益大，是十二俞之氣予不足也，水凍而死。

脉至如偃刀，偃刀者，浮之小急，按之堅大，五藏寒熱，《素問》作「菀熟」寒熱獨并於腎，如此其人不得坐，立春而死。

---

① 然：同「燃」。

② 脉寒：「寒」字誤，當據原註及《素問》、《太素·卷十五·五藏脉診》、《脉經·卷五·第五》改作「塞」。

③ 鼓：原作「故」，據明鈔本改。與《素問》合。

④ 華：通「花」。

⑤ 委：原作「頽」，據明鈔本及《素問》新校正引《甲乙經》改。

脉至如丸滑不著《素問》作『手不直①』**手，丸滑不著手②者，按之不可得也，是大腸氣予不足也，棗葉生而死。**

脉至如春者，令人善恐，不欲坐臥，行立常聽，是小腸氣予不足也，季秋而死。

病形脉診第二上

［編者按］：從篇首至『行一者為下工，十全其六』，出自《靈樞・卷一・邪氣藏府病形第四》；從『尺膚温以淖澤者』至『胃中有寒也』，出自《靈樞・卷十一・論疾診尺第七十四》；從『問曰：人有尺膚緩甚』至篇末，出自《素問・卷十三・奇病論篇第四十七》。

黃帝問曰：邪氣之中人柰何？高下有度乎？

岐伯對曰：身半已③上者，邪中之；身半已下者，濕中之。中於陰則留府，中於陽則留經④。

問曰：陰之與陽，異名同類，上下相會，經絡之相貫也，如環之無端。夫邪之中人也，或中於陰，或中於陽，上下左右，無有恒常，其何故也⑤？

---

① 手不直：今本《素問》無『手』字，疑本書衍。

② 手：原脫，據明鈔本補。

③ 已：通『以』。下同。

④ 經：原作『藏』，據下文岐伯答語『是故陽中則留於經』，『藏』當作『經』。《靈樞・卷一・第四》曰：『中於陽則溜於經。』亦作『經』，今改正。

⑤ 其何故也：原脫，據《靈樞》補。

對曰：諸陽之會，皆在於面。人之方乘虛時及新用力，若熱飲食汗出，腠理開而中於邪，中於面則下陽明，中於項①則下太陽，中於頰則下少陽。中於膺背兩脇，亦中其經。中於陰者，常從臂胻始。夫臂與胻，其陰皮薄，其肉淖澤，故俱受於風，獨傷於其陰也。

問曰：此故傷其藏乎？

對曰：身之中於風也，不必動藏。故邪入於陰經，其藏氣實，邪氣入而不能客②，故還之於府。是故陽中則留於經，陰中則留於府。

問曰：邪之中藏者柰何？

對曰：恐懼愁憂③則傷心，形寒飲冷則傷肺，以其兩寒相感，中外皆傷，故氣迎而上行。有所墮墜，惡血留內，若④有所大怒，氣上而不能下，積於脇下則傷肝。有所擊仆，若醉以入房，汗出當風則傷脾。有所用力舉重，若入房過度，汗出浴水則傷腎。

問曰：五藏之中風柰何？

對曰：陰陽俱相感，邪乃得往。十二經脉，三百六十五絡，其血氣皆上於面而走空竅。其精陽之氣，上走於目而為睛，其別氣走於耳而為聽，其宗氣上出於鼻而為臭⑤，其濁氣下出於胃走唇舌而為

---

① 中於項：『項』原作『面』，涉上而誤。據明鈔本改，與《靈樞》、《太素·卷二十七·邪中》合。
② 客：原作『容』，據明鈔本改，與《靈樞》合。
③ 愁憂：原作『憂愁』，據明鈔本乙正，與《靈樞》合。
④ 若：原脫，據明鈔本補。
⑤ 臭：通『嗅』。

味。其氣之津液皆上熏於面，而①皮又厚，其肉堅，故大熱②甚寒不能勝之也。

虛邪之中身也，洒淅③動其形。正邪之中人也微，先見於色，不知於身，若有若無，若亡若存④，有形無形，莫知其情。

夫色脉與尺之皮膚⑤相應，如桴鼓影嚮⑥之相應，不得相失，此亦本末根葉之出候也，根死則葉枯矣。

故色青者，其脉弦。色赤者，其脉鉤。色黃者，其脉代。色白者，其脉毛。色黑者，其脉石。見其色而不得其脉，反得相勝之脉則死矣，得其相生⑦之脉則病已矣。

問曰：五藏之所生變化之病形何如？

對曰：先定其五色五脉之應，其病乃可别也。

問曰：色脉已定，别之柰何？

對曰：調其脉之緩急大小滑濇，而病形定矣。

問曰：調之何如？

---

① 而：《靈樞》同。明鈔本、《太素·卷十五·色脉尺診》作「面」。

② 大熱：《靈樞》作「天氣」；《太素·卷二十七·邪中》作「熱」。

③ 淅：原作「浙」，形誤，據《靈樞》改正。

④ 若有若無，若亡若存：原脱前句，後句作「若存若亡」，據《靈樞》、《太素·卷十五·色脉尺診》補改。

⑤ 皮膚：《靈樞》、《太素·卷十五·色脉尺診》皆無此二字，疑為衍文。

⑥ 嚮：通「響」。

⑦ 相生：原誤作「相勝」，據明鈔本改，與《靈樞》、《太素·卷十五·色脉尺診》合。

對曰：脉急者，尺之皮膚亦急；脉緩者，尺之皮膚亦緩；脉小者，尺之皮膚亦減而少氣①；脉大者，尺之皮膚亦大；脉沉者，尺之皮膚亦沉②；脉滑者，尺之皮膚亦滑；脉濇者，尺之皮膚亦濇。凡此六變③者，有微有甚。故善調尺者不待於寸，善調脉者不待於色。能參合而行之者，可以為上工，十全其九；行二者為中工，十全其七；行一者為下工，十全其六。

尺膚温④一作「滑」以淖澤者，風也。尺肉弱者⑤，解㑊安臥⑥，脫肉者，寒熱也。一本下作「不治」尺膚濇者，風痺也。尺膚粗如枯魚鱗者，水泆飲也。尺膚寒甚，脉急一作「小」者泄⑦，少氣也。尺膚熱甚，脉盛躁者，病温也；其脉盛而滑者，汗且出也。一作「病且出」尺膚燒炙人手，一作「炬然」先熱後寒者，寒熱也。尺膚先寒，久持之而熱者，亦寒熱也。尺膚炬然熱，人迎大者，當奪血也。尺堅大，脉小甚，則少氣，悗有加者，立死。《脉經》云：「尺緊於人迎者少氣。」

肘所獨熱者，腰以⑧上熱。肘後獨熱者，肩背熱。肘前獨熱者，膺前熱。肘後粗⑨以下三四寸熱者，

---

① 少氣：《脉經・卷四・第一》無「氣」字，據文義，「氣」字衍。

② 脉沉者，尺之皮膚亦沉：《靈樞》《太素》無此九字。岐伯上文稱「調其脉之緩急大小滑濇」，未言沉脉，疑此九字衍。

③ 六變：原脫「六」字，據明鈔本及《太素》補。

④ 尺膚温：「温」，《靈樞》、《脉經・卷四・第一》均作「滑」。按，作「尺膚滑」與以下「尺膚濇」對文，且下文已有「尺膚熱」，不應復言「尺膚温」，當從《靈樞》作「滑」為是。

⑤ 尺肉弱者：疑「者」字衍。《脉經・卷四・第一》無「者」字。

⑥ 解㑊安臥：原作「解㑊也。安臥」，「安臥」屬下讀。據《靈樞》、《太素・卷十五・尺診》、《脉經・卷四・第一》刪「也」字。

⑦ 泄：明鈔本作「寒」，下註「一作泄」。

⑧ 以：原作「已」，據明鈔本改。下文二「以」字同。

⑨ 粗：原作「廉」，此「粗」之俗體「麄」之形誤，據明鈔本改。《靈樞》、《太素・卷十五・尺診》、《脉經・卷四・第一》皆作「粗」。

腸中有蟲。手所獨熱者，腰以上①一作『下』熱。臂中獨熱者，腰腹熱。掌中熱者，腹中熱也。掌中寒者，腹中寒也。魚際②白肉有青血脉者，胃中有寒也。

問曰：人有尺膚緩甚③，一云『尺膚④瘦甚』筋急而見，此為何病？

對曰：此所謂狐筋⑤，狐筋者，是人腹必急，白色黑色見，此病甚。狐，《素問》作『疹』。

病形脉診第二下

［編者按］：本篇内容皆出自《靈樞·卷一·邪氣藏府病形第四》。

黄帝問曰：脉之緩急小大滑濇之病形何如？

岐伯對曰：心脉急甚為瘈瘲，微急為心痛引背，食不下。緩甚為狂笑，微緩為伏梁，在心下，上下

① 上：當據《靈樞》、《太素·卷十五·尺診》改作『下』。
② 魚際：《靈樞》、《太素·卷十五·尺診》、《脉經·卷四·第一》皆作『魚上』。
③ 尺膚緩甚：疑此句有誤。《素問》作『尺脉數甚』；《太素·卷三十·疹筋》作『尺數甚』，楊上善註：『有本為「尺瘦」也。』按，參照諸書及註文，若言脉象，則此句當作『尺脉數甚』；若言尺之皮膚則當作『尺膚瘦甚』。待考。
④ 尺膚：原作『又存』，乃『尺膚』二字形誤，參照《太素》改。
⑤ 狐筋：『狐』字文義難明，《素問》、《太素·卷三十·疹筋》皆作『疹筋』，疑『狐』為『疹』誤。按『疹』與『疢』通，疢病也。《詩·小雅·小弁》『疢如疾首』，陸德明釋文：『疢，病也。又作疹，同。』下文『狐』字同。

行，有時唾血。大甚為喉吤吤，微大為心痹引背，善淚出①。小甚為善噦，微小為消癉。滑甚為善渴，微滑為心疝引臍，少腹鳴。濇甚為瘖，微濇為血溢維經絡有陽維陰維②厥，耳鳴癲疾。

肺脉急甚為癲疾，微急為肺寒熱，怠惰，欬唾血，引腰背胸，若鼻息③肉不通。緩甚為多汗，微緩為痿瘻偏風，頭已下汗出不止。大甚為脛腫，微大為肺痹，引胸背，起惡日光。小甚為泄，微小為消癉。滑甚為息賁上氣，微滑為上下出血。濇甚為嘔血，微濇為鼠瘻④，一作「漏」在頸支腋之間，下不勝其上，甚能善酸。

肝脉急甚為惡言，一作「忘言」微急為肥氣，在脇下若覆杯。緩甚為善嘔，微緩為水瘕痹。大甚為內癰，善嘔衄，微大為肝痹陰縮⑤，欬引少腹。小甚為多飲，微小為消癉。滑甚為癩疝，微滑為遺溺。濇甚為溢⑥飲，微濇為瘈瘲攣筋。

脾脉急甚為瘈瘲，微急為膈中，食飲入而還出，後沃沫。緩甚為痿厥，微緩為風痿，四肢不用，心慧然若無病。大甚為擊仆，微大為疝氣⑦，腹裏⑧大膿血在腸胃之外。小甚為寒熱，微小為消癉。滑甚

---

① 善淚出：原脱「出」字。據明鈔本補，與《靈樞》、《太素・卷十五・五藏脉診》合。
② 經絡有陽維陰維：明鈔本無此七字註文，疑非宋臣原注。
③ 息：明鈔本作「宿」，下註「一作息」。
④ 鼠瘻：明鈔本作「鼠漏」，「鼠」字下註：「一作鬲。」
⑤ 陰縮：明鈔本作「筋縮」。
⑥ 溢：明鈔本作「泆」，下註「一作淡」。
⑦ 疝氣：《脉經・卷三・第三》作「瘖氣」，疑本書誤。
⑧ 裏：《靈樞》同。《脉經・卷三・第三》、《千金・卷十五・第一》皆作「裹」。按，《素問・腹中論》云：「帝曰：伏梁何因而得之？岐伯曰：裹大膿血，居腸胃之外，不可治。」故張燦玾先生改為「裹」字，註曰：「疑本文或係心脉伏梁條之文，而錯簡於此也。」可參。

為㿉癃，微滑為蟲毒蛕蝎①，腸鳴腹熱②。濇甚為腸癩，一作『潰』微濇為内潰，多下膿血。

腎脉急甚為骨痿癲疾，微急為奔豚沉厥，足不收，不得前後。緩甚為折脊，微緩為洞泄，洞泄者食不化，下嗌還出。大甚為陰痿，微大為石水，起臍下至小腹垂垂然，上至胃脘，死不治。小甚為洞泄，微小為消癉。滑甚為癃癩③，一作『癃㿉』微滑為骨痿，坐不能起，起則目無所見，視黑花④。濇甚為大癰，微濇為不月沉痔。

問曰：病有六變⑤一作『病之六變』者，刺之柰何？

對曰：諸急者多寒，緩者多熱，大者多氣少血，小者血氣皆少，滑者陽氣盛而微有熱，濇者多血少氣而微有寒。是故刺急者，深内而久留之；刺緩者，淺内而疾發鍼，以去其熱；刺大者，微瀉其氣，無出其血；刺滑者，疾發鍼而淺内之，以瀉其陽氣而去其熱⑥；刺濇者，必中其脉，隨其逆順而久留之，必先按而循之，已發鍼，疾按其痏，無令出血，以和其脉；諸小者⑦，陰陽形氣俱不足，勿取以鍼，而調之以甘藥。

① 蛕蝎：《靈樞》、《太素·卷十五·五藏脉診》同。按，『蛕』同『蛔』；『蝎』，楊上善註曰：『謂腹中蟲如桑蠹也。』
② 腸鳴腹熱：原脫『腸鳴』二字，據明鈔本補，與《脉經·卷三·第三》、《千金·卷十五·第一》合。
③ 癃癩：原作『癰癩』，據明鈔本、《脉經·卷三·第五》改。《太素·卷十五·五藏脉診》作『癃頽』，『頽』與『癩』通。《靈樞》與原註同，『㿉』字與『癩』音義皆同。
④ 視黑花：『花』原作『丸』，據明鈔本改，與《脉經·卷三·第三》、《千金·卷十九·第一》合。
⑤ 病有六變：原作『病亦有甚變』，據明鈔本改。按，《靈樞》作『病之六變』，與原註同。
⑥ 而去其熱：原脫『而』字，據明鈔本補。
⑦ 以和其脉；諸小者：原書『脉』、『諸』二字誤倒，據明鈔本乙正，與《靈樞》合。

問曰：五藏六府之氣，榮俞所入為合，令何道從入？入安從道？

對曰：此陽脉之別入於內，屬於府者也。

問曰：榮俞與合，各有名乎？

對曰：榮俞治外經，合治內府。

問曰：治內府柰何？

對曰：取之於合。

問曰：合各有名乎？

對曰：胃合入於三里，大腸合入於巨虛上廉，小腸合入於巨虛下廉，三焦合入於委陽，膀胱合入於委中央，膽合入於陽陵泉。

按①，大腸合於曲池，小腸合於小海，三焦合於天井。今此不同者，古之別法也。又，詳巨虛上下廉②，乃足陽明與大小腸③相合之穴也，與胃合三里④，膀胱合委中，膽合陽陵泉，以脉之所入為合不同。三焦合委陽，委陽者乃三焦下輔腧也，亦未見有為合之說。

問曰：取之柰何？

---

① 按：從『按』字至『亦未見有為合之說』，原作小字註文。明鈔本作大字，與經文接排。按，此段非經文，亦非宋臣校語，辨其內容、語氣，當系皇甫氏釋經之文，亦可能北宋以前之人沾註，存疑待考。今據明鈔本改作大字，並以宋體區別之。

② 巨虛上下廉：原無『下』字。張燦玾先生曰：『下，原脫。若無，則不足六合穴，而與下文「小腸相合之穴」亦不相符，故據前後文義補之。』此說甚當，今從之。

③ 大小腸：原無『大』字。張燦玾先生曰：『原脫「大」字，若無，則不足六府，與上文「巨虛上廉」亦不相符，故據前後文義補之。』今亦從之。

④ 與胃合三里：原作『與胃三里』。據下文『膀胱合委中、膽合陽陵泉』，『胃』下脫『合』字，今補入。

對曰：取之三里者，低跗取之；巨虛者，舉足取之；委陽者，屈伸而取之；委中者，屈膝而取之；陽陵泉者，正立竪膝予之齊，下至委陽之陽取之；諸外經者，揄伸而取之。

問曰：願聞六府之病。

對曰：面熱者，足陽明病。魚絡血者，手陽明病。兩跗之上，脉堅若陷者，足陽明病。此胃脉也。

三部九候第三

〔編者按〕：本篇内容皆出自《素問·卷六·三部九候論篇第二十》。

黄帝問曰：何謂三部？

岐伯對曰：上部，中部，下部，其部各有三候。三候者，有天，有地，有人。上部天，兩額之動脉；上部地，兩頰之動脉；上部人，耳前之動脉。中部天，手太陰；中部地，手陽明；中部人，手少陰；下部天，足厥陰；下部地，足少陰；下部人，足太陰。下部之天以候肝，地以候腎，人以候脾胃之氣。中部之天以候肺，地以候胸中之氣，人以候心。上部之天以候頭角之氣，地以候口齒之氣，人以候耳目之氣。此三部者，三而成天，三而成地，三而成人。三而三之，合為九，九分為九野，九野為九藏。故神藏五，形藏四，合為九藏。五藏已敗，其色必夭，夭必死矣。

問曰：以候柰何？

對曰：必先度其形之肥瘦，以調其氣之虛實。實則瀉之，虛則補之。必先去其血脉而後調之，無問其病，以平為期。

問曰：決死生奈何？

對曰：形盛脉細，少氣不足以息者死①。形瘦脉大，胸中多氣者死。形氣相得者生。參伍不調者病。三部九候皆相失者死。上下左右之脉相應如參春者病甚。上下左右相失不可數者死。中部之候雖獨調，與衆藏相失者死。中部之候相減者死。目内陷者死。

問曰：何以知病之所在？

對曰：察九候獨小者病，獨大者病，獨疾者病，獨遲者病，獨熱者病，獨寒者病，獨陷下者病。以左手足上②去踝五寸而按之，以右手當踝而彈之，其應過五寸以③上，蠕蠕然者不病。其應疾，中手渾渾然者病。中手徐徐然者病。其應上不能至五寸，彈之不應者死。脱肉身不去者死。中部乍疏乍數者死。代脉④而鈎者，病在絡脉。九候之相應也，上下若一，不得相失。一候後則病，二候後則病甚，三候後則病危。所謂後者，應不俱也。察其府藏，以知死生之期。必先知經脉⑤，而後知病脉，真藏脉見者，邪勝，死也。《素問》無「死」字 足太陽之氣絶者，其足不可以屈伸，死必戴眼。

問曰：冬陰夏陽奈何？

對曰：九候之脉皆沉細懸絶者為陰，主冬，故以夜半死。盛躁喘數者為陽，主夏，故以日中死。寒

---

① 死：原書與明鈔本皆作「危」。《素問》亦作「危」，新校正曰：「按全元起注本及《甲乙經》、《脉經》「危」作「死」。」今據改。

② 左手足上：原作「左手於左足上」，據《素問》新校正引《甲乙經》删「於左」二字。

③ 以：原作「已」，據明鈔本改。

④ 代脉：《素問》、《太素・卷十四・生死診候》皆作「其脉代」。

⑤ 經脉：「經」字不指經絡，當訓為「常」，與下文「病脉」對文。《玉篇・糸部》：「經，常也。」

熱病者，以平旦死。熱中及熱病者，以日中死。病風者，以日夕死。病水者，以夜半死。其脉乍數乍疏，乍遲乍疾者，以日乘四季死。形肉已脱，九候雖調者猶死。七診雖見，九候皆順者不死。所言不死者，風氣之病及經月之病，似七診之病而非也，故言不死。若有七診之病，其脉候亦敗者死矣，必發噦噫。必審問其所始病，與今之所方病，而後《素問》下有「各」字切循其脉，視其經絡浮沉，以上下逆順①循之，其脉②疾者不病，其脉遲者病，不往不來者死，《素問》作「不往來者」皮膚著者死。

問曰：其可治者奈何？

對曰：經病者治其經，絡病者治其絡，《素問》二「絡」上有「孫」字身有痛者治其經絡。其病者在奇邪，奇邪之脉則繆刺之。留瘦不移，節而刺之。上實下虚，切而順之，索其結絡脉，刺出其血，以通其氣。瞳子高者，太陽不足；戴眼者，太陽已絶。此決死生之要，不可不察也。

① 順：原作「從」，據明鈔本改。明鈔本「順」下註：「《素問》順作從。」按，「從」為「順」避諱字，南朝梁武帝之父名順之，故避之。

② 脉：原誤作「病」，據明鈔本改。

黄帝三部鍼灸甲乙經　卷之五

鍼灸禁忌第一上

［編者按］：從篇首至『灸刺之道，氣穴為寶』，出自《靈樞·卷四·四時氣第十九》；從『故春刺絡脉諸滎大經分肉之間』至『欲深而留之』，出自《靈樞·卷一·本輸第二》；從『春刺夏分，脉亂氣微』至『陽中之少陰也』，出自《素問·卷四·診要經終論篇第十六》；從『正月二月三月』至『無刺左足之陰』，出自《靈樞·卷七·陰陽繫日月第四十一》；從『刺法曰』至『不治已病』，出自《靈樞·卷八·逆順第五十五》；從『天寒無刺』至『月廓空無治』，出自《素問·卷八·八正神明論第二十六》；從『新內無刺』至『是謂失氣也』，出自《靈樞·卷二·終始第九》；從『問曰：願聞刺淺深之分』至『此之謂反也』，出自《素問·卷十四·刺齊論篇第五十一》；從『刺中心，一日死』至『其動為嘔』，出自《素問·卷十四·刺禁論篇第五十二》；從『刺中膈』至『不過一歲必死』，出自《素問·卷四·診要經終論篇第十六》；從『刺跗上，中大脉』至篇末，出自《素問·卷十四·刺禁論篇第五十二》。

黄帝問曰：夫①四時之氣，各不同形，百病之起，皆有所生。灸刺之道，何者為寶②？

---

①夫：原脱，據明鈔本補，與《靈樞》合。

②為寶：《靈樞》作『為定』；《太素·卷二十三·雜刺》作『可寶』。張燦玾先生曰：『按，似作「定」是，與上文「形」、「生」皆耕韻。』此說可參。

岐伯對曰：四時之氣，各有所在。灸刺之道，氣穴為寶①。

故春刺絡脉諸滎大經分肉之間，甚者深取之，間者淺取之。

《九卷》云②『春刺滎③』者正同，於義為是。又曰：『春取絡脉，治皮膚④。』又曰：『春取經與脉分肉之間⑤。』二者義亦略同。《素問》曰：『春刺⑥散俞及與分理，血出而止。』又曰：『春者木始治⑦，肝氣始生，肝氣急，其風疾，經脉常深，其氣少，不能深入，故取絡脉分肉之間。』義亦略同。又曰：『春氣在經脉⑧。』

夏取諸俞孫絡，肌肉皮膚之上。

《九卷》又曰⑨：『夏刺俞⑩。』二者正同，於義為是。又曰⑪：『長夏刺經。』又曰：『夏取盛經孫絡⑫，

---

① 氣穴為寶：《靈樞》作『得氣穴為定』、《太素・卷二十三・雜刺》作『得氣穴為寶』，楊上善注云：『灸刺所貴，以得於四時之氣也。』按，楊註但言『得氣』，不及『得穴』，疑《太素》經文本作『得氣為寶』（或『得氣為定』），則文義句式皆合，待考。

② 《九卷》云：原書自此至『二者義亦略同』三十九字在下文『《素問》曰』部分『義亦略同』之後，此為原書校訂者妄移，今據明鈔本復原。按，本書凡以『《九卷》曰（云）』、『《素問》曰』、『《八十一難》曰』、『張仲景曰』起首之文，皆皇甫謐釋文，其文採用『以經解經』之法釋解正文，唐代王冰註《素問》即效法之。原書校訂者將此三十餘字插入『《素問》曰』部分，致文意大亂，不知所云矣。

③ 春刺滎：此句出自《靈樞・卷七・順氣一日分為四時》。

④ 春取絡脉，治皮膚：此句出《靈樞・卷五・寒熱病》。

⑤ 春取經與脉分肉之間：『與』，《靈樞・卷四・四時氣》作『血』。按，疑當從本書作『與』。

⑥ 春刺：此下引文出自《素問・卷四・診要經終論》。

⑦ 春者木始治：此下引文出自《素問・卷十六・水熱穴論》。

⑧ 春氣在經脉：此句出自《素問・卷十八・四時刺逆從論》。

⑨ 《九卷》又曰：原脫『九卷』二字，據明鈔本補。

⑩ 夏刺俞：『夏』，原誤作『春』，據《靈樞・卷七・順氣一日分為四時》改。

⑪ 又曰：原書無此二字，疑為原書校訂者所刪，據明鈔本補。又，此下『長夏刺經』一句出自《靈樞・卷七・順氣一日分為四時》。

⑫ 夏取盛經孫絡：原作『取盛經絡』，據《靈樞・卷四・四時》、《太素・卷二十三・雜刺》補『夏』、『孫』二字。

取分間，絶皮膚。』又曰：『夏取分腠，治肌肉①。』義亦略同。《素問》曰②：『夏刺絡俞，見血而止。』又曰：『夏者火始治，心氣始長，脉瘦氣弱，陽氣流一作『留』溢，血温於腠，内至於經。故取盛經分腠，絶膚而病去者，邪居淺也。所謂盛經者，陽脉也。』義亦略同。又曰：『夏氣在孫絡。長夏氣在肌肉。』

秋刺諸合，餘如春法。

《九卷》又曰③：『秋刺合④。』二者正通，於義為是。又曰：『秋取氣口，治筋脉⑤。』於義不同。又曰：『秋取經俞，邪氣在府，取之於合。』⑥《素問》曰：『秋刺皮膚⑦，循理，上下同法。』又曰：『秋者金始治，肺將收殺，金將勝火，陽氣在合，陰氣初勝⑧，濕氣及體⑨。陰氣未盛，未能深入，故取俞以瀉陰邪，取合以虚陽邪。陽氣始衰，故取於合。』是謂始秋之治變也⑩。又曰：『秋氣在膚⑪。』閉腠

---

① 夏取分腠，治肌肉：此七字出自《靈樞・卷五・寒熱病》。

② 《素問》曰：此下引文出自《素問・卷四・診要經終論》；下文兩處『又曰』下引文分別出自《素問・卷十六・水熱穴論》及《素問・卷十八・四時刺逆從論》。

③ 《九卷》又曰：在原書中，自此至『於義不同又曰』三十字，被原書校訂者删去『秋刺合，二者正通，於義為是。又曰……又曰』十五字，並將餘文移至段末。今據明鈔本恢復《甲乙經》原貌。

④ 秋刺合：此句出《靈樞・卷七・順氣一日分為四時》。

⑤ 秋取氣口，治筋脉：此二句出自《靈樞・卷五・寒熱病第二十一》。按，《靈樞》此二句並不相連。

⑥ 秋取經俞，邪氣在府，取之於合：此十二字原在上文『《九卷》又曰』句之前，此乃原書校訂者删除文前『又曰』二字，並作為正文移至段首，誤甚，今據明鈔本復其舊貌。又，此十二字出自《靈樞・卷四・四時氣》。

⑦ 秋刺皮膚：此下十字出自《素問・卷四・診要經終論》。

⑧ 陰氣初勝：原脱『氣』字，據《素問・卷十六・水熱穴論》補。

⑨ 濕氣及體：原書『及』字誤作『反』，據《素問・卷十六・水熱穴論》改正。

⑩ 是謂始秋之治變也：此為皇甫謐語。《素問・卷十六・水熱穴論》新校正云：『按皇甫士安云：是謂始秋之治變。』此為力證。

⑪ 秋氣在膚：今本《素問・卷十八・四時刺逆從論》作『秋氣在皮膚』。

者也①。

冬取諸井諸俞②之分，欲深而留之。

《九卷》又曰③：『冬刺井。病在藏，取之井。』二者正同，於義為是。又曰：『冬取經俞，治骨髓五藏④。』五藏則同，經俞有疑。又曰：『冬取井滎⑤。』《素問》曰⑥：『冬取俞竅及於分理，甚者直下，間者散下。』俞竅與諸俞之分，義亦略同。又曰：『冬者⑦，水始治，腎方閉，陽氣衰少，陰氣堅盛，巨陽伏沉，陽脉乃去。取井以下陰逆，取滎以通陽氣⑧。』一云『以實陽氣』又曰：『冬取井滎，春不鼽衄。』是謂末冬之治變也。又曰：『冬氣在骨髓⑨。』

春刺夏分，脉亂氣微，入淫骨髓，病不得愈，令人不嗜食，又且少氣。春刺秋分，筋攣逆氣，環⑩為

---

① 閉腠者也：原書『者』下有『是』字，據明鈔本刪。

② 諸井諸俞：原作『井諸俞』，『井』上脫『諸』字。《靈樞・卷一・本輸》、《太素・卷十一・本輸》皆作『諸井諸腧』，今據改。

③ 《九卷》又曰：原書『又曰』至『經俞有疑』三十八字在下文『《素問》曰』部分『冬氣在骨髓』之後，當系原書校訂者所移，今據明鈔本復其原貌。按，本段乃皇甫謐釋文，原書與經文相混，今改為宋體字以別之。

④ 冬取經俞，治骨髓五藏：此九字出自《靈樞・卷五・寒熱病》。

⑤ 冬取井滎：此句出於《靈樞・卷四・四時氣》。

⑥ 《素問》曰：此下引文出自《素問・卷四・診要經終論》。

⑦ 冬者：此下引文出自《素問・卷十六・水熱穴論》。下文『又曰』下引文出處同。

⑧ 以通陽氣：原脫『陽』字，據《千金・卷十九・第一》補。按，《素問・卷十六・水熱穴論》作『以實陽氣』，與此下林億等小字註文同。

⑨ 冬氣在骨髓：此五字出自《素問・卷十八・四時刺逆從論》。

⑩ 環：通『旋』，迅疾之義。張燦玾先生曰：『「環」與「還」古通……「還」有旋疾之義，《史記・天官書》：「殃還至。」司馬貞索隱云：「還，旋疾也。」……與《素問・診要經終論》所謂「中心者環死」之「環」，義亦同。』

欬嗽，病不愈，令人時驚，又且笑①。一作『哭』。春刺冬分，邪氣著藏，令人腹脹，病不愈，又且欲言語。

夏刺春分，病不愈，令人解墮。夏刺秋分，病不愈，令人心中悶，無言，惕惕②如人將捕之。夏刺冬分，病不愈，令人少氣，時欲怒。

秋刺春分，病不愈，令人惕然，欲有所為，起而忘之。秋刺夏分，病不愈，令人益嗜臥，又且善夢。（謂立秋之後③）秋刺冬分，病不愈，令人悽悽時寒。

冬刺春分，病不愈，令人欲臥不能眠，眠而有見。（謂十二月中旬以前）冬刺夏分，病不愈，令人氣上，發為諸痺。冬刺秋分，病不愈，令人善渴。

足之陽者，陰中之少陽也；足之陰者，陰中之太陰也。手之陽者，陽中之太陽也；手之陰者，陽中之少陰也。

正月二月三月，人氣在左，無刺左足之陽。四月五月六月，人氣在右，無刺右足之陽。七月八月九月，人氣在右，無刺右足之陰。十月十一月十二月，人氣在左，無刺左足之陰。

刺法曰：無刺熇熇之熱，無刺漉漉之汗，無刺渾渾音魂之脉，無刺病與脉相逆者。上工刺其未生者也，其次刺其未成者也，其次刺其已衰者也。下工刺其方襲者，與其形之盛者，與其病之與脉相逆者也。故曰：方其盛也，勿敢毀傷，刺其已衰，事必大昌。故曰：上工治未病，不治已病。

---

① 笑：當據原註及《素問》改作『哭』。

② 惕惕：原誤作『愓愓』。按，『愓』音蕩，恣縱、無憂之義。本書『惕』字作『愓』者甚多，皆形誤，今俱徑改，不再列舉。

③ 謂立秋之後：此五字與下節『謂十二月中旬以前』八字非校勘語，疑為皇甫氏釋文，亦可能為後世沾註，暫改作宋體字，加『()』以別之。

天寒①無刺，天温無疑②。月生無寫，月滿無補，月廓空無治。

新内無刺，已刺勿内。大怒無刺，已刺勿怒。大勞無刺，已刺勿勞。大醉無刺，已刺勿醉。大飽無刺，已刺勿飽。大飢無刺，已刺勿飢。大③渴無刺，已刺勿渴。乘車來者，卧而休之，如食頃乃刺之。步行來者，坐而休之，如行十里頃乃刺之。大驚大恐④，必定其氣乃刺之。

凡禁者，脉亂氣散，逆其榮衛，經氣不次，因而刺之，則陽病入於陰，陰病出為陽，則邪復生，粗工不察，是謂伐形，身體淫濼，反消腦髓⑤，津液不化，脱其五味，是謂失氣也。

問曰：願聞刺淺深之分。

對曰：刺骨者無傷筋，刺筋者無傷肉，刺肉者無傷脉，刺脉者無傷皮，刺皮者無傷肉，刺肉者無傷筋，刺筋者無傷骨。

問曰：余不知其⑥所謂，願聞其解⑦。

對曰：刺骨無傷筋者，鍼至筋而去，不及骨也。刺筋無傷肉者，至肉而去，不及筋也。刺肉無傷脉者，至脉而去，不及肉也。刺脉無傷皮者，至皮而去，不及脉也。所謂⑧刺皮無傷肉者，病在皮中，鍼入皮無中肉也。刺肉無傷筋者，過肉中筋。刺筋無傷骨者，過筋中骨。此之謂反也。

---

① 天寒：原作「大寒」，據《素問》、《太素・卷二十四・天忌》改。
② 天温無疑：原作「大温無凝」，據《素問》、《太素・卷二十四・天忌》改。
③ 大：原作「已」，據明鈔本、《素問・刺禁論》新校正引《靈樞經》、《千金・卷二十九・鍼灸禁忌法第三》改，與本篇文例合。
④ 恐：原作「怒」，據《靈樞》、《千金・卷二十九》改。
⑤ 反消腦髓：「腦」，原誤作「骨」，據明鈔本改。《靈樞》作「乃消腦髓」，疑本書「反」字為「乃」形誤。
⑥ 其：原脱，據明鈔本補，與《素問》合。
⑦ 願聞其解：「解」原作「詳」，據明鈔本改，與《素問》合。
⑧ 所謂：原脱，據明鈔本補，與《素問》合。

刺中心，一日死，其動為噫。刺中肺，三日死，其動為欬。刺中肝，五日死，其動為欠①。《素問》作「語」刺中脾，十五日死，《素問》作②「十日」，一作「五日」其動為吞。刺中腎，三日死，其動為嚏。《素問》作「六日」，作「七日」刺中膽，一日半死，其動為嘔。

刺中膈，為傷中③，其病雖愈，不過一歲必死。

刺跗上，中大脉，血出不止死。刺陰股，中大脉，血出不止死。刺面，中流脉，不幸為盲。刺客主人，内陷中脉，為漏④為聾。刺頭，中腦户，入腦立死。刺膝臏出液，為跛。刺舌下，中脉太過，血出不止為瘖。刺臂太陰脉⑤，出血多立死。刺足下布絡，中脉，血不出為腫。刺足少陰脉，重虚出血，為舌難以言。刺郄中大脉，令人仆，脱色。刺膺中，陷脉⑥，《素問》作「刺膺中陷，中肺」為喘逆仰息。刺氣街，中脉，血不出為腫鼠鼶。音卜刺肘中，内陷，氣歸之，為不屈伸。刺脊間，中髓為傴。刺陰股下三寸⑦，内陷，令人遺溺。刺乳上，中乳房為腫根蝕。刺腋下脇間，内陷，令人欬。刺缺盆中，内陷氣泄，令人喘欬

---

① 欠：本書與明鈔本皆作「穴」，形近致誤，據《素問》新校正引《甲乙經》改。按，《素問》、《千金·卷二十九·第三》皆作「語」，《靈樞·九鍼論》亦曰「肝主語……腎主欠」，當從原註作「語」為是。

② 《素問》作：「素」下九字註文原在下文「吞」後，據明鈔本上移。

③ 刺中膈，為傷中：《千金·卷二十九·第三》同。《素問·診要經終論》作「刺中鬲者，皆為傷中」。按，前後數段皆出自今本《素問·刺禁論》，獨「刺中膈」以下十六字出自《素問·診要經終論》，疑為王冰所移。

④ 為漏：《素問·刺禁論》、《千金·卷二十九·第三》皆作「為内漏」，疑本書脱「内」字。

⑤ 刺臂太陰脉：「臂」，原誤作「腎中」，據明鈔本改，與《素問》、《千金·卷二十九·鍼灸禁忌法第一》引《甲乙經》合。

⑥ 陷脉：《素問》、《千金·卷二十九·第三》皆作「陷中肺」。

⑦ 刺陰股下三寸：原作「刺陰股中陰三寸」，於義難通，據《素問》、《千金·卷二十九·第三》改。

逆。刺少腹，中膀胱溺出，令人少腹滿。刺手魚腹，内陷為腫。刺腨腸，内陷為腫。刺匡上，陷骨中脉，為漏為盲。刺關節中，液出，不得屈伸。

鍼灸禁忌第一下

［編者按］：從篇首至『體解㑊然不去矣』，出自《素問·卷十三·刺要論篇第五十》；從『神庭禁不可刺』至『右灸禁』出自《黄帝明堂經》；從『凡刺之道』至『以順為逆也』，出自《靈樞·卷一·邪氣藏府病形第四》；從『凡刺之理』至『此皆不可瀉也』，出自《靈樞·卷九·五禁第六十一》；從『問曰：鍼能殺生人』至篇末，出自《靈樞·卷九·玉版第六十》。

黄帝問曰：願聞刺要。

岐伯對曰：病有浮沉，刺有淺深，各至其理，無過其道。過之則内傷，不及則生外壅，壅則邪從之。淺深不及，反為大賊，内傷五藏，後生大病。故曰：病有在毫毛腠理者，有在皮膚者，有在肌肉者，有在脉者，有在筋者，有在骨者，有在髓者。是故刺毫毛腠理無傷皮，皮傷則内動肺，肺動則秋病温瘧熱厥，淅①然寒慄。刺皮無傷肉，肉傷則内動脾，脾動則七十二日四季之月病腹脹，煩滿不嗜食。刺肉無傷脉，脉傷則内動心，心動則夏病心痛。刺脉無傷筋，筋傷則内動肝，肝動則春病熱而筋弛。刺筋無傷骨，骨傷則内動腎，腎動則冬病脹，腰痛。刺骨無傷髓，髓傷則消濼胻痠，體解㑊然不去矣。

神庭禁不可刺。上關刺不可深。深則令人耳無所聞② 顱息刺不可多出血。左角刺不可久留。人迎刺過深殺人。

① 淅：原誤作『浙』，據明鈔本改。

② 深則令人耳無所聞：疑此句及下文『深則使人逆息不能食』、『灸之不幸，使人目小及盲』等多處小字皆皇甫謐釋文，待考。

雲門刺不可深。深則使人逆息不能食 膻中禁不可刺。伏兔禁不可刺。本穴云①「刺入五分」 三陽絡禁不可刺。復溜刺無多見血。承筋禁不可刺。然谷刺無多見血。乳中禁不可刺。鳩尾禁不可刺。

右刺禁。

頭維禁不可灸。承光禁不可灸。腦户禁不可灸。風府禁不可灸。瘖門禁不可灸。灸之令人瘖 下關耳中有乾⿰米適抵②，禁不可灸。一作「擿」 耳門耳中有膿，禁不可灸。人迎禁不可灸。絲竹空禁不可灸。灸之不幸，使人目小及盲③ 承泣禁不可灸。脊中禁不可灸。灸之使人僂 白環俞禁不可灸。乳中禁不可灸。石門女子禁不可灸。氣街禁不可灸。灸之不幸不得息 淵腋禁不可灸。灸之不幸，生腫蝕 經渠禁不可灸。傷人神④ 鳩尾禁不可灸。陰市禁不可灸。陽關禁不可灸。天府禁不可灸。使人逆息 伏兔禁不可灸。地五會禁不可灸。使人瘦 瘈脉禁不可灸。

右灸禁⑤

凡刺之道，必中氣穴，無中肉節，中氣穴則鍼游於巷，中肉節則皮膚痛。補瀉反則病益篤。中筋則筋緩，邪氣不出，與真相薄，亂而不去，反還内著。用鍼不審，以順為逆也。

凡刺之理，補瀉無過其度。病與脉逆者，無刺。形肉已奪，是一奪也；大奪血之後，是二奪也；大

---

① 本穴云：「本穴」，指《甲乙經·卷三·第三十三》「伏兔」穴條。
② 乾⿰米適抵：原脱「抵」字，據明鈔本補。「⿰米適」為「擿」字俗訛，故下文小字註曰：「一作擿。」按，「擿抵」即耳耵聹。
③ 使人目小及盲：原作「令人目小或昏」，據明鈔本改，與《千金·卷二十九·第三》、《醫心方·卷二·第三》合。
④ 傷人神：《銅人·卷五》同。按，本書卷三·第二十四「經渠」條作「灸之傷人神明」。
⑤ 右灸禁：原作「右禁灸」，據明鈔本乙正，與上文「右刺禁」句式合。

奪汗之後，是三奪也；大泄之後，是四奪也；新產及大下血，是五奪也。此皆不可瀉也。

問曰：鍼能殺生人，不能起死人乎？

對曰：能殺生人，不能起死人者①，是人之所生，受氣於穀②，穀之所注者，胃也。胃者，水穀氣血之海也。海之所行雲雨者，天下也。胃之所出氣血者，經隧也。經隧者，五藏六府之大絡也。逆而奪之而已矣。迎之五里，中道而止，五至③而已，五往一作『注』而藏之，氣盡矣。故五五二十五而竭其俞矣。此所謂奪其天氣。故曰：闚④門而刺之者，死於家；入門而刺之者，死於堂。

帝曰：請傳之後世，以為刺禁。

九鍼九變十二節五刺五邪第二

［編者按］：從篇首至『取大氣之不能過關節者也』，出自《靈樞·卷十二·九鍼論第七十八》（其中以『故曰』起首數段乃皇甫謐釋文，其中引據經文皆出自《靈樞·卷二·官鍼第七》）；從『凡刺之要』至『此腎之應也』，出自《靈樞·卷二·官鍼第七》；從『問曰：刺有五邪』至篇末，出自《靈樞·卷十一·刺節真邪第七十五》。

黃帝問曰：九鍼安生？

岐伯對曰：九鍼者，天地之數也。天地之數，始於一，終於九。故一以法天，二以法地，三以法

---

① 不能起死人者：原作『不起死生者』。《醫學綱目·卷九·刺禁》引《甲乙經》作『不能起死人者也』，今據改。

② 是人之所生，受氣於穀：原作『是人之所受氣穀』，脫『生』、『於』二字，據《醫學綱目·卷九·刺禁》引《甲乙經》補。

③ 五至：原作『五里』，涉上而誤。今據《醫學綱目·卷九·刺禁》引《甲乙經》改，與《靈樞》合。

④ 闚：同『窺』。

人，四以法四時，五以法五音，六以法六律，七以法七星，八以法八風，九以法九野。

問曰：以鍼應九之數柰何？

對曰：一者天也①，天者陽也。五藏之應天者肺也，肺者五藏六府之蓋也。皮者肺之合也，人之陽也。故為之治鑱鍼。鑱鍼者，取法於布一作「巾」鍼，去末半寸卒兑之，長一寸六分，大其頭而兑其末。令無得深入而陽氣出，主熱在頭身者②。

故曰③：『病在皮膚無常處者，取之鑱鍼於病所，膚白勿取。』

二者地也④，地者土也。人之所以應土者，肉也。故為之治員鍼。員鍼者，取法於絮鍼，筩其身而員其末，其鋒如卵，長一寸六分。以寫肉分之氣，令不傷肌肉，則邪氣得竭。

故曰：『病在分肉間，取以員鍼。』

三者人也，人之所以成生者，血脉也。故為之治鍉音兑鍼。鍉鍼者，取法於黍粟，大其身而員其末，如黍粟之兑，長三寸五分，令可以按脉勿陷，以致其氣，使邪氣⑤獨出。

故曰：『病在脉，少氣當補之者，以鍉鍼鍼於井滎⑥分俞。』

---

① 也：原脫，據《靈樞》、《太素·卷二十一·九鍼所象》補，與以下文例合。

② 者：原脫，據《醫學綱目·卷七》引《甲乙經》補。

③ 故曰：此段為皇甫謐釋文，乃舉《靈樞·官鍼》之文，補充《靈樞·九鍼論》，並非以他篇之文雜入岐伯答語也。本書與明鈔本皆與正文接排，致使眉目不清，今另作一段，以宋體別之。以下七處『故曰』同此。

④ 也：原脫，據《靈樞》、《太素·卷二十一·九鍼所象》補，與以下文例合。

⑤ 氣：原脫，據《醫學綱目·卷七》引《甲乙經》補。

⑥ 滎：原作『營』，據《靈樞·官鍼》改。明鈔本『滎』字皆作『榮』，疑抄寫者非醫家，故有此誤。

四者時也，時者，四時①八正之風客於經絡之中，為痼病者也。故為之治鋒鍼。鋒鍼者，取法於絮鍼，筩其身而鋒其末，其刃三隅，長一寸六分。令可以寫熱出血，發泄痼病。

故曰：『病在五藏固居者，取以鋒鍼，寫於井滎分俞，取以四時也。』

五者音也，音者冬夏之分，分於子午，陰與陽別，寒與熱爭，兩氣相薄，合為癰膿②者。故為之治鈹鍼。鈹鍼者，取法於劍，令末如劍鋒。廣二分半，長四寸。可以取大膿出血。

故曰：『病為大膿血，取以鈹鍼。』

六者律也，律者調陰陽四時，合十二經脉，虚邪客於經絡，而為暴痹者也。故為之治員利鍼。員利鍼者，取法於氂鍼，且員且兑，中身③微大，長一寸六分。以取癰腫暴痹④。

一曰⑤：『尖如氂，微大其末，反小其身，令可深内也。』故曰：『病⑥痹氣暴發者，取以員利鍼。』

七者星也，星者人之七竅，邪之所客於經，舍於絡，而為痛痹者也。故為之治毫鍼。毫鍼者，取法於毫毛，長一寸六分，令尖如蚊蝱喙。靜以徐往，微以久留，正氣因之，真邪俱往，出鍼而養。主以治痛痹在絡也。

故曰：『病痹氣，補而去之者⑦，取之毫鍼。』

---

① 四時：此上原衍『人於』二字，據《醫學綱目・卷七》引《甲乙經》删，與《靈樞》、《太素・卷二十一・九鍼所象》合。

② 膿：原作『腫』，據《醫學綱目・卷七》引《甲乙經》改，與《靈樞》、《太素・卷二十一・九鍼所象》合。

③ 中身：原作『身中』，據《靈樞》、《太素・卷二十一・九鍼所象》乙正。

④ 以取癰腫暴痹：《靈樞・卷十二・九鍼論第七十八》有兩處言及員利鍼，一稱『以取暴氣』，一稱『主取癰痹者也』，故皇甫謐合二説為『癰腫暴痹』，以省文也。

⑤ 一曰：此下所引十六字與上文皆出自《靈樞・卷十二・九鍼論第七十八》，其文有所不同，故皇甫謐錄於文末，以昭其義。

⑥ 病：原脱。據《靈樞・官鍼》補。按，據下節『病痹氣，補而去之者』，當有『病』字。

⑦ 補而去之者：明鈔本同；《醫學綱目・卷七》引《甲乙經》作『通而不去者』。《靈樞・官鍼》作『痛而不去者』，義勝。

八者風也，風者人之股肱八節也。八正之虛風傷人①，內舍於骨解腰脊節腠之間，為深痺者也。故為之治長鍼。長鍼者，取法於綦鍼，長七寸，其身薄而鋒其末，令可以取深邪遠痺。

故曰：病在中者，取以長鍼。

九者野也，野者人之節解②皮膚之間也。淫邪流溢於身，如風水之狀，不能過於機關大節者也。故為之治大鍼。大鍼者，取法於鋒鍼，一作「鍉鍼」其鋒微員，長四寸。以寫機關內外③，取④大氣之不能過關節者也。

故曰：病水腫不能過關節者，取以大鍼。

凡刺之要，官鍼最妙。九鍼之宜，各有所為。長短大小，各有所施。不得其用，病不能移。疾淺鍼深，內傷良肉，皮膚為癰。疾深鍼淺，病氣不瀉，反為大膿。病小鍼大，氣寫大甚，後必為害⑤。病大鍼小，大氣不寫⑥，亦為後敗。夫鍼之宜，大者大寫，小者不移，以言其過，請言其所施。

---

① 八正之虛風傷人：《靈樞》作「八正之虛風。八風傷人」，前五字屬上讀。

② 節解：原作「骨解」，據《醫學綱目·卷七》引《甲乙經》改，與《靈樞》、《太素·卷二十一·九鍼所象》合。又，原書此二字之下有「虛風傷人，內舍於骨解」九字，乃承上而衍，據前引諸書刪。

③ 以寫機關內外：明鈔本與《醫學綱目·卷七》引《甲乙經》同。《靈樞·卷十二·九鍼論第七十八》、《太素·卷二十一·九鍼所象》皆無「寫機關內外」五字。

④ 取：原脫，據明鈔本及《醫學綱目·卷七》引《甲乙經》補。

⑤ 氣寫大甚，後必為害：原作「氣寫大甚，病，後必為害」，《靈樞》作「氣寫太甚，疾必為害」（脫「後」字）；《太素·卷二十二·九鍼所主》作「氣寫大疾，必後為害」。按，「疾」乃迅疾之義，《太素》作「大疾」，與《靈樞》、《甲乙經》作「太甚」、「大甚」者，皆言「病小鍼大」之害，於義俱通。疑《靈樞》「疾」字（本書「病」字乃「疾」之訛）系後世註文，意在說明「甚，他本作疾」，日久誤入經文。綜考各書，今刪「病」字。

⑥ 不寫：此下原衍「泄」字，據明鈔本刪。

凡刺有九，以應九變：一曰腧刺，腧刺者刺諸經滎俞、藏俞也。二曰道刺①，道刺者病在上取之下，刺府俞也。三曰經刺，經刺者刺大經之結絡經分也。四曰絡刺，絡刺者刺小絡之血脉也。五曰分刺，分刺者刺分肉之間也。六曰大瀉刺②，一作『太刺』大瀉刺者刺大膿以鈹鍼也。七曰毛刺，毛刺者刺浮痹於皮膚也。八曰巨刺，巨刺者左取右，右取左也。九曰焠刺，焠刺者燔鍼取痹氣也。

凡刺有十二節，以應十二經：一曰偶刺，偶刺者以手直心若背，直痛所，一刺前，一刺後，以治心痹。刺此者，傍鍼之也。二曰報刺，報刺者刺痛無常處，上下行者，直內無拔鍼③，以左手隨病所按之，乃出鍼復刺之也。三曰恢刺，恢刺者，直刺傍之，舉之前後，恢筋急，以治筋痹也。四曰齊刺，齊刺者，直入一，傍入二，以治寒氣小深者。或曰參刺④，參刺者治痹氣小深者也。五曰陽刺⑤，陽刺者，正內一，傍內四而浮之，以治寒氣⑥之博大者也。六曰直鍼刺，直鍼刺者引皮乃刺之，以治寒氣之淺者也。七曰腧刺，腧刺者，直入直出，稀發鍼而深之，以治氣盛而熱者也。八曰短刺，短刺者刺骨痹，稍搖而深之，致鍼骨所，以上下摩骨也。九曰浮刺，浮刺者，傍入而浮之，此治肌急而寒者也。十曰陰

---

① 道刺：『道』，與『倒』通。張相《詩詞曲語辭匯釋·卷四》：『道，猶倒也。』《靈樞》、《太素·卷二十二·九刺》皆作『遠道刺』。張燦玾先生曰：『詳本節言九刺，皆二字成文，故當以作「遠刺」為是。』可參。

② 大瀉刺：《靈樞》作『大寫刺』，『寫』與『瀉』通。《太素·卷二十二·九刺》作『大刺』，無『瀉』字，義勝。

③ 無拔鍼：原脫『無』字，據《靈樞》、《太素·卷二十二·十二刺》補。

④ 參刺：『參』，通『厽（三）』。《靈樞》作『三刺』，義同。

⑤ 陽刺：原作『揚刺』，據《素問·長刺節論》新校正引《甲乙經》改，與《靈樞》、《太素·卷二十二·十二刺》合。下文『陽刺』同。

⑥ 寒氣：原作『寒熱』，據《靈樞》、《太素·卷二十二·十二刺》改。按，下文直鍼刺稱『治寒氣之淺者也』，二法一治寒氣博大者，一治寒氣輕淺者，可證作『寒氣』為是。

刺，陰刺者，左右卒①刺之，此治寒厥中寒者，取踝後少陰也。十一曰傍刺，傍刺者直刺、傍刺各一，此治留痺久居者也。十二曰贊刺，贊刺者直入直出，數發鍼而淺之，出血，此治癰腫者也。

脉之所居，深不見者，刺之微内鍼而久留之，致其空脉氣。脉之淺者②勿刺，按絶其脉乃③刺之，無令精出，獨出其邪氣耳。所謂三刺之則穀氣出者，先淺刺絶皮以出陽邪；再刺則陰邪出者，少益深，絶皮致肌肉，未入分肉之間；後刺深之，已入分肉之間，則穀氣出矣。故《刺法》曰：始刺淺之，以逐陽邪之氣；後刺深之，以致陰邪之氣；最後刺極深之，以下穀氣。此之謂也。此文乃解④後《鍼道終始篇》「三刺至穀氣⑤」之文也 故用鍼者不知年之所加⑥，氣之盛衰，虛實之所起，不可以為工矣。

凡刺有五，以應五藏：一曰半刺，半刺者，淺内而疾發鍼，無鍼傷肉，如拔髮一作「毛」狀，以取皮氣。此肺之應也。二曰豹文刺，豹文刺者，左右前後鍼之，中脉為故，以取經絡之血者。此心之應也。三曰關刺，關刺者，直刺左右，盡筋上，以取筋痺，慎無出血。此肝之應也。四曰合谷刺，或曰淵刺，又曰豈刺⑦。合谷刺者，左右雞足，鍼於分肉之間，以取肌痺。此脾之應也。五曰腧刺，腧刺者，直入

---

① 卒：原作「率」，據《素問・長刺節論》新校正引《甲乙經》改，與《太素・卷二十二・十二刺》合。

② 致其空脉氣。脉之淺者：下「脉」字原在「空」字之上，據《靈樞》、《太素・卷二十二・十二刺》乙正。

③ 乃：原脫，據《靈樞》、《太素・卷二十二・十二刺》補。

④ 此文乃解：原誤作「此文解乃」，據文義乙正。按，此段註文明鈔本作大字，疑非宋臣所注，乃是皇甫謐釋文，待考。

⑤ 三刺至穀氣：原作「三刺及至穀邪」，據《靈樞・卷二・終始第九》改。

⑥ 年之所加：亦稱「年加」、「年忌」，指人自七歲始，每加九歲則逢「大忌之年」，易生疾病。詳見《靈樞・陰陽二十五人》及本書卷一・第十六。

⑦ 或曰淵刺，又曰豈刺：《靈樞》、《太素・卷二十二・五刺》此八字皆在「四曰」之前，疑本書誤。又，楊上善曰：「刺開身之左右，盡至筋上以去筋痺，故曰開刺，或曰關刺也。」則楊氏訓「豈」為「開」也。

直出，深內之至骨，以取骨痺。此腎之應也。

問曰：刺有五邪，何謂五邪？

對曰：病有持癰者，有大者，有小者，有熱者，有寒者，是謂五邪。

凡刺①癰邪（用鈹鍼②）無迎隴，易俗移性不得膿，越道③更行去其鄉，不安處所④乃散亡。諸陰陽過⑤癰所者，取之其俞，寫之。

凡刺大邪（用鋒鍼）曰以小⑥，泄其有餘⑦乃益虛⑧摽其道⑨，鍼于其邪肌肉親⑩，視之無有反其真⑪。

---

① 凡刺：此下五段之前四句皆七言韻文，據劉衡如先生考校，凡字數不合者或為衍誤，或為後人沾註，其說甚當。詳後註。

② 用鈹鍼：此三字不見於《靈樞》及《太素·卷二十二·五邪刺》，疑為皇甫謐釋文，因無確證，暫改宋體，加「（）」以別之。此下「用鋒鍼」、「用員鍼」、「用鑱鍼」、「用毫鍼」等同此。

③ 越道：《太素·卷二十二·五邪刺》作「詭道」，詭者異也，於義亦通。《靈樞》作「脆道」，「脆」乃「詭」誤。

④ 處所：明鈔本作「其處所」，「其」字衍。

⑤ 過：原作「遇」，形近致誤，據《靈樞》、《太素·卷二十二·五邪刺》改。

⑥ 小：原作「少」。按，此句與下節「凡刺小邪曰以大」對文，當作「小」為是。《靈樞》、《太素·卷二十二·五邪刺》皆作「小」，今據改。

⑦ 泄其有餘：原作「泄奪其有餘」。張燦玾先生刪「奪」字，註曰：「疑為「泄」之釋文。又證之「刺小邪」曰「益其不足」，與「泄其有餘」亦相對為文，故刪「奪」字。」今從之。按，《太素·卷二十二·五邪刺》作「泄奪有餘」。

⑧ 乃益虛：原作大字正文。按，本篇前後文皆七言句式，此三字當系後人沾註，今改為小字。《靈樞》亦有此三字，則此註由來已久。

⑨ 摽其道：《靈樞》作「剽其通」，「通」為「道」誤。「摽」與「剽」通，音票，《說文》：「剽，砭刺也」。

⑩ 鍼于其邪肌肉親：原作「鍼其邪於肌肉」。《靈樞》作「鍼其邪肌肉親」；《太素·卷二十二·五邪刺》作「鍼于其邪肌肉親」。按，此段乃七言韻文，本書與《靈樞》各有脫字倒文，《太素》義勝，今據改。又按，蕭延平蘭陵堂本《太素》「于」作「干」。

⑪ 視之無有反其真：原作「視之無有乃自直道」。《靈樞》作「視之毋有反其真」；《太素·卷二十二·五邪刺》作「視之無有反其真」。據二書改「乃自直道」為「反其真」。

刺諸陽分肉之間。

凡刺小邪（用員鍼）曰以大，補①其不足乃無害，視其所在迎之界，遠近盡至不得外，侵而行之乃自貴。一作「費」刺分肉之間。

凡刺熱邪（用鑱鍼）越而滄，出遊不歸乃無病，為開道乎闢門户，使邪得出病乃已。

凡刺寒邪（用毫鍼）曰以温，徐往疾去致其神，門户已閉氣不分，虛實得調真氣存。

繆刺第三

［編者按］：本篇内容皆出自《素問·卷十八·繆刺論篇第六十三》。

黄帝問曰：何謂繆刺②？

岐伯對曰：夫邪之客於形也，必先舍於皮毛，留而不去，入舍於孫脉③，留而不去，入舍於絡脉，留而不去，入舍於經脉，內連五藏，散於腸胃。陰陽俱感，五藏乃傷，此邪之④從皮毛而入，極於五藏

---

① 補：此下原衍「益」字，據《靈樞》、《太素·卷二十二·五邪刺》刪。

② 繆刺：「繆」，音糾，交錯之義。《後漢書·輿服志》：「金薄繆龍，爲輿倚較。」李賢注引徐廣云：「繆，交錯之形。」繆刺，即交錯而刺，亦即「左病刺右，右病刺左」之義。

③ 留而不去，入舍於孫脉：此九字原脫，據《素問》、《太素·卷二十三·量繆刺》補。

④ 此邪之：原作「此乃邪之」，據明鈔本刪「乃」字，與《素問》合。

之次也，如此則治其經焉。

今邪客於皮毛，入舍於孫脈①，留而不去，閉塞不通，不得入經，溢於大絡而生奇病焉。夫邪客大絡者，左注右，右注左，上下左右，與經相干，而布於四末，其氣無常處，不及於經俞，名曰繆刺。

問曰：以左取右，以右取左，其與巨刺何以別之？

對曰：邪客於經也，左盛則右病，右盛則左病。病易且移者②，左痛未已而右脈先病，如此者，必巨刺之。必中其經，非絡脈也。故絡病者，其痛與經脈繆處，故曰繆刺。（巨刺者，刺其經；繆刺者，刺其絡③。）

問曰：繆刺取之何如？

對曰：邪客於足少陰之絡，令人卒心痛，暴脹，胸脇支滿④，無積者，刺然骨⑤之前出血，如食頃而已。左取右，右取左，病新發者，五日已。

邪客於手少陰⑥一作『陽』之絡，令人喉痺舌卷，口乾心煩，臂外廉痛，手不及頭，刺手中指當作『小指』

---

① 孫脈：《素問》、《太素·卷二十三·量繆刺》皆作『孫絡』。

② 病易且移者：原作『亦有易且移者』。明鈔本作『易且移者』，無『亦有』二字；《素問》新校正引《甲乙經》作『病易且移』。今參照二書改。按，《太素·卷二十三·量繆刺》作『病亦有易移者』。

③ 巨刺者，刺其經；繆刺者，刺其絡：此十二字原作小字注文，據明鈔本改作大字。按，此當為皇甫謐釋文，因證據不足，暫改為宋體字，加『（）』以別之。

④ 支滿：原作『反滿』，明鈔本作『久滿』，皆誤。今據《素問》、《太素·卷二十三·量繆刺》改作『支滿』。

⑤ 然骨：原作『然谷』，據《素問》、《太素·卷二十三·量繆刺》改。

⑥ 手少陰：『陰』為『陽』誤。《素問》、《太素·卷二十三·量繆刺》皆作『手少陽』，是。

次指①爪甲上去端如韭葉，各一痏。音悔壯者立已，老者有頃已。左取右，右取左。此新病，數日已。

邪客於足厥陰之絡，令人卒疝暴痛，刺足大指爪甲上與肉交者各一痏。男子立已，女子有頃已。左取右，右取左。

邪客於足太陽之絡，令人頭項痛，肩痛，刺足小指爪甲上與肉交者各一痏，立已。不已，刺外踝下②三痏。左取右，右取左，如食頃已。

邪客於手陽明之絡，令人氣滿胸中，喘急而支胠，胸中熱，刺手大指次指爪甲上，去端如韭葉，各一痏。左取右，右取左，如食頃已。

邪客於臂掌之間，不得屈，刺其踝後，先以指按之，痛乃刺之。以月死生為數，月生一日一痏，二日二痏，十五日十五痏，十六日十四痏。

邪客於陽蹻③之脉，令人目痛從内眥始，刺外踝之下半寸所，各二痏。左取右，右取左。如行十里頃而已。

人有所墮墜，惡血留於内，腹中脹滿，不得前後，先飲利藥。此上傷厥陰之脉，下傷少陰之絡，刺足内踝之下，然骨之前血脉出血，刺跗上動脉；不已，刺三毛上各一痏，見血立已。左取右，右取左。善驚善悲不樂，刺如右方。

---

① 中指次指：《素問》同，新校正曰：「按《甲乙經》關衝穴出手小指次指之端，今言中指者，誤也。」按，「小指次指」猶謂「小指之次指」，即無名指，若稱「中指次指」則不知所云也，故當從新校正及原註，改作「小指次指」。

② 下：原作「上」，據《素問》、《太素・卷二十三・量繆刺》改。

③ 陽蹻：原作「足陽蹻」，據明鈔本、《太素・卷二十三・量繆刺》刪「足」字。按，陽蹻脉無手足之分，疑「足」字乃後人據《素問》而增者。

邪客於手陽明之絡，令人耳聾，時不聞音①，刺手大指次指爪甲上去端②如韭葉，各一痏，立聞。不已，刺中指爪甲上與肉交者，立聞。其不時聞者，不可刺也。耳中生風者，亦刺之，如此數。右取左，左取右。

凡痺行往來無常處者，在分肉間，痛而刺之，以月生死為數。用鍼者，隨氣盛衰，以為痏數。鍼過其日數則脫氣，不及其日數則氣不寫。左刺右，右刺左。病如故，復刺之如法。以月死生為數，月生一日一痏，二日二痏，漸多之，十五日十五痏，十六日十四痏，漸少之。

邪客於足陽明之絡，（《素問》作『經』。王冰云：『以其脉左右交於面部，故舉經脉之病，以明繆刺之類。』）令人鼽衄，上齒寒，刺足中指（《素問》註云：『刺大指次指。』）爪甲上與肉交者，各一痏。左取右，右取左。

邪客於足少陽之絡，令人脇痛，不得息，欬而汗出，刺足小指③（《素問》有『次指』二字）爪甲上與肉交者，各一痏。不得息立已，汗出立止。欬者，温衣飲食一日已。左刺右，右刺左，病立已。不已，復刺如法。

邪客於足少陰之絡，令人咽痛，不可內食，無故善怒，氣上走賁上。刺足下④中央之絡，各三痏。凡六刺，立已。左刺右，右刺左。

---

① 時不聞音：《素問》同。《太素·卷二十三·量繆刺》無『音』字。
② 去端：原書脫『去』字。據《素問》、《太素·卷二十三·量繆刺》補。
③ 足小指：此下脫『次指』二字。《素問》作『足小指次指』，是。
④ 足下：原脫『下』字，據明鈔本補，與《素問》、《太素·卷二十三·量繆刺》合。

邪客於足太陰之絡，令人腰痛引少腹控䏚，不可以俛仰[①]，刺其腰尻之解，兩胂之上，是腰俞。以月死生為痏數，發鍼立已。左刺右，右刺左。

邪客於足太陽之絡，令人拘攣背急，引脇而痛，內引心而痛，刺之，從項始，數脊椎俠脊疾按之，應手而痛，刺入傍三痏，立已。

邪客於足少陽之絡，令人留於[②]樞中痛，髀不得氣[③]，一作「髀不可舉」刺樞中，以毫鍼，寒則留鍼。以月生死為痏數，立已。

諸經刺之，所過者不病，則繆刺之。耳聾，刺手陽明。不已，刺其過脉出耳前者。齒齲，刺手陽明立已。不已，刺其脉入齒中者，立已。

邪客於五藏之間，其病也，脉引而痛，時來時止。視其病脉繆刺之，於手足爪甲上，視其脉，出其血。間日一刺，不已，五刺已。

繆傳引上齒，齒脣寒，《素》多一「痛」字視其手背脉血者去之，刺足陽明中指爪甲上一痏，手大指次指爪甲上各一痏，立已。左取右，右取左。

---

① 俛仰：原作「仰息」，據《素問》新校正引《甲乙經》改。
② 留於：此二字於義難通，疑為衍文。
③ 樞中痛，髀不得氣：《素問》、《千金·卷三十·第八·四肢第三·腳病》皆作「髀樞中痛，不可舉」，於義為勝。

嗌中腫，不能內唾者①，不能出唾者，繆刺然骨之前出血，立已。左取右，右取左。自『嗌中腫②』至此二十九字，《素問》王冰註遷在『邪客於足太陰之絡』前③。

邪客於手足少陰、太陰、一作『陽』足陽明之絡，此五絡者，皆會於耳中，上絡左角，五絡俱竭，令人身脉皆動，而形無知也，其狀若尸，或曰尸厥。刺足大指內側爪甲上去端如韭葉，後刺足心，後刺足中指爪甲上，各一痏，後刺手大指內側爪甲上去④端如韭葉，《素問》又云⑤『後刺手心主』者，非也。後刺手少陰兑骨之端，各一痏，立已。不已，以竹筒吹其兩耳中。鬄其左角之髮方寸，燔治⑥，飲以美酒一杯，不能飲者，灌之立已。

凡刺之數，先視其經脉，切而循之，審其虛實而調之。不調者，經刺之。有痛而經不病者，繆刺之。因⑦視其皮部有血絡者，盡取之。此繆刺之數也。

---

① 不能內唾者：原脱『者』字，據明鈔本補。按，此下註文稱『嗌中腫至此二十九字』，若無『者』字，則為二十八字矣。
② 嗌中腫：原脱『中』字，據明鈔本補。
③ 遷在『邪客於足太陰之絡』前：原作『原在邪客足少陰絡之下，今移在此』，文義錯亂，據明鈔本改正。
④ 去：原脱，據《素問》、《太素·卷二十三·量繆刺》補。
⑤ 《素問》又云：此十一字註文原在下文『立已』之後，據明鈔本移改。按，《素問》『韭葉』下有『後刺手心主』一句，與此註正合。
⑥ 燔治：張燦玾先生根據《金匱要略》、《肘後方》、《五十二病方》、《武威漢代醫簡》等改為『燔冶』，註曰：『是「冶」者，為「末」之謂。本文「燔治」，即「燔冶」之誤。』此說可參。
⑦ 因：原作『目』。按，『因』之俗體作『囙』，此形近致誤。《素問》、《太素·卷二十三·量繆刺》皆作『因』，今據改。

鍼道第四

〔編者按〕：從篇首至『鍼害畢矣』，出自《靈樞·卷一·九鍼十二原第一》；從『知其所苦』至『鍼論畢矣』，出自《靈樞·卷十一·官能第七十三》；從『凡刺，虛者實之』至『神無營於衆物』，出自《素問·卷八·寶命全形論篇第二十五》；從『黃帝問曰：願聞禁數』至『逆之有咎』，出自《素問·卷十四·刺禁論篇第五十二》；從『瀉必用方』至『用鍼之要，無忘養神』，出自《靈樞·卷十一·官能第七十三》；從『寫者，以氣方盛』至『九鍼之論不必存』，出自《素問·卷八·八正神明論篇第二十六》；從『凡刺之而氣不至』至『致氣則生為癰瘍』出自《靈樞·卷一·九鍼十二原第一》；從『刺鍼必肅』至『此刺之道也』，出自《素問·卷四·診要經終論篇第十六》；從『刺諸熱者』至『如人不欲行』，出自《靈樞·卷一·九鍼十二原第一》；『刺虛者，刺其去；刺實者，刺其來』十二字出自《靈樞·卷五·寒熱病第二十一》；從『刺上關者』至『伸不能屈』，出自《靈樞·卷一·本輸第二》；從『病高而內者』至篇末，出自《靈樞·卷一·九鍼十二原第一》。

夫《九墟》及《太素》並作『小』①鍼之要，易陳而難入，粗守形，工②守神，神乎神，客在門，未覩其病，惡知其原。刺之微，在速遲。粗守關，工守機。機之不動，不離其空。空中之機，清靜以微。其來不可逢，其往不可追，知機道者，不可掛以髮，不知機者，叩之不發。知其往來，要與之期。粗之闇乎，妙哉工獨有之也。往者為逆，來者為順。明知逆順，正行無問。迎而奪之，惡得無虛。追而濟之，惡得無實。迎而隨之，以意和之，鍼道畢矣。

---

① 《九墟》及《大素》並作小：此八字原脫，據明鈔本補。

② 工：原作『上』，據明鈔本改。下文『工独有之也』、『工守机』之『工』字同此。

凡用鍼者，虛則實之，滿則泄之，菀陳則除之，邪勝則虛之。《大要》曰：徐而疾則實，疾而徐則虛。言實與虛①，若有若無。察後與先，若存若亡。為虛與實②，若得若失。虛實之要③，九鍼最妙。補瀉之時，以鍼為之。

瀉曰迎之，迎之意，必持而內之，放而出之，排揚出鍼，疾氣得泄。按而引鍼，是謂內溫，血不得散，氣不得出。補曰隨之，隨之意，若忘之④，若行若按，如蚊蝱止，如留如環，去如絕弦，令左屬右，其氣故止，外門以閉，中氣乃實。必無留血，急取誅之。

持鍼之道，堅者為寶⑤。《素問》作「實⑥」正指直刺，無鍼左右。神在秋毫，屬意病者。審視血脈，刺之無殆。方刺之時，必在懸陽及與兩衡⑦。一作「衝」神屬勿去，知病存亡。取血脈者，在俞橫居。視之獨滿，切之獨堅。

夫氣之在脉也，邪氣在上，濁氣在中，清氣在下。故鍼陷脉則邪氣出，鍼中脉則濁氣出，鍼太深則

---

① 言實與虛：「言」下原有「其」字，據《靈樞》、《太素・卷二十一・九鍼要道》刪，與本篇文例合。

② 為虛與實：「與」，原作「為」，據《靈樞》、《太素・卷二十一・九鍼要道》改，與上文「言實與虛」、「察後與先」文例合。

③ 要：原作「妙」，據《靈樞》、《太素・卷二十一・九鍼要道》改。按《素問・鍼解篇》曰：「虛實之要，九鍼最妙者，為其各有所宜也。」亦證「妙」當作「要」。

④ 若忘之：《太素》同。《靈樞》作「若亡之」。張燦玾先生曰：「妄、忘又與「亡」通。「若忘之」，若亡之也。此言鍼下微妙，似有似無者也。」

⑤ 寶：原作「實」，據《素問・卷十四・鍼解篇第五十四》新校正引《甲乙經》改，與《靈樞》合。

⑥ 實：原作「寶」，據明鈔本改。按，《素問》經文無「堅者為實」之文，《鍼解篇》王冰註曰：「《鍼經》曰：「持鍼之道，堅者為實。」」則其義也。」原註稱「《素問》作實」，或指此也。

⑦ 必在懸陽及與兩衡：「必」原作「心」，據明鈔本改，與《靈樞》、《太素・卷二十一・九鍼要道》合。「衡」，《靈樞》作「衛」，形誤。按，「懸陽」指鼻；「兩衡」指眉上。

邪反沉，病益甚。故曰：皮肉筋脉，各有所處，病各有所舍，鍼各有所宜，各不同形，各以任其所宜，無實實虛虛，損不足，益有餘，是謂①重病，病益甚。取五脉者死，取三脉者恇②，奪陰者厥③，奪陽者狂。鍼害畢矣。

知其所苦④。鬲有上下，知其氣之所在⑤。先得其道，布而涿之。《太素》作『希而疏之』稍深而留之，故能徐入之。

大熱在上者⑥，推而下之。從下上者，引而去之。視前痛者，常先取之。大寒在外，留而補之。入於中者，從合寫之。鍼所不為，灸之所宜。上氣不足，推而揚之。下氣不足，積而從之。陰陽皆虛，火自當之。厥而寒甚，骨廉陷下。寒過於膝，下陵三里。陰絡所過，得之留止。寒入於中，推而行之。經陷下者，即火當之。結絡堅緊，火之所治⑦。不知其苦，兩蹻之下。男陽女陰，良工所禁。鍼論畢矣。

凡刺⑧，虛者實之，滿者泄之。此皆衆工之所共知也。若夫法天則地，隨應而動，和之若響，隨之

---

① 謂：原作『為』，據明鈔本改，與《靈樞》合。

② 恇：原作『恇』，為避諱字，缺末筆以避宋太祖趙匡胤之諱，今回改。按，『恇』，怯弱之義。《說文・心部》：『恇，怯然。』

③ 厥：《靈樞》、《太素・卷二十一・九鍼要道》皆作『死』，疑本書誤。

④ 知其所苦：此句文義不明，當有脫文。《靈樞》此上作『審皮膚之寒温滑濇』，當補入。按，顧觀光《內經靈樞校勘記・錢熙祚跋》云：『且今《甲乙經》亦多脫誤，如《鍼道篇》「知其所苦」上脫去三百餘字，而《靈樞・官能篇》具有之。』張燦玾先生認同其說，故於此句之上補『用鍼之理』至『寒温滑濇』大段經文（詳《鍼灸甲乙經校注》）。

⑤ 知其氣之所在：原脫『在』字，據明鈔本補。《靈樞》作『知其氣所在』，無『之』字。按，此段皆四言句式，當據《太素》改作『知氣所在』。

⑥ 者：《靈樞》、《太素・卷十九・知官能》皆無此字，疑衍。

⑦ 火之所治：《太素・卷十九・知官能》同。《靈樞》作『火所治之』。

⑧ 凡刺：《素問》作『今末世之刺也』；《太素》作『今末世之刺』。

若影，道無鬼神，獨來獨往。

凡刺之真，必先治神，五藏已定，九候已明，後乃存鍼。衆脉所《素》作『不』見，衆凶所《素》作『弗』聞。外内相得，無以形先。可玩往來，乃施於人。虛實之要，五虛勿近，五實勿遠。至其當發，間不容瞚。手動若務，鍼耀而匀。靜意視義，觀適之變。是謂冥冥，莫知其形。見其烏烏，見其稷稷，從見其飛，不知其誰。伏如橫弩①，起若發機。刺虛者須其實，刺實者須其虛。經氣已至，慎守勿失。深淺在志，遠近若一。如臨深淵，手如握虎，神無營於衆物。

黃帝問曰：願聞禁數。

岐伯對曰：藏有要害，不可不察。肝生於左，肺藏於右，心部於表，腎治於裏，脾為之使，胃為之市。膈肓②之上，中有父母。七節之傍，中有志心。《素問》作『小心』順之有福，逆之有咎。

瀉必用方③，《太素》作『員』切而轉之，其氣乃行，疾入徐出，邪氣乃出，伸而迎之，搖大其穴，氣出乃疾。

補必用員④，《太素》作『方』外引其皮，令當其門，左引其樞，右推其膚，微旋而徐推之，必端以正，安以靜，堅心無解，欲微以留，氣下而疾出之，推其皮，蓋其外門，真氣乃存。用鍼之要，無忘養神。

---

① 弩：原作『努』，據明鈔本及《太素·卷十九·知鍼石》改。
② 肓：原作『盲』，據明鈔本改，與《素問》合。
③ 方：《靈樞》、《太素·卷十九·知官能》皆作『員』。據下文『切而轉之』，當作『圓』。
④ 員：據下文『令當其門』、『左引』、『右推』，當作『方』。《靈樞》、《太素·卷十九·知官能》皆作『方』，義勝。

寫者①，以氣方盛，以月方滿，以日方温，以身方定，以息方吸而内鍼，乃復候其方吸而轉鍼，乃復候其方呼而徐引鍼。補者②，行也。行者，移也。刺必中其榮，復以吸排鍼也。必知形之肥瘦，榮衛血氣之衰盛。血氣者，人之神，不可不謹養。

形乎形，目瞑瞑，捫其所痛，《素問》作「問其所痛」索之於經，慧然在前，按之弗得，不知其情，故曰形。

神乎神③，耳不聞，目明心開而志先④，慧然獨覺，口弗能言，俱視獨見，象若昏，昭然獨明，若風吹雲，故曰神。三部九候為之原，九鍼之論不必存。

凡刺之而氣不至，無問其數，刺之而氣至乃去之，勿復鍼。鍼各有所宜，各不同形，各任其所為。刺之要，氣至而效，效之信，若風吹雲，昭然於天，凡刺之道畢矣。

節之交，三百六十五會⑤。知其要者，一言而終，不知其要者，流散無窮。所言節者，神氣之所遊行出入也，非皮肉筋骨也。

睹其色⑥，察其目，知其散復。一其形，聽其動靜，知其邪正。右主推之，左持而禦之。氣至而去之。凡將用鍼，必先視脉氣之劇易，乃可以治病。五藏之氣已絶於内，而用鍼者反實其外，是謂重竭。重竭必死，其死也靜。治之者，輒反其氣，取腋與膺。五藏之氣已絶於外，而用鍼者反實其内，是謂逆

---

① 寫者：《素問》、《太素·卷二十四·本神論》皆作「寫必用方，方者」。

② 補者：《素問》作「補必用員，員者」；《太素·卷二十四·本神論》作「補者必用其員者」。

③ 神乎神：原作「乎神神」，據明鈔本乙正，與《素問》、《太素·卷二十四·本神論》合。

④ 而志先：「先」原作「光」，據《素問》、《太素·卷二十四·本神論》改。

⑤ 三百六十五會：此上原有「凡」字，據明鈔本刪，與《靈樞》合。

⑥ 色：明鈔本此下註「一作象」三小字。

厥。逆厥則必死，其死也躁。治之者，反取四末。刺之害，中而不去則精泄，不中①而去則致氣。精泄則病甚而恇，致氣則生為癰瘍。

刺鍼必肅，刺腫摇鍼，經刺勿摇。此刺之道也。

刺諸熱者，如手探湯；刺寒清者，如人不欲行。

刺虛者，刺其去；刺實者，刺其來。

刺上關者，呿不能欠；刺下關者，欠不能呿。刺犢鼻者，屈不能伸；刺內關者，伸不能屈。

病高而內者，取之陰陵泉。病高而外者，取之陽陵泉。陰有陽疾者，取之下陵三里。正往無殆，氣下②乃止，不下復始矣。

鍼道終始第五

［編者按］：本篇內容皆出自《靈樞・卷二・終始第九》。

凡刺之道，畢於終始。明知終始，五藏為紀，陰陽定矣。陰者主藏，陽者主府。陽受氣於四肢，陰受氣於五藏，故瀉者迎之，補者隨之，知迎知隨，氣可令和。和氣之方，必通陰陽，五藏為陰，六府為

---

① 不中：本書與《靈樞・九鍼十二原》皆作「害中」，涉上而誤。《太素・卷二十一・九鍼要道》、《太素・卷二十六・寒熱雜說》、《靈樞・卷五・寒熱病第二十一》均作「不中」，今據改。

② 氣下：原作「下氣」，據明鈔本乙正，與《靈樞》、《太素・卷二十一・九鍼所象》合。

陽。謹奉天道，請言終始。終始者，經脉為紀，持其脉口、人迎，以知陰陽有餘不足，丕與不丕①，天道畢矣。

所謂平人者，不病也。不病者，脉口、人迎應四時也，上下相應而俱往來也，六經之脉不結動也，本末之寒温相守司也，形肉血氣必相稱也。是謂平人。

若少氣者，脉口人迎俱少而不稱尺寸。如是者，則陰陽俱不足，補陽則陰竭，寫陰則陽脫。如是者，可將以甘藥，不可飲以至劑。如此者弗久不已②，因而寫之，則五藏氣壞矣。

人迎一盛，病在足少陽；一盛而躁，在手少陽。人迎二盛，病在足太陽；二盛而躁，在手太陽。人迎三盛，病在足陽明；三盛而躁，在手陽明。人迎四盛，且大且數，名曰溢陽，溢陽為外格。

脉口一盛，病在足厥陰；一盛而躁，在手心主。脉口二盛，病在足少陰；二盛而躁，在手少③陰。脉口三盛，病④在足太陰；三盛而躁，在手太陰。脉口四盛，且大且數⑤，名曰溢陰，溢陰為內關，不通者，死不治。

人迎與太陰脉口俱盛四倍已上，名曰關格。關格者，與之短期。

---

① 丕與不丕：原作「平與不平」，二「平」字皆為「丕」誤。按，「丕」俗體作「𠀾」，與「平」形近，故古籍中每相淆亂。《干祿字書·平聲》：「𠀾、丕，上通下正。」《爾雅·釋詁》「丕，大也。」又按，「丕」字引申為盛大貌。「丕與不丕」即「盛與衰」之義。《太素·卷十四·人迎脉口診》作「𠀾與不𠀾」，今從之。

② 弗久不已：原作「弗灸不已者」。《靈樞》作「弗炙不已者」，疑「炙」為「灸」形誤。《太素·卷十四·人迎脉口診》作「弗灸不已」，楊上善曰：「日漸方愈，故曰不久不已……為「不灸」於義不順，「灸」當為「久」也。」今從楊氏說，改「灸」為「久」，並刪「者」字。

③ 少：原作「小」，據明鈔本改。

④ 病：原脫，據明鈔本補。

⑤ 且大且數：原作「俱大且數」，據《靈樞》、《太素·卷十四·人迎脉口診》改，與上文「人迎四盛，且大且數」合。

人迎一盛，寫足少陽而補足厥陰，二寫一補，日一取之，必切而驗之，躁①取之上，氣和乃止。人迎二盛，寫足太陽而補足少陰，二寫一補，二日一取之，必切而驗之，躁取之上，氣和乃止。人迎三盛，寫足陽明而補足太陰，二寫一補，日二②取之，必切而驗之，躁取之上，氣和乃止。脉口一盛，寫足厥陰而補足少陽，二補一寫，日一取之，必切而驗之，氣和乃止，躁取之上③。脉口二盛，寫足少陰而補足太陽，二補一寫④，二日一取之，必切而驗之，氣和乃止，躁取之上。脉口三盛，寫足太陰而補足陽明，二補一寫，日二取之，必切而驗之，氣和乃止，躁取之上。所以日二取之者，太陰主胃，大富於穀氣⑤，故可日二取之也。

人迎脉口俱盛四倍以上，《靈樞》作「三倍」名曰陰陽俱溢。如是者不開，則血脉閉塞，氣無所行，流淫於中，五藏内傷。如此者，因而灸之，則變易而⑥為他病矣。

凡刺之道，氣和乃止，補陰寫陽，音聲益彰，耳目聰明，反此者，血氣不行。

所謂氣至而有效者，寫則益⑦虛，虛者，脉大如其故而不堅也，大如故而堅者⑧，適雖言快⑨，病未

① 躁：本書作「疎」，《靈樞》作「踈」，皆「躁」字形誤。今據《太素·卷十四·人迎脉口診》改正，與上文「一盛而躁」合。下文五「躁」字同。
② 二：原作「一」，據《靈樞》、《太素·卷十四·人迎脉口診》改。
③ 躁取之上：原脱「上」字，據《靈樞》、《太素·卷十四·人迎脉口診》補。下文二「躁取之上」同，不再列舉。
④ 二補一寫：原作「二寫一補」，據《靈樞》、《太素·卷十四·人迎脉口診》改，與本篇文例合。
⑤ 穀氣：原脱「氣」字，據《靈樞》、《太素·卷十四·人迎脉口診》補。
⑥ 而：原脱，據《靈樞》、《太素·卷十四·人迎脉口診》補。
⑦ 益：原作「脉」，據明鈔本改，與《靈樞》合。
⑧ 大如故而堅者：原作「大如故而益堅者」，「益」字衍，據明鈔本刪。《靈樞》、《太素·卷十四·人迎脉口診》皆作「堅如其故者」。
⑨ 快：原作「故」，據明鈔本改，與《太素·卷十四·人迎脉口診》合。

去也。補則益實，實者，脉大如其故而益堅也。大如故而不堅者，適雖言快，病未去也。故補則實，寫則虛。病雖不隨鍼減，病必衰去矣。必先通十二經之所生病，而後可傳於終始矣①。故陰陽不相移，虛實不相傾，取之其經。

凡刺之屬，三刺至穀氣，邪僻②妄合，陰陽移居，逆順相反，沉浮異處，四時不相得，稽留淫泆，須鍼而去。一刺則陽邪出，再刺則③陰邪出，三刺則穀氣至而止。所謂穀氣至者，已補而實，已寫而虛，故以④知穀氣至也。邪氣獨去者，陰與陽未能調而病知愈也。故曰：補則實，寫則虛，病雖不隨鍼減，病必衰去矣。（此文似解前第二篇中⑤。）

陽盛而陰虛，先補其陰，後寫其陽而和之。陰盛而陽虛，先補其陽，後寫其陰而和之。

三脉動於足大指之間，必審其虛實。虛而寫之，是謂重虛，重虛病益甚。凡刺此者，以指按之，脉動而實且疾者則寫之，虛而徐者則補之。反此者，病益甚。三脉動一作「重」於足大指者，謂陽明在上，厥陰在中，少陰在下。

膺腧中膺，背腧中背，肩髆虛者取之上。重舌刺舌柱，以鈹鍼也。手屈而不伸者，其病在筋；伸而不可⑥屈者，其病在骨。在骨守骨，在筋守筋。

---

① 矣：原脱，據明鈔本補，與《靈樞》、《太素·卷二十二·三刺》合。
② 僻：原作「澼」，據《靈樞》、《太素·卷二十二·三刺》改。
③ 則：原脱，據《靈樞》、《太素·卷二十二·三刺》補，與前後句文例合。
④ 以：原脱，據明鈔本補，與《靈樞》、《太素·卷二十二·三刺》合。
⑤ 此文似解前第二篇中：疑此九字為皇甫謐釋文，無確證，暫改為宋體，加「（）」以別之。按，此段內容與本卷第二篇「所謂三刺之則穀氣出者」以下文字相輔相成，故有此注。又，「第二篇」，原誤作「第三篇」，據實際內容改正。
⑥ 可：《靈樞》、《太素·卷二十二·三刺》無。

補瀉①須一方實，深取之，稀按其痏，以極出其邪氣。一方虛，淺刺之，以養其脉，疾按其痏，無使邪氣得入。

邪氣之來也，緊而疾；穀氣之來也，徐而和。脉實者，深刺之，以泄其氣；脉虛者，淺刺之，使精氣無得出，以養其脉，獨出其邪氣。

刺諸痛者，深刺之。諸痛者，其脉皆實。

從腰以上者，手太陰、陽明主之；從腰以下者，足太陰、陽明主之；病在下者高取之，病在上者下取之，病在頭者取之足，病在腰者取之膕。病生於頭者頭重，生於手者臂重，生於足者足重。治病者，先刺其病所從生者也。

春氣在毫毛，夏氣在皮膚，秋氣在分肉，冬氣在筋骨。刺此病者，各以其時為齊②。刺肥人者，以秋冬為之齊。刺瘦人者，以春夏為之齊。

病痛者③陰也，痛而以手按之不得者，亦陰也，深刺之。癢者陽也，淺刺之。病在上者陽也，在下者陰也。病先起於陰者，先治其陰而後治其陽；病先起於陽者，先治其陽而後治其陰。久病者，邪氣入深，刺此病者，深内而久留之，間日復刺之，必先調其左右，去其血脉，刺道畢矣。

凡刺之法，必察其形氣。形肉④未脫，少氣而脉又躁，躁厥者，一作『疾』字必為繆刺之。散氣可收，

① 補瀉：原脫『瀉』字，據明鈔本補。《靈樞》、《太素・卷二十二・三刺》亦無『瀉』字，楊上善曰：『量此「補」下脫一「瀉」字。』證之明鈔本《甲乙經》，楊說為是。
② 齊：通『劑』。下同。
③ 病痛者：原作『刺之痛者』，據《靈樞》、《太素・卷二十二・三刺》改。
④ 肉：原作『氣』，涉上而誤，據《靈樞》、《太素・卷二十二・三刺》改。

聚氣可布。深居靜處，與①神往來。閉户塞牖，魂魄不散。專意一神，精氣不分②。無聞人聲，以收其精。必一其神，令志在鍼。淺而留之，微而浮之，以移其神。氣至乃休，男女内外，堅拒勿出，謹守勿内，是謂得氣。

鍼道自然逆順第六

［編者按］：本書與明鈔本標題下原有『前係《逆順肥瘦》文，後係《根結》文』十二字，乃後世註文，與全書體例不合，今刪。又按，從篇首至『則經可通也』，出自《靈樞・卷六・逆順肥瘦第三十八》；從『問曰：逆順五體』至篇末，出自《靈樞・卷二・根結第五》。

黄帝問曰：願聞鍼道自然。

岐伯對曰：用自然者，臨深決水，不用功力而水可竭也。循掘決衝，不顧堅密而經可通也。此言氣之滑濇，血之清濁，行之逆順也。

問曰：人之黑白肥瘦少長，各有數乎？

對曰：年質壯大，血氣充盛，皮膚堅固，因加以邪，刺此者，深而留之。此肥人也，廣肩腋，項肉薄，厚皮而黑色，唇臨臨然者，其血黑以濁，其氣濇以遲，其為人③貪於取予。刺此者，深而留之，多

---

① 與：原作『占』，乃『与』字形誤。據《太素・卷二十二・三刺》改。按，『与』同『與』。《玉篇・勺部》：『與，賜也，許也，予也。』亦作『与』。

② 不分：『不』，原作『之』，據《太素・卷二十二・三刺》改。

③ 其為人：原脱『為人』二字，據明鈔本及《太素・卷二十二・刺法》補。《靈樞》此句作『其為人也』。

益其數。

問曰：刺瘦人柰何？

對曰：瘦人者，皮薄色少，肉廉廉然，薄唇輕言，其血清，其氣滑，易脫於氣，易損於血。刺此者，淺而疾之。

問曰：刺常人柰何？

對曰：視其黑白，各為調之。端正純厚者，其血氣和調。刺此者，無失其常數。

問曰：刺壯士柰何①？

對曰：刺壯士，真骨堅肉緩節，驗驗一作『監監』然。此人重②則氣濇血濁，刺此者，深而留之，多益其數；勁則氣滑血清，刺此者，淺而疾之也。

問曰：刺嬰兒柰何？

對曰：嬰兒者，其肉脆血少氣弱。刺此者以毫鍼，淺刺而疾發鍼，日再可也。

問曰：臨深決水柰何？

對曰：血清氣滑③，疾寫之，則氣竭矣。

問曰：循掘決衝柰何？

---

① 刺壯士柰何：『壯士』下原有『真骨者』三字。張燦玾先生曰：『真骨者，此與前後文不合，當是涉下而衍。諸家說解，多曲就其義，疑非是。』今從此說，刪『真骨者』三字，與前後諸問語合。

② 重：通『憧』，音壯，凶頑之義。按，『重』，前人多以本字作解，張燦玾先生獨曰：『按「重」與「憧」通。大戴《禮記・主言》女憧，《淮南子・氾論訓》作「女重」。憧，凶頑也。《廣韻・絳韻》：「憧，戇憧，凶頑皃。」』此說甚當，今從之。

③ 血清氣滑：『滑』，本書與《靈樞》皆作『濁』，據《太素・卷二十二・刺法》改。按，此句與下文『血濁氣濇』對文，作『滑』是。

對曰：血濁氣濇，疾寫之，則氣①可通也。

問曰：逆順五體，經絡之數，此皆布衣匹夫之士也。血食者②，《九墟》作「血食之君」身體柔脆，膚肉耎弱，血氣慓悍滑利。刺之豈可同乎？

對曰：夫膏梁菽藿之味，何可同也。氣滑則出疾，氣濇則出遲，氣悍則鍼小而入淺，氣濇則鍼大而入深。深則欲留，淺則欲疾。故刺布衣者，深以留。刺王公大人者，微以徐。此皆因其氣之慓悍滑利者也。

問曰：形氣之逆順柰何？

對曰：形氣不足，病氣有餘，是邪勝也，急寫之。形氣有餘，病氣不足，急補之。形氣不足，病氣不足，此陰陽俱不足，不可復刺之。刺之則重不足，重不足則陰陽俱竭，血氣皆盡，五藏空虛，筋骨髓枯，老者絶滅，壯者不復矣。形氣有餘，病氣有餘者，此謂陰陽俱有餘也，急寫其邪③，調其虛實。故曰：有餘者寫之，不足者補之，此之謂也。故曰：刺不知逆順，真邪相薄，實而補之，則陰陽血氣皆溢，腸胃充廓，肺肝內脹，陰陽相錯。虛而寫之，則經脉空虛，血氣枯竭，腸胃懾辟，皮膚薄著，毛腠夭焦，予之死期。故曰：用鍼之要，在於知調，調陰與陽，精氣乃光④。合形與氣，使神內藏。故曰上工平氣，中工亂經，下工絶氣危生，不可不慎也。必察其五藏之變化，五脉之相應，經脉之虛實，皮膚

① 氣：《靈樞》、《太素·卷二十二·刺法》皆作「經」，疑本書誤。

② 血食者：原作「食血者」，據《靈樞》、《太素·卷二十二·刺法》乙正。按，《靈樞》、《太素》此句均作「夫王公大人，血食之君」，疑本書有脫文。

③ 邪：原誤作「虛」，據明鈔本改。

④ 光：原作「充」，據《靈樞》、《太素·卷二十二·刺法》改。

之柔粗，而後取之也。

鍼道外揣縱舍第七

［編者按］：從篇首至『天地之蓋』，出自《靈樞・卷七・外揣第四十五》；從『問曰：持鍼縱舍柰何』至篇末，出自《靈樞・卷十・邪客第七十一》。

黃帝問曰：夫九鍼，小①則無內，大則無外，恍惚無窮，流溢無極。余知其合於天道人事四時之變也。余願渾束②為一，可乎？岐伯對曰：夫唯道焉。非道何可小大深淺③，雜合④為一乎哉？故遠者司外揣內，近者司內揣外。是謂陰陽之極，天地之蓋。

問曰：持鍼縱舍柰何？

對曰：必先明知十二經之本末，皮膚之寒熱，脉之盛衰滑濇。其脉滑而盛者，病日進；虛而細者，久以持；大以濇者，為痛痺；陰陽如一者，病難治；察其本末上下有熱者，病常⑤在；其熱已衰者，其病亦去矣。因持其尺，察其肉之堅脆、大小、滑濇、寒熱、燥濕；因視目之五色，以知五藏而決死生；

---

① 小：原作『少』，為通假字，據《靈樞》改作本字。
② 束：原誤作『求』，據《靈樞》、《太素・卷十九・知要道》改。
③ 小大深淺：原作『大小淺深』，據明鈔本乙正，與《靈樞》合。
④ 雜合：原作『離合』，據《靈樞》、《太素・卷十九・知要道》改。
⑤ 常：通『尚』。

視其血脉，察其五色，以知寒熱痺痛。

問曰：持鍼縱舍，余未得其意也。

對曰：持鍼之道，欲端以正，安以静，先知虛實而行疾徐，左手執骨，右手循之，無與肉裹。寫欲端正，補必閉膚，轉鍼導氣，邪氣不得淫泆，真氣以居。

問曰：扞[①]皮開腠理奈何？

對曰：因其分肉，在[②]别其膚，微内而徐端之，適神不散，邪氣得去也。

---

① 扞：音旱，引也。

② 在：原作『左』，形誤，據《太素·卷二十二·刺法》改。

黃帝三部鍼灸甲乙經　卷之六

八正八虛八風大論第一

〔編者按〕：從篇首至『發腠理者也』，出自《靈樞·卷十二·歲露論第七十九》；從『風從其衝後來者』至『則為擊仆偏枯矣』，出自《靈樞·卷十一·九宮八風第七十七》；從『問曰：四時八風之中人也』至篇末，出自《靈樞·卷十二·歲露論第七十九》

黃帝問曰：歲之所以皆同病者，何氣使然？

少師對曰：此八正①之候也。候此者，常以冬至之日。風從南方來者，名曰虛風，賊傷人者也。其以夜半至者，萬民皆臥而不犯，故其歲萬民少病。其以晝至者，萬民懈惰而皆中於邪風，故萬②民多病。虛邪入客於骨，而不發於外，至其立春，陽氣大發，腠理開，有③因立春之日，風從西方來，萬民皆中虛風，此兩邪相搏，經氣結代。故諸逢其風而遇其雨者，名曰遇歲露焉。因歲之和而少賊風者，民少病而少死；歲多賊風邪氣，寒溫不和，則民多病而死矣。

① 八正：原作『八症』，據本篇標題及《靈樞》、《太素·卷二十八·八正風候》改。
② 萬：原脫。據明鈔本補，與《靈樞》、《太素·卷二十八·八正風候》合。
③ 有：與『又』通。《靈樞》、《太素·卷二十八·八正風候》無此字。

問曰：虚邪之風，其所傷①貴賤何如？候之柰何？

對曰：正月朔日，風從西方來而大，名曰白骨，將國有秧，人多死亡。正月朔日平旦，西北風行，民病死者②，十有三也。正月朔日日中，北風，夏，民多死者。一作『多病』正月朔日平旦，北風，春，民多死者。正月朔日夕時，北風，秋，民多死者。正月朔日，天時和温，不風，民無病；大寒疾風，民多病。二月丑不風，民多心腹病。三月戌不温，民多寒熱病。四月巳不暑，民多病癉③。十月申不寒，民多暴死者④。諸所謂風者，發屋拔樹，揚沙石，起毫毛，發腠理者也。

風從其衝後來者，名曰虚風，賊傷人者也，主殺害。必謹候虚風而避之⑤。避邪之道，如避矢石，然後邪弗能害也。

風從南方來，名曰大弱風，其傷人也，内舍於心，外在於脉，其氣主為熱。

風從西南方來，名曰謀風，其傷人也，内舍於脾，外在於肌肉，其氣主為弱。

風從西方來，名曰剛風，其傷人也，内舍於肺，外在於皮膚，其氣主為燥。

風從西北方來，名曰折風，其傷人也，内舍於小腸，外在於手太陽之脉。脉絶則泄，脉閉則結不通，善暴死。

---

① 傷：原脱，據明鈔本、《靈樞》、《太素·卷二十八·八正風候》補。

② 民病死者：原作『民病多』，於義難通。明鈔本作『民病』；《靈樞》作『民病多者』；《太素·卷二十八·八正風候》作『民病死者』，義勝，今據改。

③ 病癉：原作『癉病』，據明鈔本乙正，與《太素·卷二十八·八正風候》合。

④ 者：原脱，據明鈔本補，與以上文例合。

⑤ 而避之：此上原衍『謹』字，據《靈樞》、《太素·卷二十八·九宫八風》删。

風從北方來，名曰大剛風，其傷人也，內舍於腎，外在於骨與肩背之膂筋，其氣主為寒。

風從東北方來，名曰凶風，其傷人也，內舍於大腸，外在於兩脇腋骨下及肢節。

風從東方來，名曰嬰兒風，其傷人也，內舍於肝，外在於筋紐，其氣主為濕。

風從東南方來，名曰弱風，其傷人也，內舍於胃，外在於肌，其氣主為體重。

凡此八風者，皆從其虛之鄉來，乃能病人，三虛相薄，則為暴病卒死；兩實一虛①，則為淋露寒熱；犯其雨濕之地，則為痿。故聖人避邪，如避矢石。其三虛偏中於邪風，則為擊仆偏枯矣。

問曰：四時八風之中人也，因有寒暑，寒則皮膚急，腠理閉；暑則皮膚緩，腠理開。賊風邪氣，因得以入乎？將必須八正風邪乃能傷人乎？

對曰：不然②。賊風邪氣之中人也，不得以時，然必因其開也，其入也③深，其內亟一作『極』也疾，其病人也卒暴。因其閉也，其入也④淺以留，其病人也徐以遲。

問曰：其有寒溫和適，腠理不開，然有卒病者，其故何也？

對曰：人雖平居，其腠理開閉緩急，固常有時也。

問曰：可得聞乎？

---

① 兩實一虛：原作『兩虛一實』，據明鈔本改，與《靈樞》、《太素·卷二十八·九宮八風》合。
② 不然：原脫，據明鈔本補，與《靈樞》、《太素·卷二十八·三虛三實》合。
③ 也：原脫，據《太素·卷二十八·三虛三實》補，與下句文例合。
④ 也：原脫，據《太素·卷二十八·三虛三實》補，與下句文例合。

對曰①：人與天地相參②，與日月相應也③。故月滿則海水西盛，人血氣積，肌肉充，皮膚緻，毛髮堅，腠理郤④，煙垢著。當是之時，雖遇賊風，其入淺亦不深，至⑤其月郭空則海水東盛，人血氣虛，其衛氣去，形獨居，肌肉減，皮膚緩，腠理開，毛髮殘，腠理薄⑥，煙垢落⑦。當是之時遇賊風，其入也⑧深，其病人也卒暴。

問曰：其⑨有卒然暴死者，何邪使然？

對曰：得三虛者，其死疾。得三實者，邪不能傷人⑩也。乘年之衰，逢月之空，失時之和，人氣乏少，因為賊風邪氣所傷，是謂三虛。故論不知三虛，工反為粗。若逢年之盛，遇月之滿，得時之和，雖有賊風邪氣，不能傷也。

---

① 問曰可得聞乎？對曰：原脫此八字。明鈔本作「黃帝問曰：可得聞乎？岐伯對曰」，《靈樞》作「黃帝曰：可得聞乎？少師曰」。今據本書文例補入以上八字。

② 人與天地相參：原書此上有「夫」字，據明鈔本刪，與《靈樞》、《太素·卷二十八·三虛三實》合。

③ 相應也：原脫「也」字，據明鈔本補，與《靈樞》、《太素·卷二十八·三虛三實》合。

④ 郤：原誤作「郄」。張燦玾先生曰：「蓋「郄」為「郄」之誤。「郄」為「郤」之俗體。《正字通·卩部》：「郄，俗郤字。」……《素問·四時刺逆從論》：「血氣內却。」王冰註：「却，閉也。」與本文義亦合。據改。」今從先生說，改作「郤」（今簡化字作「却」）。

⑤ 至：原作「到」，據《靈樞》、《太素·卷二十八·三虛三實》改。按，「到」與「至」含義雖同，而《靈樞》無用「到」字者，當系傳寫之誤。

⑥ 毛髮殘，腠理薄：原作「毛髮薄」三字，「髮」下有脫文。今據《靈樞》補入「殘腠理」三字，與上文「毛髮堅，腠理郤」對文。

⑦ 煙垢落：原誤作「胭垢澤」，據《靈樞》、《太素·卷二十八·三虛三實》改，與前「煙垢著」對文。

⑧ 也：原脫，據《靈樞》、《太素·卷二十八·三虛三實》補，與以上文例合。下「也」字同。

⑨ 其：原作「人」，據明鈔本改，與《靈樞》、《太素·卷二十八·三虛三實》合。

⑩ 傷人：原脫「人」字，據明鈔本補，與《靈樞》、《太素·卷二十八·三虛三實》合。

逆順病本末方宜形志大論第二

［編者按］：從篇首至『乃不致邪僻』，出自《靈樞·卷六·師傳第二十九》；從『先病而後逆者』至『而後生他病者，治其本』，出自《靈樞·卷五·病本第二十五》（又見於《素問·卷十八·標本病傳論篇第六十五》）；從『東方，濱海傍水』至『故聖人雜合以治，各得其宜』，出自《素問·卷四·異法方宜論第十二》；從『形樂志苦』至篇末，出自《素問·卷七·血氣形志篇第二十四》（亦見於《靈樞·卷十二·九鍼論第七十八》）。

黃帝問曰：治民治身，可得聞乎？

岐伯對曰：治民與治身①，治彼與治此，治小與治大，治國與治家，未有逆而能治者，夫惟順而已矣。故入國問其俗，臨病人問所便。

問曰：便病柰何？

對曰：中熱消癉則便寒，寒中之屬則便熱。胃中熱則消穀，令人懸心善飢，臍已上皮熱，腸中熱則出黃如糜色，臍已下皮寒。胃中寒則䐜脹②，腸中寒則腸鳴飧泄。胃中寒，腸中熱則脹且泄；胃中熱，腸中寒則疾飢，少腹痛脹。

問曰：胃欲寒飲，腸欲熱飲，兩者相逆，治之柰何？

---

① 治身：原作『自治』。《太素·卷二·順養》作『治自』。張燦玾先生認為：據黃帝問語，當作『治身』，《太素》『自』字乃『身』之壞文。今從其說。

② 䐜脹：『䐜』原作『填』，形近致誤，據《太素·卷二·順養》改。《靈樞》作『腹脹』，亦通。

對曰：春夏先治其標，後治其本。秋冬先治其本，後治其標。

問曰：便其相逆者柰何？

對曰：便此者，食飲衣服，欲適寒温。寒無悽愴，暑無出汗；食飲者，熱無灼灼，寒無滄滄。寒温中適，故氣搏持，乃不致邪僻。

先病而後逆者，治其本；先逆而後病者，治其本。先寒而後生病者，治其本；先病而後生寒者，治其本。先熱而後生病者，治其本；先病而後生熱者，治其本①。先病而後泄者，治其本；先泄而後生他病者，治其本。必先調之，乃治其他病。先病而後生中滿者，治其標；先中滿而後煩心者，治其本。人有客氣、同氣②。「同」一作「固」小大③不利治其標；小大利④治其本。病發而有餘，本而標之，先治其本，後治其標；病發而不足，標而本之，先治其標，後治其本。謹察間甚而調之，間者并行，甚者獨行。先⑤小大不利而後生他病者，治其本。

東方，濱海傍水，其民食魚而⑥嗜鹹。魚者使人熱中，鹹者勝血。其民皆黑色疏理，其病多癰腫，

---

① 先病而後生熱者，治其本：《素問》、《靈樞》皆脱此十字，當據本書補入。又，原書此下衍「先病而後生中滿者治其標」十一字，與後文重，今刪。

② 同氣：《素問》、《靈樞》同。《素問》新校正曰：「全元起本「同」作「固」。」張燦玾先生曰：「「固氣」當是。固氣者，人身固有之氣，即正氣也。」此説可從。

③ 小大：指二便。《靈樞》作「大小便」，義同。

④ 小大利：原作「小大便利」，據明鈔本刪「便」字，與《素問》合。

⑤ 先：原脱，據明鈔本補，與《素問》、《靈樞》合。

⑥ 而：原脱，據《素問》、《太素·卷十九·知方地》補，與以下文例合。

其治宜砭石。

西方，水土剛强，其民華食而脂肥。故邪不能傷其形體，其病生於內，其治宜毒藥。

北方，風寒冰冽，其民樂野處而乳食。藏寒生病①，其治宜灸焫。

南方，其地下，水土弱，霧露之所聚也。其民嗜酸而食胕②，故緻理而赤色。其病攣痺，其治宜微鍼。

中央，其地平以濕，天地所生物者衆。其民食雜而不勞。故其病多痿厥寒熱，其治宜導引按蹻。

故聖人雜合以治，各得其宜。

形樂志苦，病生於脉，治之以灸刺。形苦志樂，病生於筋，治之以熨引。形樂志樂，病生於肉，治之以鍼石。形苦志苦，病生於困竭③，治之以甘藥。形數驚恐，經絡不通，病生於不仁，治之以按摩醪醴④。是謂五形志⑤。故曰：刺陽明出血氣，刺太陽出血惡氣，刺少陽出氣惡血，刺太陰出氣惡血，刺少陰出氣⑥惡血，刺厥陰出血惡氣。

---

① 藏寒生病：原作「藏寒生滿病」，《素問》新校正曰：「按《甲乙經》無「滿」字。」今刪「滿」字，與《太素・卷十九・知方地》合。

② 胕：原作「臊」，據《素問》、《太素・卷十九・知方地》改。按，「胕」，楊上善註：「胕，扶付反，義當腐。」

③ 困竭：原作「咽喝」，下注「一作困竭」。《素問》新校正曰：「《甲乙經》「咽嗌」作「困竭」。」今據改。按，明鈔本作「因竭」，「因」為「困」形誤。又，本書原作「咽喝」者，疑原書校訂者據《素問》而改，註文亦其所加，今並刪之。

④ 醴：明鈔本此下註：「音禮。一作藥。」《素問》、《靈樞》、《太素・卷十九・知形志所宜》皆作「藥」。

⑤ 志：原在下文「故」下，據明鈔本乙正，與《素問》、《太素・卷十九・知形志所宜》合。

⑥ 氣：原誤作「血」，據明鈔本改，與《素問》、《靈樞》、《太素》合。

五藏六府虛實大論第三

［編者按］：本篇內容皆出自《素問・卷十七・調經論第六十二》。

黃帝問曰：刺法言：有餘寫之，不足補之。何謂也？

岐伯對曰：神有有餘，有不足；氣有有餘，有不足；血有有餘，有不足；形有有餘，有不足；志有有餘，有不足。心藏神，肺藏氣，肝藏血，脾藏肉，腎藏志。志意通達，內連骨髓，而成身形①。五藏之道，皆出於經渠，以行血氣。血氣不和，百病乃變化而生，故守經渠焉。

神有餘則笑不休，神②不足則憂。《素問》作「悲」。王冰曰：「作憂者誤。」血氣未并，五藏安定，邪客於形，悽厥《素問》作「洒淅③」起於毫毛，未入於經絡，故命曰神之微。神有餘則寫其小絡之血，出血勿之深斥，無中其大經，神氣乃平。神不足者，補其虛絡④，切而致之，刺而和之，無出其血，無泄其氣，以通其經，神氣乃平。

問曰：刺微柰何？

---

① 而成身形：原作「而成形」。《素問》、《太素・卷二十四・虛實補瀉》皆作「而成身形五藏」。《素問》新校正曰：「按《甲乙經》無「五藏」二字。」今補入「身」字。

② 神：原脫，據明鈔本補，與《素問》合。

③ 淅：原誤作「浙」，據明鈔本改，與《素問》合。

④ 補其虛絡：「補」，本書與《素問》、《太素・卷二十四・虛實補瀉》皆作「視」。張燦玾先生曰：「此下氣不足均作「補其經渠」，血不足《太素》作「補其虛經」，形不足均作「補其陽絡」，志不足均作「補其復溜」。且作「視」與補寫之法亦不合，是「視」為「補」形近致誤。」今從其說。

對曰：按摩勿釋，著鍼勿斥，移氣於足①，《素問》作「不足」神氣乃得復。

氣有餘則喘欬上氣，不足則息利少氣，血氣未并，五藏安定，皮膚微病，命曰白氣微泄。有餘則寫其經渠，無傷其經，無出其血，無泄其氣。不足則補其經渠，無出其氣。

問曰：刺微柰何？

對曰：按摩勿釋，出鍼視之，曰：故將深之。《素問》「故」作「我」②適人必革，精氣自伏，邪氣亂散，無所休息，氣泄腠理，真氣乃相得。

血有餘則怒，不足則悲③，《素問》作「恐」血氣未并，五藏安定，孫絡外溢，則絡有留血。有餘則寫④其盛經，出其血。不足則補其虛經⑤，內鍼其脉中，久留之，血至⑥《素問》作「而視」脉大，疾出其鍼，無令血泄。

問曰：刺留血⑦柰何？

---

① 移氣於足：《太素・卷二十四・虛實補瀉》同，楊上善註：「按摩使神氣至踵。」訓「足」為「腳」，誤甚。《素問》作「移氣於不足」，王冰註曰：「移其人神氣，令自充足。」訓「足」字為「充足」，是。按，此句當從原註改作「移氣於不足」。

② 《素問》故作我：此五字註文原脫，據明鈔本補，與《素問・調經論》合。

③ 悲：原誤作「慧」，據《太素・卷二十四・虛實補瀉》改。《素問》作「恐」，新校正云：「按全元起本「恐」作「悲」，《甲乙經》及《太素》並同。」

④ 有餘則寫：「寫」原作「刺」，據《素問》、《太素・卷二十四・虛實補瀉》改，與本篇文例合。

⑤ 補其虛經：原作「視其虛」，據《太素・卷二十四・虛實補瀉》改。

⑥ 血至：《太素・卷二十四・虛實補瀉》同。《素問》作「而視」，恐誤。

⑦ 血：原脫，據《素問》、《太素・卷二十四・虛實補瀉》補，與上文「則絡有留血」合。

對曰：視其血絡，刺出其血，無令惡血得入於經，以成其病。

形有餘則腹脹，涇溲不利，不足則四肢不用。血氣未并，五藏安定，肌肉蠕一作「溢」動，名曰微風。

有餘則寫其陽經，不足則補其陽絡。

問曰：刺微柰何？

對曰：取分肉間，無中其經，無傷其絡，衛氣得復，邪氣乃索。

志有餘則腹脹飧泄，不足則厥。血氣未并，五藏安定，骨節有傷。有餘則寫然筋血者，出其血。不足則補其復溜。

問曰：刺未并柰何？

對曰：即取之，無中其經，以去其邪，乃能立虛。

問曰：虛實之形，不知其何以生？

對曰：血氣已并，陰陽相傾，氣亂於衛，血逆於經，血氣離居，一實一虛。血并於陰，氣并於陽，故為驚狂。血并於陽，氣并於陰，乃為炅中。血并於上，氣并於下，心煩悶善怒。血并於下，氣并於上，亂而喜忘。《素》作「善忘」。

問曰：血并於陰，氣并於陽，如是，血氣離居，何者為實，何者為虛？

對曰：血氣者，喜温而惡寒，寒則泣不流，温則消而去之。是故氣之所并為血虛，血之所并①為氣虛。

① 并：原作「並」，義同。本書多作「并」，今统改。

問曰：人之所有者，血與氣耳。乃言血并為虛，氣并為虛，是無實乎？

對曰：有者為實，無者為虛。故氣并則無血，血并則無氣。今血與氣相失，故為虛焉。絡之與孫脉，俱注一作『輸』於經，血與氣并，則為實焉。血之與氣并走於上則為大厥，厥則暴死，氣復反則生，不反則死。

問曰：實者何道從來？虛者何道從去？

對曰：夫陰與陽，皆有輸會，陽注於陰，陰滿之外，陰陽紃音巡平，《素問》作『均平』以充其形。九候若一，名曰平人。夫邪之所生，或生於陽，或生於陰。其生於陽者，得之風雨寒暑；其生於陰者，得之飲食起居，陰陽喜怒。

問曰：風雨之傷人柰何？

對曰：風雨之傷人也，先客於皮膚，傳入於孫脉，孫脉滿則傳入於絡脉，絡脉滿乃注於大經脉。血氣與邪氣并客於分腠之間，其脉堅大，故曰實。實者外堅充滿不可按，按之則痛。

問曰：寒濕之傷人柰何？

對曰：寒濕之中人也，皮膚收，《素問》作『不收』肌肉堅緊，營血濇，衛氣去，故曰虛。虛者攝辟，氣不足，血濇，按之則氣足以①温之，故快然而不痛。

問曰：陰之生實柰何？

① 以：原脫，據《素問》、《太素·卷二十四·虛實所生》補。

對曰：喜怒不節，則陰氣上逆，上逆則下虛，下虛則陽氣走之①，故曰實。

問曰：陰之生虛柰何？

對曰：喜則氣下，悲則氣消，消則脉空虛。因寒飲食，寒氣動藏，一作「重滿②」則血泣氣去，故曰虛。

問曰：陽虛則外寒，陰虛則内熱；陽盛則外熱，陰盛則内寒。不知所由然。

對曰：陽受氣於上焦，以温皮膚分肉之間。今寒氣在外，則上焦不通，不通則寒獨留於外，故寒慄。有所勞倦，形氣衰少，穀氣不盛，上焦不行，下焦《素問》作「下脘」不通，胃氣熱熏胸中，故内熱。上焦不通利，皮膚緻密，腠理閉塞《素問》下有「玄府」二字不通，衛氣不得泄越，故外熱。厥氣上逆，寒氣積於胸中而不寫，不寫則温氣去，寒獨留，則血凝泣，凝則腠理不通，其脉盛大以濇，故中寒。

問曰：陰與陽并，血氣已并，病形已成，刺之柰何？

對曰：刺此者，取之經渠。取血於營，取氣於衛。用形哉，因四時多少高下。

問曰：血氣已并，病形已成，陰陽相傾，補寫柰何？

對曰：寫實者，氣盛乃内鍼，鍼與氣俱内，以開其門，如利其户；鍼與氣俱出，精氣不傷，邪氣乃下，外門不閉，以出其疾，摇大其道，如利其路，是謂大寫。必切而出，大氣乃屈。

① 陽氣走之：「之」，原作「乏」，據明鈔本改，與《素問》合。
② 重滿：《素問》作「熏滿」，疑「重」為「熏」誤。

問曰：補虚柰何？

對曰：持鍼勿置，以定其意，候呼内鍼，氣出鍼入，鍼空四塞，精無從去；方實而疾出鍼，氣入鍼出，熱不得還，閉塞其門，邪氣布散，精氣乃得存，動無後時①，《素問》作『動氣候②時』近氣不失，遠氣乃來，是謂追之。

問曰：虚實有十，生於五藏五脉耳。夫十二經脉者，皆生百《素》作『其』病，今獨言五藏。夫十二經脉者，皆絡三百六十五節，節有病，必被經脉。經脉之病者，皆有虚實，何以合之乎？

對曰：五藏與六府為表裏，經絡肢節，各生虚實，視其病所居，隨而調之。病在血，調之脉③；病在血，調之絡④；病在氣，調之衛⑤；病在肉，調之分肉；病在筋，調之筋；病在骨，調之骨；燔鍼劫刺其下，及與急者。病在骨，焠鍼藥熨；病不知所痛，兩蹻為上；身形有痛，九候莫病，則繆刺之；病在於左而右脉病者，則巨刺之。必謹察其九候，鍼道畢矣。

---

① 動無後時：原脱『無』字。《素問》作『動氣候時』，新校正曰：『按《甲乙經》作「動無後時」。』今補『無』字。按，《太素》亦作『動無後時』。

② 候：原作『後』，據明鈔本改，與《素問》合。

③ 病在血，調之脉：原作『病在脉，調之血』，與《素問》同。《素問》新校正曰：『按全元起本及《甲乙經》云「病在血，調之脉」。』今據改，與《太素・卷二十四・虚實所生》合。按明鈔本作『病在血，調之也』，『也』為『脉』筆誤。

④ 病在血，調之絡：《太素・卷二十四・虚實所生》無此六字。按，此六字與上文義重，疑衍。

⑤ 調之衛：『之』，原作『諸』。據明鈔本改，與《素問》、《太素・卷二十四・虚實所生》合。

陰陽清濁順治逆亂大論第四

［編者按］：本篇内容皆出自《靈樞·卷六·五亂第三十四》。

黄帝問曰：經脉十二者，别為五行，分為四時，何失而亂？何得而治？

岐伯對曰：五行有序，四時有分，相順而治，相逆而亂。

問曰：何謂相順而治？

對曰：經脉十二者①，以應十二月。十二月者，分為四時。四時者，春夏秋冬。其氣各異。營衛相隨，陰陽以和②，清濁不相干，如是則順而治矣。

問曰：何謂相逆而亂？

對曰：清氣在陰，濁氣在陽。營氣順脉，衛氣逆行。清濁相干，亂於胸中，是謂大悗③。故氣亂於心，則煩心密默，俛首靜伏。亂於肺，則俛仰喘喝，按手以呼。亂於腸胃，則為霍亂。亂於臂脛，則為四厥。亂於頭，則為厥逆頭痛④一作『頭重』眩仆。

① 者：原脱，據《靈樞》、《太素·卷十二·營衛氣行》補，與此下文例合。
② 以和：原作『相和』，據明鈔本改。《靈樞》、《太素·卷十二·營衛氣行》『已和』，『已』與『以』通。
③ 悗：原作『悦』，形近致誤。據《靈樞》、《太素·卷十二·營衛氣行》改。
④ 頭痛：《靈樞》、《太素·卷十二·營衛氣行》皆作『頭重』，義勝。明鈔本作『頭痛重』，疑『痛』字衍。

氣在於①心者，取之手少陰心主之俞。氣在於肺者，取之手太陰滎、足少陰俞。氣在於腸胃者，取之手足太陰陽明；不下者，取之三里。氣在於頭者，取之天柱、大杼②，不知，取足《靈樞》作『手③』太陽之滎俞。氣在臂足者，先去血脉，後取其陽明少陽之滎俞。徐入徐出，是謂之導氣。補寫無形，是謂之同精。是非有餘不足也，亂氣之相逆也。

四時賊風邪氣大論第五

［編者按］：從篇首至『内外皆然，乃病也』，出自《靈樞・卷八・論勇第五十》；從『問曰：賊風邪氣之傷人也』至篇末，出自《靈樞・卷九・賊風第五十八》。

黄帝問曰：有人於此，並行並立，其年之長少等也，衣之厚薄均也，卒然遇烈風疾雨，或病或不病，或皆死，其故何也？

岐伯對曰：春温風，夏陽風，秋涼風，冬寒風。凡此四時之風者，其所病各不同形。黄色薄皮弱肉者，不勝春之虚風；白色薄皮弱肉者，不勝夏之虚風；青色薄皮弱肉者，不勝秋之虚風；赤色薄皮弱肉者，不勝冬之虚風。

---

① 於：原脱，據《靈樞》、《太素・卷十二・營衛氣行》補，與以下文例合。
② 大杼：『大』原作『太』，據明鈔本改。
③ 手：今本《靈樞》作『足』，與本書同。

問曰：黑色不病乎？

對曰：黑色而皮厚肉堅固，不能傷於四時之風，其皮薄而肉不堅，色不一者，長夏至而有虛風者病矣。其皮厚而肌肉堅者，長夏至而有虛風者，不病矣。其皮厚而肌肉堅者，必重感於寒，內外皆然，乃病也。

問曰：賊風邪氣之傷人也，令人病焉。今有不離屏蔽，不出室內①之中，卒然而病者，其故何也？

對曰：此皆嘗有所傷於濕氣，藏於血脉之中，分肉②之間，久留而不去；若有所墜墮，惡血在內而不去，卒然喜怒不節，飲食不適，寒温不時，腠理閉不通，《靈樞③》下有「其開」二字而適遇風寒，則血氣凝結，與故邪相襲則為寒痺。其有熱則汗出，汗出則受風，雖不遇賊風邪氣，必有因加而發矣。

問曰：今④夫子之所言，皆病人所自知也，其無遇邪風⑤，又無怵惕之志，卒然而病，其故何也？唯有因鬼神之事乎？

對曰：此亦有故邪，留而未發也。因而志有所惡及有所慕，血氣內亂，兩氣相薄。其所從來者微，視之不見，聽之不聞，故似鬼神。

---

① 室內：原作「室穴」，據明鈔本改。《靈樞・賊風》作「空穴」，亦誤。《靈樞・本藏》、《太素・卷二十八・諸風雜論》、《太素・卷・五藏命分》皆作「室內」，是。

② 分肉：原誤作「外肉」，據《靈樞》、《太素・卷二十八・諸風雜論》改。

③ 靈樞：原作「素」。按，《素問》無此文，《靈樞・賊風》「腠理閉不通」之下有「其開」二字，今改正。

④ 今：原脫，據明鈔本補，與《靈樞》合。

⑤ 邪風：《靈樞・賊風》、《太素・卷二十八・諸風雜論》皆作「邪氣」。

問曰：其有祝由而已者，其故何也？

對曰：先巫者，因知百病之勝，先知百病之所從者，可祝由而已也。

內外形診老壯肥瘦病旦慧夜甚大論第六

〔編者按〕：從篇首至『此外內難易之應也』，出自《靈樞・卷二・壽夭剛柔第六》；從『問曰：何以知其皮肉血氣筋骨之病也』至『脂人者，雖脂不能大』，出自《靈樞・卷九・衛氣失常第五十九》；從『問曰：病者多以旦慧晝安』至篇末，出自《靈樞・卷七・順氣一日分為四時第四十四》。

黃帝問曰：人之生也，有柔有剛①，有弱有强，有短有長，有陰有陽，願聞其方。

岐伯對曰：陰中有陽，陽中有陰，審知陰陽，刺之有方。得病所始，刺之有理。謹度病端，與時相應。內合於五藏六府，外合於筋骨皮膚。是故內有陰陽，外亦②有陰陽。在內者，五藏為陰，六府為陽。在外者，筋骨為陰，皮膚為陽。故曰：病在陰之陰者，刺陰之滎俞；病在陽之陽者，刺陽之合；病在陽之陰者，刺陰之經；病在陰之陽者，刺陽之絡。病在陽者，名曰風；病在陰者，名曰痺；陰陽俱病，名曰風痺。病有形而不痛者，陽之類；無形而痛者，陰之類。無形而痛者，其陽完③《九墟》『完』作『緩』。下同而陰傷，

---

① 有柔有剛：原作『有剛有柔』，據明鈔本乙正。按，『剛』與下文强、長、陽、方等字壓韻，若以『柔』作句尾則失韻矣。

② 亦：原脫，據《靈樞》補。

③ 完：與『寬』同，寬緩之義。《集韻・桓韻》：『寬，緩也。古作完。』

急治其陽，無攻其陰①。《九墟》作「急治其陰，無攻其陽」 有形而不痛者，其陰完而陽傷，急治其陰，無攻其陽②。《九墟》作「急治其陽，無攻其陰」 陰陽俱動，乍有乍無，加以煩心，名曰陰勝其陽。此謂不表不裏，其形不久也。

問曰：形氣病之先後內外之應柰何？

對曰：風寒傷形，憂恐忿怒傷氣。氣傷藏，乃病藏；寒傷形，乃應形；風傷筋脉，筋脉乃應。此形氣內外之相應也。

問曰：刺之柰何？

對曰：病九日者，三刺而已；病一月者，十刺而已。多少遠近，以此衰之。久痺不去身者，視其血絡，盡去其血。

問曰：外內之病，難易之治柰何？

對曰：形先病而未入藏者，刺之半其日；藏先病而形乃應者，刺之倍其日。此外內難易之應也。

問曰：何以知其皮肉血氣筋骨之病也？

對曰：色起兩眉間薄澤者，病在皮。脣色青黃赤白黑者，病在肌肉。營氣濡然者病在血氣。《千金翼③》作「脉」 目色青黃赤白黑者，病在筋。耳焦枯受塵垢者，病在骨。

問曰：形病何如？取之柰何？

---

① 急治其陽，無攻其陰：據上文「陽完而陰傷」，當從《靈樞》作「急治其陰，無攻其陽」。

② 急治其陰，無攻其陽：據上文「陰完而陽傷」，當從《靈樞》作「急治其陽，無攻其陰」。

③ 千金翼：原作「千金方」。檢以上內容見於《千金翼方·卷二十五·第一》，今改正。

對曰：皮有部，肉有柱，氣血有俞①，《千金翼》下有『筋有結』骨有屬。

問曰②：願盡聞其故。一作『所』。

對曰：皮之部俞，在於四末。肉之柱，在臂胻諸陽分肉③間，與足少陰分間。氣血之俞，在於諸絡脉，氣血留居則盛而起。筋部無陰無陽，無左無右，候病所在。骨之屬者，骨空之所以受液而溢腦髓者也。

問曰：取之柰何？

對曰：夫病之變化，浮沉淺深，不可勝窮，各在其處。病間者淺之，甚者深之；間者少之，甚者衆之。隨變而調氣。故曰上工也。

問曰：人之肥瘦小大寒温，有老壯少小，別之④柰何？

對曰：人年五十以上⑤為老，三十以上為壯，十八以上為少，六歲以上為小。

問曰：何以度其肥瘦？

對曰：人有脂、有膏、有肉。

問曰：別此柰何？

---

① 氣血有俞：《千金翼方・卷二十五・第一》此下有『筋有結』三字。檢伯高下節答語中論及筋部，當據《千金翼》補入『筋有結』三字。

② 問曰：從『問曰』至『對曰』九大字及『一作所』三小字原脫，據明鈔本補。

③ 分肉：原作『肉分』，據《靈樞》、《千金翼方・卷二十五・第一》乙正。

④ 別之：原誤作『之別』，據明鈔本乙正。

⑤ 以上：『以』原作『已』，據明鈔本改。下文三『以』字同。

對曰：䐃肉堅，皮滿者，脂。䐃肉不堅，皮緩者，膏。皮肉不相離者，肉。

問曰：身之寒温何如？

對曰：膏者，其肉淖，而粗理者身寒，細理者身熱。脂者，其肉堅，細理者和①，《靈》作「熱」粗理者寒。少「肉者」，寒温之症未詳②。

問曰：其肥瘦大小柰何？

對曰：膏者，多氣而皮縱緩，故能縱腹垂腴。肉者，身體容大。脂者，其身收小。

問曰：三者之氣血多少何如？

對曰：膏者多氣，多氣者熱，熱者耐寒也。肉者多血，多血者則形充，形充者則丕③也。脂者其血清氣滑少，故不能大。此别於衆人也。

問曰：衆人如何？

對曰：衆人之皮肉脂膏不能相加也，血與氣不能相多也。故其形不小不大，各自稱其身，名曰衆人。

問曰：治之柰何？

對曰：必先别其三形④，血之多少，氣之清濁，而後調之。治無失常經。是故膏人者，縱腹垂腴；

---

① 和：當據《靈樞》改作「熱」。

② 少「肉者」，寒温之症未詳：註文甚當。據上文「人有脂、有膏、有肉」，本段脱與「肉者」相關内容。按，疑此九字為皇甫謐釋文，待考。

③ 充形者則丕：「丕」原作「平」，此乃「丕」字形誤。按，「丕」爲「丕」俗體，《干禄字書・平聲》：「丕、丕，上通下正」。《説文・一部》：「丕，大也。」故此句當作「充形者則丕」，與下文「脂者其血清，氣滑少，故不能大」及末段「肉人者，上下容大」正合。

④ 三形：原作「五形」，據《靈樞》改，與上文合。

肉人者，上下容大；脂人者，雖脂不能大。

問曰：病者多以旦慧晝安，夕加夜甚者何也？

對曰：春生夏長，秋收冬藏，是氣之常也，人亦應之。以一日一夜分為四時之氣，朝為春，日中為夏，日入為秋，夜半①為冬。朝則人氣始生，病氣衰，故旦慧；日中則人氣長，長則勝邪，故安；夕則人氣始衰，邪氣始生，故加；夜半人氣入藏，邪氣獨居於身，故甚。

問曰：其時有反者，何也？

對曰：是不應四時之氣，藏獨主其病者。是必以藏氣之所不勝時者甚，以其所勝時者起也。

問曰：治之柰何？

對曰：順天之時，而病可與期。順者為工，逆者為粗也。

陰陽大論第七

［編者按］：從篇首至『氣虚宜掣之引之』，出自《素問·卷二·陰陽應象大論篇第五》；從『陽從右，陰從左』至『綿綿乎屬不滿目』，出自《素問·卷二十四·方盛衰論第八十》；從『冬三月之病』至篇末，出自《素問·卷二十四·陰陽類論第七十九》。

陰靜陽躁，陽生陰長，陽殺陰藏。陽化氣，陰成形。寒極生熱，熱極生寒。寒氣生濁，熱氣生清。

---

① 夜半：原脫『半』字，據《靈樞》補，與下文『夜半人氣入藏』合。

清氣在下則生飧泄，濁氣在上則生䐜脹。此陰陽反作，病之逆順也。故清陽為天，濁陰為地。地氣上為雲，天氣下為雨。雨出地氣，雲出天氣。故清陽出上竅，濁陰出下竅。清陽發腠理，濁陰走五藏。清陽實四肢，濁陰歸六府。

水為陰，火為陽。陽為氣，陰為味。味歸形，形歸氣。氣歸精，精歸化。精食氣，形食味。化生精，氣生形。味傷形，氣傷精。精化為氣，氣傷於味。陰味出下竅，陽氣出上竅。味厚者為陰，薄為陰之陽。氣厚者為陽，薄為陽之陰。味厚則泄，薄則通。氣薄則發泄，厚則發熱。壯火之氣衰，少火之氣壯；壯火食氣，氣食少火；壯火散氣，少火生氣。氣味辛甘發散為陽，酸苦涌泄為陰。

陰勝則陽病，陽勝則陰病。陰病則熱，陽病則寒。《素問》作『陽勝則熱，陰勝則寒』重寒則熱，重熱則寒。寒傷形，熱傷氣。氣傷痛，形傷腫。故先痛而後腫者，氣傷形也。先腫而後痛者，形傷氣也。風勝則動，熱勝則腫，燥勝則乾，寒勝則浮，濕勝則濡瀉①。

天有四時五行，以生長收藏，以生寒暑燥濕風。人有②五藏，化為五氣，以生喜怒悲憂恐。故喜怒傷氣，寒暑傷形。暴怒傷陰，暴喜傷陽。厥氣上行，滿脉去形。故曰喜怒不節，寒暑過度，生乃不固。重陰必陽，重陽必陰。此陰陽之變也③。

夫陰在內，陽之守也；陽在外，陰之使也。陽勝則身熱腠理閉，喘息粗，為之後悶，《素問》作『俛仰』

---

① 瀉：原作『泄』，據明鈔本改，與《素問》合。

② 人有：此上原重『人有』二字，據明鈔本刪，與《素問》、《太素·卷三·陰陽大論》合。

③ 此陰陽之變也：此六字原為大字經文，檢《素問》無此六字，當系註文，今改為小字。又，疑此句為皇甫謐釋文，待考。

汗不出而熱，齒乾以煩悶，腹脹死。耐冬不耐夏。陰勝則身寒汗出，身常清，數慄而寒，寒則厥，厥則腹滿死。耐夏不耐冬。此陰陽更勝之變，病之形能①也。

問曰：調此二者柰何？

對曰：能知七損八益②，則二者可調也。不知用此，則早衰矣。

清陽上天，濁陰歸地。天氣通於肺，地氣通於咽，風氣通於肝，雷氣通於心，穀氣通於脾，雨氣通於腎。六經為川，腸胃為海，九竅為水注之氣。暴氣象雷，逆氣象陽。故治不法天之紀，不用地之理，則災害至矣。

邪風之至，疾如風雨。故善治者治皮毛，其次治肌膚，其次治筋脉，其次治六府，其次治五藏。治五藏者，半死半生也③。

故天之邪氣，感則害五藏；水穀之寒熱，感則害六府；地之濕氣，感則害皮肉筋脉。故善用鍼者，從陰引陽，從陽引陰。以右治左，以左治右。以我知彼，以表知裏。以觀過與不及之理，見微得過④，用之不殆。

善診者，察色按脉，先別陰陽，審清濁而知部分；視喘息，聽音聲⑤而知病所苦；觀權衡，視規矩

---

① 形能：「能」與「態」通。

② 七損八益：此乃古代房中術。《醫心方·卷二十八·八益第十六》：「《玉房秘訣》云：素女曰：陰陽有七損八益。」《馬王堆漢墓帛書·天下至道談》亦載此術。

③ 半死半生也：原作「半生半死矣」，據明鈔本改，與《素問》合。《太素·卷三·陰陽大論》作「半生半死」，無「也」字。

④ 見微得過：「得」原作「則」，據明鈔本改，與《素問》、《太素·卷三·陰陽大論》合。

⑤ 音聲：原作「聲音」，據明鈔本改，與《素問》、《太素·卷三·陰陽大論》合。

而知病所生①；按尺寸，觀浮沉滑濇而知病所在②。以治則無過，以診則無失矣。故曰：病之始起也③，可刺而已。其盛也，可待衰而已。故因其輕而揚之，因其重而減之，因其衰而彰之。形不足者，温之以氣；精不足者，補之以味。其高者，因而越之；其下者，引而竭之；中滿者，寫之於內；其有邪④者，漬形以為汗；其在皮者，汗而發之；其慓悍者，按而收之；其實者，散而寫之。審其陰陽，以別柔剛。陽病治陰，陰病治陽。定其血氣，各守其鄉。血實宜決之，氣實⑤宜掣之引之。

陽從右，陰從左。《素問》作「陽從左，陰從右」老從上，少從下。是以春夏歸陽為生，歸秋冬為死，反之則歸秋冬為生。是以氣之多少，逆皆為厥。有餘者，厥也，一上不下，寒厥到膝，少者秋冬死，老者秋冬生。氣上不下，頭痛巔疾，求陽不得，求之於陰。《素問》作「求陰不審」五部隔無徵，若居曠野，若伏空室，綿綿乎屬不滿目。

冬⑥三月之病，在理已盡，草與柳葉皆殺，春陰陽皆絶，期在孟春。冬三月之病，病合陽者，至春正月，脉有死徵，皆歸於春。《素問》作「始春⑦」春三月之病，曰陽殺，陰陽皆絶，期在草乾。夏三月之病，至陰不過十日，陰陽交，期在溓水。秋三月之病，三陽俱起，不治自已。陰陽交合者，立不能坐，坐不能起。三陽獨至，期在石水；二陰獨至，期在盛水。

---

① 所生：《素問》作「所主」；《太素·卷三·陰陽大論》作「所在」。
② 所在：原作「所生」，據《素問》新校正引《甲乙經》改。
③ 病之始起也：原無「也」字，據明鈔本補，與《素問》合。
④ 邪：原作「形」，據《素問》、《太素·卷三·陰陽大論》改。
⑤ 氣實：明鈔本及《素問》、《太素》作「氣虛」。
⑥ 冬：原作「春」，據明鈔本改，與《素問》、《太素·卷三·陰陽大論》合。
⑦ 始春：今本《素問》作「出春」。

正邪襲內生夢大論第八

［編者按］：本篇內容皆出自《靈樞・卷七・淫邪發夢第四十三》。

黃帝問曰：淫邪泮衍柰何？

岐伯對曰：正邪從外襲內，未有定舍，反淫於藏，不得定處，與榮衛俱行，而與魂魄飛揚，使人臥不得安而喜夢。凡氣淫於府，則①有餘於外，不足於內。氣淫於藏，則②有餘於內，不足於外。

問曰：有餘不足有形乎？

對曰：陰盛則夢涉大水而恐懼，陽盛則夢蹈大火③而燔焫，陰陽俱盛則夢相殺毀傷。上盛則夢飛，下盛則夢墮。甚飽則夢予，甚飢則夢取。肝氣盛則夢怒，肺氣盛則夢哭泣④，心氣盛則夢喜笑及恐怖，脾氣盛則夢歌樂體重手足不舉，腎氣盛則夢腰脊兩解而不屬。凡此十二盛者，至而寫之立已。

厥氣客於心，則夢見丘山煙火。客於肺則夢飛揚，見金鐵之器及奇物。客於肝則夢見山林樹木。客於脾則夢見丘陵大澤，壞屋風雨。客於腎則夢臨淵，沒居水中。客於膀胱則夢遊行。客於胃則夢飲食。客於大腸則夢見田野。客於小腸則夢見聚邑行街。一作『衝衢』客於膽則夢見鬭訟自刳。客於陰器則夢接

---

① 則：此下原衍『夢』字據《靈樞》、《千金・卷一・第四》刪。

② 則：此下原衍『夢』字據《靈樞》、《千金・卷一・第四》刪。

③ 蹈大火：原脫『蹈』字，據《千金・卷一・第四》補，與上句『涉大水』對文。

④ 哭泣：原作『哭泣恐懼飛揚』。按，『恐懼』與下句『恐怖』義重；『飛揚』與下段『厥氣……客於肺則夢飛揚』義重。今據明鈔本刪『恐懼飛揚』四字。按，《靈樞》此句作『恐懼哭泣飛揚』；《千金・卷一・第四》、《脉經・卷六・第七》作『恐懼哭泣』，諸書多有不同，明鈔本《甲乙經》義勝。

內。客於項則夢斬首。客於胻則夢行走不能前，及居深地窌苑中。客於股肱則夢禮節拜跪。客於胞脜則夢溲便利。凡此十五不足者，至而補之立已矣①。

五味所宜五藏生病大論第九

〔編者按〕：從篇首至『腎病禁甘』，出自《靈樞・卷八・五味第五十六》（文中皇甫謐釋文所引經文出處詳腳註）；從『肝，足厥陰少陽主治』至『取其經，少陰、太陽血者』，出自《素問・卷七・藏氣法時論第二十二》（其中皇甫謐釋文引文出處亦詳腳註。）

黃帝問曰：穀氣有五味，其入五藏②，分別柰何？

岐伯③對曰：胃者，五藏六府之海。水穀④皆入於胃，五藏六府皆稟於胃，五味各走其所喜。故穀味酸，先走肝；

《九卷》又曰：『酸入胃⑤，其氣澀一作『濇以收』不能出入，不出則留於胃中，胃中和温則下注於膀胱之胞，膀胱之胞薄以耎，得酸則縮綣，約而不通，水道不行，故癃。陰者，積筋之所終聚也，故酸入胃

---

① 矣：原脫，據明鈔本補。
② 其入五藏：本書與明鈔本皆脫『五』字，據《靈樞》、《太素・卷二・調食》補。
③ 岐伯：《靈樞》、《太素・卷二・調食》皆作『伯高』。
④ 水穀：原脫，據明鈔本補，與《靈樞》、《太素・卷二・調食》合。
⑤ 酸入胃：《靈樞・卷九・五味論第六十三》作『酸入于胃』。

而走於筋。』《素問》曰：『酸走筋①，筋病無多食酸。』其義相順也②。又曰：『肝欲辛③。多食酸則肉胝䐢而唇揭。』謂木勝土也。『木辛』與《九卷》義錯矣④。《素問》『肝欲辛』作『欲酸』。

穀味苦⑤，先走心；

《九卷》又曰：『苦入胃⑥，五穀之氣皆不能勝苦，苦入下脘⑦。下脘者，三焦之路，皆閉而不通，故氣變嘔也。齒者，骨之所終⑧也。故苦入胃而走骨。入而復出，齒必黧疏⑨，是知其走骨也。』苦走心，此云走骨者⑩，水火既濟，骨氣通於心。《素問》曰：『苦走骨⑪，骨病無多食苦。』其義相順。又

---

① 酸走筋：此下引文出自《素問・卷七・宣明五氣篇第二十三》。
② 也：原脫，據明鈔本補。
③ 肝欲辛：今《素問・卷三・五藏生成篇第十》作『肝欲酸』，與下文林億等原註同。按，皇甫謐所見古本《素問》與今本有異，今本義勝。
④ 『木辛』與《九卷》義錯矣：原書作小字，且脫『矣』字，今據明鈔本改補。按，皇甫謐所見古本《素問》有『肝欲辛』之誤，故皇甫氏有此『義錯』之說也。
⑤ 穀味苦：原脫『穀味』二字，據《靈樞》、《太素・卷二・調食》補，與以上正文『故穀味酸』合。以下正文『甘』、『辛』、『鹹』之上均脫『穀味』二字，皆據《靈樞》、《太素》補。
⑥ 苦入胃：此下引文出自《靈樞・卷九・五味論第六十三》。按《靈樞》『入』下有『于』字；《千金・卷二十六・第一》『胃』下有『其氣燥而涌泄』六字。
⑦ 脘：明鈔本『脘』字皆作『管』，義同。
⑧ 終：原作『絡』，據《千金・卷二十六・第一》、《太素・卷二・調食》改，與《靈樞》合。
⑨ 齒必黧疏：原脫『齒』字，據明鈔本、《千金・卷二十六・第一》補。按，《靈樞》無此四字。
⑩ 苦走心，此云走骨者：此八字原脫，據《素問・宣明五氣》新校正引皇甫謐釋文補。按，《千金・卷二十六・第一》引皇甫謐釋文無此八字。
⑪ 苦走骨：此下引文出自《素問・卷七・宣明五氣篇第二十三》。

曰：『心欲酸①，多②食苦則皮槁而毛拔。』謂火勝金也。『火酸』與《九卷》義錯矣③。

穀味甘，先走脾；

《九卷》又曰：『甘入脾④，其氣弱少，不能上至於⑤上焦，而與穀俱留於胃中，甘者令人柔潤也。胃柔則緩，緩則蟲動，蟲動則令人心悶。其氣通於皮，故曰甘走皮⑥。』皮者肉之餘，蓋皮雖屬肺，與肉連體，故甘潤肌肉并皮也。《素問》曰：『甘走肉⑦，肉病無多食甘。』其義相順也⑧。又曰：『脾欲甘⑨，多食甘則骨痛而髮落。』謂土勝水也，與《九卷》不錯矣⑩。

穀味辛，先走肺；

《九卷》又曰：『辛入胃⑪，其氣走於上焦，上焦者，受諸氣而營諸陽者也。薑韭之氣熏至營衛，營衛不時受之，久留於心下，故洞一作「熅」心。辛者與氣俱行，故辛入胃則與汗俱出矣。』《千金》云：『辛入胃而走氣，與氣俱出，故氣盛。』

---

① 心欲酸：今《素問・卷三・五藏生成篇第十》作「心欲苦」，與皇甫謐所見古本不同，今本義勝。
② 多：原脫，據《素問・卷三・五藏生成篇第十》補。
③ 『火酸』與《九卷》義錯矣：原書作小字，且脫「矣」字，據明鈔本改補。
④ 甘入脾：《靈樞・卷九・五味論第六十三》作「甘入于胃」。
⑤ 於：原脫，據明鈔本補，與《靈樞》合。
⑥ 其氣通於皮，故曰甘走皮：《靈樞・卷九・五味論第六十三》作「其氣外通於肉，故甘走肉」。按，疑古本《靈樞》與今本不同，故皇甫謐以「皮者肉之餘……故甘潤肌肉并皮也」等語釋之。
⑦ 甘走肉：此下引文出自《素問・卷七・宣明五氣篇第二十三》。
⑧ 也：原脫，據明鈔本補。
⑨ 脾欲甘：原脫，據肝、心、肺諸條，當有「脾欲甘」三字，今據《素問・卷三・五藏生成篇第十》補。
⑩ 與《九卷》不錯矣：原書作小字，且脫「矣」字，據明鈔本改補。
⑪ 辛入胃：《靈樞・卷九・五味論第六十三》作「辛入于胃」。

《素問》曰：『辛走氣①，氣病無多食辛。』其義相順也②。又曰：『肺欲苦③，多食辛則筋急而爪枯。』謂金勝木也。『肺欲苦』與《九卷》義錯矣④。

穀味鹹，先走腎。

《九卷》又曰：『鹹入胃⑤，其氣上走中焦，注於諸脉，脉者血之所走也。血與鹹相得，則血涘，一作『凝』。下同血涘則胃中汁注之，注之則胃中竭⑥，竭則咽路焦，故舌乾而善渴。血脉者，中焦之道，故鹹入而走血矣。』鹹先走腎，此云走血者⑦，腎合三焦之脉⑧，雖屬肝心，而為中焦之道，故鹹入而走血矣。《素問》曰：『鹹走血⑨，血病無多食鹹。』其義相順。又曰：『腎欲鹹⑩，多食鹹則脉涘泣而變色。』謂水勝火也。雖俱言血脉，其義不同。

---

① 辛走氣：此下引文出自《素問・卷七・宣明五氣篇第二十三》。
② 也：原脫，據明鈔本補。
③ 肺欲苦：今《素問・卷三・五藏生成篇第十》作『肺欲辛』，與皇甫謐所見古本不同，今本義勝。
④ 與《九卷》義錯矣：原書作小字，且脫『矣』字，據明鈔本改補。
⑤ 鹹入胃：《靈樞・卷九・五味論第六十三》作『鹹入于胃』。
⑥ 血涘則胃中汁注之，注之則胃中竭：原脫『汁注之，注之則胃中』八字，據《千金・卷二十六・第一》引《甲乙經》補，與《靈樞》、《太素・卷二・調食》合。
⑦ 鹹先走腎，此云走血者：此九字原脫，據《素問・宣明五氣篇》新校正引皇甫謐釋文補。新校正曰：『按皇甫士安云：鹹先走腎，此云走血者，腎合三焦，血脉雖屬肝心，而為中焦之道，故鹹入而走血也。』
⑧ 腎合三焦之脉：『之』原作『血』，《素問・宣明五氣篇》新校正引皇甫謐釋文同。《千金・卷二十六・第一》引皇甫謐釋文作『之』，今從之。
⑨ 鹹走血：此下引文出自《素問・卷七・宣明五氣篇第二十三》。
⑩ 腎欲鹹：原脫，據肝、心、肺諸條，當有『腎欲鹹』三字，今據《素問・卷三・五藏生成篇第十》補。

穀氣津液已行①，營衛大通，乃化②糟粕，以次傳下。

問曰：營衛俱行柰何？

對曰：穀始入於胃，其精微者，先出於胃之兩焦，以溉五藏，别出兩焦行於營衛之道。其大氣之摶③而不行者，積於胸中，名曰氣海，出於肺，循於喉嚨，故呼則出，吸則入。天地之精氣，其大數常出三而入一，故穀不入半日則氣衰，一日則氣少矣。

問曰：穀之五味，可得聞乎？

對曰：五穀：粳米甘，麻《素問》作『小豆』酸，大豆鹹，小麥苦，黄黍辛。五果：棗甘，李酸，栗鹹，杏苦，桃辛。五畜：牛肉甘，犬肉酸，豕肉鹹，羊肉苦，雞肉辛。五菜：葵甘，韭酸，藿鹹，薤苦，葱辛。五色：黄色④宜甘，青色宜酸，黑色宜鹹，赤色宜苦，白色宜辛。

脾病者，宜食粳米飯⑤、牛肉、棗、葵。（甘者入脾用之⑥）心病者，宜食麥、羊肉、杏、薤。（苦者入心用之）腎病者，宜食大豆、豕肉、栗、藿。（鹹者入腎用之）肺病者，宜食黍、雞肉、桃、葱。（辛者入肺用之）肝病者，宜食麻、犬肉、李、韭。（酸者入肝用之）

---

① 穀氣津液已行：『氣』下原有『營衛俱行』四字，乃涉下『營衛俱行柰何』句而衍，《靈樞》、《太素·卷二·調食》皆無此四字，今據二書删。

② 化：原脱，據《靈樞》、《太素·卷二·調食》補。

③ 摶：原作『搏』，據《靈樞》改。明鈔本《甲乙經》作『槫』，下註：『一作摶。』按，『槫』為『揣』形誤。『揣』與『摶』通，聚合之義。

④ 黄色：原脱『色』字，據明鈔本及《靈樞》補。下文『青』、『黑』、『赤』、『白』之下『色』字同此。

⑤ 飯：原脱，據明鈔本補，與《靈樞》合。

⑥ 甘者入脾用之：此六字非《靈樞》文，疑為皇甫謐釋文，暫改為宋體字，加『（）』以别之。以下『苦者入心用之』、『鹹者入腎用之』、『辛者入肺用之』、『酸者入肝用之』四句同此。

肝病禁辛，心病禁鹹，脾病禁酸，肺病禁苦，腎病禁甘。

肝，足厥陰少陽主治。肝苦急，急食甘以緩之①。心，手少陰太陽主治。心苦緩，急食酸②以收之。脾，足太陰陽明主治。脾苦濕，急食苦以燥之。肺，手太陰陽明主治。肺苦氣上逆，急食苦以泄之。腎，足少陰太陽主治。腎苦燥，急食辛以潤之。開腠理，致津液，通氣墜也③。

毒藥攻邪，五穀為養，五果為助，五畜為益，五菜為充，氣味合而服之，以補精益氣。此五味者，各有所利，辛散、酸收、甘緩、苦堅、鹹耎。

肝病者，兩脇下痛引少腹，令人善怒；虛則目䀮䀮④無所見，耳無所聞，善恐，如人將捕之⑤。氣逆則頭痛，耳聾不聰，善忘，齲，項痛頰腫⑥，取其經厥陰與少陽、陽明血者⑦。《素問》云⑧：「肝病者，兩脇下痛引少腹，令人善怒。虛則

---

① 急食甘以緩之：原脫『急』字，據明鈔本補，與《素問》合。

② 急食酸：原脫『急』字，據明鈔本補。『酸』原作『鹹』，據《千金·卷二十六·第一》改，與《素問》合。

③ 通氣墜也：『墜』與『隧』通。『氣隧』即『氣道』。明鈔本、《千金·卷二十六·第一》、《素問》皆無『墜』字。

④ 目䀮䀮：『䀮』本書作『䀮』，明鈔本作『𥉂』，皆『䀮』俗體，今改為正字。按，『䀮』音荒，《玉篇·目部》『䀮，目不明。』

⑤ 如人將捕之：原書此下有『取其經厥陰與少陽血者』十字，此乃原書校訂者據《素問·藏氣法時論》所改，今據明鈔本後移。詳見此後腳註。

⑥ 善忘，齲，項痛頰腫：原作『頰腫』，無『善忘，齲，項痛』五字，此乃原書校訂者據《素問·藏氣法時論》所刪。今據明鈔本恢復《甲乙經》原貌。

⑦ 取其經厥陰與少陽陽明血者：原書此句在上文『如人將捕之』之下，此處有『取血者』三字，今據明鈔本改。按，明鈔本此句在諸症狀之後，與下文『心病者』、『脾病者』、『肺病者』、『腎病者』各節文例合。可見宋代林億等所見《素問·藏氣法時論》此段有錯簡，而皇甫謐所見古本並無此誤。又按，通觀下文，諸藏之病多取互為表裏之經，《靈樞·九鍼論》與《素問·血氣形志篇》皆稱『少陽、厥陰為表裏』，疑經文『陽明』二字衍。今本《素問》無『陽明』二字。

⑧ 《素問》云：自此三字至『取血者』六十字為林億等註文，本書原闕，今據明鈔本補。按，《甲乙經》『肝病者』一節與宋本《素問·藏氣法時論》出入甚大，難以逐一校核，故林億等照錄本段經文，以供後人參閱。本書闕失本註者，當系原書校訂者先據世行本《素問》修改本段經文，復刪除原註，致使皇甫謐所引古本《素問》原貌就此堙沒。幸有明藍格鈔本存世，得以復其舊觀，使校勘《素問》者又得一力證。

目䀮䀮①無所見，耳無所聞，善恐，如人將捕之。取其經，厥陰與少陽血者。氣逆則頭痛，耳聾不聽②，頰腫，取血者。』

又曰③：『徇蒙招尤，目瞑耳聾，下實上虛，過在足少陽、厥陰，甚則入肝。』

心病者，胸中痛，脇支滿，兩胠下痛，膺背肩胛④間痛，兩臂⑤內痛。虛則胸腹大，脇下與腰相引而痛。取其經少陰、太陽血者⑥。《素問》云『舌下血者』**其變病，刺郄中血者。**

又曰：『胸中痛，支滿，腰脊相引而痛，過在手少陰、太陽⑦。』《素問》云：『心煩頭痛，病在鬲中，過在手巨陽少陰。』

脾病者，身重善飢，肌肉萎，足不收，行善瘈瘲，腳下痛。虛則腹脹腸鳴，飧泄，食不化。取其經太陰、陽明、少陰⑧血者。

---

①目䀮䀮：明鈔本原脫下『䀮』字，據《素問》補。按，『䀮』為『䀮』俗體。

②聽：今本《素問》作『聰』，疑明鈔本誤。

③又曰：此段文字為皇甫謐釋文，其所以稱『又曰』，而不稱『《素問》曰』者，因以上正文與釋文所引皆出於《素問》也。又按，皇甫氏此段釋文乃引述《素問·五藏生成篇》相關內容，以全《素問·藏氣法時論》肝病之說。以下『又曰』起首四段文字同此。

④胛：原作『甲』，為通假字，今改為本字。

⑤臂：原作『擘』，據明鈔本改，與《素問》合。

⑥血者：今本《素問》作『舌下血者』，與原註同。

⑦胸中痛，支滿，腰脊相引而痛。過在手少陰太陽：按，皇甫謐所引十八字經文出自《素問·五藏生成篇》晉代傳本，今本《素問》作『心煩頭痛，病在鬲中，過在手巨陽少陰』，與林億等下文所註相同。

⑧太陰、陽明、少陰：按，《靈樞·九鍼論》、《素問·血氣形志篇》皆曰『陽明與太陰相表裏』，疑『少陰』二字衍。若改作『太陰、陽明』則與皇甫謐此下釋文所引《素問·五藏生成篇》之說吻合，皇甫氏引經之意，正在於此。

又曰：『腹滿䐜脹，支滿胠脇，下厥上冒[①]，過在足太陰、陽明。』

肺[②]病者，喘欬逆氣[③]，肩背痛，汗出，尻陰股膝攣[④]，髀腨胻足皆痛。虚則少氣不能報息，耳聾，喉嚨乾。取其經手太陰、足太陽外厥陰内少陰[⑤]血者。

又曰：『欬嗽上氣，病《素問》作『厥』在胸中，過在手陽明、太陰。』

腎病者，腹大脛腫痛，欬喘身重，寢汗出，憎風。虚則胸中痛，大腸小腸《素》作『大腹小腹』痛，清厥，意不樂。取其經少陰、太陽血者。

又曰：『頭痛癲疾，下虚上實[⑥]，過在足少陰、太陽，甚則入腎。』

---

①冒：原作『胃』，據《太素·卷十五·色脉診》改，與《素問·五藏生成篇》合。

②肺：原作『肝』，與上文重，據明鈔本及《素問·藏氣法時論》改。

③喘欬逆氣：原作『喘逆欬氣』，據《千金·卷十七·第一》乙正，與《素問·藏氣法時論》合。

④攣：《素問·藏氣法時論》、《千金·卷十七·第一》皆無此字，疑衍。

⑤手太陰、足太陽外厥陰内少陰：此十二字不合文例，必有衍誤。本篇肝、心、脾、腎諸條皆不言『手、足』，故疑『手太陰』之『手』字衍；『足太陽外厥陰内』顯系後人註文，誤作大字者；『少陰』疑為『陽明』之訛。全句若改作『太陰、陽明』四字，則太陰為肺經，陽明與之相表裏，與文例合，亦與皇甫氏此下釋文所引《素問·五藏生成篇》之説相合。

⑥下虚上實：原作『下實上虚』，據明鈔本、《太素·卷十五·色脉診》改，與《素問·五藏生成篇》合。

五藏傳病大論第十

〔編者按〕：從篇首至『自得其位而起』，出自《素問·卷七·藏氣法時論第二十二》；從『腎移寒於脾』至『故得之厥也』，出自《素問·卷十·氣厥論篇第三十七》；從『五藏受氣於其所生』至『此所以占死者之早暮也』，出自《素問·卷六·玉機真藏論第十九》；從『黄帝問曰：余受九鍼於夫子』至篇末，出自《靈樞·卷七·病傳第四十二》（按，從『問曰：大氣入藏柰何』至篇末，亦見於《素問·卷十八·標本病傳論篇第六十五》，内容大致相同，而文字稍異）。

病在肝，愈於夏，夏不愈，甚於秋，秋不死，持於冬，起於春。病在肝，愈於丙丁，丙丁不愈，加於庚辛，庚辛不加，《素問》作『不死』。下同 持於壬癸，起於甲乙。禁當風。病在肝，平旦慧，下晡甚，夜半静。病在心，愈於長夏，長夏不愈，甚於冬，冬不死，持於春，起於夏。病在心，愈於戊己，戊己不愈，加於壬癸，壬癸不加，持於甲乙，起於丙丁。禁衣温食熱①。病在心，日中慧，夜半甚，平旦静。病在脾，愈於秋，秋不愈，甚於春，春不死，持於夏，起於長夏。病在脾，愈於庚辛，庚辛不愈，加於甲乙，甲乙不加，持於丙丁，起於戊己。禁温衣濕地。《素問》云：『禁温衣②飽食，濕地濡衣。』病在脾，日昳慧，平旦甚，《素》作『日出』 下晡静。病在肺，愈於冬，冬不愈，甚於夏，夏不死，持於長夏，起於秋。病在肺，愈於壬癸，壬癸不愈，

---

① 衣温食熱：明鈔本此下註：『《素問》云『温食熱衣』。』

② 温衣：今本《素問》作『温食』。

加於丙丁，丙丁不加，持於戊己，起於庚辛。禁寒衣冷飲食。病在肺，下晡慧，日中甚，夜半靜。病在腎，愈於春，春不愈，甚於長夏，長夏不死，持於秋，起於冬。病在腎，愈於甲乙，甲乙不愈，加於戊己，戊己不加①，持於庚辛，起於壬癸。禁犯焠烪，無食熱，無溫衣。《素問》作「犯焠烪熱食溫炙衣」病在腎，夜半慧，日乘四季甚，下晡靜。

邪氣之客於身也，以勝相加。至其所生而愈，至其所不勝而甚，至於所生而持，自得其位而起。腎移寒於脾，癰腫少氣。脾移寒於肝，癰腫筋攣。肝移寒於心，狂鬲中。心移寒於肺，為肺消，肺消者，飲一溲二，死不治。肺移寒於腎，為涌水，涌水者，按其腹不堅，水氣客於大腸，疾行腸鳴濯濯，如囊裹漿，治主肺者。《素問》作「水之病也」。

脾移熱於肝，則為驚衄。肝移熱於心，則死。心移熱於肺，傳為膈消。肺移熱於腎，傳為柔痙②。腎移熱於脾，傳為虛腸澼，死不可治。胞移熱於膀胱，則癃溺血。膀胱移熱於小腸，膈腸不便，上為口糜。小腸移熱於大腸，為虙瘕，為沉。大腸移熱於胃，善食而瘦③，又謂之④食㑊。又⑤胃移熱於膽，亦名食㑊。膽移熱於腦，則辛頞鼻淵。鼻淵者，濁涕下不止也。傳為衄衊瞑目，故得之厥也。

① 加：原作「死」，據明鈔本改，與以上四藏文例合。
② 柔痙：「痙」，本書與《素問》皆作「痓」。按，「痙」之俗體作「痉」，故古籍中常與「痓」相混。《太素》作「素痙」（疑「素」為「索」訛），「痙」字是，今據改。
③ 瘦：原誤作「溲」，據明鈔本改，與《素問》合。
④ 又謂之：原作「名曰」，據《素問》新校正引《甲乙經》改。
⑤ 又：《素問》、《太素・卷二十六・寒熱相移》皆無此字，疑上文所脫「又」字誤置於此。

五藏受氣於其所生，傳之於其所勝，氣舍於其所生，死於其所不勝。病之且死，必先傳行至其所不勝①乃死。此言氣之逆行也，故死。

肝受氣於心，傳之於脾，氣舍於腎，至肺而死。心受氣於脾，傳之於肺，氣舍於肝，至腎而死。脾受氣於肺，傳之於腎，氣舍於心，至肝而死。肺受氣於腎，傳之於肝，氣舍於脾，至心而死。腎受氣於肝，傳之於心，氣舍於肺，至脾而死。此皆逆死也。一日一夜五分之，此所以占死者之早暮也。

黄帝問曰：余受九鍼於夫子，而知賢②《靈樞》作『私覽』於諸方，或有導引行氣，按摩灸熨③，刺爇飲藥，一者可獨守耶？將盡行之乎？

岐伯對曰：諸方④者，衆人之方也，非一人之所盡行也。

問曰：此乃所謂守一勿失，萬物畢者也。余已聞陰陽之要，虚實之理，傾移之過，可治之屬，願聞病之變化，淫傳絶敗而不可治者，可得聞乎？

對曰：要乎哉問道，昭乎其如旦醒，窘乎其如夜瞑，能被而服之，神與俱成，畢將服之，神自得之，生神之理，可著於竹帛，不可傳之於子孫也。

問曰：何謂旦醒？

對曰：明於陰陽，如惑之解，如醉之醒。

---

① 傳行至其所不勝：原作『傳其所行至不勝』，於義難通，據《素問》乙正。

② 知賢：原作『私覽』，其下無註文，今據明鈔本改正，並補入註文。按，明鈔本於此有文有註，斷非傳寫之誤，故知《甲乙經》原文如此，且文義不可謂不通，今復其原貌。按，《靈樞》作『私覽』，醫學六經本亦作『私覽』者，當系原書校訂者所改。

③ 灸熨：『灸』原作『炙』，據明鈔本改，與《靈樞》合。

④ 方：原誤作『人』，據明鈔本改，與《靈樞》合。

問曰：何謂夜瞑？

對曰：瘖乎其無聲，漠乎其無形。折毛發理，正氣橫傾，淫邪泮衍，血脉傳留，大氣入藏，腹痛下淫，可以致死，不可以致生。

問曰：大氣入藏柰何？

對曰：病先發於心，心痛；一日之肺而欬①；三日之肝，肋支痛②；五日之脾，閉塞不通，身病③體重。三日不已死，冬夜半，夏日中。

病先發於肺，喘欬；三日之肝，脇支滿，一日之脾而身重體痛④；五日之胃而脹。十日不已死，冬日入，夏日出。

病先發於肝，頭痛目眩，脇支滿⑤；一日之脾而身體痛；五日之胃而腹脹；三日之腎，腰脊少腹痛，胻痠；三日不已死，冬日中，《素問》作『日入』夏早食。

病先發於脾，身痛體重，一日之胃而脹；二日之腎，少腹腰脊痛，胻痠；三日之膀胱，背膂筋痛，小便閉。十日不已死，冬人定，夏晏食。

---

① 而欬：《素問》新校正引《甲乙經》同。《脉經・卷六・第三》、《千金・卷十三・第一》作『喘欬』。

② 肋之痛：原作『肋支滿』，據《素問》新校正引《甲乙經》改，與明鈔本合。按，《脉經・卷六・第三》、《千金・卷十三・第一》作『脇痛支滿』，義勝。

③ 身病：原脫『病』字，據《素問》新校正引《甲乙經》補。按，《素問・標本病傳論》、《脉經・卷六・第三》、《千金・卷十三・第一》皆作『身痛』，於義為勝。

④ 身重體痛：原脫『重』字，據《素問・標本病傳論》改。按，《脉經・卷六・第七》、《千金・卷十三・第一》作『身痛體重』，義同。

⑤ 脇支滿：原作『肋多滿』，據《素問・標本病傳論》改。

病先發於胃，脹滿；五日之腎，少腹腰脊痛，胻痠；三日之膀胱，背膂筋痛，小便閉；五日①上之心，身重。六日不已死，冬夜半，夏日昳。

病先發於腎，少腹腰脊痛，胻痠；三日之膀胱，背膂筋痛，小便閉；三日②上之心，心脹；三日之小腸，兩脇支痛。三日不已死，冬大晨，夏晏晡。按，《靈樞》、《素問》云「三日而上之小腸」，此云「三則上之心」，乃皇甫士安合二書為此篇文也。

病先發於膀胱，小便閉；五日之腎，少腹腰脊痛，胻痠；一日之小腸而腹脹③；一日之脾而身體痛。二日不已死，冬雞鳴，夏下晡。

諸病以次相傳，如是者皆有死期，不可刺也。間一藏乃至三四藏者，乃可刺也④。

壽夭形診病候耐痛不耐痛大論第十一

［編者按］：從篇首至「形勝氣者危也」，出自《靈樞・卷二・壽夭剛柔第六》；從「凡五藏者，中之守也」至「病名曰關格」，出自《素問・卷五・脉要精微論第十七》；從「人之骨強筋勁肉緩皮膚厚者」至篇末，出自《靈樞・卷八・論痛第五十三》。

黃帝問曰：形有緩急，氣有盛衰，骨有大小，肉有堅脆，皮有厚薄，其以立壽夭柰何？

---

① 五日：此下原有「而」字，據明鈔本刪。
② 三日：此下原有「而」字，據明鈔本刪。
③ 腹脹：原作「腸脹」，據《素問》改。
④ 間一藏乃至三四藏者，乃可刺也：此十三字原脫。《素問》「間一藏」作「間一藏止」，新校正曰：「按《甲乙經》無「止」字。」是知《甲乙經》原有此十三字，今補入。

伯高對曰：形與氣相任則壽，不相任則夭。皮與肉相裹則壽，不相裹則夭。血氣經絡勝形則壽，不勝形則夭。

問曰：何謂形緩急？

對曰：形充而皮膚緩者則壽，形充而皮膚急者則夭。形充而脉堅大者順也，形充而脉小以弱者氣衰也，衰則危矣。形充而顴不起者骨①小也，小則夭矣。形充而大肉䐃堅而有分者肉堅，堅則壽矣；形充而大肉無分理不堅者，肉脆，脆則夭矣。此天之生命，所以立形定氣而視壽夭者也。必明於此，以立形定氣，而後可以臨病人，決死生也。

問曰：形氣之相勝以立壽夭柰何？

對曰：平人而氣勝形者壽，病而形肉脫，氣勝形者死，形勝氣者危也。

凡五藏者，中之守也②，中盛藏滿，氣勝傷恐者，聲如從室中言，是中氣之濕也。言而微，終日乃復言者，此奪氣也。衣被不斂，言語善惡不避親疏者，此神明之亂也。倉廩不藏者，是門户不要也。水泉不止者，是膀胱不藏也。得守者生，失守者死。

夫五藏者，身之强也。頭者，精明之府，頭傾視深，神將奪矣。背者，胸中之府，背曲肩隨，府將壞矣。腰者，腎之府，轉摇不能，腎將憊矣。膝者，筋之府，屈伸不能，行則僂附，筋將憊矣。骨者，髓之府，不能久立，行則掉慄，骨將憊矣。得强則生，失强則死。

岐伯曰③：反四時者，有餘為精④，不足為消。應太過，不足為精；應不足，有餘為消。陰陽不相

① 骨：原作『腎』，據明鈔本改，與《靈樞》合。
② 中之守也：原作『中之府』，據下文『得守者生，失守者死』，『府』字誤。《素問》作『中之守也』，今據改。
③ 岐伯曰：此上脫黃帝問語。《素問》與本書同，故新校正云：『詳此「岐伯曰」前無問。』
④ 有餘為精：原作『有餘者為精』，據明鈔本刪『者』字，與《素問》合。

應，病名曰關格。

人之骨强筋勁①肉緩皮膚厚者，耐痛，其於鍼石之痛，火焫亦然。加以黑色而善一本作「美」骨者，耐火焫。堅肉薄皮者，不耐鍼石之痛，於火焫亦然。同時而傷，其身多熱者易已，多寒者難已。

胃厚色黑大骨肉肥者，皆勝毒；其瘦而薄胃②者，皆不勝毒也。

形氣盛衰大論第十二

［編者按］：從篇首至『形骸獨居而終盡矣』，出自《靈樞·卷八·天年第五十四》；從『女子七歲，腎氣盛』至篇末，出自《素問·卷一·上古天真論第一》。

黄帝問曰：氣之盛衰，可得聞乎？

岐伯對曰：人年十歲，一作「十六」五藏始定，血氣已通，其氣在下，故好走。二十歲，血氣始盛，肌肉方長，故好趨。三十歲，五藏大定，肌肉堅固，血脉盛滿，故好步。四十歲，五藏六府，十二經脉，皆大盛丕定③，腠理始開④，榮華剥落，鬢髮頒白，丕盛不摇，故好坐。五十歲，肝氣始衰，肝葉

---

① 筋勁：《靈樞》作「筋弱」。
② 薄胃：原脱「胃」字，據《素問·五常政大論》新校正引《甲乙經》補，與《靈樞》合。
③ 丕定：「丕」，原作「平」，據《太素·卷第二·壽限》改。按，《太素》作「平定」，「平」為「丕」俗字，易與「平」字相混。《爾雅·釋詁》「丕，大也。」「丕定」即「大定」之義。下文「丕盛」之「丕」字同此。
④ 開：《靈樞》、《太素·卷二·壽限》皆作「疏」，疑本書誤。

始薄，膽汁始減，目始不明。六十歲，心氣始衰，乃善憂悲，血氣懈惰，故好臥。七十歲，脾氣虛，皮膚始枯，故四肢不舉。八十歲，肺氣衰，魂魄離散，故言善悮①。九十歲，腎氣焦，藏乃萎枯，經脉空虛。百歲，五藏皆虛，神氣皆去，形骸獨居而終盡矣。

女子七歲，腎氣盛，齒更髮長。二七，天水至，《素問》作『天癸至』任脉通，太衝脉盛，月事以時下，故有子。三七，腎氣平均，故真牙生而長極。四七，筋骨堅，髮長極，身體盛壯。五七，陽明脉衰，面始焦②，髮始墮。六七，三陽脉衰於上，面皆焦，髮始白。七七，任脉虛，太衝一作『伏衝』脉衰少，天水竭，地道不通，故形壞而無子耳。

丈夫八歲，腎氣實，髮長齒更。二八，腎氣盛，天水至而精氣溢瀉，陰陽和，故能有子。三八，腎氣平均，筋骨勁强，故真牙生而長極。四八，筋骨隆盛，肌肉滿壯。五八，腎氣衰，髮墮齒槁。六八，陽氣衰於上，面焦，鬢髮頒白。七八，肝氣衰，筋不能③動。八八④，天水竭，精少，腎氣衰，形體皆極，則齒髮去。腎者主水，受五藏六府之精而藏之，故五藏盛乃能瀉。今五藏皆衰，筋骨懈惰，天水盡矣。故髮鬢白，身體重⑤，行步不正而無子耳。

---

① 悮：通『誤』。

② 面始焦：原脫『面始焦』至『三陽脉衰於上』十四字，據明鈔本補，與《素問》合。

③ 能：通『耐』。

④ 八八：此二字原在下文『形體皆極』之下。丹波元堅《素問紹識・卷一》：『推上下文，「天癸竭云云」四句似宜移於「八八」下，恐是錯出。』張燦玾先生亦執是說，今從之，前移『八八』二字於此。

⑤ 身體重：原脫『身』字，據《太素・卷二・壽限》補，與《素問》合。

黄帝三部鍼灸甲乙經　卷之七

六經受病發傷寒熱病第一上

［編者按］：從篇首至『三日其氣乃盡，故死』，出自《素問・卷九・熱論第三十一》；從『肝熱病者，小便先黄』至『頰上者鬲上也』，出自《素問・卷九・刺熱論篇第三十二》；『冬傷於寒，春必病温；夏傷於暑，秋必病瘧』四句，出自《素問・卷二・陰陽應象大論篇第五》（《素問・卷一・生氣通天論篇第三》亦有此内容）；從『凡病傷寒而成温者』至『暑當與汗皆出，勿止』，出自《素問・卷九・熱病篇第三十一》；『所謂玄府者，汗空也』二句，出自《素問・卷十六・水熱穴論第六十一》；從『問曰：刺節言徹衣者』至『熱去汗晞，疾於徹衣』，出自《靈樞・卷十一・刺節真邪第七十五》；從『問曰：人有四肢熱』至『故熱而煩滿』，出自《素問・卷九・逆調論篇第三十四》；從『問曰：足太陰、陽明為表裏』至篇末，出自《素問・卷八・太陰陽明論篇第二十九》。

黄帝問曰：夫熱病者，皆傷寒之類也，或愈或死，其死皆以六七日之間，其愈皆以十日已上者，何也？

岐伯對曰：太陽者，諸陽之屬也，其脉連於風府，故為諸陽主氣。人之傷於寒也，則為病熱，熱雖甚不死。其兩感於寒而病者，必不免於死①。

① 不免於死：原書此下有『矣』字，據明鈔本刪，與《素問》合。

傷寒一日，太陽受之，故頭項痛，腰脊背强①。《素問》無『背』字 二日陽明受之，陽明主肉，其脉俠鼻絡於目，故身熱目疼而鼻乾不得卧。三日少陽受之，少陽主骨，《素問》作『膽』 其脉循脇絡於耳，故胸脇痛而耳聾。三陽《素》下有『經絡』二字 皆受病而未入於府《素問》作『藏』 者，故可汗而已。四日太陰受之，太陰脉布胃中，絡於嗌，故腹滿而嗌乾。五日少陰受之，少陰脉貫腎，絡肺，繫舌本，故口燥舌乾而渴。六日厥陰受之，厥陰脉循陰器而絡於肝，故煩滿而囊縮。三陰三陽，五藏六府皆受病，營衛不行，五藏不通，則死矣。

其不兩感於寒者，七日太陽病衰，頭痛少愈；八日陽明病衰，身熱少愈；九日少陽病衰，耳聾微聞；十日太陰病衰，腹減如故，則思飲食；十一日少陰病衰，渴止，《素問》下有『不滿』二字 舌乾乃已而嚏②；十二日厥陰病衰，囊縱少腹微下，大氣皆去③，其病日已矣。治之各通其藏脉，病日衰已矣。其未滿三日者，可汗而已；其滿三日者，可泄而已。

問曰：熱病已愈，時有所遺者，何也？

對曰：諸遺者，熱甚而强食，故有所遺。若此者，皆病已衰而熱有所藏，因其穀氣相薄，兩熱相合，故有所遺。治遺者，視其虛實，調其逆順，可使立已。病熱少愈，食肉則復，多食則遺，此其禁也。

---

① 頭項痛，腰脊背强：《素問》作『頭項痛，腰脊强』，新校正曰：『按《甲乙經》及《太素》作「頭項與腰脊皆痛」。』當據新校正改。按，仁和寺古鈔本《太素·卷二十五·熱病決》作『頭項腰脊皆痛』，無『與』字。

② 而嚏：原脫，據明鈔本補，與《素問》合。『而嚏』，《太素·卷二十五·熱病決》作『而欬』。

③ 去：原作『下』，據明鈔本改，與《素問》合。

其兩感於寒者①，一日太陽與少陰俱病，則頭痛口乾，煩滿；二日則②陽明與太陰俱病，則腹滿身熱，不欲食，譫語；三日則少陽與厥陰俱病，則耳聾囊縮而厥，水漿不入，不知人者，故六日而死矣。

問曰：五藏已傷，六府不通，營衛不行，如是後三日乃死，何也？

對曰：陽明者，十二經脉之長，其血氣盛，故不知人，三日其氣乃盡，故死。

肝熱病者，小便先黄，腹痛多臥，身熱。熱爭則狂言及驚，胸中《素問》無「胸中」二字脇滿痛，手足躁，不得安臥。庚辛甚，甲乙大汗。氣逆則庚辛死。刺足厥陰、少陽。其逆則頭疼貞貞③。《素問》作「員」字脉引衝頭痛也。

心熱病者，先不樂，數日乃熱。熱爭則心煩悶《素》又有「卒心痛」三字善嘔，頭痛面赤無汗，壬癸甚，丙丁大汗。氣逆則壬癸死。刺手少陰、太陽。

脾熱病者，先頭重頰痛，煩心《素》下有「顏青」二字欲嘔，身熱。熱爭則腰痛不可用俛仰，腹滿泄，兩頷一本作「額」痛，甲乙甚，戊己大汗。氣逆則甲乙死。刺足太陰、陽明。

肺熱病者，先淒淒然厥，起皮毛，惡風寒，舌上黄，身熱。熱爭則喘欬，痛走胸膺背，不得大息，頭痛不甚，《素》作「堪」汗出而寒，丙丁甚，庚辛大汗。氣逆則丙丁死。刺手太陰、陽明，出血如大豆，

---

① 其兩感於寒者：明鈔本「其」之上有「黄帝問曰」四字。按，疑二書皆有脱文，似當據《素問》於「其」上補「問曰：『其病兩感於寒者，其脉應與其病形何如？』對曰」二十字。

② 則：原脱，據明鈔本補，與《素問》合。下文「三日」下「則」字同此。

③ 貞貞：原作「貢貢」。按「貢」為「貞」形誤。《釋名・釋言語》：「貞，定也。」《太素・卷二十五・五藏熱病》作「貞貞」，今據改。

立已。

腎熱病者，先腰痛胻痠，苦渴數飲，身熱。熱爭則項痛而强，胻寒且痠，足下熱，不欲言，其逆則項痛貞貞①《素問》下有「澹澹」二字然，戊己甚，壬癸大汗。氣逆則戊己死。刺足少陰、太陽。諸當汗者，至其所勝日汗甚。

肝熱病者，左頰先赤；心熱病者，顔先赤②；脾熱病者，鼻先赤；肺熱病者，右頰先赤；腎熱病者，頤先赤。病雖未發③，見赤色者刺之，名曰治未病。熱病從部所起者，至期而已，其刺之反者，三周而已，重逆則死。

諸治熱病，已④飲之寒水乃刺之，必寒衣之，居止寒處，身寒而止，病甚者為五十九刺。熱病先胸脇痛滿，手足躁，刺足少陽，補手太陰⑤，病甚者為五十九刺。熱病先身重骨痛，耳聾好瞑，刺足少陰，病甚者為五十九刺。熱病先眩冒而熱，胸脇滿，刺足少陰、少陽。

太陽之脉，色榮顴，骨熱病也，榮未夭。《素問》作「未交」。下同曰今⑥且得汗，待時自已。與厥陰脉爭見者

---

① 貞貞：原作「員員」，明鈔本作「貢貢」，皆為「貞貞」形誤，據《太素・卷二十五・五藏熱病》改。

② 顔先赤：原作「顔頷先赤」，「頷」字衍，據《素問》、《太素・卷二十五・五藏熱病》刪。明鈔本作「顔頤先赤」，「頤」與下文「腎熱病者，頤先赤」重，亦誤。

③ 未發：此下原有「者」字，據明鈔本、《太素・卷二十五・五藏熱病》刪，與《素問》合。

④ 已：原作「先」，據明鈔本、《太素・卷二十五・五藏熱病》改。《素問》作「以」，與「已」通。

⑤ 手太陰：原作「足太陰」，據《太素・卷二十五・五藏熱病》改。《素問》亦誤作「足太陰」，故林億等新校正云：「詳「足太陰」，全元起本及《太素》作「手太陰」。楊上善云：「手太陰上屬肺，從肺出腋下，故胸脇痛。」又按《靈樞經》云：「熱病而胸脇痛，手足躁，取之筋間，以第四鍼，索筋於肝，不得索之於金。」金，肺也。以此決知作「手太陰」者為是。」今從此說。

⑥ 曰今：《太素・卷二十五・五藏熱病》作「日令」，「日」字屬上讀，於義為是。

死，其死不過三日。

熱病氣內連腎。少陽之脉，色榮頰，筋①熱病也，榮未夭。曰今②且得汗，待時自已。與手少陰脉爭見者死，其死不過三日③。

其熱病氣穴：三椎下間主胸中熱，四椎下間主胃中熱，五椎下間主肝熱，六椎下間主脾熱，七椎下間主腎熱，榮在骶也。項上三椎骨陷者中也。頰下逆顴為大瘕，下牙車為腹滿，顴後為脇痛，頰上者鬲上也。

冬傷於寒，春必病温④；夏傷於暑，秋必病瘧。

凡病傷寒而成温者，先夏至日者為病温，後夏至日者為病暑，暑當與汗皆出，勿止。

所謂玄府者，汗空也⑤。

問曰：刺節言徹衣者，盡刺諸陽之奇俞，未有常處，願卒聞之。

對曰：是陽氣太盛⑥而陰氣不足，陰氣不足則內熱，陽氣有餘則外熱，兩熱相薄，熱於懷炭，衣熱

---

① 筋：原作「前」，屬上讀。《素問》新校正曰：「按《甲乙經》、《太素》「前」字作「筋」。」今據改，與《太素》合。
② 曰今：《太素·卷二十五·五藏熱病》作「日令」，「日」字屬上讀，於義為是。
③ 其死不過三日：《素問》作「期不過三日」，新校正曰：「舊本及《甲乙經》、《太素》並無「期不過三日」五字，此是王氏成此文也。」今《太素·卷二十五·五藏熱病》亦無此六字，疑本書六字乃後人所加。
④ 病温：原作「温病」，據下文「病瘧」，此當作「病温」。胡澍《素問校義》亦曰：「春必温病，於文不順，寫者誤倒也。」《太素·卷三·陰陽大論》正作「病温」，今據改。
⑤ 所謂玄府者，汗空也：「空」，原作「孔」，據明鈔本改，與《素問》合。
⑥ 太盛：原作「有餘」，據明鈔本改。按，《靈樞》作「有餘」。

不可近身，身熱不可近席，腠理閉塞而不汗，舌焦唇槁𦢊①按②，《黃帝古鍼經》席延賞《音義》③作『槁腊』，上古老切，下思亦切。嗌乾欲飲。取天府④、大杼三痏，刺中膂以去其熱，補手足太陰以去其汗，熱去汗晞，疾於徹衣。

《八十一難》曰⑤：『陽虛陰盛，汗出而愈，下之即死；陽盛陰虛，汗出而死，下之即愈。』與經乖錯，於義反倒，不可用也。

問曰：人有四肢熱，逢風寒如炙如火者，何也？

對曰：是人陰氣虛，陽氣盛。四肢熱者陽也，兩陽相得而陰氣虛少，少水不能滅盛火，而陽氣獨治，獨治者不能生長也，獨盛而止耳。故逢風如炙如火者，是人當肉爍也。

問曰：人身非常⑥溫也，非常熱也，為之熱⑦而煩滿者何也？

對曰：陰氣少，陽氣勝，故熱而煩滿。

問曰：足⑧太陰、陽明為表裏，脾胃脉也，生病異者何也？

對曰：陰陽異位，更實更虛，更逆更順，或從內，或從外，所從不同，故病異名。陽者，天氣也，主外；

---

① 𦢊：原作『𦢊』，形誤，據文義改正。按，『𦢊』與『皎』同，白也。《字彙·月部》：『𦢊，同皎。』《廣雅·釋器》『皎，白也。』

② 按：原脱，據明鈔本補。又，此下註文原作『《黃帝古鍼經》作槁腊』，脱文甚多，当系原書校訂者所刪，今據明鈔本補。

③ 席延賞《音義》：明鈔本誤作『席延實者養』，『實者養』為『賞音義』形誤。按，席延賞，北宋人，通曉醫術，據《宋史·藝文志》，著有《黃帝鍼經音義》一卷（今佚），註文『音義』即指此書。

④ 取天府：《太素·卷二十二·五節刺》作『取之其府』。

⑤ 《八十一難》曰：此段為皇甫謐釋文。下引內容見今本《難經·五十八難》。

⑥ 常：同『裳』。于鬯《香草續校書·內經素問二》曰：『「常」本「裳」字。《說文·巾部》：「常，下帬也。或體作裳。」是常、裳一字。』其說可從。下『常』字同。

⑦ 為之熱：此三字原脱，品味下文『故熱而煩滿』，當有此三字，今據《太素·卷三十·熱煩》補，與《素問》合。按《甲乙經》脱此三字當在宋代以前，故《素問》新校正曰：『按《甲乙經》無「為之熱」三字。』

⑧ 足：《素問》、《太素·卷六·藏府氣液》皆無『足』字。

陰者，地氣也，主內。陽道實，陰道虛。故犯賊風虛邪者，陽受之則入府；食飲不節，起居不時者，陰受之則入藏。入六府則身熱不得眠，上為喘呼；入五藏則䐜滿閉塞，下為飧泄，久為腸澼。故喉主天氣，咽主地氣。故陽受風氣，陰受濕氣。故陰氣從足上行至頭，而下行循臂至指端；陽氣從手上行至頭，而下行至足。故曰陽病者，上行極而下；陰病者，下行極而上。故傷於風者，上先受之；傷於濕者，下先受之也。

六經受病發傷寒熱病第一 中

［編者按］：從篇首至「乃䐜脹而頭痛也」，出自《素問・卷十一・腹中論篇第四十》；從「問曰：病身熱汗出而煩滿不解者何也」至「雖愈必死」，出自《素問・卷九・評熱病論篇第三十三》；從「病風且寒且熱」至「百日而已」，出自《素問・卷十四・長刺節論篇第五十五》；從「問曰：何謂虛實」至「經滿絡虛，刺陰灸陽」，出自《素問・卷八・通評虛實論篇第二十八》；從「問曰：秋冬無極陰」至「太陰虛則死」，其文不見於今本《素問》、《靈樞》，僅見於《太素・卷三十・禁極虛》，疑此段文字為《素問》佚文；從「春亟治經絡」至「非癰疽之謂也」，出自《素問・卷八・通評虛實論篇第二十八》；從「熱病始手臂者」至「腹脹煩悶，取手太陰」，出自《靈樞・卷五・寒熱病第二十一》；從「熱病三日，氣口靜」至「得汗而脉靜者，生」，出自《靈樞・卷五・熱病第二十三》；從「厥，俠脊而痛至頭」至「取足少陰」，出自《靈樞・卷五・雜病第二十六》；從「熱病死候有九」至「天柱二」，出自《靈樞・卷五・熱病第二十三》；從「頭腦中寒」至篇末，出自《黃帝明堂經》。

黃帝問曰：病熱有所痛者何也？

岐伯對曰：病熱者，陽脉也，以三陽之動①也，人迎一盛在少陽，二盛在太陽，三盛在陽明。夫陽

① 動：原作「盛」，涉下而誤。據明鈔本、《太素・卷三十・熱痛》改，與《素問》合。

入於陰，故病在頭與腹，乃䐜脹而頭痛也。

問曰：病身熱汗出而煩滿不解者何也？

對曰：汗出而身熱者風也，汗出而煩滿不解者厥也，病名曰風厥。太陽為諸陽主氣，《素問》作「巨陽主氣」故先受邪，少陰其表裏也，得熱則上從，上從則厥，治之表裏刺之，飲之服湯。

問曰：溫病汗出輒復熱，而脉躁疾者，不為汗衰，狂言不能食，病名曰何？

對曰：名曰陰陽交，交者死。人所以汗出者，皆生於穀，穀生於精①。今邪氣交爭於骨肉而得汗者，是邪退精勝，精勝則當能食而不復熱，復熱者邪氣也。汗者精氣也，今汗出而輒復熱者，是邪勝也。不能食者，精無裨也。熱而留者，壽可立而傾也。夫汗出而脉躁盛者死，今脉不與汗相應，此不勝其病，其死明矣。狂言者是失志，失志者死。此有三死，不見一生，雖愈必死。

病風且寒且熱，炅汗出，一日數欠，先刺諸分理絡脉，汗出且寒且熱，三日一刺，百日而已。

問曰：何謂虛實？

對曰：邪氣盛則實，精氣奪則虛。重實者，內《素問》作「言」大熱病，氣熱脉滿，是謂重實。

問曰：經絡俱實何如？

對曰：經絡皆實，是寸脉急而尺緩也，皆當俱治。故曰：滑則順，濇則逆。夫虛實者，皆從其物類治，《素問》作「始」故五藏骨肉滑利，可以久長。

---

① 穀生於精：于鬯《香草續校書·內經素問（二）》曰：「此『於』字但作語辭，與上句『於』字不同。」

寒氣暴上，脉滿而實，實而滑順則生，實而逆則死。其形①盡滿者，脉急大堅，尺滿②一作「濇」而不應也。如是者，順則生，逆則死，所謂順者手足温，所謂逆者手足寒也。

問曰：何謂重虚？

對曰：脉虚、氣虚、尺虚，是謂重虚也。所謂氣虚者，言無常也；尺虚者，行步恇然也；脉虚者，不象陰也。如此者，滑則生，濇則死。

氣虚者肺虚也，氣逆者足寒也，非其時則生，當其時則死。餘藏皆如此也。

脉實滿，手足寒，頭熱一作「痛」者，春秋則生，冬夏則死。脉浮而濇，濇而身有熱者死。

絡氣不足，經氣有餘者，脉口熱而尺寒，秋冬為逆，春夏為順，治主病者。經虚絡滿者，尺熱滿，脉口寒濇，春夏死，秋冬生。絡滿經虚，灸陰刺陽；經滿絡虚，刺陰灸陽。

問曰③：秋冬無極④陰，春夏無極陽者，何謂也？

對曰：無極陽者，春夏無數虚陽明⑤，陽明虚則狂。無極陰者，秋冬無數虚太陰⑥，太陰虚則死。

---

① 其形：原脱，據明鈔本補，與《素問》合。

② 滿：《太素·卷十六·虚實脉診》同。《素問》作「濇」，於義為勝。

③ 問曰：自此至「太陰虚則死」五十字不見於今本《素問》、《靈樞》，僅見於《太素·卷三十·禁極虚》。考《明堂》無黄帝與諸臣問答之辭，疑此五十字出自《素問》久佚之第七卷。皇甫謐《甲乙經·序》雖稱《内經》「亦有所亡失」，或亡而未盡，故《甲乙經》有此五十字，待考。

④ 極：與「亟」通。「亟」，屢次、一再之義。《玉篇·二部》：「亟，數也。」下文言「無數虚陽明」、「無數虚太陰」者即此意。下文「極」字同。

⑤ 陽明：《太素·卷三十·禁極虚》無「明」字。下文「陽明」同。《太素》似是。

⑥ 太陰：《太素·卷三十·禁極虚》無「太」字。下文「太陰」同。《太素》似是。

春亟治經絡①，夏亟治經俞，秋亟治六府，冬則閉塞，治用藥而少鍼石。所謂少鍼石者，非癰疽之謂也。

熱病始手臂者，先取手陽明、太陰而汗出。始頭首者，先取項太陽而汗出。始足脛者，先取足陽明而汗出。臂太陰《靈樞》作『陽②』可出汗，足陽明可出汗。取陰而汗出甚者，止③之陽；取陽而汗出甚者，止之陰。

振寒悽悽，鼓頷，不得汗出，腹脹煩悶，取手太陰。

熱病三日，氣口靜，人迎躁者，取之諸陽，五十九刺，以寫其熱而出其汗，實其陰以補其不足。身熱甚，陰陽皆靜者，勿刺之；其可刺者，急取之，不汗則泄。所謂勿刺，皆有死徵也。

熱病七日八日，脉口動，喘而眩者，急刺之，汗且自出，淺刺手大指間。

熱病七日八日，脉微小，病者溲血，口中乾，一日半而死。脉代者，一日死。

熱病已得汗，而脉尚躁，一本作『盛』喘且復熱，勿庸一本作『膚』刺④，喘盛者必死。

熱病七日八日，脉不躁，不散數，後三日中有汗，三日不汗，四日死，未曾汗⑤，勿庸刺。

---

① 春亟治經絡：明鈔本『春』上有『黃帝問曰』四字；《素問》有『帝曰』二字；《太素》有『問曰』二字。

② 陽：今本《靈樞》作『陰』，與本書同。

③ 止：明鈔本此下註：『《靈樞》作「上」。下同。』按，今本《靈樞》作『止』，與《甲乙經》同。

④ 勿庸刺：《太素·卷二十五·熱病說》同。今本《靈樞》作『勿刺膚』，《脉經·卷七·第十八》作『勿膚刺』，『膚』為『庸』形誤。

⑤ 未曾汗：原脫『曾』字，據明鈔本補，與《靈樞》合。

熱病先膚痛窒鼻充面，取之皮，以第一鍼，五十九刺。苛鼻乾①，《靈樞》作「診鼻乾②」索皮於肺③。不得，索之於火。火者，心也。

熱病先身濇，煩而熱④，煩悶，唇嗌乾，取之皮，以第一鍼，五十九刺。

熱病膚脹口乾，寒汗出，索脉於心。不得，索之於水。水者，腎也。

熱病嗌乾多飲，善驚，臥不能安，取之膚肉，以第六鍼，五十九刺。目眥赤，《靈樞》作「青」索肉於脾。不得，索之於木。木者，肝也。

熱病而胸脇痛，《靈樞》作「面青腦⑤痛」手足躁，取之筋間，以第四鍼，鍼於四逆。筋躄目浸，索筋於肝。不得，索之於金。金者，肺也。

熱病數驚，瘈瘲而狂，取之脉，以第四鍼，急寫有餘者。癲疾毛髮去，索血於心。不得，索之於水。水者，腎也⑥。

熱病身重骨痛，耳聾好瞑，取之骨，以第四鍼，五十九刺。骨病不食，齧齒耳青⑦，索骨於腎。不

---

① 苛鼻乾：《靈樞》、《太素·卷二十五·熱病説》皆作「苛軫鼻」。

② 診鼻乾：明鈔本作「頰鼻乾」，於義為順，然未知其所據也。

③ 索皮於肺：原作「索於皮肺」，據《靈樞》、《太素·卷二十五·熱病説》乙正，與以下文例合。

④ 煩而熱：此下有「煩悶」，疑「煩」字誤。明鈔本作「傍而熱」（疑「傍」為「倚」訛），註曰：「《靈樞》作煩而熱」。按，今《靈樞》作「倚而熱」。

⑤ 腦：原誤作「胸」，據明鈔本改。

⑥ 索之於水。水者，腎也：原誤作「索之於腎，腎者水也」，據明鈔本改，與《靈樞》、《太素·卷二十五·熱病説》合（二書無「於」字）。

⑦ 耳青：此下原衍「赤」字，據明鈔本刪，與《靈樞》、《太素·卷二十五·熱病説》合。

得，索之於土。土者，脾也。

熱病不知所痛①，耳聾不能自收，口乾，陽熱甚，陰頗有寒者，熱在髓也，死不治。

熱病頭痛，顳顬目脉緊，一本作『瘈』善衄，厥熱病也，取之以第三鍼，視有餘不足。

寒熱痔②，一作『痛』。熱病體重，腸中熱，取之以第四鍼，於其俞及下諸指間，索氣於胃絡，得氣也。

熱病俠臍急痛，胸脇滿，取之湧泉與陰陵泉，以第四鍼，鍼嗌裏。

熱病而汗且出，及脉順可汗者，取魚際、太淵③、大都、太白，寫之則熱去，補之則汗出，汗出太甚，取內踝上横脉以止之。

熱病已得汗而脉尚躁盛者，此陰脉之極也，死；其得汗而脉靜者，生。

熱病脉常躁盛而不得汗者，此陽脉之極也，死；脉躁盛④，得汗而脉靜者，生。

厥⑤，俠脊而痛至頭，項几几然⑥，目䀮䀮然，腰脊强，取足太陽膕中血絡。嗌乾，口熱如膠，取

① 痛：原作『病』，據明鈔本改，與《靈樞》、《太素·卷二十五·熱病説》合。

② 寒熱痔：此三字或屬上讀，或屬下讀，均與文義不合，疑為衍文。

③ 太淵：『太』，原作『大』，為通假字，今改為本字。

④ 脉躁盛：此上原有『其』字，據明鈔本刪。《靈樞》、《太素·卷二十五·熱病説》皆作『脉盛躁』，義同。

⑤ 厥：《靈樞·雜病》同。自此至『取足太陽膕中血絡』，又見於本書卷九·第八（引自《素問·刺腰痛論》），文字略同。按，本段前後經文皆出自《靈樞·雜病》，獨於此插入『腰痛』一節，殊不可解，或系本書卷九·第八之文，錯簡於此。段末林億等註文稱：『宜在後「刺腰痛」內。』是此誤由來已久。

⑥ 而痛至頭，項几几然：原作『而痛主頭，項几几』。本書卷九·第八作『而痛至頭几几然』，《靈樞》作『而痛者至頂，頭沈沈然』；《太素·卷二十六·厥頭痛》作『而痛至項，頭沉沉然』。今參照二書，改『主』為『至』，補入『然』字。

足少陰①。此條出《素問·刺腰痛篇》②，宜在後「刺腰痛」內。

熱病死候有九：一曰汗不出，大顴發赤者死；《太素》云：「汗不出，大顴發赤者，必不反而死③。」二曰泄而腹滿，甚者死；三曰目不明，熱不已者死；四曰老人嬰兒，熱而腹滿者死；五曰汗不出，嘔血《靈樞》作「嘔下血」者死；六曰舌本爛，熱不已者死；七曰欬而衄，汗不出④，出不至足者死；八曰髓熱者死；九曰熱而痙⑤者死。熱而痙者，腰反折，瘈瘲，齒噤齘⑥也。凡此九者，不可刺也。

所謂五十九刺者，兩手內外側各三，凡十二痏；五指間各一，凡八痏，足亦如是；頭入髮際一寸傍三分《靈樞》無「分」字⑦各三，凡六痏；更入髮際三寸邊五，凡十痏；耳前後口下《靈樞》作「已下⑧」者各一，項中一，凡六痏；顛上一，顖會一，髮際一，廉泉一，風池二，天柱二。《甲乙經》原缺此穴，今按《靈樞》經文補之。

《素問》曰⑨：「五十九者，頭上五行行五⑩者，以越諸陽之熱逆也，大杼、膺俞、缺盆、背俞⑪。此

---

① 取足少陰：「陰」，原誤作「陽」，據《靈樞》、《太素·卷三十·喉痺嗌乾》改。
② 此條出《素問·刺腰痛篇》：按本節文字出自《靈樞·雜病》，前半部文字兼見於《素問·刺腰痛篇》，略有不同。
③ 必不反而死：《太素·卷二十五·熱病說》作「死」，無「必不反而」四字。
④ 汗不出：原脫「不」字，據《靈樞》、《太素·卷二十五·熱病說》補。
⑤ 痙：原作「痓」，據《太素·卷二十五·熱病說》改，與《靈樞》合。下「痙」字同。
⑥ 齘：原作「斷」，形近致誤。據《太素·卷二十五·熱病說》改，與《靈樞》合。
⑦ 《靈樞》無「分」字：按今本《靈樞》有「分」字。
⑧ 已下：按今本《靈樞》作「口下」，與本書同。
⑨ 《素問》曰：此節為皇甫謐釋文，所引經文出自《素問·卷十六·水熱穴論第六十一》。
⑩ 五行行五：原作「五行五行」，據《素問》乙正。明鈔本作「五行行」，脫下「五」字。
⑪ 背俞：「俞」原作「椎」，據《素問·卷十六·水熱穴論第六十一》改。《太素·卷十一·氣穴》作「輸」，與「俞」同。

八者以寫胸中之熱；一作「陽」氣衝、三里、巨虛上下廉，此八者以寫胃中之熱；雲門、髃骨、委中、髓空，此八者以寫四肢之熱；五藏俞傍五，此十者以寫五藏之熱，凡此五十九者，皆熱之左右也。』按，二經雖不同，皆寫熱之要穴也。

頭腦中寒，鼻衄，目泣出，神庭主之。《千金》作『寒熱頭痛』①。

頭痛身熱，鼻窒，喘息不利，煩滿汗不出，曲差主之。

頭痛目眩②，頸項强急，胸脇相引不得傾側，本神主之。

熱病《千金》下有『煩滿』二字**汗不出，上星主之，先取譩譆，後取天牖、風池。**

熱病汗不出而苦嘔煩心，承光主之。

頭項痛重，暫起僵仆，鼻窒鼽衄，喘息不得通，通天主之。

頭項惡風，汗不出，悽厥惡寒，嘔吐，目系急，痛引頞，頭重項痛，玉枕主之。

頰清《千金》作『喜齧頰③』**不得視，口沫泣出，兩目眉頭痛，臨泣主之。**

腦風頭痛，惡見風寒，鼽衄鼻窒，喘息不通，承靈主之。

頭痛身熱，引兩頷急，一作『痛』**腦空主之。**

---

① 《千金》作『寒熱頭痛』：按《甲乙經》有關神庭穴治『寒熱頭痛』內容在卷八·第一（上），注者失察。

② 頭痛目眩：《醫心方·卷二·第一》作『頭痛，目眩痛』；《外臺·卷三十九·膽人》作『頭目眩痛』。

③ 喜齧頰：原誤作『妄齧視』，據《千金·卷三十·第一·口病》改。

醉酒風熱發①，兩角一作「兩目」眩痛，不能飲食，煩滿嘔吐，率谷主之。《千金》以此條置風門。

項强，刺瘖門。

熱病汗不出，天柱及風池、商陽、關衝、液門主之。

頸痛項②不得顧，目泣出，多眵䁾③，鼻鼽衄，目内④眥赤痛，氣厥，耳目不明，咽喉僂引項⑤，筋攣不收，風池主之。

傷寒熱盛煩嘔，大椎主之。

頭重目瞑，淒厥寒熱，項强難以顧⑥，汗不出，陶道主之。

身熱頭痛，進退往來，神道主之。

頭痛如破，身熱如火，汗不出，瘈瘲，《千金》作「頭痛寒熱，汗不出，惡寒⑦」裏急，腰腹相引痛，命門主之。

---

① 醉酒風熱發：《醫學綱目·卷十五》引《甲乙經》同。《外臺·卷三十九》、《醫心方·卷二·第一》作「醉酒風發」；《銅人·卷三》作「傷酒風發腦」。

② 頸痛項：《外臺·卷三十九》、《醫心方·卷二·第一》作「頸項痛」，疑本書誤。

③ 䁾：音滅，《説文·目部》：「䁾，目眵也。」

④ 内：原誤作「肉」，據明鈔本改。

⑤ 咽喉僂引項：《千金·卷三十·喉咽病》、《醫學綱目·卷十五》引《甲乙經》同；《醫心方·卷二》作「喉咽僂引」，無「項」字。按，疑此句有脱誤，《外臺·卷三十九》作「喉痺，傴僂引項」；《銅人·卷三》作「腰傴僂引項」，二書於義較順，惟《明堂》散佚，難以定奪。

⑥ 項强難以顧：原脱，據《醫學綱目·卷十五》引《甲乙經》補，與《醫心方·卷二》合。《外臺·卷三十九》作「項强難以反顧」，義同。

⑦ 頭痛寒热，汗不出，恶寒：「頭痛」下七字原作大字，誤入正文，今改正。按，此乃《千金·卷三十·第一》之文，故《外臺·卷三十九》、《醫心方·卷二》及《醫學綱目·卷十五》引《甲乙經》皆無此九字。又，「汗不出」，今本《千金》脱「不」字；宋本《千金》與本書同，然無上「寒」字。

頸項痛，不可以俛仰，頭痛振寒，瘈瘲，氣實則脇滿，俠脊有并氣，熱汗不出①，腰背痛，大杼主之。

風眩頭痛，鼻鼽②不利，時嚏，清涕自出，風門主之。

悽悽振寒，數欠伸，鬲腧主之。

熱病汗不出，上窌及孔最主之。《千金》作「臂厥，熱病汗不出，皆灸刺之。」此穴可以出汗。

肩髆間急，悽厥惡寒，魄户主之。

項背痛引頸，魄户主之。

肩痛，胸腹滿，淒厥，脊背急强，神堂主之。

喘逆，鼽衄，肩胛内廉痛，不可俛仰，眇季脇引少腹而痛脹，譩譆③主之。

背痛惡寒，脊强俛仰難，食不下，嘔吐多涎，鬲關④主之。《千金》作「陽關」。

胸脇脹滿⑤，背痛，惡風寒，飲食不下，嘔吐不留住，魂門主之。

善嚏，頭痛身熱，頷厭主之。

---

① 俠脊有并氣，熱汗不出：宋本《外臺》及《醫學綱目·卷十五》引《甲乙經》同。明刊本《外臺·卷三十九》、《銅人·卷四》皆作「傷寒汗不出」。

② 鼽：原脱，據《外臺·卷三十九》、《醫心方·卷二》《銅人·卷四》補。

③ 譩譆：原作「噫嘻」，與「譩譆」同。按，本書及中醫古籍中二者常互用，今統改為「譩譆」，不再列舉。

④ 鬲關：原作「鬲俞」，據《外臺·卷三十九·膈關》、《銅人·卷四》改。

⑤ 胸脇脹滿：此上原有「熱病頭痛身重，懸顱主之」十字，為大字正文。按，此十字為宋林億等註文，其上原有「《千金》有」三字，因後人將此十三字誤抄於此，原書校訂者未能别，乃刪「《千金》有」三字，改作大字。今據明鈔本補足缺文，並移至「懸顱」條之末，詳後注。

熱病頭痛引目外眥而急，煩滿，汗不出，引頷齒，面赤皮痛，懸顱①主之。《千金》有②「熱病頭痛身重，懸顱主之」。

熱病偏頭痛，引目外眥，懸釐主之。

頭目③瞳子痛，不可以視，挾項强急，不可以顧，陽白主之。

頭風痛④，鼻鼽衄，眉頭痛，善嚔，目如欲脫，汗出寒熱，面赤，頰中痛，項椎不可左右顧，目系急，瘈瘲，攢竹主之。

寒熱，悽厥鼓頷，承漿主之。

身熱⑤，胸脇痛不可反側，顱息主之。

肩背痛，寒熱瘰癧，適頸有大器⑥，暴聾氣蒙瞀，耳目不明⑦，頭頷痛，淚出，鼻衄⑧不得息，不知香臭，風眩喉痺，天牖主之。

熱病胸中澹澹，腹滿暴痛，恍惚不知人，手清，少腹滿，《千金》作「心腹」瘈瘲，心痛氣滿不得息，

---

① 顱：原作「釐」，涉下條文末「釐」字而誤。據《外臺·卷三十九》、《醫心方·卷二·第一》、《銅人·卷三》改。

② 《千金》有：原脫，據明鈔本補。按，明鈔本此下注文誤抄於此上「鬲關」條註文之後；本書則刪「千金有」三字，將下文「熱病頭痛身重，懸顱主之」改為大字，另作一條正文，皆誤。今根據內容移改，復其原貌。

③ 目：原誤作「自」，據明鈔本改。

④ 頭風痛：《醫學綱目·卷十五》引《甲乙經》同。《千金·卷三十》、《外臺·卷三十九》、《醫心方·卷二》皆作「風頭痛」，疑本書誤。

⑤ 身熱：原作「身熱痛」，據明鈔本刪「痛」字。《外臺·卷三十九》作「身熱頭重」。

⑥ 適頸有大器：原作「遶頸有大氣」，據明鈔本改。按「適」有「若」意，《經傳釋詞·卷九》「適，猶若也。」

⑦ 耳目不明：「明」原作「開」，據《醫心方·卷二》改。《外臺·卷三十九》作「耳目不用」。

⑧ 鼻衄：疑「衄」當作「洞」。《外臺·卷三十九》、《醫心方·卷二》皆作「洞鼻」。按，「洞鼻」即「鼻洞」，《靈樞·憂恚無言》有「鼻洞涕出不收」之說，今稱鼻淵。

巨闕主之。

頭眩痛①，身熱，汗不出，《千金》作「煩滿汗不出」上脘主之。

身寒熱，陰都主之。

熱病象瘧，振慄鼓頷，腹脹，睥睨②，喉中鳴③，少商主之。

寒厥及熱，煩心，少氣不足以息，陰濕癢，腹痛不可以食飲，肘攣支滿，喉中焦乾渴，魚際主之。

熱病振慄鼓頷，腹滿陰萎，欬引尻溺出，虚也。鬲中虚，食飲嘔，身熱汗出④，數唾涎下⑤，肩背寒熱脱色，目泣出，皆虚也，刺魚際補之。

病温身熱，五日已上，汗不出，刺太淵，留鍼一時，取之。若未滿五日，禁不可刺也。

熱病先手臂痛，身熱溺白⑥，瘈瘲，唇口聚，鼻張，目下汗出如轉珠，兩乳下三寸⑦堅，脇下滿悸⑧，列缺主之。

---

① 頭眩痛：「痛」，原作「病」，據明鈔本改。《外臺·卷三十九》「上管」條引甄權語作「頭懸眩痛」。

② 睥睨：「睥」原作「脾」，形近致誤，今改正。《黄帝内經明堂·卷一》作「俾倪」。按，「俾倪」與「睥睨」同，斜視貌。

③ 喉中鳴：《黄帝内經明堂·卷一》作「喉中㖗㖗」，楊上善註：「㖗，謂咽中氣塞也。」

④ 汗出：本書與《外臺·卷三十九》、《聖濟總録·一百九十一·手太陰肺經》皆作「汗不出」。《黄帝内經明堂·卷一》、《千金·卷三十·第五·熱病》作「汗出」，今删「不」字。

⑤ 數唾涎下：原作「數唾血下」，據《黄帝内經明堂·卷一》改。《外臺·卷三十九》作「數唾涎，嘔吐，血下」。

⑥ 先手臂痛，身熱溺白：原脱「痛身熱溺白」五字，據《黄帝内經明堂·卷一》補。《外臺·卷三十九》作「先手臂痛，身熱」，無「溺白」二字。

⑦ 三寸：原作「二寸」，據《黄帝内經明堂·卷一》改。《千金·卷三十·熱病第五》亦作「三寸」。

⑧ 脇下滿悸：原脱「下」字，據《黄帝内經明堂·卷一》補。《千金·卷三十·熱病第五》作「脇下疼痛」。

六經受病發傷寒熱病第一下

［編者按］：本篇內容皆出自《黃帝明堂經》。

振慄①瘈瘲，手不伸，咳嗽②唾濁，氣鬲善嘔，鼓頷不得汗，煩滿身痛③，《千金》作「身心痛」目噅縱④，衄，尺澤主之。左窒刺右，右窒刺左。

兩脇下痛，嘔泄上下出⑤，胸滿短氣，不得汗，補手太陰以出其汗⑥。

熱病煩心，心悶而汗不出，掌中熱，心痛，身熱如火，浸淫煩滿，舌本痛，中衝主之。《千金》作「天窌⑦」。

熱病發熱，煩滿而欲嘔噦，三日以往不得汗，怵惕，胸脇痛，不可反側，欬滿溺赤，大便《千金》作「小便」血，衄不止，嘔吐血，氣逆，噫不止，嗌中痛，食不下，善渴，口⑧中爛，掌中熱，飲嘔，勞宮主之。

---

① 振慄：原作「振寒」，據《黃帝內經明堂·卷一》改，與《外臺·卷三十九》合。

② 咳嗽：《外臺·卷三十九》同。《黃帝內經明堂·卷一》作「脫肉」，楊上善註：「脫肉，肉銷瘦也。」

③ 身痛：原脫，據《醫學綱目·卷六·治惡寒》引《甲乙經》補，與《黃帝內經明堂·卷一》合。

④ 目噅縱：原作「因為瘲」。《黃帝內經明堂·卷一》作「目噅縱」，楊上善註：「目瞼垂縱。」今據改。按，「因」俗體作「囙」，故與「目」相混；「噅」音揮。《玉篇·口部》：「噅，口不正也，醜也。」

⑤ 嘔泄上下出：《黃帝內經明堂·卷一》無「嘔」字，本書義勝。

⑥ 以出其汗：原作「以出之」，據《黃帝內經明堂·卷一》改。

⑦《千金》作天窌：按，《千金·卷三十·熱病第五》中衝、天窌等八穴俱主前證。

⑧ 口：原作「舌」，據《千金·卷三十·第五》引《甲乙經》改，與《外臺·卷三十九》合。

熱病煩心而汗不止，肘攣腋腫，善笑不休，心中痛，目赤黃，小便如血，欲嘔，胸中熱，狂言不樂①，太息，喉痺嗌乾，喘逆，身熱如火，頭痛如破，短氣胸痛，大陵主之。

熱病煩心，善噦②，胸中澹澹善動而熱，間使主之。

面赤皮熱，熱病汗不出，中風熱，目赤黃，肘攣腋腫，實則心暴痛，虛則煩心，心惕惕不能動，失智，內關主之。

心澹澹然善驚，身熱，煩心，口乾，手清③，逆氣嘔《千金》作『噪』血④，肘⑤瘈，善摇頭，顏青，汗出不過眉⑥，傷寒温病，曲澤主之。

多臥善唾，肩髃⑦痛寒，鼻鼽赤多血，浸淫起面，身熱，喉痺如哽，目眥傷，忽⑧振寒，肩⑨疼，二間主之。

① 狂言不樂：原作『苦不樂』，據《外臺·卷三十九》改。明鈔本作『言不樂』，脱『狂』字。
② 噦：原作『嘔』，據《外臺·卷三十九》、《千金·卷三十·第五》、《醫心方·卷二》、《聖濟總録·卷一百九十二·治寒熱灸法》改。
③ 清：與『凊』通，冷也。
④ 嘔血：《千金·卷三十·第五》引《甲乙經》作『嘔唾』。按，疑原書『嘔』下註文中『噪』字為『唾』之誤，註文當移至『血』字下。
⑤ 肘：原作『時』，據《千金·卷三十·第五》引《甲乙經》改。
⑥ 眉：原作『肩』，據《千金·卷三十·第五》改。
⑦ 肩髃：原作『鼻髃』，『鼻』字涉下而誤。據明鈔本改，與《外臺·卷三十九》合。
⑧ 忽：明鈔本作『渴』，下註：『一作忽。』《外臺》亦作『忽』，與本書同。
⑨ 肩：《外臺·卷三十九》作『背』。

鼻鼽衄，熱病汗不出，⿰目遺①音「迷」目，目痛瞑，頭痛，齲齒，合谷主之②。

熱病煩心，⿰目遺目，目痛泣出，厥逆頭痛，胸滿不得息，熱病腸澼，臑肘臂痛，虛則氣鬲滿，肩③一作「手」不舉，陽谿主之④。

傷寒，寒熱頭痛，噦衄，肩不舉⑤，溫溜主之。

傷寒餘熱不盡，曲池主之。

頭痛振寒，清泠⑥淵主之。

頭痛，項背急，消濼主之。

振寒，小指不用，寒熱汗不出，頭痛，喉痺，舌急卷⑦，小指之間熱，口中熱，煩心，心痛，臂內⑧廉及脇痛，聾，欬，瘈瘲，口乾，頭痛不可顧，少澤主之。

振寒寒熱，肩臑肘臂痛，頭不可顧，煩滿，身熱惡寒，目赤痛，眥爛生翳膜⑨，暴痛，鼽衄，發聾，

---

① ⿰目遺：原作「⿰月遺」，為「⿰目遺」訛字，今改正。按，「⿰目遺」，音遺，《集韻·寘韻》：「目疾。」

② 合谷主之：自此至下條「⿰目遺目，目」十一字原脫，據《外臺·卷三十九》補。

③ 肩：原作「有」，形近致誤。據《外臺·卷三十九》改。

④ 陽谿主之：此四字原誤置上文「胸滿不得息」下，參照《外臺·卷三十九》及前後文例乙正。

⑤ 傷寒，寒熱頭痛，噦衄，肩不舉：此十一字原脫，據《外臺·卷三十九·溫溜》、《千金·卷三十·第五》補。

⑥ 泠：原作「冷」，據本書卷三第二十八改。

⑦ 舌急卷：原脫「急」字，據《外臺·卷三十九》、《醫心方·卷二·第一》、《醫學綱目·卷六·治往來寒熱》補。

⑧ 內：原誤作「肉」，據明鈔本改。

⑨ 膜：原誤作「瞙」，據明鈔本改。

臂重痛，肘攣，痂疥，胸滿①引臑，泣出而驚，頸項强，身寒②，後谿主之。

熱病，汗不出，胸痛不得③息，頷腫，寒熱，耳鳴聾無所聞，陽谷主之。

泄風汗出至④腰，項急不可以左右顧及俛仰，肩弛肘廢，目痛，痂疥，生疣，瘈瘲，頭眩目痛，陽谷主之。

振寒寒熱⑤，頸項腫，實則肘攣頭眩痛⑥，狂易；虚則生疣，小者痂疥，支正主之。

風眩頭痛，小海⑦主之。

氣喘，熱病衄不止，煩心，善悲，腹脹，逆息熱氣，足脛中寒，不得臥，氣滿胸中熱，暴泄，仰息，足下寒，膈⑧中悶，嘔吐，不欲食飲，隱白主之。

熱病汗不出，且厥，手足清，暴泄，厥心痛⑨，腹脹，心尤痛甚，此胃心痛也，大都主之，并取太白⑩。腹滿善嘔煩悶，此皆主之。

---

①胸滿：原作『胸中』，據《外臺·卷三十九》改。
②身寒：此下原衍『頭不可以顧』五字，與上文重，據《外臺·卷三十九》刪。
③得：原作『可』，據明鈔本改，與《外臺·卷三十九》合。
④至：原脱，據《外臺·卷三十九》、《醫學綱目·卷十一·眩》補，與本書卷十第二（下）合。
⑤振寒寒熱：原脱下『寒』字，據《外臺·卷三十九》補。
⑥頭眩痛：『眩』，原作『項』，據明鈔本改，與《外臺·卷三十九》合。
⑦小海：原誤作『少海』，據《外臺·卷三十九·小海》、《醫心方·卷二》改。
⑧膈：原脱，據《外臺·卷三十九》補。
⑨厥心痛：原脱『厥』字，據《外臺·卷三十九·大都》、《醫學綱目·卷十六·心痛》補。
⑩太白：原作『隱白』，據《醫學綱目·卷十六·心痛》改。

熱病先頭重，顔①痛，煩悶身熱，熱爭則腰痛不可以俛仰，腹②滿，兩頷痛甚，暴泄善飢而③不欲食，善噫，熱中，足清，腹脹食不化，善嘔，泄有膿血，苦嘔無所出，先取三里，後取太白、章門④。

熱病滿悶不得臥，《千金》云⑤「不得臥，身重骨痛不相知」太白主之。

熱中少氣，厥寒⑥，灸之熱去，《千金》作「灸湧泉」煩心不嗜食⑦，欬而短氣，善喘，喉痺，身熱，脊脇相引，忽忽善忘，湧泉主之。

熱病⑧煩心，足寒清，多汗，先取然谷，後取太⑨谿、大指間動脉，皆先補之。

目痛引背，少腹偏痛，背一作「脊」傴瘈瘲，視昏嗜臥，照海主之。（寫左陰蹻⑩，取足左右⑪少陰俞⑫，先刺陰蹻，後刺少陰，氣在橫骨上。）

---

①顔：原作「額」，據明鈔本改。《素問·卷九·刺熱論篇》新校正引《甲乙經》亦作「顔」。
②腹：原誤作「胸」，據《素問·卷九·刺熱論篇》新校正引《甲乙經》改。《外臺·卷三十九·太白》亦作「腹」。
③暴泄善飢而：原作「善泄飢」，明鈔本作「善泄飢而」，皆有脱誤。今據《素問·卷九·刺熱論篇第三十二》新校正引《甲乙經》補改。
④章門：此下原衍「主之」二字，據《素問·卷九·刺熱論篇第三十二》新校正引《甲乙經》刪。
⑤《千金》云：此下引《千金》内容見於本書卷九·第六，此乃原注者失察。
⑥厥寒：原作「厥陽寒」，「陽」字衍，據《外臺·卷三十九》、《千金·卷三十·第五》刪。
⑦煩心不嗜食：《外臺·卷三十九》作「頭痛煩心，心痛不嗜食」。
⑧熱病：原作「熱痛」，據《千金·卷三十·第五》、《醫心方·卷二·第一》改，與前後文例合。
⑨太：原作「大」，為通假字，今改為本字。
⑩寫左陰蹻：自此至「氣在橫骨上」數句與前後文例不合，疑為皇甫謐釋文，暫改為宋體字，加「（）」以別之。
⑪足左右：《醫學綱目·卷十三·目赤腫痛》引《甲乙經》無「右」字。考《外臺·卷三十九·照海》曰：「病在左取右，右取左，立已。」據此，則本條治「少腹偏痛」等症乃採用繆刺法，故疑「左」下脱「少陰俞，寫右陰蹻，取足」九字，待考。
⑫俞：原誤作「前」，據本書卷十·第二改。

熱病汗不出，默默嗜臥，溺黃，少腹熱，嗌中痛，腹脹内腫，羨音涎下①，心痛如錐鍼刺，太谿主之。

手足寒至節，喘息者死。

熱病刺然谷②，《千金》作『陷谷』足先寒，寒上至膝乃出鍼。善齧唇③，善噫，腹痛脹滿腸鳴，陷谷主之④。

熱病汗不出，口中熱痛，衝陽主之。胃脘痛，時寒熱，皆主之。

熱病汗不出，善噫，腹脹滿，胃熱譫語，解谿主之。

厥頭痛，面浮腫，煩心，狂見鬼，善笑不休，發於外有所大喜，喉痺不能言，豐隆主之。

陽厥悽悽而寒，少腹堅，頭痛，脛股腹痛，消中，小便不利，善嘔，三里主之。

脇痛欬逆不得息，竅陰主之。及爪甲與肉交者，左取右，右取左，立已，不已復取。

手足清，煩一作『脉』熱，汗不出，四肢⑤轉筋，頭痛如錐刺之，循循然⑥不可以動，動益煩心，喉痺，舌卷口乾⑦，臂内廉痛⑧，不可及頭，耳聾鳴，竅陰皆主之。

①羨下：『羨』，同『涎』。又，原書脫『下』字，據明鈔本補。
②然谷：與《甲乙經》腧穴排序規律不合。當據《千金·卷三十·第五·熱病》改作『陷谷』。
③善齧唇：原作『善齧頰齒唇』，『頰齒』二字衍，據《外臺·卷三十九》、《醫心方·卷二》刪。
④善噫，腹痛脹滿腸鳴，陷谷主之：此十二字原脫，據《外臺·卷三十九》，並參照本書文例補。
⑤四肢：原作『手肢』，據《千金·卷三十·第五·霍亂》改。
⑥循循然：原作『循熱』，據《外臺·卷三十九》改。
⑦舌卷口乾：原脫『口』字，據《外臺·卷三十九》、《醫心方·卷二·第一》補。
⑧痛：原脫，據《外臺·卷三十九》補。

膝外廉痛，熱病汗不出，目外眥赤痛，頭眩，兩頷痛，逆寒①泣出，耳鳴聾，多汗，目癢，胸中痛，不可反側，痛無常處，俠谿主之。

厥四逆，喘，氣滿，風，身汗出而清，髖髀中痛，不得行②，足外皮痛，臨泣主之。

目視不明，振寒，目翳，瞳子不見，腰兩脇痛，脚痠轉筋，丘墟主之。

身懈㑊③，寒少熱甚④，惡人，心惕惕然，取光明及絶骨⑤，跗上⑥臨泣，立已。淫濼脛痠，熱病汗不出，皆主之。

頭重鼻衄及瘛瘲，汗不出，煩心，足下熱，不欲近衣，項痛，目翳，鼻及小便皆不利，至陰主之。

身疼痛，善驚，互引，鼻衄，通谷主之。

暴病頭痛，身熱痛，肌肉動，耳聾，惡風，目眥爛赤，項不可以顧，髀樞痛，泄，腸澼，束骨主之。

鼽衄血不止，淫濼頭痛，目白翳，跟尻瘈瘲⑦，頭頂腫痛⑧，泄注，上搶心，目赤眥爛無所見，痛從內眥始，《千金》作「翳從內眥始」腹滿，頸項强，腰脊不可俛仰，眩，心痛，肩背相引，如從後觸之狀，身寒從

---

① 逆寒：原作「寒逆」，據明鈔本乙正，與《千金·卷三十·第一》合。

② 不得行：原作「不可得行」，「可」字衍，據《千金·卷三十·第三·脚病》、《外臺·卷三十九》刪。

③ 㑊：原脫，據《醫心方·卷二·第一·光明》補。

④ 寒少熱甚：「少」下原衍「氣」字，據《外臺·卷三十九·膽人·光明》、《醫心方·卷二·第一·光明》刪。

⑤ 取光明及絶骨：「光明」，原誤作「飛揚」，依《甲乙經》腧穴排序規律，當作「光明」，且上述病狀與《外臺·卷三十九》、《醫心方·卷二》「光明」穴合，今改正。又按，《外臺》云：「光明……此與絶骨穴療病同功。」與「取光明及絶骨」正合。

⑥ 上：原誤作「下」，據《外臺·卷三十九》改。

⑦ 瘈瘲：原脫「瘲」字，據《外臺·卷三十九》補。

⑧ 頭頂腫痛：《外臺·卷三十九》無「頂」字，疑為衍文。

脛起，京骨主之。

下部寒，熱病汗不出，體重，逆氣，頭眩痛①，飛揚主之。

鼽衄，腰背痛②，腳腨痠重，戰慄不能久立，腨如裂，腳跟急痛③，足攣引少腹痛，喉咽痛，大便難，䐜脹，承山主之。

熱病俠脊痛，委中主之。

足陽明脉病發熱狂走第二

［編者按］：從篇首至『不避親疏』，出自《素問·卷八·陽明脉解篇第三十》及《素問·卷十三·脉解篇第四十九》（按，宋儒認為本節內容系皇甫謐『移續』《素問》而成者，然所謂『移續』者亦可能為唐代王冰，故仍有待考證）；從『大熱遍身』至『此所謂推而散之者也』，出自《靈樞·卷十一·刺節真邪第四十五》；從『身熱狂走，譫語見鬼』至篇末，出自《黄帝明堂經》。

黄帝問曰：足陽明之脉病，惡人與火，聞木音則惕然而驚，欲獨閉户牖而處，願聞其故？

岐伯對曰：陽明者，胃脉也；胃，土也；聞木音而驚者，土惡木也。陽明主肌肉，其肌④血氣盛，邪客之則熱，熱甚則惡火；陽明厥則喘悶，悶則惡人；陰陽相薄，陽盡陰盛，故欲獨閉户牖而

---

① 頭眩痛：原脱『痛』字，據明鈔本補。
② 腰背痛：原作『腰脊』，據《外臺·卷三十九》、《醫心方·卷二·第一》改。
③ 腳跟急痛：宋本《外臺·卷三十九·膀胱人·承山》作『腳急跟痛』；明版《外臺》作『腳急腫痛』。
④ 其肌：原脱『肌』字。《素問》作『其脉』，新校正曰：『按《甲乙經》「脉」作「肌」。』今補入『肌』字。

處。按，『陰陽相薄』至此，本《素問・脈解篇》文①，士安移續於此。

問曰：或喘而死者，或喘而生者②，何也？

對曰：厥逆連藏則死，連經則生。

問曰：病甚則棄衣而走，登高而歌，或至不食數日，踰垣上屋，非其素所能，病反能者，何也？

對曰：陰陽爭而外并於陽。此八字亦《素問・脈解篇》文 四肢者諸陽之本也③，邪盛則四肢實，實則能登高而歌；熱盛於身，故棄衣而欲走；陽盛故妄言罵詈，不避親疏。

大熱遍身，故狂言而妄見妄聞，視足陽明及大絡取之，虛者補之，血如實者寫之。因令偃臥，居其頭前，以兩手四指按其頸動脈，久持之，卷而切推④，下至缺盆中，復上⑤如前，熱去乃已，此所謂推而散之者也。

身熱狂走，譫語見鬼，瘈瘲，身柱主之。

狂，妄言，怒恐⑥惡火，善罵詈，巨闕主之。

熱病汗不出，鼽衄，眩，時仆，面⑦浮腫，足脛寒，不得臥，振寒，惡人與木音，喉痺，齲齒，惡

---

① 文：原脫，據明鈔本補。
② 或喘而死者，或喘而生者：原書『死』、『生』二字誤倒，據明鈔本乙正，與《素問》合。
③ 四肢者諸陽之本也：此八字原脫，據明鈔本補，與《素問》合。
④ 切推：原作『切推之』，據明鈔本刪『之』字，與《靈樞》合。
⑤ 上：本書與《靈樞》皆作『止』，據明鈔本及《太素・卷二十二・五邪刺》改。
⑥ 恐：原脫，據《醫學綱目・卷二十五・狂》引《甲乙經》補，與《外臺・卷三十九》合。
⑦ 面：原作『而』，據《外臺・卷三十九》改。

風，鼻不利，多臥①善驚，厲兑主之。

四厥，手足悶者，使人久待之，厥熱一本作『逆冷』脛痛，腹脹皮痛，善伸數欠，惡人與木音，振寒，嗌中引外痛，熱病汗不出，下齒痛，惡寒，目急，喘滿寒慄，齗②口噤僻，不嗜食，內庭主之。

狂歌妄言，怒恐③，惡人與火，罵詈，三里④主之。

陰衰發熱厥陽衰發寒厥第三

〔編者按〕：從篇首至『不盛不虛，以經取之』，出自《素問・卷十二・厥論第四十五》；從『請言解論』至『所謂引而下之者也』，出自《靈樞・卷十一・刺節真邪第七十五》；從『刺熱厥者』至『二刺陽』，出自《靈樞・卷二・終始第九》；『熱厥取太陰、少陽；寒厥取陽明、少陰於足，留之』，此十八字出自《靈樞・卷五・寒熱病第二十一》；從『厥，胸滿面腫者』至『便溲難，取足太陰』，出自《靈樞・卷五・雜病第二十六》；從『厥逆為病，足暴清』至『與背俞以指按之立快』，出自《靈樞・卷五・癲狂第二十二》；篇末『足厥喘逆，足下清至膝，湧泉主之』十三字，出自《黃帝明堂經》。

黃帝問曰：厥之⑤寒熱者何也？

岐伯對曰：陽氣衰於下，則為寒厥；陰氣衰於下，則為熱厥。

---

① 多臥：原脱『臥』字，據《醫學綱目・卷二十五・欲獨閉户牖而處》引《甲乙經》補，與《外臺・卷三十九》合。
② 齗：原作『斷』，形誤。據明鈔本改，與《外臺・卷三十九》合。
③ 怒恐：原脱『恐』字，據《外臺・卷三十九》補。
④ 三里：此指足三里。
⑤ 之：與『有』義同。

問曰：熱厥必起於足下者何也？

對曰：陽氣走①於足五指之表，陰脉者集於足下而聚於足心，故陽勝則足下熱。

問曰：寒厥必起於五指而上於膝者何也？

對曰：陰氣起於五指之裏，集於膝下而聚於膝上，故陰氣盛則從五指至膝上寒。其寒也，不從外，皆從内。

問曰：寒厥何失②而然也？

對曰：厥陰者，衆筋之所聚。《素問》作「前陰者，宗筋之所聚也。」太陰、陽明之所合。春夏則陽氣多而陰氣少，秋冬則陰氣盛而陽氣衰。此人質壯，以秋冬奪於所用，下氣上爭不能復，精氣溢下，邪氣從而上之。所中《素問》「所中」二字作「氣因於中」陽氣衰，不能滲營其經絡，陽氣日損，陰氣獨在，故手足為之寒。

問曰：熱厥何如？

對曰：酒入於胃，則絡脉滿而經脉虚，脾主為胃行其津液者也，陰氣虚則陽氣入，陽氣入則胃不和，胃不和則精氣竭，精氣竭則不榮其四肢。此人必數醉若飽以入房，氣聚於脾中不得散，酒氣與穀氣相薄，熱遍於身，内熱而溺赤。夫酒氣盛而慓悍，腎氣日衰，陽氣獨勝③，故手足為之熱。

問曰：厥或令人腹滿，或令人暴不知人，或至半日遠至一日乃知人者，何也④？

---

① 走：原作「起」，據明鈔本改，與《素問·厥論》新校正引《甲乙經》合。
② 寒厥何失：據下文「熱厥何如」，疑「失」為「如」訛。
③ 勝：原作「盛」，據明鈔本改，與《素問》合。
④ 何也：原作「何謂也」，據明鈔本刪「謂」字，與《素問》合。

對曰：陰氣盛於上則下虛，下虛則腹滿，腹滿《素問》「腹滿」二字作「陽氣盛於上」則下氣重上而邪氣逆，逆則陽氣亂，陽氣亂則不知人矣。

太陽之厥，則腫首頭重，足不能行，發為眩仆。陽明之厥，則癲疾，欲走呼，腹滿不得臥，面赤而熱，妄見而①妄言。少陽之厥，則暴聾頰腫而熱，脇痛，骭不可以運。太陰之厥，則腹滿䐜脹，後不利，不欲食，食則嘔，不得臥。少陰之厥，則舌乾溺赤，腹滿心痛。厥陰之厥，則少腹腫痛，䐜脹，涇溲不利，好臥屈膝，陰縮，骭內熱。盛則寫之，虛則補之，不盛不虛，以經取之。

請言解論②，與天地相應，四時相副，人參天地，故可為解。下有漸洳，上生蒲葦，此所以知氣形之多少也。陰陽者，寒暑也，熱則滋雨而在上，根莖《靈樞》作「荄」少汁，人氣在外，皮膚緩，腠理開，血氣減③，汗大泄，皮淖澤。寒則地凍水冰，人氣在中，皮膚緻，腠理閉，汗不泄，血氣强，皮堅濇。當是之時，善行水者，不能往冰；善穿④地者，不能鑿凍；夫善用鍼者，亦不能取四逆；血脉凝結，堅摶⑤不往來，亦不可即柔。故行水者必待天温冰釋；穿地者，必待凍解，而後地可穿⑥。人脉猶是，治厥者，必先熨火以調和其經，掌與腋，肘與脚，項與脊，以調其氣，大道已通，血脉乃行，後視其病，脉淖澤者，刺而平之，堅緊者，破而決之，氣下乃止，此所謂解結。

---

① 而：原脱，據明鈔本補，與《素問》合。
② 解論：《靈樞》、《太素·卷二十二·五邪刺》同。按，據下文「此所謂解結」、「是所謂解結者也」，疑「論」為「結」誤。
③ 減：原誤作「盛」，據《靈樞》、《太素》改。
④ 穿：原作「窮」，據《靈樞》、《太素·卷二十二·五邪刺》改。下文二「穿」字同。
⑤ 摶：原作「搏」，乃「摶」字形誤，今改正。按，明鈔本作「揣」，下註「音摶」。「揣」與「摶」通，結聚之義。
⑥ 地可穿：《靈樞》、《太素》此上有「水可行」三字，疑本書脱文。

用鍼之類，在於調氣，氣積於胃，以通營衛，各行其道。宗氣留積在海，其下者注於氣街，上行者注於息道。故厥在足，宗氣不下，脉中之血，凝而留止，弗之火調，鍼弗能取。用鍼者，必先察其經絡之虛實，切而循之，按而彈之，視其應動者，乃後取而下之。六經調者，謂之不病，雖病，謂之自已。一經上實下虛而不通者，此必有横絡盛加於大經，令之不通，視而寫之，通而決之，是所謂解結者也。

上寒下熱，先刺其項太陽，久留之，已刺則火熨項與肩胛①，令熱下合一本作『冷』乃止，所謂推而上之者也。

上熱下寒，視其虛脉而陷下於經絡者取之，氣下而止，所謂引而下之者也。

刺熱厥者，留鍼反為寒；刺寒厥者，留鍼反為熱②。刺熱厥者，二陰一陽；刺寒厥者，二陽一陰③。所謂二陰者，二刺陰；所謂二陽者，二刺陽。

熱厥取太陰、少陽；寒厥取陽明、少陰於足，留之。

厥，胸滿面腫者，肩中熱④，暴言難，甚則不能言，取足陽明。

厥氣走喉而不能言⑤，手足微滿清⑥，大便不利，取足少陰。

---

① 胛：原誤作『脾』，據明鈔本改，與《靈樞》合。
② 寒刺寒厥者，留鍼反為熱：『熱』以上九字原脫，據《靈樞》、《太素·卷二十二·三刺》補。
③ 二陽一陰：原作『二陰二陽』，據《靈樞》、《太素·卷二十二·三刺》改，與本節文例合。
④ 肩中熱：《靈樞》作『脣漯漯然』。張璨玾先生曰：『足陽明胃脉挾口環脣，不循行於肩胛，故當以《靈樞》為是。』此說可從。
⑤ 不能言：原脫『能』字，據《靈樞》、《太素·卷二十六·厥頭痛》補。
⑥ 手足微滿清：《靈樞》、《太素·卷二十六·厥頭痛》皆作『手足清』，疑『微滿』二字衍。

厥而腹膨膨多寒氣，腹中㝡㝡音最。《九墟》作『縈』①便溲難，取足太陰。

厥逆為病，足暴清，胸中若將裂，腹腸若以刀切之，䐜而不食，脉大小②皆濇，暖③取足少陰，清取足陽明，清則補之，温則寫之。

厥逆腹滿脹，腸鳴，胸滿不得息，取之下胸二④肋間，欬而動應手者，與背俞以指按之立快。

足厥喘逆，足下清至膝，湧泉主之。

太陽中風感於寒濕發痙第四

［編者按］：標題『痙』字原誤作『痓』，今改正，參見正文腳注。又按，從卷首至『及血絡出血』，出自《靈樞·卷五·熱病第二十三》（皇甫謐釋文引張仲景語見於今本《金匱要略·卷上·第二》）；從『痙，取顖會、百會及天柱』至篇末，出自《黃帝明堂經》。

熱病而痙⑤者⑥，腰反折，瘈瘲，齒噤齘⑦。

---

① 《九墟》作縈：今本《靈樞》作『㲉』。按，『㲉』音胡。《玉篇·水部》：『㲉，水聲也。』

② 大小：原脫『小』字，據《靈樞》、《太素·卷三十·厥逆》補。

③ 暖：原作『緩』，據《靈樞》改，與下文『清（凊）』互文。

④ 二：原作『三』，據明鈔本改，與《靈樞》、《太素·卷三十·厥逆》合。

⑤ 痙：原作『痓』，據《靈樞》、《太素·卷二十五·熱病說》改。按，『痙』，音徑，强直、緊急之義。《說文·疒部》：『痙，彊急也。』

⑥ 者：《靈樞》、《太素·卷二十五·熱病說》此下皆有『死』字。

⑦ 齘：原作『斷』，形誤。據《靈樞》、《太素·卷二十五·熱病說》改。『齘』，《說文·齒部》：『齒相切也。』

張仲景曰①：『太陽病，其證備，其②身體强几几然，脉反沉遲者，此為痓③。』又曰④：『夫痓脉來，按之築築而弦，直上下行。』又曰：『剛痓為病，胸滿口噤，卧不著席，脚攣急，其人必齘齒。』又曰⑤：『病發熱，脉沉細為痓。』又曰：『痓家，其脉伏堅，直上下。』又曰：『太陽病，發熱無汗，惡寒，此為剛痓。』又曰：『太陽病，發熱汗出，不惡寒，此為柔痓。』又曰：『太陽中濕病痓，其脉沉與筋平。』又曰：『太陽病，無汗，小便少，氣上衝胸，口噤不能語，欲作剛痓。』然剛痓，太陽中風感於寒濕者也，其脉往來進退，以沉遲細異於傷寒熱病，其治不宜發汗，鍼灸為佳⑥，治之以藥者，可服葛根湯。

風痓，身反折，先取足太陽及膕中及血絡出血。《靈樞》連下文者為一條，無「出血」、「痓」字⑦。**痓，中有寒，取三里。**

痓⑧，取之陰蹻及三毛上，及血絡出血。

痓，取顖會、百會及天柱、鬲俞、上關、光明主之。

痓，目不眴，刺腦户。

痓，脊强反折，瘈瘲，癲疾，頭重，五處主之。

---

① 張仲景曰：此下引文見於今本《金匱要略·卷上·第二》。按，此為皇甫謐釋文，大量引述仲景之論，以明『痓證』之義。

② 其：與上文『其』字重，《金匱》、《脉經·卷八·第二》皆無此字，當系衍文。

③ 痓：原作『痊』，此與『痓』之俗體『痉』形近而誤，今改正。按，下文『痓』字誤作『痊』者甚多，皆徑改，不再列舉。

④ 又曰：原書無此二字，與下條之間空一格，明鈔本亦無此二字，下文另起一行。按，《金匱》此下所引十六字與上文不相鄰，故據明鈔本文例補『又曰』。下『又曰』同。

⑤ 又曰：原脱，據明鈔本補。以下五處『又曰』同此。

⑥ 佳：原作『嘉』，據明鈔本改。

⑦ 《靈樞》連下文者為一條，無出血、痓字：本書脱此條註文，據明鈔本補。按，明鈔本『連』上衍『云』字，『痓』誤作『痊』，今改正。

⑧ 痓：《靈樞》、《太素·卷三十·癃泄》作『癃』，本書義勝。

痓，互引善驚，天衝①主之。

痓，反折，心痛，形氣短，尻脽清②，小便黄閉，長强主之。

痓，脊强互引，惡風，時振慄，喉痺，大氣滿，喘，胸中鬱鬱，身熱③，目䀮䀮④，項强，寒熱，僵仆，不能久立，煩滿裏急，身不安席，大杼⑤主之。

痓，筋痛急，互引，肝俞主之。

熱痓，脾俞及腎俞主之。

熱痓互引，汗不出，反折，尻臀⑥内痛，似瘅⑦瘧狀，膀胱俞主之。

痓，反折互引，腹脹腋攣，背中怏怏，引脇痛，内引心，中膂俞⑧主之。又從項⑨而數背椎⑩，俠脊膂而痛，按之應手者，刺之三痏⑪，立已。

---

① 天衝：原作『太衝』，據《醫學綱目·卷十一》引《甲乙經》改，與《外臺·卷三十九》及《甲乙經》腧穴排序規律合。

② 尻脽清：原作『尻脽濇』，於義不通。《醫學綱目·卷十一》引《甲乙經》作『尻脽濇』；《醫心方·卷二》作『尻脽清』，今從《醫心方》。

③ 身熱：原作『氣熱』，據明鈔本改，與《外臺·卷三十九·大杼》合。

④ 目䀮䀮：原脱『目』字，據《外臺·卷三十九》補。

⑤ 大杼：原誤作『大椎』，據《外臺·卷三十九》、《醫心方·卷二·第一》改，與《甲乙經》腧穴排序規律合。

⑥ 臀：原作『臂』，形誤，據《外臺·卷三十九》改。

⑦ 瘅：原作『痺』，形誤，據《外臺·卷三十九》改。

⑧ 中膂輸：原作『中膂内肺輸』。據《千金·卷三十·孔穴第八·風病》刪『内肺』二字，與本書卷三·第八合。按《外臺·卷三十九》、《醫心方·卷二·第一》皆作『中膂内俞』，然《醫心方·卷二·第二》引《黄帝明堂經·輸椎法》作『中膂輸在第二十椎下』，當以《明堂經》為准。

⑨ 又從項：原書『又』下衍『刺陽明』三字，據《外臺·卷三十九》刪。

⑩ 背椎：《外臺·卷三十九》作『脊椎』。

⑪ 刺之三痏：原書之下衍『尺澤』二字，據《外臺·卷三十九》刪。

痓，互引身熱，譩譆①主之。

痓，反目憎風，刺絲竹空②。

痓，互引，脣吻强，兑端主之。

痓，煩滿，齗交主之。

痓，口噤，互相引③，口乾，小便赤黄，或時不禁，承漿主之。

痓，口噤，大迎主之。

痓，不能言，翳風主之。

痓，先取太谿，後取太倉之原④。

痓，脊强裏急⑤，腹中拘痛，水分主之。

痓，脊强，口不開⑥，多唾，大便難，石關主之。

---

① 譩譆：此上原有『然谷』二字，與《甲乙經》腧穴排序規律不合，且《外臺·卷三十九·然谷》無本條症狀，今删。

② 刺絲竹空：此下原有『主之』二字，乃後人妄加，據本書體例删。按，皇甫謐《序例》稱：『諸言「主之」者，可灸可刺；其言「刺之」者，不可灸；言「灸之」者，不可刺。亦其例也。』《甲乙經·卷五·第一（下）》明謂『絲竹空禁不可灸』，原書『主之』二字之僞明矣。

③ 互相引：原脱『相』字，據明鈔本補，與《醫學綱目·卷十一》引《甲乙經》合。

④ 痓，先取太谿，後取太倉之原：本書卷十一·第四作『霍亂泄出不自知，先取太谿，後取太倉之原』，《醫學綱目·卷三十一·吐利續法》引《甲乙經》同。《外臺·卷三十九·中管》作『霍亂出泄不自知，先取太谿，後取太倉之原』；《千金·卷八·第五》作『凡霍亂泄出不自知，先取太谿，後取太倉之原』，疑本條乃錯簡文，當删。又，原書句末衍『主之』二字，據上引諸書删。

⑤ 急：原作『緊』，據《外臺·卷三十九》、《醫心方·卷二》改。

⑥ 不開：《外臺·卷三十九》作『不可開』。

痓，脊强反折，京門主之。

痓，腹大堅，不得息，期門主之。

痓，上氣，魚際主之。

痓，互引，腕骨主之。

熱病汗不出，善嘔苦；痓，身反折，口噤，善鼓頷，腰痛不可以顧，顧而有似拔者，善悲，上下取之出血，見血立已。

痓，身反折，口噤，喉痺不能言，三里主之。

痓，驚，互引，腳如結，腨如裂，束骨主之。

痓，目反白多，鼻不通利，涕黄，更衣①，一本作『便去血』京骨主之。

痓，脊强，頭眩痛②，腳如結，腨如裂，崑崙主之。

痓，反折③，飛揚主之。

---

① 更衣：《外臺·卷三十九》作『便血』，於義為勝。
② 頭眩痛：原作『項弦通』，據《外臺·卷三十九》改。
③ 反折：原作『互折』，據《外臺·卷三十九》改。

陰陽相移發三瘧第五

［編者按］：從篇首至『令人消爍脫肉，故名曰癉瘧』，出自《素問・卷十・瘧論第三十五》；從『瘧脉滿大急』至『無出血，間日一刺』，出自《素問・卷十・刺瘧論篇第三十六》；從『瘖瘧，神庭及百會主之』至篇末，出自《黃帝明堂經》。

黃帝問曰：夫瘧疾皆生於風，其以日作，以時發者何也？

岐伯對曰：瘧之始發，先起於毫毛，欠伸乃作，寒慄鼓頷，腰脊俱痛，寒去則內外俱熱，頭痛如破，渴欲飲水。

問曰：何氣使然？

對曰：陰陽上下交爭，虛實更作，陰陽相移也。陽并於陰，則陰實而陽虛①。陽明虛則寒慄鼓頷也，太陽虛則腰背頭項痛，三陽俱虛則陰氣勝，一作「二陰」陰氣勝則骨寒而痛，寒生於內，故中外皆寒。陽勝則外熱，陰虛則內熱，內外皆熱，則喘渴，故欲冷飲。此皆得之夏傷於暑，熱氣盛，藏於皮膚之內，腸胃之外，此營氣之所舍也，令人汗出空疏，腠理開，因得秋氣，汗出遇風，得浴，水氣舍於皮膚之內，與衛氣并居，衛氣者，晝日行於陽②，夜行於陰，此氣得陽而外出，得陰而內③薄，內外相薄，是

① 則陰實而陽虛：原作『則陽實而陰虛』，『陽』、『陰』二字誤倒，據明鈔本乙正，與《素問》合。按，《太素・卷二十五・瘧解》『陽虛』作『陽明虛』，據下文『陽明虛則……太陽虛則……三陽俱虛則』，『明』字衍。

② 晝日行於陽：原脫『日』字，據明鈔本補，與《素問》、《太素・卷二十五・瘧解》合。按，《太素》無『於』字。

③ 內：原誤作『外』，據明鈔本改，與《素問》、《太素・卷二十五・瘧解》合。

以日作。

問曰：其間日而作者，何也？

對曰：其氣之舍深，內薄於陰，陽氣獨發，陰邪內著，陰與陽爭不得出，是以間日而作。

問曰：其作日晏，與其日早，何氣使然？

對曰：邪氣客於風府，循膂而下，衛氣一日一夜大會於風府，其明日日下一節，故其作也晏。此先①客於脊背，每至於風府則腠理開，腠理開則邪氣入，邪氣入則病作，以此日作稍益晏也。其出於風府，日下一節，二十一日下至骶骨，二十二日入於脊內，注於太衝之脉。《素問》「二十一」作「二十五」，「二十二」作「二十六」，「太衝」作「伏膂」其氣上行九日，出於缺盆之中，其氣日高，故作日益早。其間日發者，由邪氣內薄於五藏，橫連募原，其道遠，其氣深，其行遲，不能與衛②氣俱行，不能偕出，故間日乃作。

問曰：衛氣每至於風府，腠理乃發，發則邪入，入則病作。今衛氣日下一節，其氣之發不當風府，其日作柰何？

對曰：《素問》此下有八十八字，《甲乙經》本無③，故不抄入風無常府，衛氣之所發，必開其腠理，邪氣之所合，則其病作。《素問》作「則其府也」。

---

① 先：原作「皆」，據《素問》、《太素·卷二十五·瘧解》改。

② 衛：原作「營」，據明鈔本改，與《素問》、《太素·卷二十五·瘧解》合。

③ 本無：原作「無本」，據文義乙正。

問曰：風之與瘧，相似同類，而風獨常在，瘧得有時休者何也？

對曰：風氣常留其處，故常在。瘧氣隨經絡次以內傳，《素問》作「沉而內薄」故衛氣應乃作。

問曰：瘧先寒而後熱者，何也？

對曰：夏傷於大暑，汗大出，腠理開發，因遇夏氣①，悽滄之小寒②迫之，藏於腠理及皮膚之中，秋傷於風，則病成矣。夫寒者陰氣也，風者陽氣也，先傷於寒而後傷於風，故先寒而後熱，病以時作，名曰寒瘧也。

問曰：先熱而後寒者，何也？

對曰：此先傷於風，後傷於寒，故先熱而後寒，亦以時作，名曰温瘧也。其但熱而不寒者，陰氣先絕，陽氣獨發，則熱而少氣煩冤③，手足熱而欲嘔者，名曰癉瘧。

問曰：夫④經言有餘者寫之，不足者補之。今熱為有餘，寒為不足。夫瘧之寒，湯火不能温，及其熱，冰水不能寒，此皆有餘不足之類。當此之時，良工不能止，必須⑤其自衰乃刺之，何也？

對曰：經言無刺熇熇之熱，無刺渾渾之脉，無刺漉漉之汗，為其病逆，未可治也。夫瘧之始發也，陽氣并於陰，當是之時，陽虛陰盛而外無氣，故先寒慄也。陰氣逆極，則復出之陽，陽與陰并於外，則陰虛而陽實，故先熱而渴。

---

① 因遇夏氣：原作「因遇風夏氣」，「風」字衍，據《素問》、《太素·卷二十五·瘧解》刪。
② 小寒：原作「水寒」，據《素問》新校正引《甲乙經》改，與《太素·卷二十五·三瘧》合。
③ 冤：此為「寃」形誤。按，「寃」，音免，據李今庸先生考證，「寃」與悶、悗、懣互通。此說可從。
④ 夫：原脫，據明鈔本補，與《素問》、《太素·卷二十五·三瘧》合。
⑤ 須：原作「待」，據明鈔本改，與《素問》、《太素·卷二十五·三瘧》合。

夫瘧并於陽則陽盛，并於陰則陰盛。陰盛者則寒，陽盛者則熱。瘧者，風寒之暴氣不常，病極則復至①。病之發也，如火之熱，如風雨不可當也。故經言②曰：方其盛必毀，因其衰也，事必大昌。此之謂也。

夫瘧之未發也，陰未并陽，陽未并陰，因而調之，真氣乃安，邪氣乃亡。故工不能治已發，為其氣逆也。

瘧之且發也，陰陽之且移也，必從四末始。陽已傷，陰從之，故氣未并，先其時堅束其處，令邪氣不得入，陰氣不得出，審候見之，在孫絡者，盛堅而血者，皆取之，此其往而未得并者也。

問曰：瘧不發，其應何也？

對曰：瘧者，必更盛更虛，隨氣之所在，病在陽，則熱而脉躁；在陰，則寒而脉靜；極則陰陽俱衰，衛氣相離，故病得休；衛氣集，則復病。

問曰：時有間二日或至數日發，或渴或不渴，其故何也？

對曰：其間日，邪氣與衛氣客於六府而時相失③，不相得，故休數日乃發也。陰陽更盛，或甚或不甚，故或渴或不渴。

問曰：夏傷於暑，秋必病瘧，今不必應者，何也？

---

① 瘧者，風寒之暴氣不常，病極則復至：原作『熱瘧者，風寒氣不常也，病極則復至』，據《素問》新校正引《甲乙經》改。新校正曰：『按《甲乙經》作「瘧者，風寒之暴氣不常，病極則復至」；全元起本及《太素》作「瘧，風寒氣也，不常，病極則復至」，「至」字連上句，與王氏之意異。』

② 言：原脫，據明鈔本補，與《素問》、《太素·卷二十五·三瘧》合。

③ 而時相失：原作『而相失時』，據《太素·卷二十五·三瘧》乙正。按《素問》作『而有時相失』。

對曰：此應四時也。其病異形者，反四時也。其以秋病者寒甚，以冬病者寒不甚，以春病者惡風，以夏病者多汗。

問曰：温瘧與寒瘧者，皆安舍？其在何藏？

對曰：温瘧者，得之①冬中於風寒，寒氣藏於骨髓之中，至春則陽氣大發，邪氣②不能出，因遇大暑，腦髓鑠，肌肉消，腠理發泄，或有所用力，邪氣與汗皆出。此病藏在腎③，其氣先從内出之於外。如是者，陰虚而陽盛，陽盛則熱矣④；衰則氣反復入，復入則陽虚，陽虚則寒矣，故先熱而後寒，名曰温瘧。

問曰：癉瘧何如？

對曰：癉瘧者⑤，肺素有熱，氣盛於身，厥氣逆上，中氣實而不外泄，因有所用力，腠理開，風寒舍於皮膚之内，分肉之間而發，發則陽氣盛，陽氣盛而不衰則病矣。其氣不反之陰，故但熱而不寒，氣内藏於心而外舍分肉之間，令人消爍脱肉，故名曰癉瘧。

瘧脉滿大急，刺背俞，用中鍼，傍五胠俞各一，適⑥肥瘦出其血⑦。瘧脉小實急，灸脛少陰，刺指井。

---

① 得之：此下原衍『於』字，據《素問》、《太素・卷二十五・三瘧》删。

② 邪氣：原作『寒氣』，據《外臺・卷五・温瘧方五首》引《甲乙經》改，與《素問》、《太素・卷二十五・三瘧》合。

③ 此病藏在腎：『在』，《素問》、《太素・卷二十五・三瘧》皆作『於』。《外臺・卷五》引《甲乙經》作『此邪氣先藏於腎』。

④ 陽盛則熱矣：『熱』下原衍『衰』字，據明鈔本删，與《素問》合。《太素・卷二十五・三瘧》此句作『則病矣』。

⑤ 癉瘧者：此三字原脱，據《外臺・卷五》引《甲乙經》補，與《素問》、《太素・卷二十五・三瘧》合。

⑥ 適：原作『遍』，形近致誤，據《素問》、《太素・卷三十・刺瘧節度》改。

⑦ 出其血：原脱『其』字，據明鈔本補，與《素問》、《太素・卷三十・刺瘧節度》合。

瘧脉緩大虛，便用藥，不宜用鍼。

凡治瘧，先發如食頃，乃可以治，過之則失時。

瘧不渴①，間日而作，刺足太陽②；（《九卷》曰：『取足陽明③。』）渴而間日作，刺足少陽④。（《九卷》曰⑤：『取手少陽。』）

瘟瘧，汗不出，為五十九刺。（解在熱病部⑥。）

足太陽瘧，令人腰痛頭重，寒從背起，先寒後熱渴，渴止汗乃出，難已，間日作，刺膕中出血。

《素問》『先寒後熱』下有『熇熇暍暍然』五字。

足少陽瘧，令人身體解㑊，寒不甚，惡見人，心惕惕然，熱多汗出甚，刺足少陽。

足陽明瘧，令人先寒，洒淅洒淅，寒甚久乃熱，熱去汗出，喜見日月光火氣乃快然，刺陽明跗上，及調衝陽。

---

① 瘧不渴：此上原有『一』字，據《甲乙經》全書體例，並參照《素問·刺瘧論》刪。以下十八段之首均有『一』字，今皆刪除。按，古籍中常以『一』字置於段首，表示自成一個獨立條目。

② 刺足太陽：原作『《素問》「刺太陰」』（『陰』為『陽』誤，據明鈔本改），誤置於皇甫謐釋文『九卷曰：取足陽明』之後。按，『刺足太陽』本《素問》原文，何需冠以『素問』二字？此後人妄加無疑。今刪『素問』二字，並據明鈔本及《素問·刺瘧論》補入『刺』字，移至『間日而作』下。

③ 《九卷》曰取足陽明：此七字乃皇甫謐釋文，今改宋體，因文短，加『()』以別之。按，《素問》新校正曾引用本段釋文，引文作：『按《九卷》云「足陽明」。』林億等引用《靈樞》皆稱『靈樞經』、『靈樞』、『鍼經』、『九墟』，直稱『九卷』者僅三處，皆出自皇甫謐釋文。

④ 刺足少陽：原作『《素問》「刺足少陽」』，在下文『九卷曰取手少陽』之後。今刪『素問』二字，移至『渴而間日作』之下。參見前註。

⑤ 《九卷》曰：此下七字乃皇甫謐釋文，今改宋體，因文短，加『()』以別之。參見前註。

⑥ 解在熱病部：疑此為皇甫謐所加，今改為宋體字，並加『()』以別之。按，『熱病部』指本書卷七·第一。

足太陰瘧，令人不樂，好太息，不嗜食，多寒少熱，汗出，病至則善嘔，嘔已乃衰，即取之足太陰。

足少陰瘧，令人嘔吐甚，多寒少熱，欲閉户牖而處，其病難已，取太谿。

足厥陰瘧，令人腰痛，少腹滿，小便不利如癃狀，非癃也，數噫恐懼①，一作「數便意恐懼」氣不足，腹中悒悒，刺足厥陰。

肺瘧，令人心寒，甚熱②，熱間善驚，如有所見者，刺手太陰、陽明。

心瘧，令人煩心甚，欲得見清水，寒多《素問》作「反寒多」；《太素》作「及寒多」不甚熱，刺手少陰，是謂神門③。

肝瘧，令人色蒼蒼然，《素問》下有「大息」二字其狀若死者，刺足厥陰見血。

脾瘧，令人病寒，腹中痛，熱則腸中鳴，鳴已汗出，刺足太陰。

腎瘧，令人悽悽然，《素問》作「洒洒然」腰脊痛，宛轉，大便難，目眴眴然，手足寒，刺足太陽、少陰。

胃瘧，令人且病寒，善飢而不能食，食而支滿腹大，刺足陽明、太陰橫脉出血。

瘧發身熱，刺跗上動脉，開其空，出血立寒。

---

① 數噫恐懼：原書作「數便意恐懼」，此下註文作「一作噫恐懼」。《素問》經文亦作「數便意恐懼」，新校正曰：「按《甲乙經》「數便意」三字作「數噫」二字。」今據新校正改正文，並據參照《素問》經文改正本書此下註文。

② 甚熱：《素問》作「寒甚熱」；《太素·卷二十五·寒熱瘧》作「寒甚」，屬下讀。《素問》義勝。

③ 是謂神門：《素問》、《太素·卷二十五·十二瘧》無此四字，疑為註文。

瘧方欲寒，刺手陽明、太陰、足陽明、太陰。

諸瘧如脉不見者，刺十指間出血，血去必已。先視身之赤如小豆者，盡取之。

十二瘧者，其發各不同時，察其病形，以知其何脉之病。先其發時如一食頃而刺之，一刺則衰，二刺則知，三刺則已；不已，刺舌下兩脉出血；不已，刺郄中盛經出血，又刺項已下俠脊者，必已。舌下兩脉者，廉泉穴也。

刺瘧者，必先問其病之所先發者，先刺之。先頭痛及重者，先刺頭上及兩額兩眉①間出血。先項背痛者，先刺之。先腰脊痛者，先刺郄中出血。先手臂痛者，先刺手少陰、陽明十指間。先足脛痠痛者，先刺足陽明十指間出血。

風瘧，發則汗出惡風，刺足三陽經背俞之血者，胻②痠痛，按之不可，名曰胕③髓病，以鑱鍼鍼絶骨出其血，立已。身體小痛，刺諸陰之井④，無出血，間日一刺。

痻⑤瘧，神庭及百會主之。

痻瘧，上星主之，先取譩譆，後取天牖、風池⑥。

痻瘧，取完骨及風池、大杼、心俞、上窌、譩譆、陰都、太淵、三間、合谷、陽池、少澤、前谷、後谿、腕骨、陽谷、俠谿、至陰、通谷、京骨皆主之。

---

① 眉：原作『肩』，形近致誤，據《素問》、《太素·卷二十五·十二瘧》改。

② 胻：原作『脛』，據明鈔本改，與《太素·卷二十五·十二瘧》合。《素問》作『䯒』。按，䯒、胻、脛義同。

③ 胕：原誤作『肘』，據《太素·卷二十五·十二瘧》改，與《素問》合。

④ 井：原作『并』，形近致誤，據明鈔本改。

⑤ 痻：與『痎』同。

⑥ 風池：此下原有『大杼』二字，涉下而衍，據《外臺·卷三十九》、《千金·卷十·第六》刪。

瘧，振寒，熱盛狂言，天樞主之。

瘧，熱盛，列缺主之。

瘧，寒厥及熱厥，煩心善噦，心滿而汗出，刺少商出血，立已。

熱瘧口乾，商陽主之。

瘧，寒甚，《千金》下云「欲嘔沫」陽谿主之。

風瘧，汗不出，偏歷主之。

瘧，面赤腫，溫溜主之。

痎瘧，心下脹滿痛，上氣，灸手五里，左取右，右取左。

瘧，項痛，因忽暴逆①，液門主之。

瘧，發有四時，面上赤，䀮䀮無所見，中渚主之。

瘧，食時發，心痛，悲傷不樂，天井主之。

風瘧，支正主之。

瘧，背膂振寒，項痛引肘腋，腰痛引少腹中②，四肢不舉，小海③主之。

瘧，不知所苦，大都主之。

---

① 項痛，因忽暴逆：「逆」，明鈔本作「變」。《外臺·卷三十九》此六字作「頭痛目濇，暴變」，於義為長。《千金·卷三十·第一》作「目濇暴變」，《醫心方·卷二·第一》作「頭痛目濇」。

② 少腹中：原脫「中」字，據明鈔本補，與《外臺·卷三十九》合。

③ 小海：原作「少海」，據《外臺·卷三十九》、《醫心方·卷二》改，與《甲乙經》腧穴排序規律合。

瘧，多寒少熱，大鐘主之。

瘧，欬逆心悶不得臥，嘔甚，熱多寒少，欲閉户牖而處，寒厥足熱，太①谿主之。

瘧，熱少氣，足胻寒②，不能自温，䐜脹切痛引心，復留主之。

瘧，不嗜食，厲兑主之。

瘧，瘈瘲，驚，股《千金》作『轉』③膝重，胻轉筋，頭眩痛，解谿主之。

瘧，日西發，臨泣主之。

瘧，振寒，腋下腫，丘墟主之。

瘧，從胻起，束骨主之。

瘧，多汗，腰痛不能俛仰，目如脱，項如拔，崑崙主之。

瘧，實則④腰背痛，虚則鼽衄，不渴，間日作⑤，飛揚主之。

瘧，頭重，寒從⑥背起，先寒後熱，渴不止，汗乃出，委中主之。

---

① 太：原作『大』，為通假字，今改為本字。

② 熱少氣，足胻寒：原作『熱少間寒』，據《外臺·卷三十九》改。

③ 《千金》作轉：今本《千金·卷三十·第五》曰：『解谿主膝重腳轉筋，濕痺。』疑此注誤。

④ 實則：原脱『則』字，據《外臺·卷三十九》補。

⑤ 不渴，間日作：此五字原脱。按，本篇之末原有『瘧，不渴，間日作，崑崙主之』一條，檢上文已有『崑崙主之』，且『不渴，間日作』五字見於《外臺·卷三十九·飛揚》，則此五字為本條脱文。今删篇末誤衍十字，將其中『不渴，間日作』五字補入本條。

⑥ 寒從：原脱『從』字，據《外臺·卷三十九》補。

黄帝三部鍼灸甲乙經　卷之八

五藏傳病發寒熱第一上

［編者按］：從篇首至『諸真藏脉見者，皆死不治』，出自《素問・卷六・玉機真藏論第十九》；從『問曰：寒熱瘰癧在於頸腋者』至『赤脉不下貫瞳子者，可治』，出自《靈樞・卷十・寒熱第七十》；從『問曰：人有善病寒熱者』至『其髓不滿，故善病寒熱』，出自《靈樞・卷七・五變第四十六》；『風成則為寒熱』六字，出自《素問・卷五・脉要精微論第十七》；從『皮寒熱，皮不可附席』至『骨厥亦然』，出自《靈樞・卷五・寒熱病第二十一》；從『男子如蠱』至『視跗上盛者，盡出血』，出自《靈樞・卷五・熱病第二十三》；從『灸寒熱之法』至『凡當灸二十九處』，出自《素問・卷十六・骨空論第六十》；從『寒熱頭痛，喘喝』至篇末，出自《黄帝明堂經》。

黄帝曰①：五藏相通，移皆有次，五藏有病，則各傳其所勝，不治，法三月，若六月，若三日，若六日，傳五藏而當死。《素問》下有『順傳所勝之次』故曰：别於陽者，知病從來；别於陰者，知死生之期。言至其所困而死者也。

是故風者，百病之長也。今風寒客於人，使人毫毛畢直，皮膚閉而為熱，當是之時，可汗而發。或痺、不仁、腫痛，當是之時，可湯熨及一本作『足』字火灸刺而去。弗治，病入舍於肺，名曰肺痺。

---

① 黄帝曰：『曰』上原衍『問』字，據《素問》删。

發欬上氣。弗治，肺即傳而行之肝，病名曰肝痺，一名曰厥。脇痛出食。當是之時，可按可刺。弗治，肝傳之脾，病名曰脾風。發癉，腹中熱，煩心汗出黃癉。《素問》無「汗」、「癉」二字 當此之時，可汗、可藥、可烙。一本作「浴」 弗治，脾傳之腎，病名曰疝瘕。少腹煩冤而痛，汗出，《素問》作「出白」 一名曰蠱。當此之時，可按、可藥。弗治，腎傳之心，病筋脉相引而急，名之曰瘈。當此之時，可灸、可藥。弗治，十日法當死。腎傳之心，心即復反傳而之肺，發寒熱，法當三歲死，此病之次也。然其卒發者，不必治，其傳化有不以次者。憂恐悲喜怒，令不得以其次，故令人大病矣。因而喜，大虛，則腎氣乘矣；怒則肝氣乘矣；悲則肺氣乘矣；恐則脾氣乘矣；憂則心氣乘矣，此其道也。故病有五，五五二十五變，及其傳化。傳，乘之名也。

大骨枯槁，大肉陷下，胸中氣滿，喘息不便，其氣動形，期六月死，真藏脉見，乃予之期日。大骨枯槁，大肉陷下，胸中氣滿，喘息不便，内痛引肩項，期一月死，真藏脉見，乃予之期日。大骨枯槁，大肉陷下，胸中氣滿，喘息不便，内痛引肩項，身熱①，脱肉破䐃，真藏脉見，十月之内死。大骨枯槁②，大肉陷下，肩隨内消，動作益衰，真藏來③見，一作「未」 期一歲死。見其真藏，乃予之期日。大骨枯槁，大肉陷下，胸中氣滿，腹内痛，心中不便，肩項身熱，䐃破脱肉，目眶陷，真藏脉見，目不見人，立死。其見人者，至其所不勝之時而死。

---

① 身熱：「身」原作「痛」，涉上而誤。據《太素·卷十四·真藏脉形》改，與《素問》合。

② 大骨枯槁：自此至「乃予之期日」三十三字原脱，據明鈔本補。

③ 來：《素問》作「未」，是。新校正曰：「按全元起本及《甲乙經》「真藏未見」作「來見」，「來」當作「未」，字之誤也。」

急虛中身，卒至五藏絶閉①，脉道不通，氣不往來，譬之墮溺，不可為期。其脉絶不來，若一息五六至，其形肉不脫，真藏雖不見，猶死。

真肝脉至，中外急，如循刀刃責責然，如按琴瑟弦，色青白不澤，毛折乃死。真心脉至，緊一本作「堅」而摶②，如循薏苡子累累然，色赤黑不澤，毛折乃死。真肺脉至，大而虛，如以毛羽中人膚，色赤白不澤，毛折乃死。真脾脉至，弱而乍疏乍數，色青黃不澤，毛折乃死。真腎脉至，摶而絶，如指彈石辟辟然，色黑黃不澤，毛折乃死。諸真藏脉見者，皆死不治。

問曰：寒熱瘰癧在於頸腋者，何氣所生？

對曰：此皆鼠瘻寒熱之毒氣，稽於脉而不去者也。《靈樞》「稽」作「隄」字。鼠瘻之本，皆在於藏，其末上出頸腋之間，其浮於脉③中，未著於肌肉而外為膿血者，易去也。

問曰：去之柰何？

對曰：請從其末引其本④，可使衰去而絶其寒熱。審按其道以予之，徐往徐來以去之。其小如麥者，一刺知，三刺已。決其死生，反其目視之，其中有赤脉從上下貫瞳子者，見一脉，一歲死；見一脉半，一歲半死；見二脉，二歲死；見二脉半，二歲半死；見三脉，三歲死。赤脉不下貫瞳子者，可治。

問曰：人有善病寒熱者，何以候之？

① 絶閉：原作「閉絶」，據明鈔本、《太素·卷十四·真藏脉形》乙正，與《素問》合。
② 摶：原作「搏」，據明鈔本改。《太素·卷十四·真藏脉形》作「揣」，與「摶」通。「真腎脉至」條「摶」字同。
③ 脉：原作「胸」。明鈔本作「肺」，皆誤。今據《太素·卷二十六·寒热瘰癧》、《外臺·卷二十三·寒熱瘰癧》、《靈樞》改。
④ 請從其末引其本：原作「請從其本引其末」（《靈樞》同），據《外臺·卷二十三·寒熱瘰癧》引《甲乙經》乙正，與《千金·卷二十三·第一》合。

對曰：小骨弱肉者，善病寒熱。顴骨者，骨之本也。顴大則骨大，顴小則骨小。皮薄而肉弱無䐃①，其臂懦懦然，其地色炲然，不與天同色②，污然獨異，此其候也。然臂薄者，其髓不滿，故善病寒熱。

風成則為寒熱③。

皮寒熱，皮不可附席，毛髮焦，鼻槁腊，不得汗，取三陽之絡，補手太陰④。肌寒熱，病肌痛，毛髮焦，唇槁腊，不得汗，取三陽於下，以去其血者，補太陰以去其汗。骨寒骨熱⑤，痛⑥無所安，汗注不休，齒本槁痛，取其少陰於陰股之絡，齒色槁，死不治。骨厥亦然。

男子如蠱，女子如阻，身體腰脊如解，不欲食，先取湧泉見血，視跗上盛者，盡出血。

灸寒熱之法，先取項大椎，以年為壯數，次灸橛骨，以年為壯數，視背俞陷者灸之，舉臂肩上陷者灸之，兩季脇之間灸之，外踝上絶骨之端灸之，足小指、次指之間灸之，腨上陷脉灸之，外踝後灸之，缺盆骨上切之堅痛⑦如筋者灸之，膺中陷骨間灸之，掌束骨下灸之，臍下關元三寸灸之，毛際動脉灸之，膝下三寸⑧分間灸之，足陽明灸之⑨，跗上動脉灸之，巔上一灸之，取犬所齧處灸三壯⑩，即以犬傷

---

① 䐃：原作『膕』，據明鈔本改。

② 不與天同色：『天』下原有『地』字，據上文『地色炲然』，當系衍文，今删除。《靈樞》及《明堂·卷一》楊上善注皆無『地』字，是。

③ 風成則為寒熱：『成』原作『感』，據《太素·卷十六·雜診》、《素問·卷五·脉要精微論第十七》改。按『成』與『盛』通。

④ 手太陰：原作『手太陽』，據《太素·卷二十六·寒熱雜説》改，與《靈樞》合。

⑤ 骨寒骨熱：《太素·卷二十六·寒熱雜説》、《靈樞》皆無下『骨』字。

⑥ 痛：《太素·卷二十六·寒熱雜説》、《靈樞》、《難經·五十八難》皆作『病』。

⑦ 堅痛：原作『堅動』，據明鈔本改，與《素問》合。

⑧ 膝下三寸：原誤作『臍下二寸』，據《太素·卷二十六·灸寒熱法》改，與《素問》合。

⑨ 足陽明灸之：原脱『灸之』二字。《素問》新校正曰：『按《甲乙經》及全元起本「足陽明」下有「灸之」二字，并跗上動脉是二穴，今王氏去「灸之」二字。』今從此説。

⑩ 灸三壯：原作『灸之』，據明鈔本改。《素問》作『灸之三壯』。

病法三炷灸之。凡當灸二十九處。

寒熱頭痛，喘喝，目不能視，神庭主之。

其目泣出，頭不痛①者，聽會主之。

寒熱，頭痛如破，目痛如脫，喘逆煩滿，嘔吐流汗，難言，頭維主之。

寒熱，刺腦户。

五藏傳病發寒熱第一下

［編者按］：本篇內容皆出自《黃帝明堂經》。

寒熱，取五處及天柱②、風池、腰俞、長强、大杼、中膂內俞③、上窌、齗交、上關、關元④、天牖、天容、合谷、陽谿、關衝、中渚、陽池、消濼、少澤、前谷、腕骨、陽谷、小海⑤、然谷、至陰、

---

① 頭不痛：《外臺・卷三十九》作「頭痛」。疑本書「不」字為「亦」之誤，待考。

② 天柱：原作「天池」，涉下「池」字而誤，且與《甲乙經》腧穴排列規律不合。今據明鈔本及《醫學綱目・卷六・治往來寒熱》引《甲乙經》改。

③ 中膂內俞：據本書卷三・第八、《醫心方・卷二・第二》引《明堂・輪椎法》及《銅人・卷二》，當作「中膂俞」。按，本書卷九・第八與《醫心方・卷二》、《外臺・卷三十九》皆作「中膂內俞」，疑「內」字皆衍。

④ 關元：與《甲乙經》排穴順序不合，或當移至「天容」之下，或系衍文，待考。

⑤ 小海：原作「少海」，與《甲乙經》腧穴排序規律不合。雖《外臺・卷三十九》少海、小海皆主寒熱，然上文腕骨、陽谷皆手太陽穴，故作「小海」為是，今改正。

崑崙主之。

寒熱骨痛，玉枕主之。

寒熱懈爤①，一本作『懶』淫濼脛痠，四肢重痛，少氣難言，至陽主之。

肺寒熱②，呼吸不得臥，上氣③嘔沫，喘氣相追逐，胸滿脇膺急，息難，振慄，脉鼓氣膈，胸中有熱，支滿不嗜食，汗不出，腰脊痛，肺俞主之。

寒熱心痛，循循然與背相引而痛，胸中悒悒不得息，欬唾血，多涎煩中，善饐食不下，欬逆，汗不出，如瘧狀，目䀮䀮，淚出悲傷，心俞主之。

欬而嘔，鬲寒食不下④，寒熱，皮肉骨痛⑤，少氣不得臥，胸滿支兩脇，鬲上兢兢，脇痛腹䐜，胃⑥脘暴痛，上氣，肩背寒痛，汗不出，喉痺，腹中痛，積聚，默默然⑦嗜臥，怠惰不欲動，身常濕濕⑧，心痛無可摇者，膈俞⑨主之。

欬而脇滿急，不得息，不得反側，腋脇下與臍相引，筋急而痛，反折目上視，眩，目中循循然，眉

① 懈爤：『爤』與『爛』同。《說文・火部》：『爤，孰也。從火，蘭聲。』段玉裁註：『隸作爛。』據註文『一本作懶』，則『爤』與『懶』通。
② 肺寒熱：『寒』原作『氣』，據《醫學綱目・卷六・治往來寒熱》引《甲乙經》改，與《外臺・卷三十九》、《醫心方・卷二・第一》合。
③ 上氣：《外臺・卷三十九》、《醫心方・卷二・第一》皆作『欬上氣』。
④ 食不下：《外臺・卷三十九》、《醫心方・卷二・第一》作『食飲不下』。
⑤ 皮肉骨痛：『骨』原作『膚』，形誤，據《外臺・卷三十九》、《千金・卷三十・第五》改。
⑥ 胃：原作『胷』，形誤，據《醫學綱目・卷六・治往來寒熱》引《甲乙經》改，與《外臺・卷三十九》合。
⑦ 默默然：原作『默然』，據《醫學綱目・卷六・治往來寒熱》引《甲乙經》補『默』字。《外臺・卷三十九》作『嘿嘿然』，『嘿』與『默』通。
⑧ 身常濕濕：《外臺・卷三十九》作『身常濕』，疑本書下『濕』字衍。明鈔本作『身常温濕』，下注『一作慍』，疑有誤。
⑨ 膈俞：原作『脾俞』，據《醫學綱目・卷六・治往來寒熱》引《甲乙經》改，與《外臺・卷三十九》、《千金・卷三十・第五》合。

頭痛①，驚狂，衄，少腹滿，目䀮䀮，生白翳，欬引胸痛，筋寒熱，唾血②，短氣，鼻酸，肝俞主之。

寒熱，食多身羸瘦，兩脇引痛，心下賁痛，心如懸，下引臍，少腹急痛，面急③，一本作「黑」目䀮䀮，久喘欬，少氣，溺濁赤，腎俞主之。

骨寒熱，溲難，腎俞主之。

寒熱頭痛，水溝主之。

寒熱頸瘰癧，大迎主之。

肩痛引項，寒熱，缺盆中痛④，身熱汗不出，胸中熱滿，天窌主之。

寒熱肩腫，引胛中痛，肩臂酸，臑俞主之。

寒熱項癧適⑤，耳鳴⑥無聞，痛⑦引缺盆，肩中熱痛，麻痺不舉⑧，一本作「手臂不舉」肩貞主之。

寒熱厥⑨，目不明，欬上氣，唾血，肩中俞主之。

---

① 眉頭痛：原作「肩項痛」，形誤，據《外臺・卷三十九》改。《醫心方・卷二・第一》作「頭痛」。

② 唾血：明鈔本作「嘔血」。

③ 面急：當據註文改作「面黑」。《外臺・卷三十九》作「面黑」，是。

④ 缺盆中痛：原作「缺盆主之」。按，作「缺盆」則與《甲乙經》腧穴排序規律不合。《醫心方・卷二》作「缺盆中痛」，與天窌穴主治合，今據改。《外臺・卷三十九》作「缺盆痛」，雖無「中」字，文義則同。

⑤ 癧適：《醫學綱目・卷六・治往來寒熱》引《甲乙經》作「瘰癧」，義同。

⑥ 耳鳴：原脫「鳴」字，據《千金・卷三十》、《外臺・卷三十九》、《醫學綱目・卷二十九・耳鳴》引《甲乙經》補。

⑦ 痛：原脫，據《醫學綱目・卷六・治往來寒熱》引《甲乙經》補。

⑧ 麻痺不舉：明鈔本作「麻小不舉」；《千金・卷三十・第五》作「髍小不舉」；《外臺・卷三十九》作「手臂小不舉」。《醫學綱目・卷六・治往來寒熱》引《甲乙經》作「手臂不舉」，與本書原註同。

⑨ 厥：原作「癧」，據明鈔本改，與《外臺・卷三十九》、《醫心方・卷二》合。

寒熱瘰適，胸中滿，有大氣，缺盆中滿痛者死，外潰不死，肩痛[①]引項，臂不舉[②]，缺盆中痛，汗不出[③]，喉痺，欬嗽血，缺盆主之。

欬上氣，喘，暴瘖不能言，及舌下挾縫青脉，頸有大氣，喉痺，咽中乾急，不得息，喉中鳴，翕翕寒熱，項腫肩痛，胸滿，腹皮熱，衄，氣短哽[④]，心痛，隱疹，頭痛，面皮赤熱，身肉盡不仁，天突主之。

肺系急，胸中痛，惡寒，胸滿悒悒然，善嘔膽，胸中熱，喘逆氣，氣相追逐，多濁唾，不得息，肩背風，汗出，面腹腫[⑤]，鬲中食饐不下食，喉痺，肩息肺脹，皮膚骨痛，寒熱煩滿，中府主之。

寒熱，胸滿頸痛[⑥]，四肢不舉，腋下腫，上氣，胸中有聲，喉中鳴，天池主之。

欬，脇下積聚，喘逆，卧不安席，時寒熱，期門主之。

寒熱腹脹䐜，怏怏然不得息，京門主之。

寒濯濯，寒熱[⑦]，手臂不仁，唾沫，脣乾引飲，手腕攣，指支痛[⑧]，肺脹上氣，耳中生風，欬喘逆，指痺[⑨]臂痛，嘔吐，飲食不下，膨膨然，少商主之。

---

① 肩痛：原脱『痛』字，據《醫心方・卷二》補。
② 臂不舉：原脱『臂』字，據《外臺・卷三十九》補。《醫心方・卷二》作『臂背不舉』，『背』字恐衍。
③ 汗不出：《外臺・卷三十九》作『汗出』。
④ 氣短哽：疑『短』字衍。《外臺・卷三十九》無『短』字。
⑤ 面腹腫：《外臺・卷三十九》作『腹脹』。
⑥ 頸痛：原作『頭痛』，據《外臺・卷三十九》、《千金・卷二十三・第一》改。
⑦ 寒熱：原作『舌煩』，於義不通。《明堂・卷一》作『寒熱』，今據改。
⑧ 指支痛：『支』，原作『肢』，據明鈔本改，與《明堂・卷一》合。按《明堂・卷一》無『痛』字。
⑨ 指痺：原脱『指』字，據《明堂・卷一》補。

唾血，時寒時熱，寫魚際，補尺澤。

臂厥，肩膺胸滿痛①，目中白翳②，眼青，轉筋，掌中熱，乍寒乍熱，缺盆中相引痛，數欬，喘不得息，臂內廉痛③，上鬲，飲已煩滿，大淵主之。

寒熱，胸背急，喉痺，欬上氣喘，掌中熱，數欠伸，汗出，善忘，四肢逆厥④，胸中彭彭然，甚則交兩手而瞀，暴癉喘逆⑤，刺經渠及天府，此謂之大俞。

寒熱，欬嘔沫，掌中熱，虛則肘臂⑥肩臂寒慄，少氣不足以息，寒厥，交兩手而瞀，口沫出⑦。實則肩背熱痛，汗出，四肢暴腫⑧，身濕一本作「溫」搖⑨，時寒熱，飢則煩，飽則善面色變⑩，口噤不開，惡風泣出，善笑，溺白⑪，列缺主之。

煩心，欬，寒熱善噦，勞宮主之。

---

① 胸滿痛：《明堂·卷一》無「滿」字。

② 目中白翳：《明堂·卷一》無「翳」字。

③ 臂內廉痛：「內」原誤作「肉」，據《明堂·卷一》改。

④ 四肢厥逆：此下原有「善笑，溺白，列缺主之」八字。據《明堂·卷一》，此八字為「列缺」條段末之文，誤抄於此，今刪。

⑤ 暴癉喘逆：「癉」原作「痺」，據《明堂·卷一》改。按，「喘」，《明堂·卷一》作「內」。

⑥ 肘臂：原脫，據《明堂·卷一》補。

⑦ 口沫出：《明堂·卷一》作「為口沫」。

⑧ 四肢暴腫：《明堂·卷一》作「暴四肢腫」。

⑨ 身濕搖：「濕」，古多疊用，形容動物吃草時雙耳搖動貌。《集韻》：「濕濕，牛呞動耳貌。」《詩·小雅·無羊》：「爾牛來思，其耳濕濕。」毛傳：「呞而動其耳，濕濕然。」

⑩ 面色變：《明堂·卷一》無「色」字。

⑪ 善笑，溺白：此四字原在上文「經渠」條「四肢厥逆」下，據《明堂·卷一》移至此。

寒熱，脣口乾①，身熱喘息②，目急痛，善驚，三間主之。

胸中滿，耳前痛，齒痛，目赤痛，頸腫寒熱，渴飲輒汗出，不飲則皮乾熱，曲池主之。

寒熱頸癧適，欬，呼吸難，灸五里，左取右，右取左。

寒熱頸癧適，肩痛③不可舉，臂臑④主之。

風寒熱，液門主之。

寒熱頸頷腫，後谿主之。

寒熱善嘔，商丘主之。

嘔，厥寒，時有微熱，脇下支滿，喉痛嗌乾，膝外廉痛，淫濼脛痠，腋下腫，馬刀瘻，脣⑤腫吻傷痛，太衝主之。

心如懸，《千金》作「心痛」陰厥，腳腨後廉急，不可前卻，血癰，腸澼便膿血，足跗上痛，舌卷不能言，善笑，足痿不收履，溺青赤白黃黑。青取井，赤取滎，黃取輸，白取經，黑取合。

血痔，泄《千金》下有「利」字後重，腹痛如癃狀，狂仆必有所扶持，及大氣涎出，鼻孔中痛，腹中常鳴，骨寒熱無所安，汗出不休，復溜主之。

---

① 脣口乾：《千金·卷五·熱病》引《甲乙經》無「脣」字。

② 身熱喘息：原脫「身熱」二字。明鈔本原作「身喘息」，抄書者以筆劃掉「身」字。《醫心方·卷二·第一》、《千金·卷五·熱病》引《甲乙經》皆作「身熱口乾」，今補入「身熱」二字。

③ 肩痛：原作「肩臂」，據《醫學綱目·卷六》引《甲乙經》改，與《外臺·卷三十九》、《醫心方·卷二·第一》合。

④ 臂臑：原作「臂臑俞」，據《醫心方·卷二·第一》刪「俞」字。

⑤ 脣：原作「肩」，據《外臺·卷三十九》、《銅人·卷五》改。

男子如蠱，女子如阻，寒熱，少腹偏腫，陰谷主之。

少腹痛，泄出糜，次指間熱，若脉陷，寒熱身痛，唇乾不渴，汗出①，毛髮焦，脱肉少氣，内有熱，不欲動揺，泄膿血，腰引少腹痛，暴驚狂言非常，巨虚下廉主之。

胸中滿，腋下腫，馬刀瘻，善自齧舌頰，天牖中腫，淫濼脛痠，頭眩，枕骨頷腮腫，目澁，身痺，洒淅振寒，季脇支滿，寒熱，脇腰腹膝外廉痛，臨泣主之。

寒熱頸腫，丘墟主之。

寒熱，頸腋下腫，申脉主之。

寒熱痠痟②，四肢不舉，腋下腫，馬刀瘻，喉痺，髀膝脛骨揺，痠痺不仁，陽輔主之。

寒熱，髀脛③不收，陽交主之。

寒熱，腰痛如折，束骨主之。

寒熱，目䀮䀮，善欬，喘逆，通谷主之。

寒熱善唏，頭重足寒，不欲食，脚攣，京骨主之。

寒熱，篡反出，承山主之。

寒熱，篡後出，瘈瘲，脚腨痠重，戰慄不能久立，脚急腫痛，跗筋足攣④，少腹痛⑤引喉嗌，大便

① 唇乾不渴，汗出：原作『唇渴不乾，汗出』，據明鈔本乙正。《外臺・卷三十九》作『唇乾不得汗出』。
② 痟：同『痟』，音淵，骨節酸疼。
③ 髀脛：原作『痺頸』，據《外臺・卷三十九》、《醫心方・卷二・第一》改。
④ 脚急腫痛，跗筋足攣：原書『痛跗』二字誤倒，據明鈔本乙正，與《外臺・卷三十九》合。
⑤ 少腹痛：原脱『痛』字，據《外臺・卷三十九》、《醫學綱目・卷六・治往來寒熱》引《甲乙經》補。

難，承筋主之。

跟厥，膝急，腰脊痛引腹篡，陰股熱，陰暴痛，寒熱，膝痠重，合陽主之。

經絡受病入腸胃五藏積發伏梁息賁肥氣痞氣賁肫第二

［編者按］：標題「賁肫」，原作「奔肫」，據原書目錄及正文改。又按，從篇首至「無逆天時，是謂至治」，出自《靈樞·卷十·百病始生第六十六》；從「問曰：人之善病腸中積者」至「大聚乃起」，出自《靈樞·卷七·五變第四十六》；從「問曰：病有身體腰股肵皆腫」至「故環臍而痛也」，出自《素問·卷十一·腹中論第四十》；從「問曰：病脇下滿」至「藥不能獨治也」，出自《素問·卷十三·奇病論篇第四十七》；從「息賁時唾血，巨闕主之」至篇末，出自《黄帝明堂經》

黄帝問曰：百病始生，三部之氣，所傷各異，願聞其會。

岐伯對曰：喜怒不節則傷於藏，藏傷則病起於陰；清濕襲虛則病起於下；風雨襲虛則病起於上，是謂三部。至其淫泆，不可勝數。

風雨寒熱，不得虛邪不能獨傷人。卒然逢疾風暴雨而不病者，蓋無虛邪，不能獨傷人①。此必因虛邪之風與其身形兩虛相得②，乃客其形。兩實相逢，衆人肉堅③，其中於虛邪也，因其天時與其躬身，參以虛實，大病乃成。氣有定舍，因處為名，上下内外，分為三真④。

---

① 不能獨傷人：原脱「人」字，據《太素·卷二十七·邪傳》補，與《靈樞》合。

② 得：原作「搏」，據明鈔本改，與《靈樞》合。

③ 衆人肉堅：原作「中人肉間」；明鈔本作「衆人内間」，各有訛字。《靈樞》、《太素·卷二十七·邪傳》作「衆人肉堅」，今據改。

④ 真：當作「貞」，此乃避宋仁宗李楨名諱而改。《靈樞》、《太素》皆作「貞」。

是故虛邪之中人也，始於皮膚，皮膚緩則腠理開，腠理開則邪從毛髮入，毛髮入則稍深，稍深則毛髮立，淅①然，皮膚痛；留而不去，則傳舍於絡，在絡之時，痛②於肌肉，其病時痛時息，大經乃代；留而不去，傳舍於經，在經之時，洒淅善驚；留而不去，傳舍於俞，在俞之時，六經不通，四節即痛，腰脊乃强；留而不去，傳舍③於伏衝④之脉，在伏衝之脉時，身體重痛；留而不去，傳舍於腸胃，在腸胃之時，賁嚮腹脹，多寒則腸鳴飧泄，食不化⑤，多熱則溏出糜；留而不去，傳舍於腸胃之外，募原之間。留著於脉，稽留而不去，息而成積。或著孫絡，或著絡脉⑥，或著經脉，或著俞脉，或著於伏衝之脉，或著於膂筋，或著於腸胃⑦之募原，上連於緩筋，邪氣淫泆，不可勝論。

其著孫絡之脉而成積，往來上下。擘音拍，破盡也乎⑧，《素》作「手」孫絡之居也，浮而緩，不能拘積而止之，故往來移行腸胃之外，湊滲注灌，濯濯有音。有寒則腹䐜滿雷引，故時切痛。其著於陽明之經，則俠臍而居，飽則益大，飢則益小。其著於緩筋也，似陽明之積，飽則痛，飢則安⑨。其著於腸胃

---

① 淅：原作「洒」，據明鈔本改，與《靈樞》合。

② 痛：原作「通」，據《太素·卷二十七·邪傳》改，與《靈樞》合。

③ 傳舍：「傳」原作「伏」，涉下而誤，據《太素·卷二十七·邪傳》改，與《靈樞》合。

④ 伏衝：「伏」當作「㐲」。「㐲」字見於《廣韻》、《集韻》，音太。以其字罕見，故訛為「伏」。是「伏衝」即「㐲衝」，亦即「太衝」。又，《諸病源候論·卷十一·第一》「注於伏衝之脉」，《甲乙經·卷七·第五》作「注於太衝之脉」，亦證「伏衝」即「太衝」也。下同。

⑤ 食不化：原脱「食」字，據《太素·卷二十七·邪傳》、《靈樞》補。

⑥ 絡脉：原作「脉絡」，據明鈔本乙正，與《靈樞》、《太素·卷二十七·邪傳》合。

⑦ 腸胃：「腸」原作「陽」，據明鈔本改，與《太素·卷二十七·邪傳》、《靈樞》合。

⑧ 擘乎：此二字誤，當據原註及《太素·卷二十七·邪傳》、《靈樞》改作「臂手」。

⑨ 飽則痛，飢則安：明鈔本作「飢而痛，飽則安」，疑誤。

之募原也，痛而外連於緩筋①，飽則安，飢則痛。其著於伏衝之脉者，揣之應手而動，發手則熱氣下於兩股，如湯沃之狀。其著於膂筋，在腸後者，飢則積見，飽則積不見，按之弗得。其著於俞脉者，閉塞不通，津液不下，而空竅乾。此邪氣之從外入内②，從上下者也。

問曰：積之始生，至其已成柰何？

對曰：積之始生③，得寒乃生，厥上④乃成積。

問曰：其成柰何？

對曰：厥氣生足溢，《靈樞》作「足悗」足溢生脛寒，脛寒則脉血凝泣，寒氣⑤上入⑥於腸胃，入於腸胃則䐜脹，外之汁沫迫聚不得散，日以成積。卒然盛食多飲則脉滿，起居不節，用力過度，則絡脉傷，陽絡傷則血外溢，外溢則衄血⑦，陰絡傷則血内溢，溢則便血；腸外之絡傷⑧，則血溢於腸外，腸外⑨有寒汁沫與血相摶⑩，則并合凝聚不得散，而成積矣。卒然中於寒，若内傷於憂怒⑪，則氣上逆，氣上逆則

---

① 緩筋：此下原有「也」字，據明鈔本及《太素·卷二十七·邪傳》刪，與《靈樞》合。
② 從外入內：原脱「外」字，據《太素·卷二十七·邪傳》補，與《靈樞》合。
③ 生：原作「也」，據明鈔本改，與《太素·卷二十七·邪傳》、《靈樞》合。
④ 上：原作「止」，據明鈔本改。按，明鈔本此下注：「一作止」。
⑤ 寒氣：原作「寒熱」，據《太素·卷二十七·邪傳》、《靈樞》改。
⑥ 上入：原作「上下入」，「下」字衍，據《太素·卷二十七·邪傳》、《靈樞》刪。
⑦ 外溢則衄血：底本「溢」上闕一字，空一格。今據《太素》補作「外」。按，明鈔本作「溢則衄血」，無闕文。
⑧ 腸外之絡傷：原脱「腸」字，據明鈔本補，與《太素·卷二十七·邪傳》合。《靈樞》作「腸胃之絡傷」，於義為勝。
⑨ 腸外：原脱，據《太素·卷二十七·邪傳》補，與《靈樞》合。
⑩ 摶：原作「搏」，據明鈔本改，與《靈樞》合。《太素·卷二十七·邪傳》作「薄」，與「摶」字通。
⑪ 憂怒：「怒」原作「恐」，據《太素·卷二十七·邪傳》改，與《靈樞》合。

穴俞不通，温氣不行，凝血緼裹而不散，津液凝濇，著而不去，而積皆成矣。

問曰：其生於陰者奈何？

對曰：憂思傷心，重寒傷肺，忿怒傷肝，醉飽入房，汗出當風則傷脾，用力過度，入房汗出浴水則傷腎，此内外三部之所生病也。察其所痛，以知其應，有餘不足，當補則補，當寫則寫，無逆天時，是謂至治。

問曰：人之善病腸中積者，何以候之？

對曰：皮薄而不澤，肉不堅而淖澤，如此則腸胃惡，惡則邪氣留止積聚，乃作腸胃之積。寒温不次，邪氣乃一本作「稍」止，至其畜積留止①，大聚乃起。

問曰：病有身體腰股胻②皆腫，環臍而痛，是謂何病？

對曰：名曰伏梁。此風根也，不可動，動之為水，溺濇之病。

病有少腹盛，左右上下皆有根者，名曰伏梁也。裹大膿血，居腸胃之外，不可治，治之每切按之致③死。此下則因陰，必下膿血，上則迫胃脘生鬲，俠一本作「依」胃脘内癰，此久病也，難治。居臍上為逆，居臍下為順，勿動亟奪。其氣溢《素問》作「泄」於大腸而著於肓，肓之原在臍下，故環臍而痛也。

《八十一難》曰：「心之積名曰伏梁，起於臍上，上至心下，大如臂，久久不愈，病煩心心痛，以秋

---

① 至其畜積留止：原脱「至」、「留」二字，據《千金·卷十一·第五》引《甲乙經》補。《靈樞》作「稸積留止」。

② 腰股胻：「胻」下原有「背」字，涉下「皆」字而衍，據《太素·卷三十·伏梁病》、《素問》刪。按，此三字諸書有別，《素問》作「髀股胻」，《太素》作「胕股脛」，《千金·卷十一·第五》作「腰髀股胻」。

③ 致：原作「至」，據明鈔本改，與《素問》合。

庚辛日得之，腎病傳心，心當傳肺，肺以秋王不受邪，因留結為積。』又曰①：『肺之積名曰息賁，在②右脇下，覆大如杯，久久不愈，病洒洒惡寒，氣逆喘欬，發肺癰，以春甲乙日得之，心病傳肺，肺當傳肝，肝以春王不受邪，因留結為積。』

問曰：病脇下滿，氣逆行，三二歲不已，是為何病？

對曰：病名息賁。此不妨於食，不可灸刺，積為導引服藥，藥不能獨治也。

《八十一難》曰：『肝之積名曰肥氣，在左脇下，如覆杯，有頭足，如龜鱉狀，久久不愈，發欬逆瘖瘧，連歲月不已，以季夏戊己日得之。肺病傳肝，肝當傳脾，脾以季夏王不受邪，因留結為積。此與息賁略同。』又曰③：『脾之積名曰痞氣，在胃脘，覆大如盤，久久不愈，病四肢不收，發黄疸，飲食不為肌膚，以冬壬癸日得之，肝病傳脾，脾當傳腎，腎以冬王不受邪，因留結為積。』又曰：『腎之積名曰賁肫，發於少腹④，上至心下，若豚狀，或上或下無時，久不已，令人喘逆，骨痿少氣，以夏丙丁日得之，脾病⑤傳腎，腎當傳心，心以夏旺不受邪，因留結為積⑥。』

息賁時唾血，巨闕主之⑦。

腹中積，上下行，懸樞主之。

① 又曰：原作『難經曰』，據明鈔本改。
② 在：原作『左』，據《難經・五十六難》改。
③ 又曰：原作『難經曰』，據明鈔本改。下文『又曰』同。
④ 少腹：原脱『少』字，據《難經・五十六難》、《脉經・卷六・第九》補。
⑤ 脾病：原作『肺病』，據明鈔本改，與《難經・五十六難》合。
⑥ 為積：『積』下原有『也』字，據明鈔本刪，與《難經・五十六難》合。
⑦ 巨闕主之：據《甲乙經》腧穴排序規律，此條當置於下文『臍中』條之上。

疝積，胸中痛，不得窮屈，天容主之。

暴心腹痛，疝積聚①，上衝心，雲門主之。

心下大堅，肓門②、期門及中脘③主之。

臍疝④，繞臍痛，衝胸不得息，灸臍中⑤。

賁肫氣上⑥，腹䐜堅，痛引陰中，不得小便，兩丸騫，陰交主之。

臍疝⑦，繞臍痛，石門主之。

奔肫氣上，腹䐜痛，舌强⑧不能言，莖腫先引腰，後引小腹，腰髋少腹⑨堅痛，下引陰中，不得小便，兩丸騫，石門主之。

奔肫，寒氣入小腹，時欲嘔，傷中溺血，小便數，背臍痛⑩引陰，腹中窘急欲湊⑪，後泄不止，關

---

① 疝積聚：原作「疝橫發」，據《醫學綱目·卷十四·諸疝》引《甲乙經》改。《外臺·卷三十九》作「疝積時發」，於義亦通。

② 肓門：原作「肓俞」，明鈔本同，下註：「《千金》作肓門。」疑本書脱此註文。按，《千金·卷三十·心病》、《外臺·卷三十九》、《醫心方·卷二·第一》肓門穴皆主「心下大堅」，今據改。

③ 期門及中脘：據《甲乙經》腧穴排序規律，當作「中脘及期門」。

④ 臍疝：原作「臍下疝」，據《醫學綱目·卷十四·諸疝》引《甲乙經》删「下」字，與《千金·卷三十·心病》、《外臺·卷三十九》合。

⑤ 灸臍中：原作「中極主之」，據明鈔本改。與《千金·卷三十·雜病第六》、《醫學綱目·卷十四·諸疝》引《甲乙經》合。

⑥ 氣上：原脱「氣」字，據《千金·卷三十·心腹第二·奔豚》、《外臺·卷三十九》補。

⑦ 臍疝：原作「臍下疝」，據《醫學綱目·卷十四·諸疝》引《甲乙經》删「下」字，與《千金·卷三十·心病》、《外臺·卷三十九》合。

⑧ 舌强：原脱「舌」字，據《醫學綱目·卷二十五·積塊瘕》引《甲乙經》補。《外臺·卷三十九》作「口强」。

⑨ 少腹：原脱，據《醫學綱目·卷二十五·積塊瘕》引《甲乙經》補。

⑩ 背臍痛：《醫學綱目·卷二十五·積塊瘕》引《甲乙經》同。《外臺·卷三十九》作「腰背臍痛」；《醫心方·卷二·第一》作「腰背痛」。

⑪ 欲湊：疑「湊」字誤。張燦玾先生曰：「疑「欲湊」為「欲溲」之誤。」可參。

元主之。

奔肫上搶心，甚則不得息，忽忽少氣，尸厥，心煩痛，飢不能食，善寒中腹脹，引䐜而痛，小腹與脊相控暴痛，時窘之後，中極主之。

腹中積聚，時切痛，商一作『盲』①曲主之。

臍下積，疝瘕，胞中有血，四滿主之。

臍疝，繞臍而痛，時上衝心，天樞主之。

氣疝，噦嘔②面腫，奔肫，天樞主之。

奔肫，卵上入，痛引莖，歸來主之。

奔肫上下，期門主之。

疝瘕，髀中急痛，循脇上下搶心，腹痛積聚，府舍主之。

奔肫腹脹腫③，章門主之。

少腹積聚，勞宮主之。

環臍痛，陰騫，兩丸縮，腹堅痛④不得臥，太衝主之。

---

① 一作盲：此注原脱，據明鈔本補。《醫學綱目·卷二十五·積塊瘕》引《甲乙經》作『一作盲』，『盲』為『肓』誤。
② 噦嘔：《千金·卷三十·第二·奔豚》、《外臺·卷三十九》皆作『煩嘔』。
③ 腹脹腫：《醫學綱目·卷二十五·積塊瘕》、《千金·卷十七·第五》、《外臺·卷三十九》均無『脹』字。
④ 腹堅痛：原脱『腹』字，據明鈔本補。

寒疝，下至腹膜膝腰，痛如清水，大腹一作『小腹』諸疝，按之至膝上，伏兔中①寒，疝痛，腹脹滿，痿厥少氣，陰市主之。

大疝腹堅，丘墟主之。

五藏六府脹第三

［編者按］：從篇首至『惡有不下者乎』，出自《靈樞・卷六・脹論第三十五》；從『心脹者，心俞主之』至篇末，出自《黃帝明堂經》。

黃帝問曰：脉之應於寸口，如何而脹？

岐伯對曰：其至大堅直以濇者，脹也。

問曰：何以知其藏府之脹也？

對曰：陰為藏而陽為府也。

問曰：夫氣之令人脹也，在於血脉之中耶？抑藏府之內乎？

對曰：二者皆在焉，然非脹之舍也。

問曰：願聞脹舍。

對曰：夫脹者，皆在於府藏之外，排藏府而廓胸脇，脹皮膚，故命曰脹。

① 伏兔中：原作『伏兔主之』，據《千金・卷三十・第六》、《外臺・卷三十九》改。

問曰：藏府之在内也，若匣匱之藏禁器也，各有次舍，異名而同處，一域之中，其氣各異，願聞其故。

對曰：夫胸腹者，藏府之城廓。膻中者，心主之中宫也。胃者，太倉也。咽喉小腸[①]者，傳道也。胃之五竅者，閭里之門户也。廉泉玉英者，津液之道路也。故五藏六府，各有畔界，其病各有形狀。營氣循脉，衛氣逆為脉脹。衛氣並脉[②]，循分肉為膚脹。《靈樞》作「營氣循脉為脉脹，衛氣並脉循分肉為膚脹」取三里而[③]寫之。近者一下，一本作「分」。下同遠者三下，無問虛實，工在疾寫也。

問曰：願聞脹形。

對曰：心脹者，煩心短氣，卧不得安。肺脹者，虛滿而喘欬。肝脹者，脇下滿而痛引少腹。脾脹者，苦噦，四肢悶，體重不能衣。腎脹者，腹滿引背，怏怏然腰髀痛。胃脹者，腹滿胃脘痛，鼻聞焦臭，妨於食，大便難。大腸脹者，腸鳴而痛濯濯，冬日重感於寒則泄，食[④]不化。小腸脹者，小腹䐜脹，引腰而痛。膀胱脹者，小腹滿而氣癃。三焦脹者，氣滿於皮膚中，殼殼然而不堅。膽脹者，脇下痛脹，口苦，好太息。凡此諸脹，其道在一。明知逆順，鍼數不失，寫虛補實，神去其室，致邪失正，真不可定，粗工所敗，謂之夭命。補虛寫實，神歸其室，久塞其空，謂之良工。

問曰：脹者焉生？何因而有名？

① 小腸：原作「少腹」，據《太素·卷二十九·脹論》改，與《靈樞》合。
② 衛氣並脉：原作「衛氣並血脉」，據《太素·卷二十九·脹論》、《靈樞》刪「血」字，與上文「營氣循脉」句式合。
③ 而：原脱，據明鈔本補，與《靈樞》合。
④ 食：原作「飡」，據明鈔本改。

對曰：衛氣之在身也，常並脉循分肉，行有逆順，陰陽相隨，乃得天和，五藏皆治，四時皆敘，五穀乃化。然而厥氣在下，營衛留止，寒氣逆上，真邪相攻，兩氣相薄，乃舍為脹。

問曰：何以解惑？

對曰：合之於真，三合而得。

問曰：無問虛實，工在疾寫，近者一下，遠者三下。今有三而不下，其過焉在？

對曰：此言陷於肉肓①而中氣穴者也。不中氣穴則②氣內閉藏，不陷肓則氣不行，不越中肉③則衛氣相亂，陰陽相逆。其於脹也，當寫而不寫，故氣不下，必更其道，氣下乃止。不下復起，可以萬全，惡有殆者乎？其於脹也，必審其診，當寫則寫，當補則補，如鼓之應桴，惡有不下者乎？

心脹者，心俞主之，亦取列缺。肺脹者，肺俞主之，亦取太淵。肝脹者，肝俞主之，亦取太衝。脾脹者，脾俞主之，亦取太白。腎脹者，腎俞主之，亦取太谿。胃脹者，中脘主之，亦取章門。大腸脹者，天樞主之。小腸脹者，中窌主之。膀胱脹者，曲骨主之。三焦脹者，石門主之。膽脹者，陽陵泉主之。五藏六府之脹，皆取三里，三里者，脹④之要穴也。

---

①肓：原作「盲」，形誤，據明鈔本改。

②則：原作「而」，據明鈔本改，與《靈樞》合。

③不越中肉：「不」，原書與《靈樞》皆作「上」，於義難通。明鈔本作「上越不中内」，訛誤益多。《太素·卷二十九·脹論》作「不越中肉」，今據改。

④脹：原作「股」，據明鈔本改。

水膚脹鼓脹腸覃石瘕第四

［編者按］：從篇首至『後調其經，亦刺去其血脉』，出自《靈樞・卷九・水脹第五十七》；從『問曰：有病心腹滿』至『因當風，氣聚於腹也』，出自《素問・卷十一・腹中論篇第四十》；從『風水膚脹，為五十九刺』至『無食他食，百三十五日』，出自《靈樞・卷四・四時氣第十九》；從『水腫，人中盡滿』至篇末，出自《黄帝明堂經》。

黄帝問曰：水與膚脹、鼓脹、腸覃、石瘕，何以别之？

岐伯對曰：水之始起也，目窠上微腫，如新卧起之狀，頸脉動，時欬，陰股間寒，足脛腫，腹乃大，其水已成也。以手按其腹，隨手而起，如裹水之狀，此其候也。

膚脹者，寒氣客於皮膚之間，殻殻然不堅，腹大，身盡腫，皮膚厚，按其腹，陷①而不起，腹色不變，此其候也。

鼓脹者，腹脹身腫大②，與③膚脹等也④，其色蒼黄，腹筋⑤一本作『脉』起，此其候也。

腸覃者，寒氣客於腸外，與衛氣相摶⑥，氣不得營⑦，因有所繫，瘕而内著，惡氣乃起，息肉乃生，

---

① 陷：此上原衍『腹』字，據《外臺・卷二十・水腫方一十三首》引《甲乙經》删。
② 腹脹身腫大：原作『腹身皆腫大』，據《千金・卷二十一・第四》、《外臺・卷二十・水腫方》引《甲乙經》改。
③ 與：原作『如』，據《千金》、《外臺・卷三十九》改，與《靈樞》合。
④ 也：原無，據明鈔本補，與《靈樞》合。
⑤ 筋：《靈樞》、《千金・卷二十一・水腫第四》同。明鈔本作『脉』，此下無小字註文。
⑥ 摶：原作『搏』，據明鈔本改。
⑦ 氣不得營：此上原衍『正』字，據《靈樞》、《太素・卷二十九・脹論》删。

其始生也，大如雞卵，稍以益大，至其成也，如懷子狀，久者離歲月，按之則堅，推之則移，月事時下，此其候也。

石瘕者，生於胞中，寒氣客於子門，子門閉塞，氣不得通①，惡血當寫不寫，衃②乃留止，日以益大，狀如懷子，月事不以時下，皆生於女子，可導而下之。

問曰：膚脹、鼓脹可刺耶？

對曰：先刺其腹之血絡，後調其經，亦刺去其血脉。

問曰：有病心腹滿，旦食則不能暮食，此為何病？

對曰：此名為鼓脹。治之以雞矢醴。一劑知，二劑已。

問曰：其時有復發者，何也？

對曰：此食飲不節，故時有病也。雖然其病且已，因當風，氣聚於腹也。

風水膚脹，為五十九刺，《靈樞》作『五十七刺』取皮膚之血者，盡取之。徒水，先取環谷下三寸，以鉟③鍼刺之而藏之，引而内之，入而復出，以盡其水，必堅束之，束緩則煩悶，束急則安靜。間日一刺之，水盡乃止。飲則閉藥，方刺之時徒飲之，方飲無食，方食無飲，無食他食，百三十五日。

水腫，人中盡滿，唇反者死，水溝主之。

---

① 氣不得通：原脱『得』字，據《外臺·卷二十·水腫方》引《甲乙經》補，與《靈樞》、《太素》合。

② 衃：此上原衍『血』字，據《外臺·卷二十·水腫方》引《甲乙經》刪，與《靈樞》、《太素》合。

③ 鉟：原作『排』，與『鉟』通，今改作本字。《太素》、《靈樞》皆作『鈹』，與『鉟』同。

水腫，大臍平，灸臍中，腹無理不治①。

水腫，水氣行皮中，陰交主之。

水腫腹大，水脹，水氣行皮中，石門主之。

石水，痛引脇下脹，頭眩痛，身盡熱，關元主之。

振寒，大腹石水，四滿主之。

石水，刺氣衝。

石水，章門及然谷主之。

石水，天泉主之。

腹中氣盛，腹脹逆，《千金》作「水脹逆」不得臥，陰陵泉主之。

水腫②留飲，胸脇支滿，刺陷谷，出血立已。

水腫脹，皮腫，三里主之。

胞中有水③，疝瘕積聚，與陰相引而痛，苦涌泄上下出，補尺澤、太谿，手陽明寸口皆補之。

① 腹無理不治：原脱「腹」字，據《聖濟總錄・卷一百九十三・治水腫灸刺法》引《甲乙經》補，與《外臺・卷三十九》合。又，《聖濟總錄》「理」上有「紋」字。

② 水腫：原作「水中」，據《聖濟總錄・卷一百九十三・治水腫灸刺法》引《甲乙經》改，與《外臺・卷三十九》合。

③ 胞中有水：「水」原作「大」，據《外臺・卷三十九・尺澤》改。

腎風發風水面胕腫第五

［編者按］：從篇首至『名曰風水』，出自《素問・卷十六・水熱穴論篇第六十一》；從『問曰：有病腎風者』至『故月事不來也』，出自《素問・卷九・評熱病論篇第三十三》；從『問曰：有病痝然如水氣狀』至『心氣痿者死』，出自《素問・卷十三・奇病論篇第四十七》；從『風水膝腫，巨虛上廉主之』至篇末，出自《黃帝明堂經》。

黃帝問曰：少陰何以主腎？腎何以主水？

岐伯對曰：腎者至陰也，至陰者盛水也。肺者太陰也。少陰者冬脉也，其本在腎，其末在肺，皆積水也。

問曰：腎何以聚水而生病？

對曰：腎者，胃之關也。關門不利，故聚水而從其類。上下溢於皮膚，故為胕腫。胕腫者，聚水而生病也。

問曰：諸水皆主於腎乎？

對曰：腎者牝藏也。地氣上者，屬於腎而生水液，故曰至陰。勇而勞甚則腎汗出，腎汗出逢於風，內不得入於府藏，外不得越於皮膚，客於玄府，行於皮裏，傳為胕腫，本之於腎，名曰風水。

問曰：有病腎風者，面胕痝然腫《素問》無『腫』字壅，害於言，可刺否？

對曰：虛不當刺。不當刺而刺，後五日其氣必至。

問曰：其至何如？

對曰：至必少氣時熱①，從胸背上至頭，汗出，手熱，口乾苦渴，小便黃，目下腫，腹中鳴，身重難行，月事不來，煩而不能食，食不能正偃，正偃則欬甚，病名曰風水。

問曰：願聞其說。

對曰：邪之所湊，其氣必虛。陰虛者，陽必湊之，故少氣時熱而汗出。小便黃者②，少腹氣熱也。不能正偃者，胃中不和也。正偃則欬甚，上迫肺也。諸有水氣者，微腫見於目下。

問曰：何以言之？

對曰：水者陰也，目下亦陰也。腹者至陰之所居，故水在腹者，必使目下腫也③。真氣上逆，故口苦舌乾。臥不得正偃，則欬出清水也。諸水病者，皆不得臥，臥則驚，驚則欬甚也。腹中鳴者，病④本於胃也。傳脾則煩不能食。食不下者，胃脘膈也。身重難以行者，胃脉在足也。月事不來者，胞脉閉也。胞脉者，屬心而絡於胞中，今氣上迫肺，心氣不得下通，故月事不來也。

問曰：有病痝然如水氣狀，切其脉大緊，身無痛者，形不瘦，不能食，食少，名為何？

對曰：病主《素問》作『生』在腎，名曰腎風。腎風而不能食，善驚不已，《素》無『不』字心氣痿者死。

風水膝腫，巨虛上廉主之。

---

① 時熱：原脱『熱』字，據《太素·卷卷二十九·風水論》、《素問》補，與下文『故少氣時熱而汗出』合。
② 小便黃者：此上原衍『小便黃』三字，據《太素·卷卷二十九·風水論》、《素問》刪。
③ 腫也：原脱『也』字，據明鈔本補，與《素問》合。
④ 病：原誤作『脾』，據明鈔本改，與《太素·卷卷二十九·風水論》、《素問》合。

面胕腫，上星主之。先取譩譆，後取天牖、風池①。

風水面胕腫，衝陽主之。『胕』②一作『浮』。

風水面胕腫，顏黑，解谿主之。

---

① 後取天牖、風池：此下原衍『主之』二字，據《醫學綱目·卷二十四·水脹通論》引《甲乙經》刪。

② 胕：原誤作『腫』，據正文改。

黃帝三部鍼灸甲乙經　卷之九

大寒內薄骨髓陽逆發頭痛第一 頷項痛附

［編者按］：從篇首至『故令頭痛齒亦痛』，出自《素問・卷十三・奇病論篇第四十七》；『陽逆頭痛，胸滿不得息，取人迎』三句，出自《靈樞・卷五・寒熱病第二十一》；從『厥頭痛，面若腫起而煩心』至『按經刺人迎，立已』，出自《靈樞・卷五・厥病第二十四》；從『頭痛，目窗及天衝、風池主之』至篇末，出自《黃帝明堂經》。

黃帝問曰：病頭痛數歲不已，此何病也？

岐伯對曰：當有所犯大寒，內至骨髓。髓者①，以腦為主，腦逆，故令頭痛齒亦痛。

陽逆頭痛，胸滿不得息，取人迎。

厥頭痛，面若腫起而煩心，取足陽明、太陽②。一作『陰』。厥頭痛，頭脉痛③，心悲喜泣，視頭動脉反盛者乃刺之，盡去血，後調足厥陰。厥頭痛，噫，《九墟》作『意』。善忘，按之不得，取頭面左右動脉，

---

① 髓者：此上原衍『骨』字，據明鈔本刪，與《素問》、《太素・卷三十・頭齒痛》合。

② 太陽：《太素・卷二十六・厥頭痛》同。《靈樞》作『太陰』。張燦玾先生曰：『據後文「厥頭痛，面腫起，商丘主之。」商丘為足太陰經穴，作「太陰」為是。』此說可從。

③ 頭脉痛：原脫『頭』字，據《太素・卷二十六・厥頭痛》、《靈樞》補。

後取足太陽①。一作「陰」厥頭痛，員員而痛，《靈樞》作「貞貞頭重」寫頭上五行行五。先取手少陰，後取足少陰。厥頭痛②，項先痛，腰脊為應，先取天柱，後取足太陽。厥頭痛，痛甚③，耳前後脉骨一本作「湧」熱，先寫其血，後取足太陽、少陰。一本亦作「陽」。厥頭痛，頭痛甚④，耳前後脉涌，有熱⑤，寫其血，後取足少陽。

真頭痛，痛甚，腦盡痛，手足寒至節，死不治。頭痛不可取於俞，有所擊墜，惡血在內，若內傷痛，痛未已，可即刺之，不可遠取。

頭痛不可刺者，大痺為惡，風日作者，可令少愈，不可已。

頭半寒痛⑥，先取手少陽、陽明，後取足少陽、陽明。

頷痛，刺手陽明與頷之盛脉出血。

頭項不可俛仰，刺足太陽，不可顧，刺手太陽。一云「手陽明」。

頷痛，刺足陽明曲周動脉，見血立已。不已，按經刺人迎，立已。

---

① 足太陽：當據原註及《太素·卷二十六·厥頭痛》、《靈樞》改作「足太陰」。
② 厥頭痛：原脫「厥」字，據《太素·卷二十六·厥頭痛》、《靈樞》補。
③ 厥頭痛，痛甚：自此至「後取足太陽、少陰」二十二字，不見於《太素·卷二十六·厥頭痛》、《靈樞》，且與下文相近，故劉衡如先生認為，疑涉下而衍，此說當是。
④ 頭痛甚：原脫「頭」字，據《太素·卷二十六·厥頭痛》、《靈樞》補。
⑤ 熱：原作「血」，據《太素·卷二十六·厥頭痛》、《靈樞》改。
⑥ 頭半寒痛：原脫「半」字，據《太素·卷二十六·厥頭痛》、《靈樞》補。

頭痛，目窗及天衝、風池主之。

厥頭痛，孔最主之。

厥頭痛，面腫起，商丘主之。

寒氣客於五藏六府發卒心痛胸痹心疝三蟲第二

［編者按］：標題『心疝』二字，原誤作『心痛』，據明鈔本及原書《目錄》改。又按，從篇首至『蟲不動，乃出鍼』出自《靈樞・卷五・厥病第二十四》；從『心痛引腰脊，欲嘔，刺足少陰』至『但短氣不足以息，刺手太陰』，出自《靈樞・卷五・雜病第二十六》；從『心腹中卒痛而汗出，石門主之』至『痛無常處，臨泣主之』，出自《黄帝明堂經》；從『心疝暴痛』至篇末，出自《靈樞・卷五・熱病第二十三》。

厥心痛，與背相引，善瘈，如物①從後觸其心，身傴僂者，腎心痛也。先取京骨、崑崙，發鍼立已。不已，取然谷。

厥心痛②，腹脹滿，心痛尤甚者，胃心痛也。取大都、太白。

厥心痛，如以錐鍼③刺其心，心痛甚者，脾心痛也。取然谷④、太谿。

---

① 物：原脫，據《外臺・卷七・諸蟲痛方》引《甲乙經》補，與《千金・卷十三・第六》合。

② 厥心痛：此下原衍『暴泄』二字，據《靈樞》、《太素・卷二十六・厥心痛》、《外臺・卷三十九》、《千金・卷十三・第六》删。

③ 如以錐鍼：原作『如錐』，脫『以』、『鍼』二字，據《靈樞》補。明鈔本作『如以鍼』，亦脫『錐』字。

④ 然谷：原誤作『後谷』，據《太素・卷二十六・厥心痛》、《靈樞》改。

厥心痛，色蒼蒼如死①狀，終日不得太息者，肝心痛也。取行間、太衝。

厥心痛，臥若徒②居，心痛乃間，動作③痛益甚，色不變者，肺心痛也。取魚際、太淵。

真心痛，手足青④至節，心痛甚，旦發夕死，夕發旦死。

心下一本作「痛」不可刺者，中有盛聚，不可取於俞，腸中有蟲瘕，有蛕咬⑤，不可取以小鍼。

心腹痛，發作腫聚，往來上下行，痛有休止，腹中熱，善渴羨音涎出者⑥，是蛕蟲咬⑦也。以手聚按而堅持之，無令得移，以大鍼刺之，久待之，蟲不動，乃出鍼。

心痛引腰脊，欲嘔，刺足少陰。

心痛腹脹，濇濇然大便不利，取足太陰。心痛引背不得息，刺足少陰。不已，取手少陰。

心痛⑧，少腹滿，上下無常處，溲便難，刺足厥陰。

---

① 如死：《外臺・卷七・諸蟲痛方》、《千金・卷十三・第六》皆作「如死灰」。

② 徒：《千金・卷十三・第六》作「從」。

③ 動作：原作「動行」，據《外臺・卷七・諸蟲痛方》、《千金・卷十三・第六》、《太素・卷二十六・厥心痛》改，與《靈樞》合。

④ 青：通「清」，寒冷之義。《靈樞》、《外臺・卷七・諸蟲心痛方》、《千金・卷十三・第六》皆作「清」。按，「清」亦通「凊」。

⑤ 有蛕咬：「咬」原作「蛟」，據《千金・卷十三・第一、第六》、《脉經・卷六・第三》改。按，「蛕」又作「蚘」，即「蛔」字。

⑥ 善渴羨出者：原作「渴羨出者」。《脉經・卷六・第三》作「苦渴涎出者」；《外臺・卷七・諸蟲心痛方》引《甲乙經》作「喜涎出」；《千金・卷十三・第一》作「善渴涎出者」。今據《千金》补入「善」字。按，「羨」與「涎」同。

⑦ 蛕蟲咬：原作「蛕蛟」。《靈樞》作「蛟蛕」，皆誤。今據《千金・卷十三・第六》、《脉經・卷六・第三》、《外臺・卷七・諸蟲心痛方》引《甲乙經》改。明鈔本作「蛕蛟」，下註「音咬」。

⑧ 心痛：此下原衍「引」字，據《太素・卷二十六・厥心痛》、《千金・卷十三・第六》刪。

心痛，但短氣不足以息，刺手太陰。

心腹中卒痛而汗出，石門主之①。

心痛不可按，煩心，巨闕主之②。

心痛有三蟲，多羨，不得反側，上脘主之。

心痛身寒③，難以俛仰，心疝衝冒④，死不知人，中脘主之。

心痛上搶心，不欲食，支痛斥⑤鬲，建里主之。

胸脇背相引痛，心下溷溷，嘔吐多唾，飲食不下，幽門主之。

胸痺⑥，逆氣寒厥，急熱⑦煩心，善唾，噦噫，胸滿噭⑧呼，胃氣上逆，心痛，太淵主之。《千金》作「肺脹胃逆」。

心膨膨痛，《千金》云「煩悶亂」少氣不足以息，尺澤主之。

① 石門主之：依照《甲乙經》腧穴排序，此條當在「中脘主之」條之後。

② 心痛不可按，煩心，巨闕主之：此十一字原脫，據明鈔本，並參照《外臺・卷三十九》、《千金・卷十三・第六》及《醫學綱目・卷十六・心痛》引《甲乙經》補。

③ 心痛身寒：「身」原作「有」，據《千金・卷十三・第六》、《外臺・卷三十九》改。《醫學綱目・卷十六・心痛》引《甲乙經》作「心寒痛」。

④ 心疝衝冒：原作「心疝氣衝胃」，「氣」字衍，「胃」乃「冒」訛。今據《外臺・卷三十九》、《千金・卷十三・第六》刪改。明鈔本作「心疝衝胃」，「胃」字亦誤。

⑤ 斥：原作「引」，據《外臺・卷三十九》、《醫心方・卷二・第一》改。明鈔本作「斤」，為「斥」形誤。

⑥ 胸痺：原書此二字作「脾」，據《外臺・卷三十九・太淵》改。按，《明堂・卷一》、《醫心方・卷二》皆作「痺」。

⑦ 急熱：原脫「熱」字，據《明堂・卷一》補。

⑧ 噭：原作「激」，形近致誤。據《明堂・卷一》改。按，「噭」與「叫」同。

心痛，俠白主之。

卒心中痛，瘈瘲互相引，肘內廉痛，心敖敖然，間使主之。

心痛，衄，噦，嘔血，驚恐畏人，神氣不足，郄門主之。

心痛，卒欬逆，曲澤①主之。出血則已。

卒心痛汗出，大敦主之。出血立已。

胸痺引背，時寒，間使主之。

胸痺心痛，肩肉麻木，天井主之。

胸痺心痛，不得息，痛無常處，臨泣主之。《千金》云「不得反側」。

心疝暴痛，取足太陰、厥陰，盡刺之血絡。喉痺舌卷，口乾煩心，心痛，臂表痛②，《靈樞》及《太素》俱作「臂③內廉痛」不可及頭，取關衝，在手小指次指爪甲下④，去端如韭葉⑤。一云「左取右，右取左」。

① 曲澤：原誤作「尺澤」，據《千金·卷三十·第二》、《外臺·卷三十九·曲澤》、《醫心方·卷二·第一》改。
② 臂表痛：手少陰脉不行臂表，當從原註作「臂內廉痛」，與《太素》、《靈樞》合。
③ 臂：原誤作「背」，據明鈔本改。
④ 爪甲下：原脫「下」字，據《太素·卷三十·喉痺嗌乾》、《靈樞》補。
⑤ 如韭葉：此下原衍「許」字，據明鈔本刪，與《靈樞》合。

邪在肺五藏六府受病發欬逆上氣第三

［編者按］：從篇首至『取缺盆中以越之』，出自《靈樞·卷五·五邪第二十》；從『黄帝問曰：肺之令人欬，何也』至『浮腫者，治其經』，出自《素問·卷十·欬論篇第三十八》；『秋傷於濕，冬生欬嗽』二句，出自《素問·卷二·陰陽應象大論篇第五》；從『問曰：《刺節》言振埃』至『取廉泉者，血變而止』，出自《靈樞·卷十一·刺節真邪第七十五》；從『欬逆上氣，魄户及氣舍主之』至篇末，出自《黄帝明堂經》。

邪在肺，則病皮膚痛，發寒熱，上氣喘，汗出，欬動肩背，取之膺中外俞，背三椎之傍，以手疾按之，快然乃刺之，取缺盆中以越之。

黄帝問曰：肺之令人欬，何也？

岐伯對曰：五藏六府皆令人欬，非獨肺也。皮毛者，肺之合也，皮毛先受邪氣，邪氣以從其合。其寒飲食入胃，從肺脉上至於肺①則肺寒，肺寒則内外合邪，因而客之則為肺欬。五藏各以其時受病，非其時各傳以與之。人與天地相參②，故五藏各以治時感於寒則受病也。微則為欬，甚則為泄為痛，乘秋則肺先受邪，乘春則肝先受之，乘夏則心先受之，乘至陰則脾先受之，乘冬則腎先受之。

肺欬之狀，欬而喘息有音，甚則唾血。心欬之狀，欬則心痛，喉中喝喝《素問》作『吤吤』如梗狀，甚

① 上至於肺：此下原衍『氣』字，據《太素·卷二十九·咳論》、《素問》删。
② 相參：原脱『相』字，據明鈔本補，與《太素·卷二十九·咳論》、《素問》合。

則咽腫喉痺。肝欬之狀，欬則胠《素問》作「兩脇下」痛，甚則①不可以轉，轉則兩脇《素問》作「胠」下滿。脾欬之狀，欬則右胠《素問》作「脇」下痛，陰陰引肩背，甚則欬涎②不可以動，動則欬劇。腎欬之狀，欬則腰背相引而痛，甚則欬涎。

五藏之③久欬，乃移於六府。脾欬不已則胃受之。胃欬之狀，欬而嘔，嘔甚則長蟲出。肝欬不已則膽受之，膽欬之狀，欬嘔膽汁。肺欬不已則大腸受之。大腸欬之狀，欬而遺矢。心欬不已則小腸受之，小腸欬之狀，欬而失氣，氣與欬俱失。腎欬不已則膀胱受之，膀胱欬之狀，欬而④遺尿。《素問》作「溺」久欬不已則三焦受之，三焦欬之狀，欬而腹滿，不欲飲食。此皆聚於胃，關於肺，使人多涕唾而面浮腫氣逆。治藏者，治其俞；治府者，治其合；浮腫者，治其經。

秋傷於濕，冬生欬嗽。

問曰：《刺節⑤》言振埃，刺外經而去陽病，願卒聞之。

對曰：陽氣大逆，上滿於胸中，憤䐜肩息，大氣逆上，喘喝坐伏，病⑥咽噎不得息，取之天容。其

---

① 甚則：原脫「則」字，據明鈔本補。
② 欬涎：《太素・卷二十九・咳論》、《素問》皆無此二字，疑涉下而衍。
③ 之：原脫，據明鈔本補，與《太素・卷二十九・咳論》、《素問》合。
④ 而：原脫，據明鈔本補，與《太素・卷二十九・咳論》、《素問》合。
⑤ 刺節：原誤作「九卷」，據《太素・卷二十二・五節刺》、《靈樞》改。
⑥ 病：《太素・卷二十二・五節刺》、《靈樞》皆作「病惡埃煙」，疑本書脫「惡埃煙」三字。

欬上氣，窮詘胸痛者，取之廉泉。取之天容者，深無一里①，『里』字疑誤取廉泉者，血變而②止。

欬逆上氣，魄户及氣舍主之。

欬逆上氣，譩譆主之。

欬逆上氣，咽喉鳴喝喘息，扶突主之。

欬逆上氣，唾沫，天容及行間主之。

欬逆上氣，咽喉癰腫，呼吸短氣，喘息不通，水突主之。一本作『天突』。

欬逆上氣，喘不能言，華蓋主之。

欬逆上氣，唾喘短氣不得息，口不能言，膻③中主之。

欬逆上氣，喘不得息，嘔吐胸滿不得飲食，俞府主之。

欬逆上氣，漾出多唾，呼吸喘悸④，坐臥不安⑤，彧中主之。

胸滿欬逆，喘不得息⑥，嘔吐煩滿，不得飲食，神藏主之。

---

① 一里：《太素·卷二十二·五節刺》楊上善註曰：『一里，一寸也。故《明堂》刺天容入一寸也。』

② 而：原作『乃』，據明鈔本改，與《靈樞》合。

③ 膻：原作『亶』，據《外臺·卷三十九》、《醫心方·卷二·第一》改。

④ 呼吸喘悸：原作『呼吸哮』，據《醫學綱目·卷二十六·咳嗽》引《甲乙經》改，與《千金·卷三十·第二·欬逆上氣病》、《外臺·卷三十九》合。

⑤ 坐臥不安：《外臺·卷三十九》、《醫心方·卷二·第一》作『坐不得安』；《千金·卷三十·欬逆上氣病》作『坐不安蓆』。

⑥ 喘不得息：原脫『息』字，據《外臺·卷三十九》、《醫心方·卷二·第一》補。

胸脇榰滿，欬逆上氣，呼吸多唾①濁沫膿血，庫房主之。

欬喘，不得坐，不得臥②，呼吸氣索③，咽不得，胸中熱，雲門主之。

胸脇榰滿，不得俛仰，飲食不下，欬唾陳膿，周榮主之④。

胸中滿痛，乳腫⑤瘨癰⑥，欬逆上氣，咽喉喝喝⑦有聲，天谿⑧主之。

欬逆不止，三焦有水氣，不能食，維道主之。

欬逆，煩悶不得臥，胸中滿，喘不得息，背痛，太淵主之。

欬逆上氣，舌乾脇痛，心煩肩寒，少氣不足以息，腹脹，喘，尺澤主之。

欬，乾嘔煩滿⑨，俠白主之。

欬上氣，喘不得息⑩，暴癉⑪內逆，肝肺相搏⑫，鼻口出血，身脹，逆息不得臥，天府主之。

---

① 唾：原誤作「喘」，據明鈔本、《外臺・卷三十九》、《醫心方・卷二・第一》改。

② 不得坐，不得臥：明鈔本同。《醫學綱目・卷二十七・喘不得臥》作「不得臥，不得坐」。

③ 索：原作「素」，據《醫學綱目・卷二十七・喘》引《甲乙經》改，與《外臺・卷三十九・雲門》合。

④ 飲食不下，欬唾陳膿，周榮主之：此十二字原脫，據《外臺・卷三十九・周榮》補。按，「陳膿」，《醫心方・卷二・第一》作「凍膿」，《銅人・卷四》作「稠膿」，《醫學綱目・卷二十七》引《甲乙經》作「沫膿」。

⑤ 胸中滿痛，乳腫：此六字原脫，據《外臺・卷三十九・天谿》、《醫心方・卷二・第一》補。

⑥ 瘨癰：《外臺・卷三十九・天谿》、《銅人・卷四》作「賁膺」，《醫心方・卷二・第一》作「賁癰」。

⑦ 喝喝：原脫一「喝」字，據《醫學綱目・卷二十七》引《甲乙經》補。

⑧ 天谿：原誤作「太谿」，據《外臺・卷三十九・天谿》、《醫心方・卷二・第一》、《銅人・卷四》改。

⑨ 煩滿：原脫「煩」字，據《醫學綱目・卷二十六・咳嗽》引《甲乙經》補。

⑩ 喘不得息：《明堂・卷一》無「喘」字。

⑪ 癉：原作「痺」，據《明堂・卷一》改。

⑫ 搏：原作「傳」，形近致誤，據《醫學綱目・卷二十六・咳嗽》引《甲乙經》改。明鈔本作「薄」，義同。

凄凄寒，欬①吐血，逆氣，入心痛②，手少陰郄③主之。

欬而胸滿，前谷主之。

欬，面赤熱，支溝主之。

欬，喉中鳴，欬唾血，大鐘主之。

肝受病及衛氣留積發胸脇滿痛第四

［編者按］：從篇首至『取耳間青脉以去其瘈』，出自《靈樞·卷五·五邪第二十》；從『黄帝問曰：衛氣留於脉中』至『腹皮絞甚者，不可刺也』，出自《靈樞·卷九·衛氣失常第五十九》；『氣逆上，刺膺中陷者，與脇下動脉。』三句，出自《靈樞·卷五·雜病第二十六》；從『胸滿，嘔無所出』至篇末，出自《黄帝明堂經》。

邪在肝，則病兩脇中痛。寒中，惡血在内，胻節時腫，善瘈④，取行間以引脇下，補三里以温胃中，取血脉以散惡血，取耳間青脉以去其瘈。

---

① 欬：原作『嗽』，據明鈔本改，與《醫學綱目·卷二十六·咳嗽》引《甲乙經》合。

② 入心痛：『入』原作『驚』，據《醫學綱目·卷二十六·咳嗽》引《甲乙經》改。

③ 手少陰郄：原脱『少』字，據《外臺·卷三十九·少陰郄》、《千金·卷三十·第二》補，與本書卷三第二十六合。

④ 胻節時腫，善瘈：《靈樞》作『行善掣節，時脚腫』；《太素·卷二十二·五藏刺》作『行者，善瘛節時腫』；《脉經·卷六·第一》、《千金·卷十一·第一》作『胻善瘈，節時腫』。張燦玾先生改作『節時腫，胻善瘈』，可參。

黃帝問曰：衛氣留於脉①《太素》作「腹」中，稸②積不行，苑藴不得常所，《靈樞》下有「使人」二字榰脇中滿，喘呼逆息者，何以去之？

伯高對曰：其氣積於胸中者，上取之；積於腹中者，下取之；上下皆滿者，傍取之。積於上者，寫人迎、天突、喉中。積於下者，寫三里與氣街。上下皆滿者，上下取之③，與季脇之下深一寸，重者，雞足取之。診視其脉，大而强急及絶不至者，腹皮絞甚者，不可刺也。

氣逆上，刺膺中陷者，與脇下④動脉。

胸滿，嘔無所出，口苦舌乾，飲食不下，膽俞主之。

胸滿，呼吸喘喝⑤，窮詘窘不得息，刺⑥人迎，入四分，不幸殺人。

胸滿痛，璇璣主之。

胸脇榰滿，痛引胸中，華蓋主之。

胸脇榰滿，痺痛骨疼，飲食不下，嘔《千金》作「咳」逆上氣⑦，煩心，紫宫主之。

胸中滿，不得息，脇痛骨疼，喘逆上氣，嘔吐煩心，玉堂主之。

---

① 脉：當據《靈樞》作「腹」。今本《太素》不全，闕此内容，據此下林億等註文，當與《靈樞》同。
② 稸：《靈樞》作「搐」，明鈔本作「畜」。按，三字皆與「蓄」通。
③ 上下取之：原作「上下皆下之」，據明鈔本改，與《靈樞》合。
④ 脇下：《太素·卷三十·氣逆滿》、《靈樞》皆作「下胸」，疑本書誤。
⑤ 喘喝：原脱「喘」字，據《外臺·卷三十九》、《醫心方·卷二·第一》補。
⑥ 刺：此下原有「入」字，涉下而衍。據《外臺·卷三十九》删。
⑦ 上氣：原作「氣上」，據《醫學綱目·卷十六·胸痛胸滿》引《甲乙經》乙正，與《千金·卷三十·第二》、《外臺·卷三十九》、《醫心方·卷二·第一》合。

胸脇榰滿，鬲塞飲食不下，嘔吐，食復還出①，中庭主之。

胸脇②榰滿，痛引膺不得息，悶亂煩滿，不得飲食，靈墟主之。

胸脇榰滿，不得息，欬逆，乳癰，洒淅惡寒，神封主之。

胸脇榰滿，鬲逆不通，呼吸少氣，喘息不得舉臂，步郎主之。

胸脇榰滿，喘逆③上氣，呼吸肩息，不知食味，氣户主之。

喉痺，胸中暴逆，先取衝脉，後取三里、雲門，皆寫之。

胸脇榰滿，卻引背痛，臥不得轉側，胸鄉主之。

傷憂悁思氣積，中脘主之④。

胸滿馬刀，臂不得舉，淵腋主之。

大氣不得息，息即胸脇中痛，實則其身盡寒，虛則百節皆縱，大包主之。

胸中暴滿，不得眠⑤，一云『不得喘息』輒筋主之。

胸脇榰滿，瘈瘲，引臍腹痛，短氣煩滿⑥，巨闕主之。

腹中積氣結痛，梁門主之。

---

① 食復還出：原脱『還』字，據明鈔本補，與《外臺·卷三十九》及《醫學綱目·卷十六·胸痛胸滿》引《甲乙經》合。

② 脇：原作『中』，據《醫學綱目·卷十六·胸痛胸滿》引《甲乙經》改，與《外臺·卷三十九》合。

③ 逆：原作『滿』，據《醫學綱目·卷十六·胸痛胸滿》引《甲乙經》改，與《外臺·卷三十九》合。

④ 中脘主之：據《甲乙經》腧穴排序規律，此條當在下文『巨闕主之』條之後。

⑤ 不得眠：《外臺·卷三十九》、《醫心方·卷二·第一》皆作『不得臥，喘息』。又，據上引二書，疑此下註文脱『臥』字。

⑥ 短氣煩滿：《外臺·卷三十九》此下有『嘔吐』二字。

傷食脇下滿，不能轉展反側，目青而嘔，期門主之。

胸脇榰滿，勞宮主之。

多臥善唾，胸滿腸鳴，三間主之。

胸滿不得息，頸①頷腫，陽谷主之。《千金》云「陽谿」②。

胸脇脹，腸鳴切痛，一云「胸脇支滿，腹中切痛」太白主之。

暴脹，胸脇榰滿，足寒，大便難，面唇白，時時③嘔血，太衝主之。

胸脇榰滿，惡聞人聲與木音，巨虛上廉主之。

胸脇榰滿，寒如風吹狀，俠谿主之。

胸滿④善太息，胸中⑤膨膨然，《千金》作「胸脅急」丘墟主之。

胸脇榰滿，頭痛，項內寒熱⑥，外丘主之。

脇下榰滿，嘔，吐逆，陽陵泉主之。

---

① 頸：原作「頭」，據《醫學綱目·卷十六·胸痛胸滿》引《甲乙經》改，與《外臺·卷三十九》合。

② 《千金》云陽谿：原脫此註，據《醫學綱目·卷十六·胸痛胸滿》引《甲乙經》補。明鈔本此註在「谷」字之下，作「千金作谿」。

③ 時時：原脫一「時」字，據《醫學綱目·卷十六·胸痛胸滿》引《甲乙經》補，與《千金·卷三十·第二》、《外臺·卷三十九》合。

④ 胸滿：《外臺·卷三十九》、《醫心方·卷三十九》皆作「胸脇痛」。

⑤ 中：《外臺·卷三十九》、《醫心方·卷三十九》皆作「滿」。

⑥ 項內寒熱：原脫「熱」字，據《醫學綱目·卷十六》引《甲乙經》及《外臺·卷三十九》補。《醫心方·卷二》作「項上凸，寒熱」。

邪在心膽及諸藏府發悲恐太息口苦不樂及驚第五

［編者按］：從篇首至『在陰陽十二官相使中』，出自《素問·卷十三·奇病論篇第四十七》；從『善怒而不欲食』至『怒而多言，刺足少陰』，出自《靈樞·卷五·雜病第二十六》；從『短氣心痺，悲怒逆氣』至『大驚，乳痛，梁丘主之』，出自《黄帝明堂經》；從『邪在心則病心痛』至『視有餘不足而調其俞』，出自《靈樞·卷五·五邪第二十》；從『膽病者，善太息』至『其寒熱者取陽陵泉』，出自《靈樞·卷一·邪氣藏府病形第四》；從『邪在膽，逆在胃』至篇末，出自《靈樞·卷四·四時氣第十九》。

黄帝問曰：有病口苦①取陽陵泉，口苦者病名為何？何以得之？

岐伯對曰：病名曰膽癉②。夫膽者中精之府，《素問》無此句**肝者中之將也，取決於膽，咽為之使。此人者，數謀慮不決，膽氣上溢，**《素問》『膽③』下有『虚』字**而口為之苦，治之以膽募俞，在陰陽十二官相使中。**

善怒而不欲食④，言益少，刺足太陰；怒而多言，刺足少陰⑤。《太素》作『少陽』。

短氣心痺，悲怒逆氣，恐⑥，狂易，魚際主之。

---

① 有病口苦：原脱『病』字，據明鈔本補，與《太素·卷三十·膽癉》、《素問》合。
② 癉：原作『痺』，據明鈔本改，與《素問》合。
③ 膽：原脱，據《素問》補。
④ 不欲食：原脱『不』字，據《靈樞》、《太素·卷三十·喜怒》補。
⑤ 足少陰：《靈樞》、《太素·卷三十·喜怒》皆作『足少陽』，本書誤。
⑥ 恐：原作『怒』，與上文義重，據《外臺·卷三十九》改。《醫學綱目·卷二十七·短氣》引《甲乙經》無此字。

心痛善悲，厥逆，懸心如飢之狀，心憺憺①而驚，大陵及間使主之。

心澹澹而善驚恐，心悲，內關主之。《千金》作『曲澤』。

善驚悲，不樂，厥，脛足下熱，面盡熱，嗌乾②渴，行間主之。

脾虛令人病寒不樂，好太息，商丘主之。

色蒼蒼然太息，如將死狀，振寒，溲白便難，中封主之。

心如懸，哀而亂，善怒③，嗌內腫，心惕惕恐，如人將捕之，多涎出，喘，少氣吸吸不足以息，然谷主之。

驚，善悲不樂，如墮墜，汗不出，面塵黑，病飢④不欲食，照海主之。

膽眩寒厥，手臂痛，善驚妄⑤言，面赤泣出，液門主之。

大驚，乳痛，梁丘主之。

邪在心則病心痛，善悲，時眩仆，視有餘不足而調其俞。

膽病者，善太息，口苦，嘔宿水，《靈樞》作『宿汁』。心下澹澹善恐，如人將捕之。嗌中吤吤然，數欬唾，候在足少陽之本末，亦視其脉之陷下者灸之。其寒熱者取陽陵泉。

---

① 憺憺：原作『譫譫』，據明鈔本改。
② 嗌乾：原脫，據《醫學綱目·卷十三·驚悸怔忡》引《甲乙經》補，與《外臺·卷三十九》合。
③ 怒：原作『恐』，據明鈔本改，與《外臺·卷三十九》合。
④ 飢：原作『飲』，據《醫學綱目·卷十三·驚悸怔忡》引《甲乙經》改，與《外臺·卷三十九》合。
⑤ 妄：原作『忘』，據《醫學綱目·卷十三·驚悸怔忡》引《甲乙經》改，與《外臺·卷三十九》合。

邪在膽，逆在胃，膽液泄則口苦，胃氣逆則嘔苦汁，故曰嘔膽。取三里以下胃逆，則刺足少陽血絡，以閉膽逆，調其虛實以去其邪。

脾受病發四肢不用第六

［編者按］：從篇首至『皆無氣以生，故不用焉』，出自《素問·卷八·太陰陽明論篇第二十九》；篇末一段出自《黃帝明堂經》。

黃帝問曰：脾病而四肢不用何也？

岐伯對曰：四肢者皆稟氣於胃，而不得至經，必因脾乃得稟。今[①]脾病，不能為胃行其津液，四肢不得稟水穀氣，氣日以衰，脉道不通，筋骨肌肉皆無氣以生，故不用焉。

問曰：脾不主時何也？

對曰：脾者土也，土者中央[②]，常以四時長四藏，各十八日寄治，不得[③]獨主時，脾者土藏，常著胃土之精也。土者，生萬物而法天地，故上下至頭足不得主時。

問曰：脾與胃以募相連耳，而能為之行津液，何也？

對曰：足太陰者三陰也，其脉貫胃，屬脾絡嗌，故太陰為之行氣於三陰。陽明者表也，五藏六府之

---

① 今：原作『令』，據明鈔本改，與《素問》合。

② 土者中央：《太素·卷六·藏府氣液》、《素問》皆作『治中央』，疑本書誤。

③ 不得：原脫『得』字，據明鈔本補，與《素問》合。

海也，亦為之行氣於三陽。藏府各因其經而受氣於陽明，故為胃行津液。四肢不得禀水穀氣，氣日以衰，陰道不利，筋骨肌肉，皆無氣以生，故不用焉。

身重骨痿①不相知，太白主之。

脾胃大腸受病發腹脹滿腸中鳴短氣第七

［編者按］：標題「大腸」二字，原作「太腸」，據本書原《目錄》改。又按，從篇首至「皆調其三里」，出自《靈樞·卷五·五邪第二十》；從「飲食不下」至「在下脘則散而去之」，出自《靈樞·卷四·四時氣第十九》；從「胃病者」至「食飲不下，取三里」，出自《靈樞·卷一·邪氣藏府病形第四》；從「腹中雷鳴」至「盛則寫之，虛則補之」，出自《靈樞·卷四·四時氣第十九》；從「大腸病者」至「取巨虛上廉」，出自《靈樞·卷一·邪氣藏府病形第四》；從「腹滿大便不利」至「已刺按之，立已」，出自《靈樞·卷五·雜病第二十六》；從「腹暴痛滿」至「必視其經之過於陽者，數刺之」，出自《素問·卷八·通評虛實論篇第二十八》；從「腹滿不能食，刺脊中」至篇末，出自《黄帝明堂經》。

邪在脾胃，則病肌肉痛。陽氣有餘，陰氣不足，則熱中善飢。陽氣不足，陰氣有餘，則寒中腸鳴腹痛。陰陽俱有餘，若俱不足，則有寒有熱，皆調其三里。

飲食不下，鬲塞不通，邪在胃脘。在上脘則抑而下之，在下脘則散而去之。

胃病者，腹䐜脹，胃脘當心而痛，上榰兩脇，鬲咽不通，食飲不下，取三里。

---

① 痿：原誤作「瘦」，據《外臺·卷三十九》、《甲乙經·卷十一·第四》改，與本書卷十·第四「痿不相知，太白主之」合。

腹中雷一本作『常』鳴，氣常衝胸，喘不能久立，邪在大腸也。刺肓①之原，巨虚上廉、三里。腹中不便，取三里，盛則寫之，虛則補之。

大腸病者，腸中切痛而鳴濯濯，冬日重感於寒則泄②，當臍而痛，不能久立，與胃同候，取巨虚上廉。

腹滿大便不利，腹大，上走胸嗌③，《靈樞》下有『喘息』二字喝喝然，取足少陽④。腹滿食不化，響響然不得大便，取足太陰⑤。腹痛，刺臍左右動脉。已刺按之，立已。不已，刺氣街。已刺⑥按之，立已。

腹暴痛滿⑦，按之不下，取太陽經絡血者則已。又刺少陰一本作『少陽』俞⑧，去脊椎三寸傍五，用員利鍼，刺已如食頃久，立已。必視其經之過於陽者，數刺之。

腹滿不能食，刺脊中。

腹中氣脹引脊痛，食飲多⑨身羸瘦，名曰食㑊⑩。先取脾俞，後取季脇。

① 肓：原作『盲』，形近致誤，據明鈔本改。
② 則泄：原脫，據《太素·卷十一·府病合輸》、《千金·卷十八·第一》補。《靈樞》作『即泄』，義同。
③ 上走胸嗌：《太素·卷三十·刺腹滿數》、《靈樞》此下皆有『喘息』二字，當從原註補入。
④ 足少陽：《靈樞》作『足少陰』。《太素·卷三十·刺腹滿數》與《靈樞》同，楊上善註：『有本「少陰」為「少陽」。』
⑤ 足太陰：原作『足太陽』，據《太素·卷三十·刺腹滿數》、《靈樞》改。
⑥ 已刺：原脫，據明鈔本補，與《太素·卷三十·刺腹滿數》、《靈樞》合。
⑦ 腹暴痛滿：《太素·卷三十·刺腹滿數》、《素問》皆無『痛』字，疑為衍文。
⑧ 俞：原誤作小字，混入註文。據《太素·卷三十·刺腹滿數》、《靈樞》改作大字。
⑨ 食飲多：『多』原誤作『而』，據《醫心方·卷十三·第二》引《明堂經》改，與《外臺·卷三十九·脾俞》合。
⑩ 食㑊：《外臺·卷三十九·脾俞》與《醫心方·卷十三·第二》引《明堂經》作『食晦』，疑本書誤。

大腸轉氣，按之如覆杯，熱引胃痛，脾氣寒，四肢急煩①，不嗜食，脾俞主之。

胃中寒脹，食多身體羸瘦，腹中滿而鳴，腹䐜風厥，胸脇榰滿，嘔吐，脊急痛，筋攣，食不下，胃俞主之。

頭痛食不下，腸鳴，臚脹，欲嘔，時泄注②，三焦俞主之。

腹滿，臚脹，大便泄，意舍主之。

臚脹水腫，食飲不下，多寒，《千金》作③「惡寒」胃倉主之。

心腹脹滿，噫，煩熱，善嘔，膈中不利，巨闕主之④。

寒中傷飽，食飲不化，五藏䐜脹⑤，心腹胸脇榰滿，脉虛⑥則生百病，上脘主之。

腹脹不通，寒中傷飽，食飲不化，中脘主之。

食飲不化，入腹還出，下脘主之。

腸⑦中常鳴，時上衝心，灸臍中。

心滿氣逆，陰都主之。

---

① 四肢急煩：原脫「急煩」二字，據《外臺·卷三十九》、《醫心方·卷二·第一》補。
② 時泄注：原脫「注」字，據《醫學綱目·卷二十四·小腹脹》引《甲乙經》補，與《醫心方·卷二·第一》合。
③ 作：原誤作「多」，據明鈔本改。
④ 巨闕主之：此條十七字原脫，據《千金·卷三十·第五·熱病·巨闕》註文引《甲乙經》補，與《外臺·卷三十九》合。
⑤ 䐜脹：原作「䐜滿脹」，據《聖濟總錄·卷一百九十三·治水飲不消灸刺法》刪「滿」字，與《外臺·卷三十九》合。
⑥ 脉虛：此二字原作「脹」，據《醫學綱目·卷二十四·小腹脹》引《甲乙經》改，與《外臺·卷三十九》合。
⑦ 腸：《醫心方·卷二·第一》作「腹」，於義為勝。

大腸寒中，《千金》作『疝』大便乾，腹中切痛，肓俞主之。

腹中盡痛，外陵主之。

腸鳴相逐，不可傾倒①，承滿主之。

腹脹善滿，積氣，關門主之。

食飲不下，腹中雷鳴，大便②不節，小便赤黃，陽綱主之。

腹脹腸鳴，氣上衝胸，不能久立，腹中痛濯濯，冬日重感於寒則泄，當臍而痛，腸胃間遊氣切痛，食不化，不嗜食，身腫，一本作『重』俠臍急，天樞主之。

腹中有大熱不安，腹有大氣③如相俠，暴腹脹滿，癃，淫濼，氣衝主之。

腹滿痛，不得息，正偃臥④，屈一膝，伸一股，并氣衝⑤，鍼上入三寸，氣至寫之。

寒氣腹滿，癃，淫濼，身熱，腹中積聚疼痛，衝門主之。

腹中腸鳴，盈盈然食不化，脇痛不得臥，煩熱，泄糜⑥，不嗜食，胸脇榰滿，喘息而衝鬲，嘔，心

---

① 傾倒：明鈔本及《醫學綱目・卷二十二・腸鳴》引《甲乙經》同。《外臺・卷三十九》、《醫心方・卷二・第一》作『傾側』，後者義勝。

② 大便：原作『大腸』，據《醫學綱目・卷二十二・腸鳴》引《甲乙經》改，與《外臺・卷三十九》、《醫心方・卷二・第一》合。

③ 大氣：《外臺・卷三十九》作『逆氣』，於義為勝。

④ 正偃臥：原脫『偃』字，據本書卷十二・第十補。《千金・卷三十・第八》作『正仰臥』，義同。

⑤ 並氣衝：原作『並刺氣衝』，據明鈔本、《醫學綱目・卷二十四・小腹脹》引《甲乙經》及《千金・卷三十・心腹第二》刪『刺』字。

⑥ 煩熱，泄糜：原書與明鈔本皆作『煩，熱中』。《醫學綱目・卷二十二・腸鳴》引《甲乙經》作『煩熱，泄糜』，今據改。《聖濟總錄・卷一百九十一・足厥陰肝經・章門》、《銅人・卷四》作『煩熱口乾』。

痛及傷飽，身黃瘦痟羸瘦①，章門主之。

腸鳴而痛，温留主之。

腹䐜②時寒③，腰痛不得臥，手三里④主之。

腹中有寒氣，隱白主之。

腹滿嚮嚮然⑤不便，心下有寒痛，商丘主之。

腹中熱若寒，腸⑥善鳴，强欠，時⑦内痛，心悲氣逆，腹滿，漏谷主之。已刺外踝，上氣不止，腹脹而氣快然引肋脇⑧下，皆主之。

腹中氣脹嗑嗑，不嗜食，脇下滿，陰陵泉主之。

喘，少氣不足以息，腹滿大便難，時上走胸⑨中鳴，脹滿，口舌乾，口中吸吸⑩，善驚，咽中痛，

---

① 身黃瘦痟羸瘦：原作「身黃疾骨瘦羸」。《醫學綱目・卷二十二・腸鳴》引《甲乙經》無「疾」字。《千金・卷三十》作「身黃酸疼羸瘦」；宋本《外臺・卷三十九・膽人》引《甲乙經》作「身黃瘦痟羸瘦」，今從之。

② 腹䐜：原作「腸腹」；《醫學綱目・卷二十二・腸鳴》引《甲乙經》作「腸䐜」，義皆不安。今據《外臺・卷三十九》、《醫心方・卷二》改。

③ 時寒：《醫學綱目・卷二十二・腸鳴》引《甲乙經》及《醫心方・卷二・第一・（手）三里》皆作「肘寒」，疑本書誤。

④ 手三里：明鈔本及《醫學綱目・卷二十八・腰痛》引《甲乙經》同。本書卷三作「三里」，無「手」字。

⑤ 嚮嚮然：「嚮」與「響」通。

⑥ 腸：原作「腹」，據《千金・卷三十・第二》、《外臺・卷三十九》、《醫心方・卷二・第一》改。

⑦ 時：《醫心方・卷二・第一》作「膝」。

⑧ 肋脇：原作「肘脇」，《外臺・卷三十九》、《醫心方・卷二・第一》同。張燦玾先生改作「肋脇」，註曰：「按「肘脇」，義不通。詳《素問・舉痛論》：「故脇肋與少腹相引而痛矣。」正合此義，故據改。」今從其說。

⑨ 胸：《醫學綱目・卷二十七・喘》引《甲乙經》作「胃」。

⑩ 口舌乾，口中吸吸：原脫「乾口」二字，據《醫學綱目・卷二十七・喘》引《甲乙經》補，與《外臺・卷三十九》合。

不可内食，善怒，驚恐不樂①，大鐘②主之。

嗌乾腹瘈痛，坐起③目䀮䀮，善怒多言，復留主之。

腹寒④脹滿，厲兑主之。

腹大不嗜食，衝陽主之。

厥氣上楮，解谿⑤主之。

大腸有熱，腹鳴腹滿，俠臍痛，食不化，喘不能久立，巨虚上廉主之。

腸⑥中寒，脹滿善噫，惡聞食臭⑦。胃氣不足，腸鳴脹滿⑧，腹痛泄，食不化，心下脹，三里主之。

腹滿，胃中有熱，不嗜食，懸鐘主之。

大腸實則腰背痛，寒痺⑨轉筋，頭眩痛。虚則鼻衄癲疾，腰痛濈濈然汗出，令人欲食而走⑩，承筋主之。取脚下三所横，視盛者出血⑪。

① 驚恐不樂：原脱『驚』字，據《外臺·卷三十九》補。
② 大鐘：『大』原作『太』，為通假字，今改為本字。
③ 坐起：『起』，原作『臥』，據《外臺·卷三十九》改。
④ 腹寒：原誤作『寒腹』，據《外臺·卷三十九》乙正。
⑤ 解谿：原誤作『太谿』，據《外臺·卷三十九》、《醫心方·卷二·第一》改，與《甲乙經》腧穴排列規律合。
⑥ 腸：《外臺·卷三十九》、《醫心方·卷二·第一》皆作『腹』。
⑦ 惡聞食臭：原脱『惡』字，據《千金·卷三十·第八·雜病》、《聖濟總録·卷一百九十一·足三里》補。
⑧ 腸鳴脹滿：原脱『脹滿』二字，據《醫學綱目·卷二十四·小腹脹》引《甲乙經》補。
⑨ 寒痺：原作『痺寒』，據《外臺·卷三十九》、《醫心方·卷二·第一》乙正。
⑩ 欲食而走：《醫學綱目·卷二十八·腰痛》引《甲乙經》作『飲食欲走』；《外臺·卷三十九》作『欲食欲走』。
⑪ 取脚下三所横，視盛者出血：『所』，原誤作『折』，據明鈔本改。按，此二句出自《素問·卷十一·刺腰痛論篇第四十一》，恐非《明堂》文，疑乃本書下篇『會陰之脉令人腰痛』條之文，錯簡於此。

腎小腸受病發腹脹腰痛引背少腹控睾第八

〔編者按〕：從篇首至『視有血者盡取之』，出自《靈樞・卷五・五邪第二十》；從『少腹控睾引腰脊』至『按其所過之經以調之』，出自《靈樞・卷四・四时气第十九》；從『小腸病者，少腹痛』至『此其候也』，出自《靈樞・卷一・邪氣藏府病形第四》；從『黃帝問曰：有病厥者』至『故腎為腰痛』，出自《素問・卷十三・病能論篇第四十六》；從『足太陽脉令人腰痛』至『取足少陰郄中血絡』，出自《素問・卷十一・刺腰痛篇第四十一》；從『腰痛上寒』至篇末，出自《黃帝明堂經》。

邪在腎，則病骨痛陰痺。陰痺者，按之而不得，腹脹腰痛，大便難，肩背頸項强痛，時眩，取之湧泉、崑崙。視有血者盡取之。

少腹控睾引腰脊，上衝心肺，邪在小腸也。小腸者，連睾系屬於脊，貫肝肺，絡心系。氣盛則厥逆，上衝腸胃，燻肝肺，散於肓①，結於臍，故取肓原以散之，刺太陰以予之，取厥陰以下之，取巨虛下廉以去之，按其所過之經以調之。

小腸病者，少腹痛，腰脊控睾而痛，時窘之後，耳前熱，若寒甚，若獨肩上熱甚，及手小指次指間熱，若脉陷者，此其候也。

黃帝問曰：有病厥者，診右脉沉堅，左脉浮遲，不知病生安在？

岐伯對曰：冬診之，右脉固當沉堅，此應四時；左脉浮遲，此逆四時，左當主病。診左在腎，頗在

① 肓：原作『胷』，據《太素・卷二十三・雜刺》、《千金・卷十四・第一》改，與《靈樞》合。

肺，當腰痛。

問曰：何以言之？

對曰：少陰脉貫腎絡肺，今得肺脉，腎為之病，故腎①為腰痛。

足太陽脉令人腰痛，引項脊尻背如腫②狀，刺其郄中太陽正經去血，春無見血。

少陽令人腰痛，如以鍼刺其皮中，循循然不可俛仰，不可以左右顧，刺少陽盛骨之端出血，盛骨在膝外廉之骨獨起者，夏無見血。

陽明令人腰痛，不可以顧，顧如有見者，善悲，刺陽明於骭③前三痏，上下和之出血，秋無見血。

足少陰令人腰痛，痛引脊內廉，刺足少陰於內踝上二痏，春無見血。若出血太多，虛不可復。

厥陰之脉令人腰痛，腰中如張弓弩絃，刺厥陰之脉，在腨踵魚腹之外，循之④累累然乃刺之，其病令人言⑤默默然不慧，刺之三痏。

解脉令人腰痛，痛引肩，目䀮䀮然，時遺溲，刺解脉，在膝筋分肉間，在郄外廉之橫脉出血，血變而止。

同陰之脉令人腰痛，腰如小錘居其中，怫然腫，刺同陰之脉，在外踝上絶骨之端，為三痏。

解脉令人腰痛如裂，《素問》作「引帶」常如折腰之狀，善怒，刺解脉，在郄中結絡如黍米，刺之血射

---

① 腎：原脱，據明鈔本補，與《太素・卷十六・雜診》、《素問》合。

② 腫：《太素・卷三十・腰痛》、《素問》皆作「重」。

③ 骭：原作「胻」。明鈔本作「骬」，為「骭」字之形誤。《素問》作「䯒」，新校正曰：「按《甲乙經》「䯒」作「骭」。」今據新校正改。

④ 循之：原作「循循」，下「循」字誤，據《太素・卷三十・腰痛》、《素問》改。

⑤ 言：原作「善言」，據《太素・卷三十・腰痛》刪「善」字。《素問》亦作「善言」，新校正曰：「詳「善言」與「默默」，二病難相兼，全元起本無「善」字，於義為允。」

以黑，見赤血乃已。全元起云：「有兩解脉，病源①各異，恐②誤，未詳。」

陽維之脉令人腰痛，痛上怫然腫③，刺陽維之脉，脉與太陽合腨下間，去地一尺所。

衡絡之脉令人腰痛，得俛不得仰，仰則恐仆，得④之舉重傷腰，衡絡絶傷，惡血歸之，刺之在郄陽之筋間，上郄數寸衡居，為二痏出血。

會陰之脉令人腰痛，痛上濈濈然⑤汗出，汗乾令人欲飲，飲已欲走，刺直陽之脉上三痏，在蹻上郄下三寸所⑥橫居，視其盛者出血。《素問》「濈濈然」作「漯漯然」，「三所」作「五寸」。

飛陽之脉令人腰痛，痛上怫然，甚則悲以恐，刺飛陽之脉，在內踝上二寸，《素問》作「五寸」少陰之前與陰維之會。

昌陽之脉令人腰痛，痛引膺，目䀮䀮然，甚則反折，舌卷不能言，刺內筋為二痏，在內踝上大筋前，太陰後⑦，上踝一寸所。

散脉令人腰痛而熱，熱甚而煩，腰下如有橫木居其中，甚則遺溲，刺散脉在膝前骨肉分間，絡外廉

---

① 源：本作「原」，據明鈔本改，與《素問》新校正引全元起註文合。

② 恐：原作「疑」，據明鈔本改，與《素問》新校正引全元起註文合。

③ 腫：原作「種」，據明鈔本改，與《太素》、《素問》合。

④ 得：原作「相」，據明鈔本改，與《太素》、《素問》合。

⑤ 濈濈然：原脱一「濈」字，據此下林億等原註補。

⑥ 三寸所：原脱「寸」字，據《太素·卷三十·腰痛》補。《素問》作「五寸」，無「所」字。

⑦ 大筋前，太陰後：原作「大筋後」，脱「前太陰」三字，據《太素·卷三十·腰痛》補，與《素問》合。按，本節之末原注「《素問》「大筋」作「太陰」」七字，此註詞不達義，當作「《素問》「太筋後」作「大筋前，太陰後」」，檢明鈔本無此註文，當系明代人所加，今刪之。

束脉為三痏。

肉里之脉令人腰痛，不可以欬，欬則筋攣，刺肉里之脉為二痏，在太陽之外，少陽絶骨之端。

腰痛俠脊而痛，至頭几几然，目䀮䀮欲僵仆，刺足太陽郄中出血。

腰痛引少腹控䏚，不可以俛仰①，刺腰尻②交者，兩髁③胂上，以月死生為痏數，發鍼立已。《素問》云『左取右，右取左』。

腰痛上寒，取足太陽陽明；痛上熱，取足厥陰；不可以俛仰，取足少陽；中熱而喘，取足少陰郄中血絡。

腰痛上寒，實則脊急强，長强主之。

少④腹痛熱⑤，控睾引腰脊，疝痛，上衝心，腰脊强，溺難⑥黃赤，口乾，小腸俞主之。

腰脊痛强引背少腹，俛仰難，不得仰息，脚痿重，尻不舉，溺赤，腰以下至足清不仁，不可以坐起，膀胱俞主之。

腰痛不可以俛仰，中膂内俞主之。

---

① 不可以俛仰：原作『不可以仰』。《素問》新校正曰：『按《甲乙經》作「不可以俛仰」。』今補『俛』字。
② 刺腰尻：原脱『腰』字，據明鈔本補。
③ 髁：原作『踝』，形誤，據《素問》改。
④ 少：原作『小』，據《醫學綱目・卷十四・諸疝》引《甲乙經》改，與《醫心方・卷二・第一》合。
⑤ 痛熱：原脱『熱』字，據《外臺・卷三十九》、《醫心方・卷二・第一》補。
⑥ 溺難：原脱『難』字，據《外臺・卷三十九》、《醫心方・卷二・第一》補。

腰脊①痛而清②，善傴③，睾跳搴④，上窌主之。

腰痛怏怏不可以俛仰，腰以下至足不仁，入脊腰背寒⑤，次窌主之。先取缺盆，後取尾骶與八窌。

腰痛大便難，飧泄，腰尻中寒，中窌主之。

腰痛脊急，脇下⑥滿，小腹堅急，志室主之。

腰脊痛，惡寒⑦，少腹滿堅，癃閉下重，不得小便，胞肓⑧主之。

腰痛骶寒，俛仰急難，陰痛下重，不得小便，秩邊主之。

腰痛控睾小腹及股，卒俛不得仰，刺氣衝⑨。

腰痛不得轉側，章門主之。

腰痛不可以久立俛仰，京門及行間主之。

腰痛引少腹⑩，居窌⑪主之。

---

① 腰脊：原作「腰足」，據《外臺·卷三十九》改。

② 清：與「清」通。《醫學綱目·卷二十八·腰痛》引《甲乙經》作「清泄」。

③ 傴：原作「偃」，據《外臺·卷三十九》、《醫心方·卷二·第一》改。按，《醫學綱目·卷二十八·腰痛》引《甲乙經》作「嘔」，當系「傴」字形誤。

④ 搴：原作「拳」，據《醫學綱目·卷二十八·腰痛》引《甲乙經》改。《外臺·卷三十九》、《醫心方·卷二·第一》皆作「蹇」。

⑤ 入脊腰背寒：《外臺·卷三十九》、《醫心方·卷二·第一》、《銅人·卷四》、《醫心方·卷二·第一》皆無「入」字，疑本書衍。

⑥ 下：原作「中」，據《外臺·卷三十九》、《醫心方·卷二·第一》改。

⑦ 惡寒：原作「惡風」，據《醫學綱目·卷二十八·腰痛》引《甲乙經》改，與《外臺·卷三十九》、《醫心方·卷二·第一》合。

⑧ 肓：原作「盲」，形誤，據明鈔本改。

⑨ 衝：原作「街」，據《外臺·卷三十九》改，與本書卷三·第二十一、卷八·第四、卷九·第七、第十二、卷十二·第十等合。

⑩ 腰痛引少腹：原作「腰痛少腹痛」，據《外臺·卷三十九》、《醫心方·卷二·第一》改。

⑪ 居窌：原誤作「下窌」，據《外臺·卷三十九》、《醫心方·卷二·第一》改。

腎腰痛，不可俛仰，陰陵泉主之。

腰痛少腹滿，小便不利如癃狀，羸瘦，意恐懼，氣不足，腹中怏怏①，太衝主之。

腰痛少腹痛，陰包主之。

腰痛大便難，湧泉主之。《千金》云②『腰脊相引如解。』

實則閉癃，淒淒腰脊痛③宛轉，目循循然④嗜臥，口中熱，虛則腰痛，寒厥，煩心悶，大鐘主之。

腰痛引脊內廉，復溜主之。春無見血，若太多，虛不可復。是前足少陰痛也⑤。

腰痛不能舉足，少坐，若下車躓地，脛中熇熇然，申脉主之。

腰痛如小錘居其中，怫然腫痛，不可以欬，欬則筋縮急，諸節痛，上下無常，寒熱，陽輔主之⑥。

腰痛不可舉，足跟中踝後痛，腳痿，僕參主之。

腰痛俠脊至頭几几然，目䀮䀮，委中主之。是前刺足太阳郄中出血者。

---

① 怏怏：明鈔本同，下註：『一作悒悒』，疑本書脫此註。《醫學綱目・卷二十八・腰痛》引《甲乙經》作『悒怏』。《外臺・卷三十九》、《千金・卷三十・第二・脹滿病》皆作『悒悒』。

② 《千金》云：此三字原脫，故此後『腰脊相引如解』六字誤入『大鍾主之』條。今據明鈔本改正，與《千金・卷三十・第三・腰脊痛》合。

③ 痛：宋本《外臺・卷三十九・腎人・大鍾》作『强痛』。

④ 目循循然：原無『然』字，宋本《外臺・卷三十九・腎人・大鍾》作『目循然』，今補入『然』字。

⑤ 是前足少陰痛也：此七字原為大字。按，此七字與下文『委中』、『殷門』兩條之末小字註文文例相同，當是註文誤入經文者，今改作小字。又，疑此七字與『委中』、『殷門』文末註文皆出自皇甫謐，待考。

⑥ 陽輔主之：據《甲乙經》腧穴排序規律，此條當在此上『申脉主之』條之前。

腰痛得俛不得仰，仰則恐仆，得之舉重，惡血歸之，殷門主之。是前衡絡之脉腰痛者。

腰脊尻臀股陰①寒大痛，虚則血動，實則并熱痛，痔痛②，尻脽中腫，大便膗③出，扶承④主之。

三焦膀胱受病發少腹腫不得小便第九

［編者按］：從篇首至『取三里』，出自《靈樞·卷四·四時氣第十九》；從『三焦病者』至『及胻踝後皆熱者，取委中』，出自《靈樞·卷一·邪氣藏府病形第四》；從『病在少腹痛』至『盡炅病已』，出自《素問·卷十四·長刺節論篇第五十五》；從『少腹滿大』至『小便不利，取足厥陰』，出自《靈樞·卷五·雜病第二十六》；從『胞轉不得溺』至篇末，出自《黄帝明堂經》。

少腹腫痛，不得小便，邪在三焦約，取之足太陽大絡，視其結絡脉與厥陰小絡結⑤而血者；腫上及胃脘，取三里。

三焦病者，腹脹氣滿，少腹尤堅⑥，不得小便，窘急，溢則為水，留則為脹，候在足太陽之外大絡。絡在太陽、少陽之間，亦見於脉，取委陽⑦。

---

① 腰脊尻臀股陰：原作『腰脊痛尻脊股臀陰』，據《千金·卷三十·第三·腰脊病》、《外臺·卷三十九》、《醫心方·卷二·第一》改。
② 痔痛：《外臺·卷三十九》作『痔篡痛』。
③ 膗：原作『直』，據《醫心方·卷二·第一》改。
④ 扶承：《外臺·卷三十九》作『承扶』。按，本書與《千金》『扶承』與『承扶』互用，今通作『承扶』。
⑤ 絡結：原作『結絡』，據《太素·卷二十三·結刺》乙正，與《靈樞》合。
⑥ 尤堅：『尢』下原衍『甚』字，據《太素·卷二十一·府病合輸》刪，與《靈樞》合。
⑦ 委陽：原誤作『委中』，據明鈔本改，與《靈樞》合。

膀胱病者①，少腹偏腫而痛，以手按之，則欲小便而不得，眉②一本作『肩』上熱，若脉陷，及足小指外側，及脛踝後皆熱者，取委中。

病在少腹痛，不得大小便，病名曰疝。得寒則少腹脹，兩股間冷，刺腰髁間③，刺而多之，盡炅病已。

少腹滿大，上走胃④至心，索索然身時寒熱，小便不利，取足厥陰。

胞轉不得溺，少腹滿，關元主之。

小便難，水脹滿，溺出少⑤，胞轉不得溺，曲骨主之。

少腹脹急，小便不利，厥氣上頭巔，漏谷主之。

溺難痛，白濁，卒疝，少腹腫，欬逆嘔吐，卒陰跳，腰痛不可以俛仰，面黑⑥，熱，腹中䐜滿，身熱，厥痛，行間主之。

少腹中滿，熱閉不得溺，足五里主之。

少腹中滿，一本作『痛』小便不利，湧泉主之。

---

① 者：原誤作『在』，據明鈔本改，與《靈樞》合。

② 眉：《太素・卷二十一・府病合輸》同。《靈樞》作『肩』。

③ 腰髁間：《太素・卷二十三・雜刺》、《素問》皆作『腰髁骨間』。

④ 胃：原誤作『冒』，據明鈔本改。

⑤ 溺出少：原脫『溺』字，據《醫學綱目・卷十四・胎前淋閉》引《甲乙經》補，與《醫心方》合。

⑥ 面黑：《外臺・卷三十九》作『面蒼黑』。

筋急身熱，少腹堅腫時滿，小便難，尻股寒，髀樞痛，外引季脇①，内控八窌，委中主之。

陰胞有寒，小便不利，扶承主之。

三焦約内閉發不得大小便第十

［編者按］：從篇首至「取少陰、陽明動者之經」，出自《靈樞·卷五·癲狂第二十二》；從「三焦約」至篇末，出自《黄帝明堂經》。

内閉不得溲，刺足少陰、太陽與骶上以長鍼。氣逆，取其太陰、陽明。厥甚，取少陰②、陽明動者之經。

三焦約，大小便不通，水道主之。

大便難，中注③及太白主之。

大便難，大鐘主之。

---

① 外引季脇：原脱「外」字，據《醫學綱目·卷十四·閉癃遺溺》引《甲乙經》補，與《外臺·卷三十九》合。

② 少陰：原作「太陰」，據《太素·卷三十·厥逆》改，與《靈樞》合。

③ 中注：原作「中渚」，據明鈔本改，與《千金·卷三十·第二》、《外臺·卷三十九》改。

足厥陰脉動喜怒不時發𤸷疝遺溺癃第十一

［編者按］：從篇首至『名曰去衣』，出自《靈樞・卷十一・刺節真邪第七十五》；從『問曰：有癃者』至『亦正死明矣』，出自《素問・卷十三・奇病論篇第四十七》；從『狐疝，驚悸少氣』至篇末，出自《黃帝明堂經》。

黃帝問曰：刺節言去衣①者，刺關節之支絡者，願卒聞之②。

岐伯對曰：腰脊者，人之關節。股胻者，人之趨翔。莖睾者，身中之機，陰精③之候，津液之道路也。故飲食不節，喜怒不時，津液內流而下溢④於睾，水道不通，炅不休息⑤，俛仰不便，趨翔不能，滎然有水，不上不下，鈹石所取。形不可匿，裳不可蔽，名曰去衣。

問曰：有癃者，一日數十溲，此不足也。身熱如炭，頸膺如格，人迎躁盛，喘息氣逆，此有餘也。（《素問》下有『陽氣大盛於外』一句）陰氣不足則⑥太陰脉細如髮者，此不足者也。其病安在？

① 去衣：疑『衣』為『水』誤。《太素・卷二十二・五節刺》、《靈樞》皆作『去爪』，楊上善註曰：『或「水」字錯為「爪」字也。』張燦玾先生曰：『據以下文義「水道不通……滎然有水」，作「去水」義勝。』

② 願卒聞之：原作『願聞其詳』，據明鈔本改，與《太素・卷二十二・五節刺》、《靈樞》合。

③ 精：原作『津』，據明鈔本改，與《靈樞》、《太素・卷二十二・五節刺》合。

④ 內流而下溢：《太素・卷二十二・五節刺》作『內溢乃下溜（流）』；《靈樞》作『內溢乃下留（流）』。

⑤ 炅不休息：《靈樞》、《太素・卷二十二・五節刺》皆作『日大不休』，疑本書誤。

⑥ 陰氣不足則：《太素・卷三十・厥死》無此五字。《素問》作『是陽氣太盛於外，陰氣不足，故有餘也』，為小字註文，新校正曰：『詳此十五字，舊作文寫。按《甲乙經》、《太素》並無此文。再詳乃是全元起注，後人誤書於此，今作注書。』據此，則『陰氣不足則』五字並非《甲乙經》原文，乃後人所增者。

對曰：病在太陰，其盛在胃，頗在肺，病名曰厥，死不治。此得五有餘，二不足。

問曰：何謂五有餘，二不足？

對曰：所謂五有餘者，五病①之氣有餘也。二不足者，亦病氣之不足也。今外得五有餘，內得二不足，此其不表不裏，亦正死明矣②。

狐疝，驚悸少氣，巨闕③主之。

陰疝引睾，陰交主之。

少腹痛，溺難，陰下縱，橫骨主之④。

少腹疝，臥善驚，氣海主之。

暴疝痛⑤，少腹大熱，關元主之。

陰疝，氣疝，天樞主之。

㿗疝，大巨及地機、中郄主之。

陰疝，痿，莖中痛，兩丸騫痛⑥，不可仰臥，刺氣衝⑦。

---

① 五病：原脫「五」字，據明鈔本補，與《太素·卷三十·厥死》、《素問》合。

② 亦正死明矣：原作「亦死證明矣」，據明鈔本改，與《素問》合。《太素·卷三十·厥死》作「矣死明矣」。

③ 闕：原作「缺」，據《外臺·卷三十九》改，與本書卷三·第十九合。

④ 橫骨主之：據《甲乙經》腧穴排序規律，此條當在下文「關元」條之後。

⑤ 暴疝痛：原脫「痛」字，據《醫學綱目·卷十四·諸疝》引《甲乙經》改，與《千金·卷三十·第六》、《外臺·卷三十九》合。

⑥ 痛：原誤作「臥」，據《外臺·卷三十九·氣衝》、《千金·卷三十·第六》改。

⑦ 刺氣衝：原作「刺氣街主之」，據《醫學綱目·卷十四·諸疝》引《甲乙經》刪「主之」二字；「街」改作「衝」。按，氣衝（又名氣街）禁灸，作「刺氣衝」與皇甫謐《序例》合。

陰疝，衝門主之。

男子陰疝，兩丸上下，小腹痛，五樞主之。

陰股内痛，氣癰狐疝走上下，引少腹痛，不可俛仰上下，商丘主之。

狐疝，太衝主之。

陰跳，遺溺，小便難而痛，陰上入腹中①，寒疝，陰挺出偏大，腫，腹臍痛，腹中悒悒不樂，大敦主之。

腹痛上搶心，心下滿，癃，莖中痛，怒瞋不欲視，泣出，長太息，行間主之。

㿉疝，陰暴痛，中封主之。《千金》云「㿉疝，陰暴痛，痿厥，身體不仁」。

疝，癃，臍少腹引痛，腰中痛，中封主之。

氣癃②，小便黃，氣滿③，虛則遺溺，身時寒熱，吐逆，溺難，腹滿，石門主之④。

氣癃，㿉疝陰急，股樞腨内廉痛，交信主之⑤。

陰跳腰腹痛⑥，實則挺長，寒熱，攣，陰暴痛，遺溺，偏大，虛則⑦暴癢氣逆，腫睾卒疝，小便不利如癃狀，數噫恐悸，氣不足，腹中悒悒，少腹痛，嗌中有熱，如有瘜肉狀，如著欲出，背攣不可俛仰，蠡溝主之。

---

① 上入腹中：原作「上下入腹中」，「下」字衍，據《千金・卷三十・第六》、《外臺・卷三十九》刪。
② 氣癃：「氣」下原衍「痛」字，據《醫學綱目・卷十四・閉癃遺溺》引《甲乙經》刪，與《外臺・卷三十九》、《醫心方・卷二・第一》合。
③ 氣滿：此下原有「寒」字，據《醫學綱目・卷十四・閉癃遺溺》引《甲乙經》刪，與《外臺・卷三十九》、《醫心方・卷二・第一》合。
④ 石門主之：據《甲乙經》腧穴排序規律，本條應在上文「氣海主之」條之後。
⑤ 交信主之：據《甲乙經》腧穴排序規律，本條應在下文「照海主之」條之後。
⑥ 腰腹痛：原無「腹」字，據《醫學綱目・卷十四・閉癃遺溺》引《甲乙經》補入。
⑦ 遺溺，偏大，虛則：《外臺・卷三十九》同。《醫學綱目・卷十四・閉癃遺溺》引《甲乙經》作「遺溺便，大虛則」，於義為勝。

丈夫㿗疝，陰跳痛，引篡中不得溺，腹䐜①，脇下榰滿，閉癃，陰痿，後時泄，四肢不收，實則身疼痛，汗不出，目𥇦𥇦然無所見，怒欲殺人，暴痛引髕下節，時有熱氣，筋攣膝痛不可屈伸，狂如新發，衄，不食，喘呼，少腹痛引嗌②，足厥痛，湧泉主之。

癃疝，然谷主之。

卒疝，少腹痛③，病在左取右，右取左，立已。陰暴起④，疝，照海主之。《千金》云『四肢淫濼，身悶⑤』。

疝，至陰主之。

遺溺，關門及神門、委中主之。

胸滿膨膨然，實則癃閉，腋下腫；虛則遺溺，脚急兢兢然，筋急痛，不得大小便，腰痛引腹，不得俛仰，委陽主之。

癃⑥，中窌主之。

氣癃溺黃，關元及陰陵泉主之。《千金》云⑦『寒熱不節，腎病，不可以俛仰』。

---

① 腹䐜：原作『腹中支』；《外臺·卷三十九》作『腹』；《醫學綱目·卷十四·閉癃遺溺》引《甲乙經》作『腹支』，義皆未安。宋本《外臺·卷三十九》作『腹䐜』，今據改。

② 嗌：原作『噫』，據《外臺·卷三十九》改。

③ 少腹痛：本書與明鈔本此下皆有『照海主之』四字，參照《外臺·卷三十九》移後。

④ 陰暴起：自此至註文『千金云』十一字原脫，據明鈔本補。

⑤ 四肢淫濼，身悶：此六字乃前註引《千金》之文，原書誤作大字，並移至下文『疝』字之後。今據明鈔本及《千金·卷三十·第六·㿗疝病》前移，並改為小字。

⑥ 癃：《外臺·卷三十九》、《醫心方·卷二·第一》皆作『男子癃』。

⑦ 《千金》云：此下註文與疝癃諸症無涉，疑為錯簡之文。又，此下原有『氣癃，小便黃，氣滿，虛則遺溺，石門主之』十五字，乃此前『石門主之』條之文，誤重於此，今刪。

癃，遺溺，鼠鼷痛，小便難而白，箕門①主之。

小便難，竅中熱，實則腹皮痛，虛則癢搔，會陰主之。

小腸有熱，溺赤黃，中脘主之。

溺黃，下廉主之。

小便黃赤，完骨主之。

小便黃，腸鳴相追逐②，上廉主之。

勞癉，小便赤難，前谷主之。

足太陽脉動發下部痔脱肛第十二

［編者按］：本篇內容皆出自《黄帝明堂經》。

痔痛，攢竹主之。

痔，會陰主之。痔③與陰相通者死。陰中諸病，前後相引痛，不得大小便，皆主之。

痔，骨蝕，商丘主之。

---

① 箕門：原作『期門』，據《醫心方·卷二》、《銅人·卷五》、《聖濟總錄·卷一百九十一·足太陰脾經》改。按，《外臺·卷三十九》與本書同。

② 相追逐：原脱『追』字，據明鈔本補，與《醫心方·卷二·第一》合。

③ 痔：此上原有『凡』字，據明鈔本及《醫學綱目·卷二十七》引《甲乙經》删，與《外臺·卷三十九》合。

痔，篡痛，飛揚及①委中、扶承主之。

痔，篡痛，承筋主之。

脫肛，一作「下」② 刺氣衝③。

---

① 及：原在「委中」下，據明鈔本改，與《醫學綱目·卷二十七》引《甲乙經》合。

② 一作下：原脫「一作」，「下」字作大字正文。明鈔本作「一作下」，為註文，今據改。

③ 刺氣衝：原書此下衍「主之」二字，據本書《序例》刪。按，「氣衝」穴禁灸，不得言「主之」。

黄帝三部鍼灸甲乙經　卷之十

陰受病發痺第一上

〔編者按〕：從篇首至『轉引而行之』，出自《靈樞・卷六・周痺第二十七》；從『問曰：何以候人之善病痺者』至『各視其部』，出自《靈樞・卷七・五變第四十六》；從『問曰：刺有三變』至『此所謂內熱』，出自《靈樞・卷二・壽夭剛柔第六》；從『問曰：痺將安生』至篇末，出自《素問・卷十二・痺論篇第四十三》。

黃帝問曰：周痺之在身也，上下移徙，隨其脉上下，左右相應，間不容空，願聞此痛在血脉之中耶？將在分肉之間乎？何以致是？其痛之移也，間不及下鍼；其蓄痛之時，不及定治而痛已止矣，何道使然？

岐伯對曰：此衆痺也，非周痺也。此各在其處，更發更止，更居更起，以左應右，以右應左，非能周也，更發更休。刺此者，痛雖已止，必刺其處，勿令復起。

問曰：周痺何如？

對曰：周痺在於血脉之中，隨脉以上，循脉以下，不能左右，各當其所。其痛從上下者，先刺其下以通①之，『通』一作『過』後刺其上以脫之。其痛從下上者，先刺其上以通之，後刺其下以脫之。

---

① 通：《靈樞》作『過』，下註：『一作遏』；《太素・卷二十八・痺論》作『遏』。按，據文義作『遏』為是，下『通』字同。

問曰：此病安生？因何有名？

對曰：風寒濕氣客於分肉之間，迫切而為沫，沫得寒則聚，聚則排分肉而分裂，分裂則痛，痛則神歸之。神歸之則熱，熱則痛解，痛解則厥，厥則他痺發，發則如是。此內不在藏，而外未發於皮，獨居分肉之間，真氣不能周，故名曰周痺。故刺痺者，必先循切其上下之大經①，視其虛實，及大絡之血結而不通者，及虛而脉陷空者而調之，熨而通之，其瘈緊者，轉引而行之。

問曰：何以候人之善病痺者？

少俞對曰：粗理而肉不堅者善病痺，欲知其高下，各視其部②。

問曰：刺有三變，何謂也③？

對曰：有刺營④者，有刺衛者，有刺寒痺之留經者。刺營者出血，刺衛者出氣，刺寒痺者內熱。

問曰：營衛寒痺之為病柰何？

對曰：營之生病也，寒熱少氣，血上下行。衛之生病也，氣痛時來去，怫愾賁響，風寒客於腸胃之中。寒痺之為病也，留而不去，時痛而皮不仁。

問曰：刺寒痺內熱柰何？

對曰：刺布衣者，用火焠之。刺大人者，以藥熨之⑤。方用醇酒二十升，蜀椒一升，乾薑一升，桂

---

① 循切其上下之大經：《靈樞》、《太素·卷二十八·痺論》作「切循其下之六經」。
② 各視其部：原作「視其三部」，據明鈔本改，與《靈樞》合。
③ 何謂也：原脫「謂」字，據明鈔本補。
④ 營：原作「榮」，據《太素·卷二十二·三變刺》、《靈樞》改，與下文「刺營者出血」合。
⑤ 以藥熨之：原脫「以」字，據《靈樞》補。按，此句與以上「用火焠之」對文，若無「以」字則句式不合。

一升。凡四物，各細㕮咀，著清酒中。綿絮一斤，細白布四丈二尺，並内酒中，置酒馬矢煴中，善封塗，勿使氣泄。五日五夜，出布絮，暴乾，復漬之，以盡其汁。每漬必晬其日，乃出布、絮乾之，并用滓與綿絮①，復布②長六七尺，為六七巾③。即用之生桑炭炙巾，以熨寒痺所乘④之處，令熱入至於病所。寒復炙巾以熨之，三十遍而止。即汗出，炙巾以拭身，亦⑤三十遍而止。起步内中，無見風，每刺必熨，如此病已矣⑥，此所謂内熱。

問曰：痺將安生？

對曰：風寒濕三氣合至，雜而為痺⑦。其風氣勝者為行痺，寒氣勝者為痛痺，濕氣勝者為著痺。

問曰：其有五者何也？

對曰：以冬遇此者為骨痺，以春遇此者為筋痺，以夏遇此者為脉痺，以至陰遇此者為肌痺，以秋遇此者為皮痺。

問曰：内舍五藏六府，何氣使然？

對曰：五藏皆有合，病久而不去者，内舍於合。故骨痺不已，復感於邪，内舍於腎。筋痺不已，復

---

① 綿絮：原脱「綿」字，據《太素·卷二十二·三變刺》、《靈樞》補，與上文合。

② 復布：原脱「復」字，據明鈔本補。按，《太素·卷二十二·三變刺》、《素問》皆作「復布為復巾」。

③ 為六七巾：原脱「七」字，據《太素·卷二十二·三變刺》、《靈樞》補。

④ 乘：《太素·卷二十二·三變刺》、《靈樞》皆作「刺」，疑本書誤。

⑤ 亦：原作「以」，據明鈔本改，與《靈樞》、《太素》合。

⑥ 矣：原誤作「失」，據明鈔本改。

⑦ 三氣合至，雜而為痺：《太素·卷二十八·痺論》、《素問》皆作「三氣雜至，合而為痺」，於義為順。

感於邪，內舍於肝。脉痺不已，復感於邪，內舍於心。肌痺不已，復感於邪，內舍於脾。皮痺不已，復感於邪，內舍於肺。所謂痺者，各以其時，感於風寒濕之氣也。諸痺不已，亦益內也。其風氣勝者，其人易已。

問曰：其時有死者，或疼久者，或易已者，何也？

對曰：其入藏者死，其留連筋骨間者疼久，其留連皮膚間者易已。

問曰：其客六府者何如？

對曰：此亦其飲食居處為其病本也。六府各有俞，風寒濕氣中其俞，而食飲應之，循俞而入，各舍其府也。

問曰：以鍼治之柰何？

對曰：五藏有俞，六府有合，循脉之分，各有所發。各治其過，則病瘳矣。

問曰：營衛之氣，亦令人痺乎？

對曰：營者，水穀之精氣也，和調五藏，灑陳六府，乃能入於脉，故循脉上下，貫五藏，絡六府。衛者，水穀之悍氣也，其氣慓疾滑利，不能入於脉也，故循皮膚之中，分肉之間，熏於肓膜，聚①《素問》作『散』於胸腹，逆其氣則病，順其氣則愈，不與風寒濕氣合，故不為痺也。

① 聚：《太素·卷二十八·痺論》、《素問》皆作『散』，義長。

陰受病發痺第一下

［編者按］：從篇首至『逢熱則縱』，出自《素問・卷十二・痺論篇第四十三》；從『問曰：或有一脉生數十病者』至『衛氣不行，則為不仁』，出自《靈樞・卷十一・刺節真邪第七十五》；從『病在骨，骨重不可舉』至『諸分盡熱，病已止』，出自《素問・卷十四・長刺節論篇第五十五》；從『問曰：人身非衣寒也』至『是人當攣節』，出自《素問・卷九・逆調論篇第三十四》；『着痺不去，久寒不已，為骭痺』十一字，出自《靈樞・卷四・四時氣第十九》；從『骨痺，舉節不用而痛』至『寫陽補陰經也』，出自《靈樞・卷五・寒熱病第二十》；從『風痺注病不可已者』至『大鍼不可』，出自《靈樞・卷五・厥病第二十四》；從『膝中痛』至『刺膝無疑』，出自《靈樞・卷五・雜病第二十六》；從『足不仁，刺風府』至篇末，出自《黄帝明堂經》。

黄帝問曰：痺或痛，或不痛，或不仁，或寒，或熱，或燥，或濕者，其故何也？

岐伯對曰：痛者，其寒氣多，有寒故痛。其不痛不仁者，病久入深，營衛之行濇，經絡時疏故不痛，皮膚不營故不仁。其寒者，陽氣少，陰氣多，與病相益，故為寒。其熱者，陽氣多，陰氣少，病氣勝，陽乘陰，故為熱。其多寒汗出而濡者，此其逢濕勝也。其陽氣少，陰氣盛，兩氣相感，故寒汗出而濡也。

夫痺在骨則重，在脉則血凝而不流，在筋則屈而不伸，在肉則不仁，在皮則寒。故具此五者則不痛。凡痺之類，逢寒則急，逢熱則縱。

問曰：或有一脉生數十病者，或痛、或癰、或熱、或寒①、或癢、或痺、或不仁，變化無有窮時，

① 或寒：此二字原脱，據《靈樞》補。《太素・卷二十八・痺論》作『或寒熱』。

其故何也？

對曰：此皆邪氣之所生也。

問曰：人有真氣，有正氣，有邪氣，何謂也？

對曰：真氣者，所受於天，與水穀氣并而充身者也。正氣者，正風，從一方來，非虛風也。《太素》云『非實風，又非虛風也①』邪氣者，虛風也。虛風之賊傷人也，其中人也深，不得自去。正風之中人也淺，合而自去②，其氣柔弱，不能傷真氣，故自去。虛邪之中人也，悽索動形，起毫毛而發腠理，其入深，內薄於骨則為骨痺；薄於筋則為筋攣；薄於脉中則為血閉而不通，則為癰；薄於肉中，與衛氣相薄，陽勝則為熱，陰勝則為寒。寒則真③氣去，去則虛，虛則寒。薄於皮膚，其氣外發，腠理開，毫毛搖，氣一本作『淫氣』往來，微行則為癢。氣留而不去，故為痺。衛氣不行④，則為不仁。

病在骨，骨重不可舉，骨髓痠痛，寒氣至，名曰骨痺。深者，刺無傷脉肉為故，其道大分小分⑤，骨熱病已止。

病在筋，筋攣節痛，不可以行，名曰筋痺。刺筋上為故，刺分肉間，不可中骨，病起筋熱⑥病已止。

---

① 非實風，又非虛風也：原作『非灾風也』四字；明鈔本作『非灾風也，非虛風也』。二書『灾』字皆『實』形誤，且各有訛脫。今據《太素·卷二十九·三氣》改。

② 合而自去：原脫『合』字，據《靈樞》補。

③ 真：原作『其』，據明鈔本改。

④ 行：原作『去』，據明鈔本改。

⑤ 大分小分：原作『大小分』，據《素問》及《太素·卷二十三·雜刺》補入『分』字。又，據下文『病在肌膚……傷於寒濕，刺大分小分』，亦證當有『分』字。

⑥ 熱：《太素·卷二十三·雜刺》、《素問》皆作『炅』，義同。

病在肌膚，肌膚盡痛，名曰肌痺。傷於寒濕，刺大分小分，多發鍼而深之，以熱為故，無傷筋骨，筋骨傷，癰發若變，諸分盡熱，病已止。

問曰：人身非衣寒也，中非有寒氣也，寒從中生者何？

對曰：是人多痺氣①，陽氣少而陰氣多，故身寒如從水中出。

問曰：人有身寒，湯火不能熱也，厚衣不能温也，然不②為凍慄，是為何病？

對曰：是人者，素腎氣勝，以水為事。太陽氣衰，腎脂枯不長，一水不能勝兩火。腎者水也，而主骨，腎不生，則髓不能滿，故寒甚至骨。所以不能凍慄者，肝一陽也，心二陽也，腎孤藏也，一水不能勝上二火，故不能凍慄。病名曰骨痺，是人當攣節。

着痺不去，久寒不已，為骭痺③。一作『肝④痺』。

骨痺，舉節不用而痛，汗注煩心，取三陰之經補之。

厥痺者，厥氣上及腹，取陰陽之絡，視主病者，寫陽補陰經也。

風痺注病《靈樞》作『淫濼』不可已者，足如履冰，時如入湯中，肢脛淫濼，煩心，頭痛，時嘔，時悶，眩已汗出，久則目眩，悲以喜怒，短氣，不樂，不出三年死。

---

① 痺氣：原脫『氣』字，據明鈔本補，與《太素·卷三十·身寒》、《素問》合。
② 不：原作『下』，據明鈔本改，與《太素·卷三十·身寒》、《素問》合。
③ 骭：原作『肝』，據明鈔本改。
④ 肝：原作『骭』，據明鈔本改。

足髀不可舉，側而取之，在樞闔①中，以員利鍼，大鍼不可。

膝中痛，取犢鼻，以員利鍼，鍼發而間之，鍼大如氂，刺膝無疑。

足不仁，刺風府。

腰已下至足清不仁，不可以坐起，尻不舉，腰俞主之。

痺，會陰及太淵、消濼、照海主之。嗜臥，身體不能動摇，大温一本作「濕」三陽絡主之。

骨痺煩滿，商丘主之。

足下熱，脛痛②，不能久立③，濕痺不能行，三陰交主之。

膝内廉痛引髕，不可屈伸，連腹引咽喉痛，膝關主之。

足大指搏傷，下車挃地，通背指端傷，為筋痺，解谿主之④。

痺，脛重，足跗不收，跟痛，巨虚下廉主之。

脛痛，足緩失履，濕痺，足下熱，不能久立，條口主之。

脛苕苕一本作「苦」痺，膝不能屈伸，不可以行，梁丘主之。

膝寒痺不仁，痿⑤不可屈伸，髀關主之。

---

① 闔：明鈔本與《靈樞》、《太素》皆作「合」。按，「闔」與「合」通。
② 脛痛：原脫「脛」字，據《外臺・卷三十九》、《醫心方・卷二・第一》補。
③ 立：原作「坐」，據《外臺・卷三十九》、《醫心方・卷二・第一》改。
④ 解谿主之：此條原在篇末，據明鈔本移回，與《甲乙經》腧穴排序規律合。
⑤ 痿：原脫，據《千金・卷三十・第三・膝病》、《外臺・卷三十九》、《聖濟總録・卷一百九十二・治痺灸刺法》、《醫心方・卷二・第一》補。

膚痛，痿痹，外丘主之。
膝外廉痛，不可屈伸，脛痹不仁，陽關主之①。
髀痹引膝股外廉痛，不仁，筋急，陽陵泉主之。
寒氣在分肉間，痛攻上下②，痹不仁，中瀆主之。
髀樞中痛，不可舉，以毫鍼。寒則留之③，以月生死為痏數，立已。長鍼亦可。
腰脇相引痛急，髀筋瘈，脛痛不可屈伸，痹不仁，環跳主之。
風寒從足小指起，脉痹上下帶胸脇，痛無常處，至陰主之。

陽受病發風第二上

［編者按］：從篇首至『身體盡痛則寒』，出自《素問·卷十二·風論篇第四十二》；從『問曰：邪之在經也』至『逢而寫之，其病立已』，出自《素問·卷八·離合真邪論第二十七》；從『黄帝問曰：人之善病風』至篇末，出自《靈樞·卷七·五變第四十六》

黄帝問曰：風之傷人也，或為寒熱，或為熱中，或為寒中，或為厲風，或為偏枯。其為風也，其病各異，其名不同，或内至五藏六府。不知其解，願聞其說。

---

① 陽關主之：按《甲乙經》腧穴排列規律，本條當在下條『陽陵泉主之』之後。
② 痛攻上下：原脱『攻』字，據《外臺·卷三十九》補。
③ 寒則留之：原無『則』字，於義不順。按，此即《素問·卷十八·繆刺論》『寒則久留鍼』之義，今補『則』字。

岐伯對曰：風氣藏於皮膚之間，内不得通，外不得泄。風氣者，善行而數變，腠理開則悽《素問》作「洒[①]」然寒，閉則熱而悶。其寒也，則衰食飲，其熱也，則消肌肉，使人解㑊，《素問》作「怢慄」悶而不能食，名曰寒熱。

風氣與陽明入胃，循脉而上至目内眥。其人肥則風氣不得外泄，則為熱中而目黄；人瘦則外泄而寒，則為寒中而泣出。

風氣與太陽俱入，行諸脉俞，散分肉間。衛氣悍，邪時與衛氣相干，《素問》無「衛氣悍邪時」五字其道不利，故使肌肉膹䐜[②]而有瘍。衛氣凝而有所不行，故其肉有不仁。厲者，有榮氣熱浮，其氣不清，故使鼻柱壞而色敗，皮膚瘍以潰，風寒客於脉而不去，名曰厲風，或曰寒熱。

以春甲乙傷於風者為肝風，以夏丙丁傷於風者為心風，以季夏戊己傷於風者為脾風，以秋庚辛傷於風者為肺風，以冬壬癸傷於風者為腎風。

風氣中五藏六府之俞，亦為藏府之風。各入其門户。風之所中則為偏風。風氣循風府而上，則為腦風。風入系頭則為目風，眼寒。飲酒中風則為漏風。入房汗出中風，則為内風。新沐中風，則為首風。久風入中，則為腸風飧泄。而外在腠理則為泄風。故風者百病之長也。至其變化乃為他病也[③]，無常方，

① 洒：原誤作「酒」，據明鈔本改。
② 膹䐜：原作「膹脹」，據明鈔本改。《素問》作「憤䐜」。按「憤」與「膹」、「賁」通。
③ 他病也：原脱「也」字，據明鈔本補，與《素問》合。

然故有風氣也①。

肺風之狀，多汗惡風，色皏音平，去聲②然白，時欬短氣，晝日則差，暮則甚，診在眉上，其色白。

心風之狀，多汗惡風，焦絶善怒色赤，病甚則言不快，診在口，其色赤。

肝風之狀，多汗惡風，善悲，色微蒼，嗌乾善怒，時憎女子，診在目下，其色青。

脾風之狀，多汗惡風，身體怠墮，四肢不欲動，色薄微黃，不嗜食，診在鼻上，其色黃。

腎風之狀，多汗惡風，面痝然浮腫，腰脊痛，不能正立，色炲，隱曲不利，診在肌③上，其色黑。

胃風之狀，頸多汗惡風，食飲不下，鬲塞不通，腹善滿，失衣則䐜脹，食寒則泄，診形瘦而腹大。

首風之狀，頭面多汗④，惡風，先當風一日則病甚，頭痛不可以出內，至其風日，則病少愈。

漏風之狀，或多汗，常不可單衣，食則汗出，甚則身汗，喘息惡風，衣常濡，口乾善渴，不能勞事。

泄風之狀，多汗，汗出泄衣上，咽《素問》作『口中』乾，上漬其風，不能勞事，身體盡痛則寒。

問曰：邪之在經也，其病人何如？取之柰何？

對曰：天有宿度，地有經水，人有經脉。天地温和則經水安靜，天寒地凍則經水凝泣，天暑地熱則

---

① 然故有風氣也：『故有』，《素問》作『致有』，新校正曰：『按，全元起本及《甲乙經》「致」字作「故攻」。』于鬯《香草續校书》疑新校正所引衍『攻』字。張燦玾先生曰：『故有，似當作「致有」，於義較順。』

② 去聲：原脱，據明鈔本補。

③ 肌：《素問》同。《太素·卷二十八·諸風狀診》作『頤』，楊上善註：『有本為「肌上」，誤也。』按，《素問·刺熱論》曰：『腎熱病者，頤先赤。』作『頤』義勝。

④ 頭面多汗：『頭』下原衍『痛』字，據《太素·卷二十八·諸風狀診》刪，與《素問》合。

經水沸溢。卒風暴起則經水波舉《素問》作『湧』而隴起。夫邪之入於脉也，寒則血凝泣，暑則氣淖澤，虛邪因而入客也，亦如經水之得風也。經之動脉，其至也，亦時隴起。其行①於脉中循循然，其至寸口中手也，時大時小，大則邪至，小則平。其行無常處，在陰與陽，不可為度。循而察之，三部九候。卒然逢之，早遏其路，吸則内鍼，無令氣忤，靜以久留，無令邪布，吸則轉鍼，以得氣為故。候呼引鍼，呼盡乃去，大氣皆出，故名曰寫。

問曰：不足者補之柰何？

對曰：必先捫而循之，切而散之，推而按之，彈而怒之，抓而下之，通而取之②，外引其門，以閉其神。呼盡内鍼，靜以久留，以氣至為故，如待所貴，不知日暮。其氣已至，適以自護，候吸引鍼，氣不得出。各在其處，推闔其門，令真氣《素問》作『神氣』存，大氣留止，故名曰補。

問曰：候氣柰何？

對曰：夫邪去絡入於經，舍於血脉之中，其寒温未相得，如湧波之起也，時來時去，故不常在。故曰方其來也，必按而止之，止而取之。無迎《素問》作『逢』其衝而寫之。真氣者，經氣也。經氣太虛，故曰其氣《素問》作『其來』不可逢，此之謂也。故曰候邪不審，大氣已過，寫之則真氣脫，脫則不復。邪氣復③至而病益蓄，故曰其往不可追，此之謂也。不可掛以髮者，待邪之至時而發鍼寫焉。若先若後者，

---

① 其行：原脫，據《太素・卷二十八・諸風狀診》、《素問》補。

② 取之：原作『散之』，與上文重。今據明鈔本改，與《太素・卷二十八・諸風狀診》、《素問》合。

③ 復：原作『益』，據明鈔本改。

血氣已盡，其病不下。故曰知其可取如發機，不知其取如叩椎。故曰知機道者不可掛以髮，不知機者叩之不發，此之謂也。

問曰：真邪以合，波隴不起，候之柰何？

對曰：審、捫、循，三部九候之盛虛而調之。不知三部者，陰陽不別，天地不分。地以候地，天以候天，人以候人，調之中府，以定三部。故曰刺不知三部九候，病脉之處，雖有太過且至，工不得《素問》作『能』禁也。誅罰無過，命曰大惑。反亂大經，真不可復。用實為虛，以邪為正，《素問》作『真』用鍼無義，反為氣賊，奪人正氣，以順為逆，營衛散亂，真氣已失，邪獨內著，絶人長命，予人天殃。不知三部九候，故不能久長。固《素問》作『因』不知合之四時五行，因加相勝，釋邪攻正，絶人長命。邪之新客來也，未有定處，推之則前，引之則止，逢而寫之，其病立已。

黃帝問曰①：人之善病風，漉漉②汗出者，何以候之？

少俞對曰③：肉不堅，腠理疏者，善病風。

問曰：何以候肉之不堅也？

對曰：䐃肉不堅而無分理者，肉不堅；膚粗而皮不緻者，腠理疏也。

---

① 黃帝問曰：原作『曰』，據明鈔本補『黃帝問』三字，以與下文『少俞對曰』對應。皇甫謐《序例》曰：『若人異，則重復更名字，此則其例也。』上文為黃帝與岐伯問答，此下與少俞問答，故當重列問答雙方之名。

② 漉漉：原作『灑灑』，據明鈔本改。《靈樞》作『厥漉』，『厥』字屬上讀。按，參閱少俞答語，所論乃『病風』，而非『風厥』，明鈔本義勝。

③ 少俞對曰：原作一『曰』字，今據《靈樞》補『少俞對』三字。明鈔本初作『少愈岐伯對曰』，後勾除『少愈』二字。

陽受病發風第二下

［編者按］：從篇首至『其邪氣淺者，脉偏痛』，出自《靈樞·卷十一·刺節真邪第七十五》；從『風逆，暴四肢腫』至『骨清取井經也』，出自《靈樞·卷五·癲狂第二十二》；從『偏枯，身偏不用而痛』至『必審其氣之浮沉而取之』，出自《靈樞·卷五·熱病第二十三》；從『病大風，骨節重』至『鬚眉生而止鍼』，出自《素問·卷十四·長刺節論篇第五十五》；從『問曰：有病身熱懈墮』至『合以三指撮為後飯』，出自《素問·卷十三·病能論篇第四十六》；從『身有所傷』至『臍下三寸關元也』，出自《靈樞·卷五·寒熱病第二十一》；從『風眩善嘔，煩滿，神庭主之』至篇末，出自《黄帝明堂經》。

黄帝問曰：刺節言解惑者，盡知調諸陰陽，補寫有餘不足，相傾移也。何以解之？

岐伯對曰：大風在身，血脉偏虚，虚者不足，實者有餘，輕重不得，傾側宛伏，不知東西，不知①南北，乍上乍下，乍反乍覆②，顛倒無常，甚於迷惑。補其不足，寫其有餘，陰陽平復。用鍼如此，疾於解惑。

淫邪偏客於半身，其入深，内居營衛③，營衛稍衰則真氣去，邪氣獨留，發為偏枯。其邪氣淺者，脉偏痛。

風逆，暴四肢腫，身漯漯，唏然時寒，飢則煩，飽則善變，取手太陰表裏，足少陰、陽明之經。肉

① 不知：原脱，據《太素·卷二十二·五節刺》、《靈樞》補。
② 乍反乍覆：原脱二『乍』字，據《太素·卷二十二·五節刺》、《靈樞》補。按，本節為四字句式，不補二『乍』字，則不合文例。
③ 營衛：明鈔本及《靈樞》皆作『榮衛』，義同。下『營衛』同此。

清取荥①，骨清取井經也。

偏枯，身偏不用而痛，言不變，智不亂，病在分腠②之間，巨鍼取之。益其不足，損其有餘，乃可復也。

痱之為病也，身無痛者，四肢不收，智亂不甚，其言微知，可治。甚則不能言，不可治也。病先起於陽，後入於陰者，先取其陽，後取其陰，必審其氣之浮沉而取之。

病大風，骨節重，鬚眉墮③，名曰大風。刺肌肉為故，汗出百日，刺骨髓，汗出百日，凡二百日，鬚眉生而止鍼。

問曰：有病身熱懈墮，汗出如浴，惡風少氣，此為何病？

對曰：名酒風，治之以澤寫、术各十分，麋銜④五分，合以三指撮為後飯⑤。

身有所傷，出血多，及中風寒，若有所墜墮，四肢解㑊不收，名曰體解，取其少腹臍下三結交。三結交者，陽明太陰，一本作『陽』臍下三寸關元也。

風眩善嘔，煩滿，神庭主之。如顏青者，上星主之。取上星者，先取譩譆，後取天牖、風池。如⑥頭痛顏青者，顖會主之。

---

① 肉清取荥：原作『肉反清取营』，『反』字衍，『营』為『滎』訛，據《太素・卷三十・風逆》、《靈樞》改正。按，『清』與『清』通，音慶，寒也。

② 腠：原作『湊』，據《千金・卷八・第一》改，與《靈樞》合。

③ 墮：原作『墜』，據明鈔本改，與《素問》合。

④ 銜：原誤作『御』，據《太素・卷三十・酒風》改，與《素問》合。

⑤ 飯：原誤作『飲』，據明鈔本及《太素・卷三十・酒風》改，與《素問》合。

⑥ 如：原脫，據《醫學綱目・卷十一・眩》引《甲乙經》補。

風眩引頷痛，上星主之。先取譩譆，後取天牖、風池①。

風眩目瞑，惡風寒，面赤腫，前頂主之。

頂上痛，風頭重，目如脱，不可左右顧，百會主之。

風眩目眩，顱上痛，後頂主之。

頭重項痛②，目不明，風到③腦中寒，重衣不熱，汗出，頭中惡風，刺腦户④。

頭痛項急，不得顧側⑤，目眩，鼻不得喘息，舌急難言，刺風府⑥。

頭眩目痛，頭半寒，《千金》下有『痛』字 玉枕主之。

腦風目瞑，頭痛，風眩目痛，腦空主之。

頸頷楮滿，痛引牙齒，口噤不開，急痛不能言，曲鬢主之。

頭痛⑦引頸，竅陰主之。

頭風⑧耳後痛，煩心，及足痛⑨不收失履，口喎僻，頭項摇瘈，牙車急，完骨主之。

---

① 先取譩譆，後取天牖、風池：原作『取上星亦如上法』，據明鈔本改，與《醫學綱目·卷十一·眩》引《甲乙經》合。

② 項痛：原作『頂痛』，據《外臺·卷三十九》、《醫心方·卷二·第一》改。

③ 風到：《醫學綱目·卷十五·頭風痛》引《甲乙經》同。明鈔本、《醫心方·卷二·第一》作『風則』；《外臺·卷三十九》作『風眩』。

④ 刺腦户：原書此下有『主之』二字。按，據《甲乙經·針灸禁忌》，腦户穴禁灸，若有『主之』二字則此穴可鍼可灸，與《甲乙經·序例》不合，今刪。

⑤ 顧側：原作『傾倒』，據《外臺·卷三十九》改。

⑥ 刺風府：原書此下衍『主之』二字，今刪。按，風府穴禁灸，據本書《序例》不應有『主之』二字。

⑦ 頭痛：《外臺·卷三十九》、《醫心方·卷二·第一》皆作『項痛』。

⑧ 頭風：原作『風頭』，據《醫學綱目·卷十五·頭風痛》引《甲乙經》乙正。

⑨ 足痛：原脱『痛』字，據《外臺·卷三十九》補。

眩，頭痛重①，目如脱，項似拔，狂見鬼，目上反，項直不可以顧，暴攣，足不任身，痛欲折，天柱主之。

腰脊强，不得俛仰，刺脊中。

大風汗出，膈俞主之。

風②譩譆主之。《素問·骨空論③》云：「大風汗出，灸譩譆。」

眩，頭痛互引，目中赤晄晄④，刺絲竹空⑤。

口僻，顴窌及齗交、下關主之⑥。

面目惡風寒，䪼腫臃痛，招摇視瞻，瘈瘲口僻，巨窌主之。

口不能禁水漿⑦，喎僻，水溝主之。

口僻噤⑧，外關主之⑨。

瘈瘲，口沫出，上關主之。

---

① 眩，頭重痛：《外臺·卷三十九》作「頭眩重痛」，疑本書誤。
② 風：原作「又」，據明鈔本改，與《外臺·卷三十九》合。
③ 論：原誤作「註」，據《素問·骨空論》改。
④ 互引，目中赤晄晄：此六字原脱，據《外臺·卷三十九》、《醫心方·卷二·第一》補。
⑤ 刺絲竹空：此下原衍「主之」二字。按，「絲竹空」穴禁灸，有「主之」則與本書《序例》不合，今刪。
⑥ 下關主之：按《甲乙經》腧穴排列規律，此條當在下文「上關主之」之後。
⑦ 口不能禁水漿：原脱「禁」字，據《千金·卷三十·第一·口病》補。《外臺·卷三十九》作「口噤」。
⑧ 噤：原作「禁」，據《醫學綱目·卷十·口眼斜》引《甲乙經》改，與《外臺·卷三十九》合。
⑨ 外關主之：按《甲乙經》腧穴排列規律，此條當在下文「支溝主之」之前。

偏枯，四肢不用，善驚，大巨主之。

大風逆氣，多寒善悲，大横主之。

手臂不得上頭，尺澤主之。

風汗出，身腫，喘喝多唾①，恍惚善忘，嗜臥不覺，天府主之。（在腋下三寸臂内動脉之中②。）

風熱善怒，中心喜悲，思慕歔欷，喜笑不休，勞宫主之。

兩手攣不伸及腋③，偏枯不仁，手瘈偏小筋急，大陵主之。

頭身風熱④，善嘔怵惕⑤，寒中少氣，掌中熱，肘攣⑥腋腫，間使主之。

足不收，痛不可以行，天泉主之。

足下緩失履，衝陽主之⑦。

手及臂攣，神門主之。

痱痿，臂腕不用，脣吻不收，合谷主之。

肘痛不能自帶衣，起頭眩，頷痛面黑，風，肩頭⑧痛不可顧，關衝主之。

---

① 唾：原作『睡』，據《明堂・卷一》、《千金・卷三十・第二・水腫病》改。
② 在腋下三寸臂内動脉之中：疑此十一字為皇甫謐釋文，不能決，暫改作宋體字，加『（）』以别之。
③ 不伸及腋：『不』下原衍『收』字，據《外臺・卷三十九》、《千金・卷三十・第三・手病》删。
④ 風熱：原脱『熱』字，據《外臺・卷三十九》、《千金・卷三十・第四・風病》補。
⑤ 怵惕：原脱『惕』字，據《外臺・卷三十九》補。
⑥ 肘攣：原作『肘急』，據《外臺・卷三十九》改。
⑦ 衝陽主之：據本書腧穴排列規律，本條當在下文『復溜主之』後。
⑧ 頭：原作『背』，據明鈔本改，與《外臺・卷三十九》合。

嗌外腫，肘臂痛，身上類類也①，五指瘈，不可屈伸，頭眩，頷額顱痛，中渚主之。

馬刀腫瘻，目痛，肩不舉，心痛榰滿，逆氣汗出，口噤不可開，支溝主之。

大風默默，不知所痛，嗜臥善驚瘈瘲，天井主之。《千金》云「悲傷不樂」。

偏枯，臂腕發痛②，肘屈不得伸③，又風頭痛，泣④出，肩臂頸痛，項急煩滿，驚，五指掣不可屈伸，戰怵⑤，腕骨主之。

風眩驚，手腕痛，泄風汗出至腰，陽谷主之。《千金》「手腕痛」作「手卷」。

風逆，暴四肢腫，濕則唏然寒，飢則煩心，飽則眩，大都主之。

風入腹中，俠臍急，胸痛⑥，脇榰滿，衄不止，五指端盡痛，足不踐地，湧泉主之。

偏枯不能行，大風默默，不知所痛，視如見星，溺黃，小腹熱，咽乾，照海主之。（寫左陰蹻⑦，右

---

① 身上類類也：此五字原脫，據明鈔本補。《外臺·卷三十九·中渚》作「手上類類也」。按，「類類」，相類之義。《鶡冠子·泰錄第十一》：「故神明錮結其紘，類類生成，用一不窮。」陸佃解曰：「所謂仲尼神明也，小以成小，大以成大。」

② 發痛：《外臺·卷三十九》無「發」字，於義為勝。

③ 不得伸：此下原衍「手」字，據《外臺·卷三十九》、《醫心方·卷二·第一》刪。

④ 泣：原作「涕」，據《醫學綱目·卷十·中風》引《甲乙經》改，與《外臺·卷三十九》合。按，明鈔本作「注」，當系「泣」字形誤。

⑤ 戰怵：明鈔本同。《醫學綱目·卷十·中風》引《甲乙經》作「戰惕」；《外臺·卷三十九》作「戰慄」。

⑥ 胸痛：《外臺·卷三十九》無「痛」字。

⑦ 寫左陰蹻：「左」，原作「在」，據本書卷七·第一（下）改。按，自此句至「在橫骨中」，與前後文例不合，疑為皇甫謐釋文，暫改為宋體字，加「（）」以別之。

少陰俞①。先刺陰蹻，後刺少陰，在横骨中。）

風逆四肢腫，復溜主之②。

風從頭至足，面目赤，口痛齧舌，解谿主之。

風逆，四肢腫，身濕，豐隆主之③。

大風，目外眥痛，身熱痱，缺盆中痛，臨泣主之。

善自齧頰，偏枯，腰髀樞痛，善摇頭，京骨主之。

大風，頭多汗，腰尻腹痛，腨跟腫，上齒痛，脊背尻重不欲起，聞食臭，惡聞人音，泄風從頭至足，崑崙主之。

痿厥，風頭重，頞痛，樞股腨外廉骨痛，瘈瘲，痺不仁，振寒，時有熱，四肢不舉，付陽④主之。

腰痛，頸項痛，歷節汗出而步失履⑤，寒，腹⑥不仁，腨中痛，飛揚主之。

---

① 右少陰俞：按，《外臺·卷三十九·照海》曰：「病在左取右，右取左，立已。」據此，則此條治「偏枯」等證乃採用繆刺法，故疑此句之上脱「左少陰俞；寫右陰蹻」八字。

② 復溜主之：據《甲乙經》腧穴排列規律，本條當在上文「照海主之」條之前。

③ 豐隆主之：此條原脱，據《聖濟總録·卷一百九十一·足陽明胃經》及《聖濟總録·卷一百九十三·治水腫灸刺法》、《千金·卷三十·第二·水腫病》、《外臺·卷三十九》補。

④ 付陽：原誤作「趺陽」。明鈔本作「跗陽」。按，明鈔本卷三·第三十五及《外臺·卷三十九》、《醫心方·卷二·第一》、《千金·卷二十九、卷三十》皆作「付陽」，今據改。

⑤ 失履：原脱「失」字，據《外臺·卷三十九》補。

⑥ 腹：原作「復」，據《外臺·卷三十九》、《醫心方·卷二·第一》改。

八虚受病發拘攣第三

［編者按］：從篇首至『機關不得屈伸，故拘攣』，出自《靈樞·卷十·邪客第七十一》；從『暴拘攣』至『取天柱』，出自《靈樞·卷五·寒熱病第二十一》；從『腋拘攣』至『刺之立已』，出自《黄帝明堂經》；從『轉筋者，立而取之』至篇末，出自《靈樞·卷一·本輸第二》

黄帝問曰：人有八虚，各以何候？

岐伯對曰：肺心有邪，其氣留於兩肘①；肝有邪，其氣留於兩腋②；脾有邪，其氣留於兩髀；腎有邪，其氣留於兩膕。凡此八虚者，皆③機關之室，真氣之所過，血絡之所由，邪氣④惡血因而不得留⑤，留則傷筋骨，機關不得屈伸，故拘攣。

暴拘攣⑥，癇眩，足不任身，取天柱⑦。

腋拘攣，暴脉急，引脇而痛，内引心肺，譩譆主之。從項至脊以下⑧十二椎應手，刺之立已。

轉筋者，立而取之，可令遂已。痿厥者，張而引之，可令立快矣。

① 兩肘：原作『兩腋』，據《太素·卷二十二·刺法》、《靈樞》改。
② 兩腋：原作『兩肘』，據《太素·卷二十二·刺法》、《靈樞》改。
③ 皆：原作『此』，涉上而誤，據《太素·卷二十二·刺法》、《靈樞》改。
④ 邪氣：此上原衍『是八』二字，據《太素·卷二十二·刺法》、《靈樞》删。
⑤ 因而不得留：原無『不』字。《靈樞》作『固不得住留』；《太素·卷二十二·刺法》作『因不得住留』，可証本書脱『不』字，今補入。
⑥ 暴拘攣：《太素·卷二十六·寒熱雜説》、《靈樞》皆無『拘』字。
⑦ 取天柱：此下原衍『主之』二字，據《太素·卷二十六·寒熱雜説》、《靈樞》删。
⑧ 以下：原作『自脊已下至』，與上文義重。據《外臺·卷三十九》删改。

熱在五藏發痿第四

［編者按］：從篇首至『各以其時受月則病已矣』，出自《素問·卷十二·痿論篇第四十四》；從『痿厥為四末束悶』至『無休，病已止』，出自《靈樞·卷五·周痺第二十七》；從『口緩不收』至篇末，出自《黃帝明堂經》。

黃帝問曰：五藏使人痿，何也？

岐伯對曰：肺主身之皮毛，心主身之血脉，肝主身之筋膜，脾主身之肌肉，腎主身之骨髓。故肺氣熱則葉焦，焦則皮毛虛弱急薄著，著則生痿躄矣。心氣熱①則下脉厥而上，上則下脉虛，虛則生脉痿。樞折瘈脛腫而不任地。《素問》『瘈』作『挈』，『腫』作『瘲』。肝氣熱則膽泄②口苦筋膜乾，筋膜乾則筋急而攣，發為筋痿。脾氣熱則胃乾而渴，肌肉不仁，發為肉痿。腎氣熱則腰脊不舉，骨枯而髓減，發為骨痿。

問曰：何以得之？

對曰：肺者，藏之長也，為心之蓋。有所失亡③，所求不得則發肺鳴④，鳴則肺熱葉焦，發為痿躄。悲哀太甚則胞絡絶，胞絡絶則陽氣內動，發則心下崩，數溲血，故《本病》曰：大經空虛，發為肌痺⑤，傳為脉痿。思想無窮，所願不得，意淫於外，入房太甚，宗筋弛縱，發為筋痿及為白淫。故《下經》

① 心氣熱：此上原衍『故』字，據明鈔本刪，與《素問》合。
② 膽泄：原作『膽熱泄』，『熱』字涉上而衍，據《太素·卷二十五·五藏痿》、《素問》刪。
③ 失亡：原作『亡失』，據明鈔本改，與《太素·卷二十五·五藏痿》、《素問》合。
④ 則發肺鳴：原作『則發為肺鳴』，據明鈔本刪『為』字，與《素問》合。
⑤ 肌痺：《素問》同。《太素·卷二十五·五藏痿》作『脉痺』。疑《太素》誤。

曰：筋痿生於肝，使内也。有漸於濕，以水為事，若有所留，居處傷濕，肌肉濡漬①，痺而不仁，發為肉痿。故《下經》曰：肉痿者，得之濕地。有所遠行勞倦，逢大熱而渴，渴則陽氣内伐②，内伐則熱合《素問》作『舍』於腎，腎者水藏，今水不勝火，則骨枯而髓空，故足不任身，發為骨痿③。故《下經》曰：骨痿生於大熱。

問曰：何以别之？

對曰：肺熱者色白而毛敗，心熱者色赤而絡脉溢，肝熱者色蒼而爪枯，脾熱者色黄而肉蠕動，腎熱者色黑而齒槁。

問曰：治痿者獨取陽明，何謂也？

對曰：陽明者五藏六府之海，主潤宗筋。宗筋④主束骨而利機關。衝脉者經脉之海，主滲灌谿谷，與陽明合於宗筋。陰陽總宗筋之會，會於氣衝，而陽明為之長，皆屬於帶脉，而絡於督脉，故陽明虚則宗筋縱，帶脉不引，故足痿不用。治之各補其滎⑤而通其俞，調其虚實，和其逆順，則筋脉骨肉，各以其時受月則病已矣⑥。

痿厥為四末束悶，乃疾解之。日二，不仁者，十日而知，無休，病已止。

---

① 潰：原作『漬』，據明鈔本、《太素·卷二十五·五藏痿》改，與《素問》合。
② 内伐：《素問》同。《太素·卷二十五·五藏痿》作『内代』。按，『代』有止義，亦通。
③ 發為骨痿：此上原有『熱』字，據《太素·卷二十五·五藏痿》、《素問》删，與上文『發為肉痿』、『發為痿躄』等文例合。
④ 宗筋：此下原有『者』字，據明鈔本删，與《素問》合。
⑤ 滎：原誤作『營』，據《太素·卷二十五·五藏痿》、《素問》改正。按，明鈔本作『榮』，乃『滎』字形誤。
⑥ 則病已矣：原脱『已』字，據明鈔本補，與《太素·卷二十五·五藏痿》、《素問》合。

口緩不收①，不能言語，手足痿躄不能行，地倉主之。

骨痿②不相知，太白主之。一云「身重骨痿不相知」。

痿厥，身體不仁，手足偏小，先取京骨，後取中封、絶骨，皆寫之。

痿厥寒，足腕不收，躄，坐不能起，髀樞腳痛，丘墟主之。

虛則痿躄，坐不能起，實則厥，脛熱膝痛③，身體不仁，手足偏小，善齧頰，光明主之。

手太陰陽明太陽少陽脉動發肩背痛肩前臑皆痛肩似拔第五

［編者按］：本篇內容皆出自《黄帝明堂經》。

肩痛不可舉，天容及秉風主之。

肩背痺痛④，臂不舉，寒熱淒索，肩井主之。

肩腫不得顧，氣舍主之⑤。

---

① 口緩不收：原作「足緩不收，痿不能行」，與下文義重。《醫心方・卷二・第一》、《外臺・卷三十九・地倉》、《千金・卷三十・第一》皆作「口緩不收」四字，與下文「不能言語」文義相接，今據諸書改正。

② 骨痿：原脫「骨」字，據《外臺・卷三十九・太白》補。

③ 膝痛：原作「時痛」，據《千金・卷三十・第三》、《外臺・卷三十九》、《醫心方・卷二・第一》改。

④ 肩背痺痛：「痺」原作「髀」，據《醫學綱目・卷二十七・肩背痛》引《甲乙經》改，與《外臺・卷三十九》、《醫心方・卷二・第一》合。

⑤ 氣舍主之：按《甲乙經》腧穴排列規律，此條當在上文「肩井主之」條之前。

肩背痺痛①，臂不舉②，血瘀肩中，不能動摇，巨骨主之。

肩中熱，指臂痛，肩髃主之。

肩重不舉，臂痛，肩窌主之。

肩重，肘臂痛不可舉，天宗主之。

肩胛中③痛熱④，而寒至肘，肩外俞主之。

肩痛⑤周痺，曲垣主之。

肩痛不可舉，引缺盆痛，雲門主之。

肘痛，尺澤主之。

臂瘈引口中，惡寒⑥，䪼腫，肩痛⑦引缺盆，商陽主之。

肩肘中痛，難屈伸，手不可舉重⑧，腕急，曲池主之。

肩肘節酸重，臂⑨痛不可屈伸，肘窌主之。

---

① 肩背痺痛：原作「肩背髀」，據《醫學綱目・卷二十七・肩背痛》引《甲乙經》改，與宋本《外臺・卷三十九・巨骨》、《醫心方・卷二・第一》合。

② 臂不舉：原脱「臂」字，據宋本《外臺・卷三十九・巨骨》、《醫心方・卷二・第一》補。

③ 中：原誤作「甲」，據《醫學綱目・卷二十七・肩痛》引《甲乙經》改，與《外臺・卷三十九》、《醫心方・卷二・第一》合。

④ 痛熱：原脱「熱」字，據《外臺・卷三十九》、《醫心方・卷二・第一》補。

⑤ 肩痛：原作「肩胛」，據《外臺・卷三十九》、《聖濟總録・卷一百九十一・手太陽小腸經》、《銅人・卷四》改。

⑥ 惡寒：原脱「惡」字，據明鈔本補，與《外臺・卷三十九》及本書卷十二・第六合。

⑦ 肩痛：原作「肩腫」，據《外臺・卷三十九》改。《醫心方・卷二・第一》作「肩背痛」。

⑧ 舉重：「重」，原在下文「腕」字下，據《千金・卷三十・第三》、《外臺・卷三十九》、《醫心方・卷二・第一》乙正。

⑨ 臂：《外臺・卷三十九》、《醫心方・卷二・第一》作「痺」。

肩痛不能自舉，汗不出，頸痛，陽池主之。

肘中濯濯，臂内廉痛，不可及頭，外關主之。

肘痛引肩，不可屈伸，振寒熱，頸項肩背痛，臂痿痺不仁，天井主之。《千金》云「肩内麻木」。

肩不可舉，不能帶衣，清泠淵①主之。

肘臂腕中痛，頸腫不可以顧，頭項急痛，眩，淫濼，肩胛小指痛，前谷主之。

肩痛不可自帶衣，臂腕外側痛，不舉，陽谷主之。

臂不可舉，頭項痛，咽腫不可咽，前谷主之。

肩痛欲折，臑如拔，手不能自上下，養老主之。

肩背頭項痛②時眩③，湧泉主之。

水漿不消發飲第六

［編者按］：本篇内容皆出自《黄帝明堂經》。

溢飲脇下堅痛，中脘主之。

腰清脊强，四肢懈墮，善怒，欬，少氣鬱然不得息，厥逆，肩不可舉，馬刀瘻，身瞤，章門主之。

① 清泠淵：「泠」，原作「冷」，據《醫學綱目·卷二十七·肩痛》引《甲乙經》改，與本書卷三·第二十八合。

② 頭項痛：原脱「項」字，據《外臺·卷三十九》補。《千金·卷十九·第一》「頭項强痛」，亦有「項」字。

③ 時眩：《外臺·卷三十九》作「眼眩」。

溢飲水道不通，溺黄，小腹痛裏急，腫，洞泄，髀痛引背①，京門主之。

飲渴，身體痛②，多唾，隱白主之。

腠理氣③，臑會主之④。

① 髀痛引背：原作「體痛引骨」，據《外臺·卷三十九》改。按，明鈔本「體痛」下註：「一作髀。」

② 身體痛：原作「身伏」，據《聖濟總録·一百九十三·治水飲不消灸刺法》、《外臺·卷三十九》改。

③ 腠理氣：此句於義欠明。《外臺·卷三十九》作「氣腫，腠理氣」；《銅人·卷四》作「氣腫」。疑「氣」下脱「腫」字。《千金·卷三十·第四·癲病》作「腠氣」；《醫心方·卷二·第一》作「氣腠」，皆文簡難明。

④ 臑會主之：據《甲乙經》腧穴排列規律，此條當在篇首。

黄帝三部鍼灸甲乙經 卷之十一

胸中寒發脉代第一

［編者按］：本篇内容皆出自《黄帝明堂經》。

脉代不至寸口，四逆，脉鼓不通，雲門主之。

胸中寒，脉代時不至①，上重下輕，足不能安地②，少腹脹，上搶心，胸楮滿，欬唾有血，然谷主之。

陽厥大驚發狂癇第二

［編者按］：從篇首至『故令子發為癲疾』，出自《素問·卷十三·奇病論篇第四十七》；從『病在諸陽脉』至『下氣候也』，出自《素問·卷十四·長刺論篇第五十五》；從『癲疾，脉搏大滑』至『六府閉塞之所生也』，出自《素問·卷八·通評虛實論篇第二十八》（其中『厥成為癲疾』一句出自《素問·卷五·脉要精微論篇第十七》）；從『癲疾始生，先不樂』至『骶骨者，尾屈也』，出自《靈樞·卷五·癲狂第二十二》；從『癲疾嘔沫』至篇末，出自《黄帝明堂經》。

黄帝問曰：人生而病癲疾者，安所得之？

---

① 時不至：原脱『不』字，據《外臺·卷三十九·然谷》補。《千金·卷三十·第二·奔豚》作『時不至寸口』。

② 足不能安地：原脱『安』字，據《外臺·卷三十九·然谷》、《千金·卷三十·第三·腳病》補。

岐伯對曰：此得之在母腹中時，其母有所數大驚也①，氣上而不下，精氣并居，故令子發為癲疾。病在諸陽脉，且寒且熱，諸分且寒且熱，名曰狂。刺之虚脉，視分盡熱，病已止。病初發，歲一發；不治，月一發；不治，月四五發，名曰癲疾，刺諸分。其脉尤寒者，以鍼補之，《素問》云：『諸脉諸分，其無寒者以鍼調之。』病已止②。

問曰：有病怒狂③者，此病安生？

對曰：生於陽也。

問曰：陽何以使人狂④？

對曰：陽氣者，因暴折而難決，故善怒，病名曰陽厥。

問曰：何以知之？

對曰：陽明者常動，太陽、少陽不動，不動而動大疾，此其候也。

問曰：治之柰何？

對曰：衰《素問》作『奪』其食即已。夫食入於陰，氣長於陽，故奪其食即已。使人服以生鐵落為後飯⑤。夫生鐵落者，下氣候也。《素問》『候』作『疾』。

---

① 有所數大驚也：原作『數有大驚』，據明鈔本及《千金·卷十四·第五》改。《太素·卷三十·癲疾》、《素問》此句皆作『有所大驚』。
② 病已止：此三字原誤作小字，混入註文，據《太素·卷二十三·雜刺》、《素問》改為大字。
③ 怒狂：原作『狂怒』，據明鈔本乙正，與《素問》合。《太素·卷三十·陽厥》作『喜怒』。
④ 何以使人狂：原書『狂』下有『也』字，據明鈔本刪，與《素問》、《太素》合。
⑤ 飯：原作『飲』，據明鈔本改，與《素問》新校正引《甲乙經》合。

癲疾，脉搏大滑，久自已；脉小堅急，死不治。一作「脉沉小急實，死不治。小牢急，可治」癲疾，脉虚可治，實則死。厥成為癲疾①。

貫疽，《素問》作「黄疸」暴病厥，癲疾，狂②，久逆之所生也。五藏不丕③，六府閉塞之所生也。

癲疾始生，先不樂，頭重痛，視舉④目赤，其⑤作極已而煩心，候之於顔，取手太陽、陽明⑥、太陰，血變而止。癲疾始作⑦而引口喘悸⑧，《九墟》作「啼呼」⑨；《太素》作「啼呼喘悸者」候之手陽明、太陽，左强者攻其右，一本作「左」右强者攻其左，一本作「右」血變而止。

治癲疾者，常與之居，察其所當取之處，病至，視之有過者，即寫之，置其血於瓠壺之中，至其發時，血獨動矣。不動，灸窮骨三十壯。窮骨者，尾骶也。

---

① 厥成為癲疾：「成」與「盛」通。按，前後文皆出於《素問·通評虛實論》，獨此五字乃《素問·脉要精微論》之文。

② 貫疽，暴病厥，癲疾，狂：《素問》、《太素》均作「黄疸，暴痛，癲疾，厥，狂」，疑本經有誤。

③ 五藏不丕：「丕」，原作「平」，乃「𠀾」字形誤。據《太素·卷三十·六府生病》改。按，「𠀾」爲「丕」俗體。《廣韻·脂韻》：「𠀾」，同「丕」。《爾雅·釋詁》「丕，大也。」引申爲旺盛之義。「五藏不丕」，即五藏虛弱也。《太素·卷十六·脉論》「胃氣不丕」，與此義同。

④ 視舉：此上原衍「直」字，據《太素·卷三十·癲疾》刪，與《靈樞》合。

⑤ 其：原誤作「甚」，據《太素·卷三十·癲疾》及《千金·卷十四·風癲第五》引《靈樞》改。

⑥ 陽明：此二字原脱，據《千金·卷十四·第五》補，與《靈樞》合。

⑦ 癲疾始作：明鈔本無「始作」二字。

⑧ 喘悸：原作「啼呼喘悸者」，其下無小字註文。疑系原書校訂者據世行本《靈樞》補改經文，並刪原註。今據明鈔本改作「喘悸」，並補入註文。

⑨ 《九墟》作「啼呼」：按，《九墟》乃《靈樞》舊稱。按，經文「喘悸」，今本《靈樞》作「啼呼喘悸者」，《太素·卷三十·癲疾》作「啼呼喘悸」，與註文有異。

骨癲疾者，頷齒諸俞分肉皆滿，而骨倨强直，汗出煩悶。嘔多涎沫，氣下泄，不治。

脉癲疾者，暴仆，四肢之脉皆脹而縱，脉滿，盡刺之出血；不滿，灸之俠項太陽，又灸帶脉於腰相去三寸，諸分肉本俞。嘔多涎沫，氣下泄，不治。

筋癲疾者，身卷攣急，脉大，刺項大經之大杼。嘔多涎沫，氣下泄，不治。

狂之始生，先自悲也，善忘善怒善恐者，得之憂飢，治之先取手太陰、陽明，血變而止，及取足太陰、陽明。

狂始發，少卧不飢，自高賢也，自辨①智也，自尊貴也，善罵詈，日夜不休，治之取手陽明、太陽、太陰、舌下少陰，視脉之盛者，皆取之，不盛者釋之。

狂，善驚善笑，好歌樂，妄行不休者，得之大恐，治之取手陽明、太陽、太陰。

狂，目妄見，耳妄聞，善呼者，少氣之所生也，治之取手太陽、太陰、陽明、足太陽及頭兩頷。

狂，多食，善見鬼神，善笑而不發於外者，得之有所大喜，治之取足太陰、陽明、太陽，後取手太陰、陽明、太陽。

狂而新發，未應如此者，先取曲泉左右動脉，及盛者見血，有②頃已；不已，以法取之，灸骶骨二十壯。骶骨者，尾屈也③。

癲疾嘔沫，神庭及兑端、承漿主之。其不嘔沫，本神及百會、後頂、玉枕、天衝、大杼、曲骨、尺

---

① 辨：通『辯』。
② 有：原誤作『立』，據明鈔本改，與《靈樞》合。
③ 骶骨者，尾屈也：《太素·卷三十·驚狂》、《靈樞》皆無此六字，疑為註文，誤作大字者。

澤、陽谿、外丘、通谷、當上脘傍五分①金門、承筋、合陽主之。委中下二寸為合陽②。

癲疾，上星主之。先取譩譆，後取天牖、風池。

癲疾嘔沫，暫起僵仆，惡見風寒，面赤腫，顖會主之。

癲疾狂走，瘈瘲搖頭，口喎，戾，頸强，强間主之。

癲疾瘈瘲，狂走，頸項痛，後頂主之。後頂，頂後一寸五分③。

癲疾，骨痠，眩，狂，瘈瘲，口噤，《千金》作「喉噤」羊鳴，刺腦户。

狂易，多言不休，及狂走欲自殺，目反④妄見，刺風府。

癲疾僵仆，目妄見，恍惚不樂，狂走瘈瘲，絡郄主之。

癲疾大瘦，腦空主之。

癲疾僵仆，狂，瘧，完骨及風池主之。

癲疾互引，天柱主之。

---

① 當上脘傍五分：本書與明鈔本此六字在「通谷」之前。據文義，此六字為「通谷」穴註文，今改作小字，移至「通谷」之下。又按，「上脘傍五分」指腹部「通谷」穴，而此穴不主癲疾，考《千金·卷三十·第四》、《外臺·卷三十九》，治癲疾者乃足部「通谷」，且足部「通谷」與《甲乙經》腧穴排列規律合，故此為宋儒註誤，當改作「在足小指外側」。

② 委中下二寸為合陽：此八字原誤作大字正文，據《醫學綱目·卷十一·癲癇》引《甲乙經》改為小字註文。按，《醫學綱目》作小字，間接證明上文「當上脘傍五分」六字亦為宋儒註文。

③ 後頂，頂後一寸五分：此八字原誤作大字正文，下「頂」字又誤作「項」，皆據《醫學綱目·卷十一·癲癇》引《甲乙經》改。

④ 目反：原作「及目」，據《醫學綱目·卷十一·癲癇》引《甲乙經》改，與《外臺·卷三十九》、《醫心方·卷二·第一》合。

癲疾，怒欲殺人，身柱主之。《千金》又云：『瘈瘲，身熱狂走，譫語見鬼。』

狂走癲疾，脊急强，目轉上插，筋縮①主之。

癲疾發如狂者②，面皮厚敦敦，不治；虛則頭重，洞泄，淋癃③，大小便難，腰尻重，難起居，長强主之。

癲疾憎風，時④振寒，不得言，得寒益甚，身熱狂走，欲自殺，目反妄見，瘈瘲泣出，死不知人，肺俞主之。

癲狂⑤，膈俞及肝俞主之。

癲疾互引反折⑥，戴眼及眩，狂走不得臥，心中煩，攢竹主之。

癲疾，狂，煩滿，刺絲竹空。

癲疾互引，水溝及齗交主之。

癲疾，狂，瘈瘲，眩仆；癲疾，瘖不能言，羊鳴沫出，聽宮主之。

---

① 筋縮：原作『筋俞』，據《千金·卷三十·第四》、《外臺·卷三十九》改。

② 如狂者：『狂』下原衍『走』字，據《千金·卷三十·第四》、《外臺·卷三十九》刪。

③ 淋癃：《醫學綱目·卷十一·癲癇》同。《外臺·卷三十九》、《醫心方·卷二·第一》作『癃痔』。

④ 時：《醫學綱目·卷十一·癲癇》引《甲乙經》作『而』。

⑤ 癲狂：原作『癲疾』，據《醫學綱目·卷十一·癲癇》引《甲乙經》改，與《外臺·卷三十九》合。

⑥ 癲疾互引反折：自此至『刺絲竹空』三十一字原脫，據明鈔本補，與《外臺·卷三十九》、《醫學綱目·卷十一·癲癇》引《甲乙經》合。按，明鈔本『絲竹空』下衍『主之』二字，據《醫學綱目》刪。又，絲竹空穴禁灸，據本書《序例》，亦證『主之』二字誤衍。

癲疾互引，口喎，喘悸者，大迎主之。取手陽明①、太陰，候手足變血而止。

狂癲疾，吐舌，太乙及滑肉門主之。

太息善悲，少腹有熱，欲走，日月主之。

狂易，魚際及合谷、腕骨、支正、小海②、崑崙主之。

狂言，太淵主之。

心懸如飢之③狀，善悲而驚狂，面赤目黃，間使主之。

狂言笑見鬼，取之陽谿，及手足陽明、太陽④。

癲疾多言，耳鳴，口僻頰腫，實則聾，齲，喉痺不能言，齒痛，鼻鼽衄；虛則痺鬲⑤，偏歷主之。

癲疾吐舌，鼓頷，狂言見鬼，溫溜主之。在腕後五寸⑥。

目不明，腕急，身熱驚狂，躄痿痺重⑦，瘈瘲⑧，癲疾吐舌，曲池主之。

狂疾，液門主之；又俠谿、丘墟、光明主之。

---

① 取手陽明：原作「及取陽明」，據《醫學綱目・卷十一・癲癇》改。按，此下文字出自《靈樞・癲狂》，與文例不合，疑為皇甫謐據《靈樞》所加，並非《明堂》之文。下文「狂言笑見鬼」條「及手足陽明、太陽」七字同此。

② 小海：原作「少海」，據《外臺・卷三十九》《醫心方・卷二・第一》改，與《甲乙經》腧穴排序規律合。

③ 如飢之狀：原脫「之」字，據明鈔本補，與《醫學綱目・卷二十五・狂》引《甲乙經》合。

④ 太陽：原作「太陰」，據《醫學綱目・卷二十五・狂》引《甲乙經》改，與《太素・卷三十・驚狂》、《靈樞・卷五・癲狂》合。

⑤ 虛則痺鬲：原書「鬲」下衍「俞」字，據《外臺・卷三十九・偏歷》刪。按，本書卷二第一（下）曰：「手陽明之別，名曰偏歷……虛則齒寒痺鬲。」亦證「俞」字衍。

⑥ 在腕後五寸：此五字原作大字正文，據《醫學綱目・卷十一・癲癇》引《甲乙經》改作小字。

⑦ 重：原脫，據《外臺・卷三十九》補。

⑧ 瘈瘲：此下原有「曲池主之」四字，與下文重，據《外臺・卷三十九》刪。

狂，互引，頭痛，耳鳴，目痛①，中渚主之。

熱病汗不出，互引，頸嗌外腫，肩臂痠重，脇腋急痛，四肢不舉②，痂疥，項不可顧，支溝主之。

癲疾，吐舌③沫出，羊鳴，戾頸，天井主之。在肘後④。

熱病汗不出，狂，互引，癲疾，前谷主之。

狂，互引⑤，癲疾數發，後谿主之。

狂，癲疾，陽谷及築賓、通谷主之。

凡好太息⑥，不嗜食，多寒熱汗出，病至則善嘔，嘔已乃衰，即取公孫及井俞。實則腸中切痛，厥，頭面腫起，煩心狂言⑦，多飲，不嗜臥⑧；虛則鼓脹⑨，腹中氣大滿⑩熱痛，不嗜食⑪，霍亂，公孫主之。

---

① 目痛：原作「目痺」，據《外臺·卷三十九》、《醫心方·卷二·第一》改。
② 四肢不舉：原脫「四肢」二字，據《醫心方·卷二·第一》、《外臺·卷三十九·支溝》補。
③ 吐舌：原誤作「吐血」，據《醫學綱目·卷十一·癲癇》引《甲乙經》改，與《外臺·卷三十九》合。
④ 在肘後：此三字原作大字正文，據《醫學綱目·卷十一·癲癇》引《甲乙經》改作小字。
⑤ 互引：原脫「引」字，據明鈔本補，與《外臺·卷三十九》及《醫學綱目·卷二十五·狂癲》引《甲乙經》合。
⑥ 凡好太息：自此至「公孫主之」六十四字原在本篇之末，據明鈔本移回，與《甲乙經》腧穴排列順序合。
⑦ 狂言：原脫「言」字，據《外臺·卷三十九》補。
⑧ 不嗜臥：原脫，據《醫學綱目·卷二十五·狂癲》引《甲乙經》補，與《外臺·卷三十九》、《醫心方·卷二·第一》合。
⑨ 虛則鼓脹：原作「霍則鼓獨」，據《外臺·卷三十九》、《千金·卷三十·第二·脹滿病》改。又，《醫學綱目·卷十一·癲癇》引《甲乙經》作「虛則腹脹」。
⑩ 滿：原作「滯」，據《醫學綱目·卷十三·善太息》引《甲乙經》改，與《千金·卷三十·第四·熱病》、《外臺·卷三十九》合。
⑪ 不嗜食：「食」原作「臥」，據《醫學綱目·卷十三·善太息》引《甲乙經》改，與《千金·卷三十·第四·熱病》、《外臺·卷三十九》合。

癲疾，狂，多食①，善笑不發於外②，煩心，渴，商丘主之。

癲疾，短氣，嘔血，胸背痛，行間主之。

痿厥，癲疾，洞泄，然谷主之。

狂仆，温溜主之。

狂癲，陰谷主之。

癲疾，發寒熱③，大煩滿④，悲泣出，解谿⑤主之。

狂，妄走善欠，巨虚上廉主之。

狂易，見鬼與火，解谿主之⑥。

癲疾互引，僵仆，申脉主之。先取陰蹻，後取京骨。頭上五行⑦。目反上視，若赤痛從内眥始，復下半寸，各三痏，左取右，右取左。

寒厥癲疾，噤吤⑧，瘈瘲驚狂，陽交主之。

癲疾，狂，妄行，振寒，京骨主之。

---

①多食，原作「多善食」，「善」字衍，據明鈔本及《醫學綱目·卷十一·癲癇》引《甲乙經》删，與《外臺·卷三十九》合。

②善笑不發於外：《外臺·卷三十九》作「善笑不休，發於外」。按，《靈樞·癲狂》曰：「狂者多食，善見鬼神，善笑而不發于外者，得之有所大喜。」疑《外臺》「休」字衍。

③發寒熱：《外臺·卷三十九·解谿》作「發厥寒熱」。

④大煩滿：「大」，本書與《外臺·卷三十九·解谿》皆作「欠」，於義難通。今據《醫學綱目·卷十一·癲癇》引《甲乙經》改。

⑤解谿：原誤作「解谷」，據明鈔本及《醫學綱目·卷十一·癲癇》引《甲乙經》改，與《外臺·卷三十九·解谿》合。

⑥解谿主之：此前已有「解谿主之」條，據本書文例，當並入上條。

⑦頭上五行：自此四字至「右取左」二十七字與上文不合，且《醫學綱目·卷十一·癲癇》引《甲乙經》無此二十餘字，當系錯簡文。

⑧吤：「齘」之俗體。《龍龕手鏡·口部》：「吤，俗。正作齘，切齒怒也。」

瘨疾①身痛，狂，善行，束骨主之。補諸陽②。

瘨疾僵仆，轉筋，僕參主之。

瘨疾，目𥉂𥉂，鼽衄，崑崙主之。

狂瘨③疾，體痛，飛揚主之。

瘨疾反折，委中主之。

陽脉下墜陰脉上爭發尸厥第三

［編者按］：本篇內容皆出自《黄帝明堂經》。

尸厥，死不知人，脉動如故，隱白及大敦主之。

恍惚尸厥，頭痛，中極及僕參主之。

尸厥暴死，金門主之。

① 瘨疾：此二字原在下文「善行」之後，據《醫學綱目·卷十一·瘨癇》引《甲乙經》乙正。
② 補諸陽：此三字原為大字正文。檢《醫學綱目·卷十一·瘨癇》引《甲乙經》無此三字，當系後世註文，今改作小字。
③ 狂瘨：原作「瘨狂」，據明鈔本乙正，與《醫學綱目·卷十一·瘨癇》引《甲乙經》及《外臺·卷三十九·飛揚》合。

氣亂於腸胃發霍亂吐下第四

［編者按］：從篇首至『足陽明及上傍三』，出自《素問·卷八·通評虛實論篇第二十八》；從『嘔吐煩滿』至『承筋主之』出自《黄帝明堂經》；本篇末段出自《靈樞·卷四·四時氣第十九》。

霍亂，刺俞傍五，足陽明及上傍三。

嘔吐煩滿，魄户主之。

陽逆霍亂，刺人迎。入①四分，不幸殺人。

霍亂，泄出不自知，先取太谿，後取太倉之原。

霍亂，巨闕、關衝、支溝、公孫、解谿主之。《千金》又取②陰陵泉。

霍亂泄注，期門主之。

厥逆霍亂，府舍主之。

胃逆霍亂，魚際主之。

霍亂逆氣，魚際及太白③主之。

① 入：此上原有『刺』字，涉上而衍，據《外臺·卷三十九》刪。

② 取：明鈔本作『有』，義勝。

③ 魚際及太白：明鈔本作『魚際主之，又太白主之』；《醫學綱目·卷三十一·吐利續法》作『魚際太白』。

霍亂遺矢失氣①**，三里主之。**

暴霍亂，僕參主之。

霍亂轉筋，金門、僕參、承山、承筋主之。

霍亂，脛痺不仁，承筋主之。《千金》云『主瘈瘲腳痠』。

轉筋於陽理其陽，轉筋於陰理其陰，皆卒刺之。

足太陰厥脉病發溏泄下痢第五

〔編者按〕：篇首『春傷於風，夏生飧泄腸澼』十字，出自《靈樞·卷十一·論疾診尺第七十四》；『久風為飧泄』五字，出自《素問·卷五·脉要精微論第十七》；從『飧泄而脉小』至『手足温者易已』，出自《靈樞·卷十一·論疾診尺第七十四》；從『黄帝問曰：腸澼便血何如』至『以藏期之』，出自《素問·卷八·通評虛實論第二十八》；從『飧泄，補三陰交』至『熱行乃止』，出自《靈樞·卷四·四時氣第十九》；『病注下血，取曲泉』七字，出自《靈樞·卷五·厥病第二十四》；從『五藏腹中有寒』至篇末，出自《黄帝明堂經》。

春傷於風，夏生飧泄腸澼。

久風為飧泄。

飧泄而脉小，手足寒者難已；飧泄而脉小②**，手足温者易已。**

① 遺矢失氣：原脱『失』字，據《醫學綱目·卷三十一·吐利續法》補，與《千金·卷三十·霍亂》、《外臺·卷三十九》合。

② 小：原作『大』，據《太素·十六·雜診》、《靈樞》改。

黄帝問曰：腸澼便血何如？

岐伯對曰：身熱則死，寒則生。

問曰：腸澼下白沫何如？

對曰：脉沉則生，浮則死。

問曰：腸澼下膿血何如？

對曰：懸絶則死，滑大則生。

問曰：腸澼之屬，身不熱，脉不懸絶，何如？

對曰：脉滑大皆生，懸濇皆死，以藏期之。

飧泄，補三陰交，上補陰陵泉，皆久留之，熱行乃止。

病注下血，取曲泉。

五藏腹中①有寒②，泄注，腸澼便血，會陽主之。

腸鳴澼泄，下窌主之。

腸澼泄，切痛，四滿主之。

便膿血，寒中，食不化，腹中痛，腹哀主之。

繞臍痛，搶心，膝寒，注利，腹結③主之。

---

① 五藏腹中：原作「五里腸中」，據《外臺·卷三十九·會陽》改。按，此句諸書多異，明鈔本與本書同；《千金·卷三十·第二·泄痢病》、《醫學綱目·卷二十三·泄瀉》引《甲乙經》皆作「腹中」；《醫心方·卷二·第一》作「五腸」。

② 有寒：原作「有寒熱」，據《千金·卷三十·第二·泄痢病》、《外臺·卷三十九·會陽》、《醫心方·卷二·第一》删「熱」字。

③ 腹結：原作「腹哀」，據明鈔本及《醫學綱目·卷二十二·腹痛》引《甲乙經》改，與《外臺·卷三十九·腹結》合。

溏瘕，腹中痛，藏痺，地機主之。

飧泄，太衝主之。

溏泄①，不化食，寒熱不節，陰陵泉主之。

腸澼，中郄主之。

飧泄，大腸痛，巨虛上廉主之。

五氣溢發消渴黃癉第六

［編者按］：從篇首至『此言其暴剛而肌肉弱者也』，出自《靈樞·卷七·五變第四十六》；從『面色微黃』至『脉小而濇者，不嗜食』，出自《靈樞·卷十一·論疾診尺第七十四》；從『問曰：有病口甘者』至『除陳氣也』，出自《素問·卷十三·奇病論篇第四十七》；從『凡治消癉，偏枯』至『病久不可治也』，出自《素問·卷八·通評虛實論篇第二十八》；從『問曰：熱中消中』至『至甲乙日當愈甚』，出自《素問·卷十一·腹中論篇第四十》；『癉成為消中』五字，出自《素問·卷五·脉要精微論篇第十七》；從『黃癉，刺脊中』至篇末，出自《黃帝明堂經》。

黃帝問曰：人之善病消癉者，何以候之？

岐伯對曰：五藏皆柔弱者，善病消癉。夫柔弱者必剛強，剛強多怒，柔者易傷也。此人薄皮膚而目堅固以深者，長衡直揚，其心剛，剛則多怒，怒則氣上逆，胸中畜積，血氣逆留，《太素》作『留積②』腹皮

① 溏泄：原脫『泄』字，據《醫學綱目·卷二十三·泄瀉》引《甲乙經》補，與《外臺·卷三十九·陰陵泉》合。

② 留積：原脫『留』字，據明鈔本補。

充脹，《太素》作『髖①皮充肌』血脉不行，轉而為熱，熱則消肌，故為消癉。此言其暴剛②而肌肉弱者也。

面色微黃，齒垢黃，爪甲上黃，黃癉也。安臥，小便黃赤，脉小而濇者，不嗜食。

問曰：有病口甘者，病名曰何？何以得之？

對曰：此五氣之溢也，名曰脾癉。夫五味入口，藏於胃，脾③為之行其精氣，津液在脾，故令人口甘，此肥美之所發也。此人必數食美而多食甘肥，肥令人內熱，甘令人中滿，故其氣上溢，轉為消癉，《素問》作『渴』治之以蘭，除陳氣也。

凡治消癉，偏枯④，厥氣逆滿⑤，肥貴人則膏粱之病也。鬲塞閉絶，上下不通，暴憂之病也。

消癉，脉實大，病久可治；脉懸絶小堅，病久不可治也。

問曰：熱中消中，不可服膏粱芳草石藥。石藥發疽，《素問》作『癲』芳草發狂。夫熱中消中者，皆富貴人也，今禁膏粱，是不合其心，禁芳草石藥，是病不愈，願聞其說。

對曰：夫芳草之氣美，石藥⑥之氣悍，二者其氣急疾堅勁，故非緩心和人，不可以服此二者。夫熱

---

① 髖：明鈔本作『寬』。按，此節內容在今本《太素》闕文中，無可稽考。

② 其暴剛：原作『其剛暴』，據明鈔本乙正。《靈樞》作『其人暴剛』。

③ 藏於胃，脾：原誤作『發於脾，胃』，據明鈔本改，與《太素・卷三十・脾癉消渴》、《素問》合。

④ 偏枯：此上原有『治』字，涉上而衍，今刪。又，《太素・卷三十・病解》、《素問》皆作『仆擊、偏枯、痿厥』。

⑤ 厥氣逆滿：《太素・卷三十・病解》、《素問》皆作『氣滿發逆』。

⑥ 石藥：原脫『石』字，據明鈔本補，與《素問》合。

氣慓悍，藥氣亦然，二者相遇，恐内傷脾。脾者土也，而惡木，服此藥也，至甲乙日當愈甚①。《素問》作『當更論』。

癉成為消中。

黄癉，刺脊中。《千金》云『腹滿不能食②』。

黄癉善欠，脇下滿欲吐，身重不欲動③，脾俞主之。《千金》云『身重不動作④』。

消渴身熱，面赤《千金》作『目』黄⑤，意舍主之。

消渴嗜飲，承漿主之。

黄癉目黄，勞宫主之。

嗜卧，四肢不欲動摇，身體黄，灸手五里，左取右，右取左。

消渴，腕骨主之。

黄癉，熱中善渴，太衝主之。

---

① 當愈甚：明鈔本作『當更愈甚』。《素問》作『更論』。

② 腹滿不能食：原作『腹重不動作』，涉下註而誤。據明鈔本改正，與《千金·卷三十·第五·黄疸》合。

③ 身重不欲動：此五字原脱，據《千金·卷三十·第五·黄疸》引《甲乙經》補。《外臺·卷三十九·脾俞》作『身重不動』。

④ 身重不動作：今本《千金·卷三十·第五·黄疸》引《甲乙經》作『身重不欲動』。

⑤ 面赤黄：《千金·卷三十·第一·消渴病》、《外臺·卷三十九·意舍》、《醫心方·卷二·第一》皆作『面目黄』。又，『赤』下註文原在『面』字下，今據《千金》移至『赤』下。

身黄，時有微熱，不嗜食，膝内廉①内踝前痛，少氣，身體重，中封主之。

消癉善喘②，氣走③喉咽而不能言，手足清，溺黄，大便難，嗌中腫痛，唾血，口中熱，唾如膠，太谿主之。

消渴黄癉，足一寒一熱，舌縱煩滿，然谷主之。

陰氣不足，熱中，消穀善飢，腹熱身煩，狂言，三里主之。

動作失度内外傷發崩中瘀血嘔血唾血第七

［編者按］：從篇首至『以其德全不危故也』，出自《素問·卷一·上古天真論篇第一》；從『久視傷血』至『久行傷筋』，出自《素問·卷七·宣明五氣篇第二十三》；從『問曰：有病胸脇榰滿』至『以飲利腸中及傷肝也』，出自《素問·卷十一·腹中論篇第四十》；從『問曰：勞風為病何如』至『傷肺則死矣』，出自《素問·卷九·評熱病論篇第三十三》；從『少氣，身漯漯也』至『補足少陰，去血絡』，出自《靈樞·卷五·癲狂第二十二》；從『男子陰端寒』至篇末，出自《黄帝明堂經》。

黄帝問曰：人年半百而動作皆衰者，時世異耶④，將人⑤失之耶？

①　膝内廉：原脱『廉』字，據《千金·卷三十·第五》、《外臺·卷三十九·中封》補。

②　善喘：《外臺·卷三十九·太谿》作『善噫』。

③　走：原誤作『是』，據《醫學綱目·卷二十一》、《千金·卷三十·第五·黄疸》引《甲乙經》改，與《外臺·卷三十九》合。

④　時世異耶：此四字原脱，據《素問》補。《千金·卷二十七·第一》作『時代異耶』。按，《千金》以『代』易『世』者，乃避唐太宗李世民之諱。

⑤　將人：原作『人將』，與《素問》同。據《千金·卷二十七·第一》乙正，與《素問》下文『材力盡耶，將天數然也』合。

岐伯對曰：今時之人，以酒為漿，以妄①為常，醉以入房，以欲竭其精，以好②散其真，不知持滿，不時御神，務快其心，逆於生樂，起居無節，故半百而衰矣。夫聖人之教也，形勞而不倦，神氣從以順，色欲不能勞其目，淫邪不能惑其心，智愚賢不肖③，不懼於物，故合於道數。年度百歲而動作不衰者，以其德全不危故也。

久視傷血，久卧傷氣，久坐傷肉，久立傷骨，久行傷筋。

問曰：有病胸脇楮滿，妨於食，食至則先聞腥臊臭，出清涕④，先唾血，四肢清，目眩，時時前後血，病名為何⑤？何以得之？

對曰：病名曰血枯，此得之少年時有所大奪血，若醉以入房中，氣竭肝傷，故使月事衰少不來也。治之以烏賊魚骨、藘茹，二物并合，丸以雀卵，大如小豆，以五丸為後飯，飲以鮑魚汁，以飲⑥利腸中及傷肝也⑦。

問曰：勞風為病何如？

對曰：勞風法在肺下，其為病也，使人强上而瞑視，唾出若涕，惡風而振寒，此為勞風之病也。

---

① 妄：原誤作『安』，據明鈔本改，與《素問》合。

② 好：原作『耗』，《素問》新校正云：『《甲乙經》「耗」作「好」。』今據改。按，胡澍《素問校義》曰：『皇甫謐作「好」，是也。「好」，讀嗜好之好，好亦欲也。作「耗」者，聲之誤也。』

③ 不肖：本書闕『不』字，空一格。明鈔本無闕文，今據補。

④ 清涕：《太素·卷三十·血枯》、《千金·卷十二·第六》、《素問》皆作『清液』。王冰註：『清液，清水也，亦謂之清涕。』

⑤ 病名為何：此四字原脫，據《素問》、《太素·卷三十·血枯》、《千金·卷十二·第六》補，與下文岐伯答語『病名曰血枯』合。

⑥ 以飲：《太素·卷三十·血枯》、《素問》無此二字，疑涉上而衍。

⑦ 利腸中及傷肝也：疑『傷』字誤，據文義或系『補』字，待考。《太素·卷三十·血枯》作『利脇中及傷肝』，楊上善註：『通利脇中及補肝傷也。』

問曰：治之柰何？

對曰：以救俛仰。太陽引精者三日，中若五日①，不精者七日。《千金》云「候之三日五日，不精明者是其症也」欬出青黃涕，其狀如膿，大如彈丸，從口中若鼻空出，不出則傷肺，傷肺則死矣。

少氣，身漯漯也，言吸吸也，骨痠體重，懈惰不能動，補足少陰。短氣，息短不屬，動作氣索，補足少陰，去血絡。

男子陰端寒，上衝心中佷佷，會陰主之。

男子脊急目赤，支溝主之。

脊內廉痛，溺難，陰痿不用，少腹急引陰，及腳內廉痛，陰谷主之。

善厭夢者，商丘主之。

丈夫失精，中極主之。

男子精溢，陰上縮，大赫主之。

男子精溢，脛痠不能久立，然谷主之②。

男子精不足，太衝主之。

崩中，腹上下痛，中郄主之。

胸中瘀血，胸脇榰滿，鬲痛，不能久立，膝痿寒，三里主之。

心下有鬲，嘔血，上脘主之。

---

① 中若五日：原作「中年者五日」，與《素問》同。明鈔本及《太素・卷二十五・熱病說》皆作「中者五日」。《素問》新校正引《甲乙經》作「中若五日」，今據改。

② 然谷主之：此條十四字原脫，據《醫學綱目・卷二十九・夢遺》引《甲乙經》補，與《外臺・卷三十九》合。

嘔血肩息①，脇下痛，口乾，心痛與背相引，不可欬，欬則引腎痛②，不容主之。

唾血，振寒，嗌乾，太淵主之。

嘔血③，大陵及郄門主之。

嘔血上氣，神門主之。

内傷不足，三陽絡主之。

内傷唾血不足，外無膏澤，刺地五會④。《千金》云⑤『凡唾血，寫魚際，補尺澤』。

邪氣聚於下脘發内癰第八

［編者按］：從篇首至『化穀乃下鬲矣』，出自《靈樞・卷十・上膈第六十八》；從『問曰：有病胃脘癰者』至『故胃脘為癰』，出自《素問・卷十三・痛能論篇第四十六》；從『肝滿腎滿肺滿皆實』至篇末，出自《素問・卷十三・大奇論篇第四十八》。

黃帝問曰：氣為上鬲，上鬲者，食入而還出，余已知之矣。蟲為下鬲，下鬲者，食晬時乃出，未得

① 肩息：原作『有息』，『有』字誤，據《外臺・卷三十九・不容》、《醫心方・卷二・第一》改。按，《醫學綱目・卷十七・吐血》引《甲乙經》作『肩急』，『急』字誤。

② 引腎痛：原脫『引』字，據《聖濟總錄・卷一百九十三》引《甲乙經》補，與《千金・卷十二・第六》、《外臺・卷三十九・不容》合。

③ 嘔血：原作『欬血』，據《醫學綱目・卷十七・吐血》引《甲乙經》改，與《千金・卷十二・第六》、《外臺・卷三十九・大陵》合。

④ 刺地五會：『地』原作『第』，同音致誤，據《千金・卷十二・第六》、《外臺・卷三十九・地五會》改。《醫學綱目・卷十七・吐血》引《甲乙經》作『地五會灸』。按，本書卷三・第三十四明謂『地五會……不可灸』，《醫學綱目》誤。

⑤ 《千金》云：此三字原脫，據明鈔本補。

其意，願卒聞之。

岐伯對曰：喜怒不適，食飲不節，寒温不時，則寒汁留於腸中，留則蟲寒，蟲寒則積聚守於下脘，守下脘則腸胃①充廓，衛氣②不營，邪氣居之。人食則蟲上食，蟲上食則下脘虛，下脘虛則邪氣勝，勝則積聚以留，留則癰成，癰成則下脘約。其癰在脘内者，則沉而痛深；其癰在脘外者，則癰外而痛浮，癰上皮熱。按③其癰，視氣所行，先淺刺其傍，稍内益深，還而刺之，無過三行，察其浮沉，以為淺深，已刺必熨，令熱入中，日使熱内，邪氣益衰，大癰乃潰，互以參禁④，以除其内，恬澹無為，乃能行氣，後服酸苦，化穀乃下鬲矣。

問曰：有病胃脘癰者，診當何如？

對曰：診此者，當候胃脉，其脉當沉濇，《素問》作「細」沉濇者氣逆，氣逆者則人迎甚盛，甚盛則熱。人迎者胃脉也，逆而盛則熱聚於胃口而不行，故胃⑤脘為癰。

肝滿腎滿肺滿皆實，則為瘇⑥。肺癰喘而兩脛《素問》作「胠」滿。肝癰兩脇《素問》作「胠」下滿，臥則驚，不得小便。腎癰胠《素問》作「腳」下至少腹滿，脛有大小，髀脛跛，易偏枯。

---

① 腸胃：《靈樞》同。明鈔本及《太素・卷二十六・蟲癰》皆作「下管」。按，「管」與「脘」通。
② 衛氣：原作「胃氣」，據明鈔本改，與《太素・卷二十六・蟲癰》及《靈樞》合。
③ 按：《太素・卷二十六・蟲癰》、《靈樞》皆作「微按」，疑本書脱「微」字。
④ 互以參禁：《太素・卷二十六・蟲癰》作「以參伍禁」；《靈樞》作「伍以參禁」。
⑤ 胃：原作「冐」，形近致誤，據明鈔本改，與《太素・卷十四・人迎脉口診》、《素問》合。
⑥ 瘇：與「腫」通，《太素・卷十四・人迎脉口診》、《素問》皆作「腫」。

寒氣客於經絡之中發癰疽風成發厲浸淫第九上

［編者按］：本篇內容皆出自《靈樞·卷十二·癰疽第八十一》。

黃帝問曰：腸胃受穀，上焦出氣，以温分肉而①養骨節，通腠理。中焦出氣如霧②，上注谿谷而滲孫脉，津液和調，變化赤而③為血，血和則孫脉④先滿，乃注於絡脉，絡脉皆盈，乃注於經脉。陰陽乃⑤張，因息而行，行有經紀，周有道理，與天合同，不得休止。切而調之，從虛去實，寫則不足，疾則氣減，留則先後。從實去虛，補則有餘，血氣已調，神氣乃持。余已知血氣之至與不至⑥，未知癰疽之所從生，成敗之時，死生之期，或⑦有遠近，何以度之？

岐伯對曰：經脉流行不止，與天同度，與地合紀。故天宿失度，日月薄蝕。地經失紀，水道流溢，草蓂不成，五穀不植，徑路⑧不通，民不往來，巷聚邑居，別離異處。血氣猶然，請言其故。夫血脉營

---

① 而：原作「以」，據明鈔本改，與《靈樞》合。
② 如霧：《靈樞》、《太素·卷二十六·癰疽》、《醫心方·卷十五·第一》皆作「如露」。
③ 赤而：《靈樞》、《太素·卷二十六·癰疽》、《醫心方·卷十五·第一》皆作「而赤」。
④ 孫脉：原作「孫絡」，據明鈔本、《太素·卷二十六·癰疽》、《靈樞》改，與上文「而滲孫脉」合。
⑤ 乃：明鈔本作「以」；《太素·卷二十六·癰疽》、《靈樞》作「已」。
⑥ 至與不至：明鈔本與《靈樞》皆作「平與不平」；《太素·卷二十六·癰疽》作「𠀚與不𠀚」。按，「𠀚」為「丕」俗字，盛也。「平」與「至」皆「丕」形誤，當從《太素》作「丕與不丕」。
⑦ 或：《靈樞》無此字；《太素·卷二十六·癰疽》作「期」。
⑧ 路：原作「紀」，據《太素·卷二十六·癰疽》、《千金翼·卷二十三·第一》改，與《靈樞》合。

衛，周流不休，上應天宿，下應經數。寒邪①客於②經絡之中則血泣，血泣則不通，不通則衛氣歸之，不得復反，故癰腫也。寒氣化為熱，熱勝則肉腐，肉腐則為膿，膿不寫則筋爛，筋爛則骨傷，骨傷則髓消，不當骨空，不得泄寫，則筋骨枯空，枯空則筋骨肌肉不相親，經絡敗漏，熏於五藏，藏傷則死矣。

寒氣客於經絡之中發癰疽風成發厲浸淫第九下

〔編者按〕：從篇首至「除此五者為順矣」，出自《靈樞・卷九・玉版第六十》；從「邪之入於身也深」至「其發無常處而有常名」，出自《靈樞・卷十一・刺節真邪第七十五》；從「問曰：病癰腫頸痛」至「須其氣并而治之使愈」，出自《素問・卷十一・腹中論篇第四十一》；從「問曰：病頸癰者」至「此所謂同病而異治者也」，出自《素問・卷十三・病能論篇第四十六》；從「問曰：諸癰腫筋攣骨痛」至「以其勝治其俞」，出自《素問・卷五・脉要精微論篇第十七》；從「暴癰筋濡」至「刺手太陰傍三與纓脉各二」，出自《素問・卷八・通評虛實論篇第二十八》；從「項腫不可俛仰」至「治癰腫者，刺癰上」，至「必端內鍼為故止也」，出自《素問・卷十四・長刺節論篇第五十五》；從「癰疽，竅陰主之」，出自《黃帝明堂經》；從「厲風者，索刺其腫上」至「無食他食」，出自《靈樞・卷四・四時氣第十九》；從「脉風成為厲」，出自《素問・卷五・脉要精微論第十七》；從「管疽發厲」至「痂疥，陽谿主之」，出自《黃帝明堂經》；從「黃帝問曰：願盡聞癰疽之形與忌日名」至「此其候也」，出自《靈樞・卷十二・癰疽第八十一》；從「問曰：有疽死者柰何」至篇末，出自《靈樞・卷五・寒熱病第二十一》。

黃帝問曰：病之生時，有喜怒不測，飲食不節，陰氣不足，陽氣有餘，營氣不行，乃發為癰疽。陰

---

① 寒邪：明鈔本、《靈樞》同。《太素・卷二十六・癰疽》、《千金翼・卷二十三・第一》皆作「寒氣」。按，據本篇標題及下文「寒氣化為寒」，作「寒氣」義勝。

② 客於：原脫「於」字，據明鈔本補，與《靈樞》合。

陽氣不通，兩熱①相薄，乃化為膿，小鍼能取之乎？

岐伯對曰：夫致使身被癰疽之疾，膿血之聚者，不亦離道遠乎？癰疽之生，膿血之成也，積微②之所生。故聖人自治於未形也，愚者遭其已成也。

問曰：其已有形，膿已成，為之柰何？

對曰：膿已成，十死一生。

問曰：其已成，有膿血，可以小③鍼治乎？

對曰：以小治小者其功大④，以小治大者多害⑤。故其已成膿血者，其惟砭石鈹鋒之所取也。

問曰：多害者，其不可全乎？

對曰：在逆順焉耳。

問曰：願聞逆順⑥。

---

① 兩熱：原作「而熱」，據《太素·卷二十三·癰疽逆順刺》、《靈樞》改。丹波元簡《靈樞識》曰：「簡按：兩熱未詳，《甲乙》為是。」按，本書上文曰「陰氣不足，陽氣有餘」，二者皆可生熱，故作「兩熱」為是，與下文「相薄」之義亦合。

② 積微：原作「積聚」，據《太素·卷二十三·癰疽逆順刺》、《靈樞》改，與此下二句合。

③ 小：原作「少」，據明鈔本改。

④ 以小治小者其功大：「功大」，原書與《太素·卷二十三·癰疽逆順刺》、《靈樞》皆作「功小」，今據明鈔本改。按，岐伯答語稱「以小治小」，下「小」字指癰疽初起症輕之時，故以「小鍼」治之可愈，其療效則稱「功大」，其說合於《內經》「治未病」之旨。據此，疑諸書皆誤，當從明鈔本《甲乙經》作「以小治小者其功大」。

⑤ 以小治大者多害：原作「以大治大者其功大，以小治大者多害大」，第一句衍。明鈔作「以小治大者多害大」，句末「大」字衍；《太素·卷二十三·癰疽逆順刺》、《靈樞》皆作「以大治大者多害」，上「大」字為「小」之誤。今改作「以小治大者多害」。按，黃帝問語中「小鍼」乃泛指鍼灸用鍼，岐伯答語中「以小治大」之「大」，指「癰已成，有膿血」之癰疽大症，症重如此，若仍以「小鍼」治之則必「害大」，故下文曰「惟砭石鈹鋒之所取也」，即以砭石鈹刃破癰排膿之法治之。

⑥ 逆順：原作「順逆」，據明鈔本乙正，與《太素·卷二十三·癰疽逆順刺》、《靈樞》合。

對曰：已為傷者，其白睛青，黑眼小，是一逆也。內藥而嘔，是二逆也。傷痛①渴甚，是三逆也。肩項中不便，是四逆也。音嘶色脫，是五逆也。除此五者為順矣。

邪之入於身也深，其寒與熱相薄，久留而內著，寒勝其熱，則骨疼肉枯；熱勝其寒，則爛肉腐肌為膿，內傷骨為骨蝕。

有所疾②，前③筋屈不得伸，氣居其間而不反，發為筋瘤④也。

有所結，氣歸之，衛氣留之，不得復反，津液久留，合而為腸一本作「瘍」留⑤，久者數歲乃成，以手按之柔。

有所結，氣歸之，津液留之，邪氣中之，凝結日以益⑥甚，連以聚居，為昔瘤，以手按之堅。

有所結，氣深中骨，氣因於骨，骨與氣并，日以益大⑦，則為骨疽。

有所結，氣中於肉，宗氣歸之，邪留而不去，有熱則化為膿，無熱則為肉疽。凡此數氣者，其發無常處而有常名。

---

① 傷痛：原作「腹痛」，據明鈔本、《外臺・卷三十七・癰疽發背證候等論並法》改，與上文「已為傷者」合。

② 疾：《靈樞》同。劉衡如先生曰：「應據以下各段之例改為『結』。」此說可參。

③ 前：《靈樞》作「前筋」。劉衡如先生曰：「（前），應據後『深中骨』、『中於肉』之例改為『中於』二字。」張燦玾先生認為：「《靈樞》有『筋』字，疑涉下文『筋』字衍。按，本經為是。『前』為『煎』之假借。」故「前」字屬上讀。

④ 筋瘤：明鈔本作「筋留」，其下註：「一作瘤」；《太素・卷二十九・三氣》、《靈樞》皆作「筋溜」。按，「留」、「溜」與「瘤」通。疑明鈔本為《甲乙經》原貌。

⑤ 腸留：原作「腸疽，留」，據《太素・卷二十九・三氣》、《靈樞》刪「疽」字，與前後文例合。

⑥ 益：原書與《太素・卷二十九・三氣》、《靈樞》皆作「易」。張燦玾先生據骨疽條「日以益大」，改作「益」字，今從之。

⑦ 日以益大：此上原衍「息」字，據《靈樞》、《太素》刪。

問曰：病癰腫頸痛，胸滿腹脹，此為何病？

對曰：病①名曰厥逆。灸之則瘖，石之則狂，須其氣并，乃可治也。陽氣重上，一本作『止』有餘於上，灸之陽氣入陰，入則瘖。石之陽氣虛，虛則狂。須其氣并而治之使愈。

問曰②：病頸癰者，或石治之，或以鍼灸治之，而皆已，其治何在？

對曰：此同名而異等者也。夫癰氣之息者，宜以鍼開除去之。夫氣盛血聚者，宜石而寫之。此所謂同病而異治者也。

問曰：諸癰腫筋攣骨痛，此皆安生③？

對曰：此皆寒氣之腫④也，八風之變也。

問曰：治之柰何？

對曰：此四時之病也，以其勝治其俞。

暴癰筋濡⑤，一本作『緛』隨分而痛，魄汗不盡，胞氣不足，治在其經俞。

腋癰大熱，刺足少陽五；刺而熱不止，刺手心主三，刺手太陰經絡者、大骨之會各三。

---

① 病：明鈔本無此字。

② 曰：原誤作『目』，據明鈔本改。

③ 生：原誤作『在』，據明鈔本改，與《太素·卷二十六·癰疽》、《素問》合。

④ 腫：張燦玾先生曰：『按腫與鐘通。鐘，聚也。《釋名·釋疾病》：「腫，鐘也，寒熱氣所鐘聚也。」此言上述諸病，皆因寒氣聚結所致。』

⑤ 筋濡：《太素·卷三十·經輸所療》同。《素問》作『筋緛』，是。張燦玾先生改作『筋緛』，註曰：『按「濡」與「耎」通，在此義不合，據《素問》及原註改……《素問·生氣通天論》：「大筋緛短，小筋弛長。」亦可為證。《玉篇·糸部》：「緛，縮也。」』此說甚當，宜從。

癰疽不得頃回①，癰不知所，按之不應手，乍來乍已，刺手太陰傍三與纓脉各二。

治癰腫者，刺癰上，視癰大小深淺刺之，刺大者多而深之，必端内鍼為故止也。《素問》云：『刺大者多血，小者深之，必端内鍼為故止。』

項腫不可俛仰，頰腫引耳，完骨主之。

咽腫難言，天柱主之。

䪼腫唇癰，顴窌主之。

頰腫痛，天窗主之。

頸②項癰腫，不能言，天容主之。

身腫③，關門主之④。

胸下滿痛，膺腫，乳根主之。

馬刀腫瘻，淵腋、章門、支溝主之。

面腫目癰腫⑤，刺陷谷，出血立已。

---

① 頃回：《聖濟總錄・卷一百九十四・治癰疽瘡腫灸刺法》、《素問》皆作『頃時回』，疑本書脱『時』字。

② 頸：原作『頭』，據《聖濟總錄・卷一百九十四・治癰疽瘡腫灸刺法》引《甲乙經》改，與《千金・卷三十・第一》、《外臺・卷三十九・天容》、《醫心方・卷二・第一》合。

③ 身腫：《千金・卷三十・第二・水腫病》作『身腫身重』；《醫心方・卷二・第一》作『身腫重』。

④ 關門主之：按《甲乙經》腧穴排序規律，此條當在此下『淵腋章門支溝主之』條之後。

⑤ 目癰腫：原脱『腫』字，據《聖濟總錄・卷一百九十四・治癰疽瘡腫灸刺法》及《醫學綱目・卷二十五・面腫頰腮痛》引《甲乙經》補，與《千金》、《外臺》、《醫心方》合。

犢鼻腫，可刺①，其上堅勿攻，攻之者死。

癰疽，竅陰主之②。

厲風者，索刺其腫上，已刺，以吮其處，按出其惡血，腫盡乃止，常食方食，無食他食。

脉風成為厲。

管疽③發厲，竅陰主之④。

頭大浸淫，一作「潭」間使主之⑤。

管疽，商丘主之。

瘃音遂，又斸蛘⑥欲嘔，大陵主之。

痂疥，陽谿主之。

黃帝問曰：願盡聞癰疽之形與忌日⑦名。

---

① 可刺：《千金・三十・第三・膝病》、《醫心方・卷二・第一》皆作「可灸不可刺」。《外臺・卷三十九・犢鼻》但曰「灸三壯」，不及刺法。《聖濟總錄・卷一百九十一・足陽明胃經・犢鼻》曰：「若犢鼻堅硬勿便攻，先以洗熨，即微刺之愈。」諸書之說不同，疑當作「可灸不可刺」，待考。

② 癰疽，竅陰主之：原脫「癰」字，據明鈔本補，與《醫學綱目・卷十八・腫瘍》引《甲乙經》合。又按，此穴指足部竅陰穴。

③ 管疽：《外臺・卷三十九・竅陰》、《醫心方・卷二・第一》皆誤作「營疽」。按，「管」指鼻腔，《千金・三十・第一・鼻病》曰：「腦空、竅陰，主鼻管疽發為癘鼻。」

④ 竅陰主之：按，據《千金・三十・第三・鼻病》、《醫心方・卷二・第一》，此為足部竅陰穴。

⑤ 間使主之：據《甲乙經》腧穴排序規律，此下四條順序當為：大陵、間使、陽谿、商丘。

⑥ 瘃蛘：「瘃」，原誤作「瘃」，據明鈔本改。按，瘃，音逐，《說文・疒部》：「瘃，中寒腫覈。」蛘，同癢，《說文・虫部》：「蛘，騷蛘也。」段玉裁註：「騷蛘者，擾動於肌膚間也。俗多用痒、癢、養字。」

⑦ 日：本書與《靈樞》皆作「曰」，據《太素・卷二十六・癰疽》、《千金翼・卷二十三・第二》改，與岐伯答語合。

岐伯對曰：癰發於嗌中，名曰猛疽，不急治，化為膿，膿不寫塞咽，半日死；其化為膿者，膿寫已，則合豕膏，冷食三日已。

發於頸者，名曰夭疽，其狀大而赤黑，不急治，則熱氣下入淵腋，前傷任脉，內熏肝肺，熏則十餘日死矣。

陽氣大發，消腦溜項，名曰腦爍，其色不樂，腦項痛如刺以鍼。煩心者，死不治。

發於肩及臑，名曰疵疽，其狀赤黑，急治之，此令人汗出至足，不害五藏，癰發四五日逆焫之。

發於腋下，赤堅者，名曰米疽①，治之以砭石，欲細而長，疏砭之②，塗以豕膏，六日已，勿裹之。其癰堅而不潰者，為馬刀挾癭，急治之③。

發於胸，名曰井疽，其狀如大豆，三四日起，不早治，下入腹，不治，七日死。

發於膺，名曰甘疽，色青，其狀如穀實瓜蔞，常苦寒熱，急治之，去其寒熱；不急治，十歲死④，死後出膿。

癰發於脇，名曰敗疵，此言女子之病也，灸之，其狀大癰膿，其中乃有生肉，大如赤小豆，治之以陵翹草根及赤松子根，各一升，以水一斗六升煮之令竭，得三升，即强飲，厚衣坐於釜上，令汗至足已。

---

① 米疽：「米」，《千金翼·卷二十三·第二》、《醫心方·卷十五·第一》作「朱」。據上文「赤堅者」，疑本書「米」字為「朱」形誤，待考。

② 疏砭之：《靈樞》、《外臺·卷二十四·癰疽方》、《醫學綱目·卷十九》同。明鈔本作「數啓之」；《太素》、《醫心方·卷十五·第一》皆作「數砭之」。

③ 急治之：此上原衍「以」字，據《太素·卷二十六·癰疽》、《靈樞》刪。

④ 十歲死：品味上文「不急治」之義，復參照前後癰疽條所言死日，疑「歲」當作「日」。

發於股脛，一作『胻』名曰股脛疽，其狀不甚變色①，癰膿内薄於骨，急治之，不急治，四十日死。

發於尻，名曰鋭疽，其狀赤堅大，急治之，不治，三十日死矣②。

發於股陰，名曰赤弛，不治，六十日死。在兩股之内，不治，十日死。

發於膝，名曰疵疽，其狀大，癰色不變，寒熱而堅者，勿石，石之者即死。須其色異，柔乃石之者生。

諸癰之發於節而相應者，不可治。發於陽者百日死，發於陰者四十日死。

發於脛，名曰兔齧，其狀如赤豆至骨，急治之，不急治殺人。

發於内踝，名曰走緩。其狀癰色不變，數石其俞而止其寒熱，不死。

發於足上下，名曰四淫，其狀大癰，不急治之，百日死。

發於足傍，名曰厲癰。其狀不大，初從小指發，急治之，去其黑者③，不消輒益④，不治，百日死。

發於足指，名曰脱疽。其狀赤黑者，死不治；不赤黑者，不死。治之不衰⑤，急斬去之，不去則死矣。

黄帝問曰：何為癰？

---

① 不甚變色：《太素·卷二十六·癰疽》、《靈樞》皆無『色』字，疑衍。

② 死矣：原無『矣』字，據明鈔本補，與《靈樞》合。

③ 急治之，去其黑者：原作『急治去之，其狀黑者』，據《千金翼·卷二十三·第二》、《太素·卷二十六·癰疽》改，與《靈樞》合。

④ 不消輒益：『不』下原衍『可』字，據《太素·卷二十六·癰疽》、《靈樞》删。

⑤ 治之不衰：《太素·卷二十六·癰疽》同。明鈔本及《靈樞》皆無『治之』二字。

岐伯對曰：營氣積留於經脉①之中，則血泣而不行，不行則衛氣歸之，歸而不通，擁遏而不得行，故曰熱②。大熱不止，熱勝則肉腐，肉腐則為膿，然不能陷肌膚於骨髓，骨髓不為焦枯，五藏不為傷，故名曰癰。

問曰：何謂疽？

對曰：熱氣純盛，下陷肌膚筋髓骨肉，內連五藏，血氣竭絶，當其癰下筋骨良肉皆無餘，故名曰疽。疽者，其上皮夭③以堅，狀如牛領之皮④。癰者，其皮上⑤薄以澤。此其候也。

問曰：有疽死者柰何？

對曰：身五部：伏兔一，腨《靈樞》作「腓」二，背三，五藏之俞四，項五。此五部有疽，死也。

問曰：身形應九野柰何？

對曰：請言身形之應九野也，左手⑥一作「足」應立春，其日戊寅己丑；左胸一作「脇」應春分，其日乙卯；左手⑦應立夏，其日戊辰己巳；膺喉頭首應夏至，其日丙午；右手應立秋，其日戊申己未；右胸一作「脇」應秋分，其日辛酉；右足應立冬，其日戊戌己亥；腰尻下竅應冬至，其日壬子；六府及鬲

---

① 脉：原作「絡」，據明鈔本改，與《靈樞》合。
② 故曰熱：《靈樞》作「故熱」，疑本書「曰」字衍。
③ 皮夭：原作「皮夭瘀」，據《太素·卷二十六·癰疽》、《靈樞》刪「瘀」字。
④ 牛領之皮：原脫「之」字，據明鈔本補，與《靈樞》合。
⑤ 皮上：據上文「其上皮夭」，疑此二字誤倒。《千金翼·卷二十三·第二》、《外臺·卷二十四·癰疽方》皆作「上皮」。
⑥ 左手：《靈樞》、《千金翼·卷二十三·第二》皆作「左足」，本書誤。張燦玾先生曰：「作「手」與九宮相應之位不合。」
⑦ 左手：原誤作「左足」，據明鈔本改，與《靈樞》、《千金翼·卷二十三·第二》合。

下三藏①應中州，其日大禁太乙所在之日及諸戊己。凡此九者，善候八正所在之處，主左右上下身體有癰腫者，欲治之，無以其所直之日潰治之，是謂天忌日也。

五子夜半，五丑雞鳴，五寅平旦，五卯日出，五辰食時，五巳隅中，五午日中，五未日昳，五申晡時，五酉日入，五戌黄昏，五亥人定。以上此時得疾者，皆不起。

① 三藏：原誤作『五藏』，據《靈樞》改。

黄帝三部鍼灸甲乙經　卷之十二

欠噦唏振寒噫嚏嚲泣出太息涕下耳鳴齧舌善忘善飢第一

［編者按］：從篇首至『俠頸者，頭中分也』，出自《靈樞·卷五·口問第二十八》；從『雷公問曰：有哭泣而淚不出者』至『乃能雨，此之類也』，出自《素問·卷二十四·解精微論第八十一》；從『黄帝問曰：人之太息者何』至『視主病者則補之』，出自《靈樞·卷五·口問第二十八》；從『問曰：人之善忘者何』至『盛則寫之，虚則補之』，出自《靈樞·卷十二·大惑論第八十》；從『凡此十四邪者』至篇末，出自《靈樞·卷五·口問第二十八》。

黄帝問曰：人之欠者，何氣使然？

岐伯對曰：衛氣晝行於陽，夜行於陰。陰主夜，夜主卧，陽主上，陰主下，故陰氣積於下，陽氣未盡，陽引而上，陰引而下，陰陽相引，故數欠。陽氣盡，陰氣盛，則目瞑；陰氣盡，陽氣盛，則寤。腎主欠[①]，故寫足少陰，補足太陽。

問曰：人之噦者何？

對曰：穀入於[②]胃，胃氣上注於肺。今有故寒氣與新穀氣俱還入於胃，新故相亂，真邪相攻相逆，

---

① 欠：原作『吹』，據明鈔本改，與本書卷一·第一『腎藏精，精舍氣，在氣為欠』合。

② 於：原脱，據《太素·卷二十七·十二邪》、《靈樞》補。

復出於胃，故為噦。肺主噦，故補手太陰，寫足太陰，亦可以草刺其鼻，嚔而已；無息而疾迎①引之，立已；大驚之，亦可已。

問曰：人之唏者何？

對曰：此陰氣盛而陽氣虚，陰氣疾而陽氣徐，陰氣盛而陽氣絶，故為唏②。唏者陰盛陽絶，故補足太陽，寫足少陰。

問曰：人之振寒者何？

對曰：寒氣客於皮膚，陰氣盛，陽氣虚，故為振寒、寒慄。補諸陽。

問曰：人之噫者何？

對曰：寒氣客於胃，厥逆從下上散，復出於胃，故為噫。補足太陰、陽明。一云『補眉本』。

問曰：人之嚔者何？

對曰：陽氣和利，滿於心，出於鼻，故為嚔。補足太陽榮、眉本。一云『眉上』。

問曰：人之嚲者何？

對曰：胃不實則諸脉虚，諸脉虚則筋脉懈惰，筋脉懈惰則行陰用力，氣不能復，故為嚲。因其所在，補分肉間。

問曰：人之哀而泣涕出者③何？

---

① 迎：原脱，據《太素·卷三十·療噦》、《靈樞》補。
② 唏：原脱，據《太素·卷三十·療噦》、《靈樞》補。
③ 泣涕出者：原脱『出』字，據明鈔本補，與《靈樞》合。

對曰：心者，五藏六府之主也；目者，宗脉之所聚也，上液之道也；口鼻者，氣之門户也。故悲哀愁憂則心動，心動則五藏六府皆摇，摇則宗脉感，宗脉感則液道開，液道開故涕泣出焉。液者，所以灌精濡空竅者也。故上液之道開則泣，泣不止則液竭，液竭則精不灌，精不灌則目無所見矣，故命曰奪精。補天柱經，俠項①。俠項者，頭中分也。

雷公問曰②：有哭泣而淚不出者，若出而少涕，不知水所從生，涕所從出也？

黄帝答曰：夫心者，五藏之專精也，目者其竅，華色其榮，是以人有德則氣和於目，有亡憂知於色，是以悲哀則泣下，泣下水所由生也。衆精者，積水也。《素問》作「水宗」積水者，至陰也。至陰者，腎之精也。宗精之水，所以不出者，是精持之也，輔之裹之，故水不行也。夫氣之傳也，水之精為志，火之精為神，水火相感，神志俱悲，是以目之水生也③。故諺言曰：心悲又名曰志悲。志與心精共湊於目也，是以俱悲則神氣傳於心，精上不傳④於志，而志獨悲，故泣出也。泣⑤涕者腦也，腦者陽也，《素問》作「陰」髓者骨之充也，故腦滲為涕。志者骨之主也，是以水流涕從之者，其類也。夫涕之與泣者，譬如人之兄弟，急則俱死，生則俱生，《太素》作「出則俱亡」其志以早⑥悲，是以涕泣俱出而相從

---

① 項：本書與《靈樞》皆作「頸」，據《太素·卷二十七·十二邪》改，與本書卷三·第六「天柱，在俠項後髮際」合。下「項」字同。
② 雷公問曰：原作「曰」，根據皇甫謐《序例》，並參照《素問》補。下文「黄帝答曰」同。
③ 是以目之水生也：《素問》同。《太素·卷二十九·水論》「生」上有「不」字，疑為衍文。
④ 不傳：原作「下傳」，據《太素·卷二十九·水論》、《素問》改。
⑤ 泣：張燦玾先生曰：「疑涉上衍，下文「腦滲為涕」、「涕從之者」均未言「泣」。」
⑥ 早：《太素·卷二十九·水論》作「摇」，義勝。

者，所屬之類也。

問曰：人哭泣而泣不出者，若出而少，涕不從之，何也？

答曰：夫泣不出者，哭不悲也。不泣者，神不慈也。神不慈則志不悲，陰陽相持，泣安能獨來？夫志悲者惋，惋則衝陰，衝陰則志去目，志去則神不守精，精神去目，涕泣出也。夫經言乎，厥則目無所見①。自『涕之與泣者』已下至『目無所見』，原本②漏，今以《素問》、《靈樞》補之③。

夫人厥則陽氣并於上，陰氣并於下。陽并於上則火獨光也，陰并於下則足寒，足寒則脹。夫一水不能勝五火④，故目盲。是以氣衝風⑤泣下而不止⑥。夫風之中目也，陽氣內守於精，是火氣燔目，故見風則泣下也。有以比之，夫《素問》下有『火』字**疾風生⑦，乃能雨，此之類也。**

《九卷》言其形⑧，《素問》言其情，亦互相發明也。

黃帝問曰：人之太息者何？

岐伯對曰：憂思則心系急，心系急則氣道約，約則不利，故太息以伸出之。補手少陰、心主、足少陽留之。

---

① 目無所見：『目』下原衍『光』字，據《素問》、《太素·卷二十九·水論》刪。註文『目無所見』同。
② 本：原誤作『不』，據明鈔本改。
③ 今以《素問》《靈樞》補之：按，林億等所補內容出自《素問·解精微論》，『靈樞』二字衍。
④ 五火：《太素·卷二十九·水論》作『兩火』，於義為勝。
⑤ 氣衝風：《素問》作『氣衝』；《太素·卷二十九·水論》作『衛氣之風』。據下文『夫風之中目也』，《太素》義勝。
⑥ 不止：《素問》同。《太素·卷二十九·水論》作『止』，義勝。
⑦ 夫疾風生：《素問》作『夫火疾風生』，與原注同。《太素·卷二十九·水論》作『天之疾風』，於義為長。
⑧ 《九卷》言其形：此下十六字乃皇甫謐釋文，原書誤作小字，今改為宋體大字。

問曰：人之溇下者何？

對曰：飲食皆入於胃，胃中有熱，熱則蟲動，蟲動則胃緩，胃緩則廉泉開，故溇下。補足少陰。

問曰：人之耳中鳴者何？

對曰：耳者宗脉之所聚也。故胃中空①則宗脉虚，虚則下，溜脉②有所竭者，故耳鳴。補客主人，手大指爪甲③上與肉交者。

問曰：人之自齧舌者何？

對曰：此厥逆走上，脉氣皆至也。少陰氣至則自齧舌，少陽氣至則齧頰，陽明氣至則齧脣矣。視主病者則④補之。

問曰：人之善忘者何？

對曰：上氣不足，下氣有餘，腸胃實而心肺虚，虚則榮衛留於下，久不以時上，故善忘也。

問曰：人之善飢不嗜食者何也？

對曰：精氣并於脾，則熱留於胃，胃熱則消穀，消穀故善飢，胃氣逆上，故胃脘塞，胃脘塞故不嗜食。

善忘及善飢⑤，先視其府藏，誅其小過，後調其氣，盛則寫之，虚則補之。

---

① 胃中空：原作「胃中空空」，據《太素·卷二十七·十二邪》、《靈樞》删下「空」字。
② 溜脉：「溜」與「流」通。《太素·卷二十七·十二邪》楊上善註：「溜脉，入耳之脉溜行之者也。」
③ 爪甲：原脱「爪」字，據《太素·卷二十七·十二邪》、《靈樞》補。
④ 則：原脱，據明鈔本補，與《太素·卷二十七·十二邪》、《靈樞》合。
⑤ 善忘及善飢：《太素·卷二十七·十二邪》、《靈樞》皆無此五字，疑為皇甫謐所加，待考。

凡此十四邪①者，皆奇邪走空竅者也。邪之所在，皆為不足。故上氣不足，腦為之不滿，耳為之善鳴，頭為之傾，目為之瞑。中氣不足，溲便為之變，腸為之善鳴。補之足外踝下留之。下氣不足，則乃為痿厥心悶②，急刺足大指上二寸留之。一曰補足外踝下留之。

寒氣客於厭發瘖不能言第二

［編者按］：從篇首至『其厭乃發也』，出自《靈樞・卷十・憂恚無言第六十九》；『暴瘖氣鯁，刺扶突與舌本出血』，出自《靈樞・卷五・寒熱病第二十一》；從『瘖不能言，刺腦户』至篇末，出自《黃帝明堂經》。

黃帝問曰：人之卒然憂恚而言無音者，何氣不行？

少師對曰：咽喉者，水穀之道路也。喉嚨者，氣之所以上下者也。會厭者，音聲之户也。唇口者，音聲之扇也。舌者，音聲之機也。懸雍垂者，音聲之關也。頏顙者，分氣之所泄也。横骨者，神氣之所使，主發舌者也。故人之鼻洞涕出不收者，頏顙不閉，分氣失也。其厭小而薄，則發氣疾，其開闔利，其出氣易。其厭大而厚，則開闔難，其氣出③遲，故重言也。所謂吃者，其言逆，故重之④。卒然無音

---

① 十四邪：《太素・卷二十七・十二邪》、《靈樞・口問》皆作『十二邪』，蓋皇甫氏移入《靈樞・大惑論》中『善忘』、『善飢』二證，故合稱『十四邪』。

② 心悶：《太素・卷二十七・十二邪》作『足悶』。張燦玾先生曰：『此為下氣不足之病，不當言心悶，故當以《太素》作「足悶」為是。』

③ 氣出：原作『出氣』，據明鈔本乙正，與《靈樞》合。

④ 所謂吃者，其言逆，故重之：《靈樞》無此十字，疑為註文誤作大字。

者，寒氣客於厭，則厭不能發，發不能下至其機扇，機扇開闔不利，故無音。足少陰之脉上系於舌本，絡於横骨，終於會厭，兩寫血脉，濁氣乃辟；會厭之脉，上絡任脉，復取之天突，其厭乃發也。

暴瘖氣鞕①，刺扶突與舌本出血。

瘖不能言，刺腦户。

暴瘖不能言，喉嗌痛，刺風府。

舌緩，瘖不能言，刺瘖門。

喉痛，瘖不能言，天窗②主之。

暴瘖氣哽③，喉痺咽痛不得息，飲食④不下，天鼎主之。

食飲善嘔，不能言，通谷主之。

瘖不能言，期門主之。

暴瘖不能言，支溝主之。

瘖不能言，合谷及湧泉、陽交主之。

---

① 鞕：原書作『硬』，據《太素·二十六·寒熱雜説》改。《外臺·卷三十九·扶突》、《醫心方·卷二·第一》作『哽』，與『鞕』同。按，《靈樞》作『鞕』(與『硬』同)，恐誤。

② 天窗：原作『天突』，據《外臺·卷三十九·天突》、《醫心方·卷二·第一》、《銅人·卷四·天窗》改，與《甲乙經》腧穴排序規律合。

③ 哽：原作『硬』，形近致誤，據《醫學綱目·卷二十七·喉瘖》引《甲乙經》改，與《外臺·卷三十九·天鼎》、《醫心方·卷二·第一》合。

④ 飲食：原作『食飲』，據《醫學綱目·卷二十七·喉瘖》引《甲乙經》乙正，與《外臺·卷三十九·天鼎》、《醫心方·卷二·第一》合。

目不得眠不得視及多卧卧不安不得偃卧肉苛諸息有音及喘第三

［編者按］：從篇首至『定乃取之』，出自《靈樞·卷十·邪客第七十一》；從『問曰：人有卧而有所不安者』至『三十日死』，出自《素問·卷十三·病能論第四十六》；從『問曰：人有逆氣不得卧而息有音者』至『主津液，主卧與喘也』，出自《素問·卷九·逆調論第三十四》；從『驚不得眠，善齘』至篇末，出自《黄帝明堂經》。

黄帝問曰：夫邪氣之客於人也，或令人目不得眠者，何也？

伯高對曰：五穀入於胃也，其糟粕、津液、宗氣，分為三隧，故宗氣積於胸中，出於喉嚨，以貫心肺而行呼吸焉。營氣者，泌其津液，注之於脉，化而為血，以榮①四末，内注五藏六府，以應刻數焉。衛氣者，出其悍氣之慓疾，而先行於四末分肉皮膚之間，而不休息也。晝行於陽，夜行於陰，其入於陰也，常從足少陰之分間行於五藏六府。今邪氣客於五藏六府②，則衛氣獨營其外，行於陽不得入於陰，行於陽則陽氣盛，陽氣盛則陽蹻滿，不得入於陰，陰氣虚，故目不得眠，治之補其不足，寫其有餘，調其虚實，以通其道而去其邪，飲以半夏湯一劑，陰陽已通，其卧立至，此所以決瀆壅塞，經絡大通，陰陽得和者也。其湯方以流水千里以外者八升，揚之萬徧，取其清五升，煑之，炊以葦薪火，沸煑秫米一升，治半夏五合，徐炊令竭為一升半，去其柤，飲汁一小盃，日三，稍益，以知為度。故其病新發者，覆杯則卧，汗出則已矣；久者，三飲而已。

① 榮：原作『營』，據明鈔本改，與《靈樞》合。
② 五藏六府：原脱『六府』二字，據明鈔本補，與《靈樞》合。

問曰：目閉不得視者何也？

對曰：衛氣行於陰，不得入於陽。行於陰則陰氣盛，陰氣盛則陰蹻滿；不得入於陽則陽氣虚，故目閉焉。《九卷》「行」作「留」；「入」作「行」。

問曰：人之多臥者何也？

對曰：此人腸胃大而皮膚澀。《九卷》作「濕」，下同 澀則分肉不解焉。腸胃大則衛氣①留久，則皮膚澀，分肉不解，則行遲。夫衛氣者，晝常行於陽，夜常行於陰，故陽氣盡則臥，陰氣盡則寤。故腸胃大，衛氣行留久，皮膚澀，分肉不解，則行遲②。留於陰也久，其氣不精，一作「清」 則欲瞑，故多臥矣。其腸胃小，皮膚滑以緩，分肉解利，衛氣③之留於陽也久，故少臥焉。

問曰：其非常經也，卒然多臥者何也？

對曰：邪氣留於上焦，上焦閉而不通，已食若飲湯，衛氣久留於陰而不行，故卒然多臥。

問曰：治此諸邪柰何？

對曰：先視其府藏，誅其小過，後調其氣，盛者寫之，虚者補之，必先明知其形氣之苦樂，定乃取之。

問曰：人有臥而有所不安者，何也？

---

① 衛氣：原作「胃氣行」。《太素·卷二十七·七邪》、《靈樞》皆作「衛氣」，與下文「故腸胃大，衛氣行留久」合。今改作「衛氣」，並刪「行」字。

② 故腸胃大，衛氣行留久，皮膚澀，分肉不解，則行遲：此十九字與上文義重，疑為衍文。

③ 衛氣：原闕「氣」字，空一格。據明鈔本補，與《靈樞》合。

對曰：藏有所傷，及情有所倚，則臥不安，《素問》作『精有所寄則安』；《太素》作『精有所倚則不安』。故人不能懸①其病也。

問曰：人之不得偃臥者，何也？

對曰：肺者，藏之蓋也。肺氣盛則脉大，脉大則不得偃臥。

問曰：人之有肉苛者，何也？是為何病？

對曰：營氣虛衛氣實也。營氣虛則不仁，衛氣虛則不用，營衛俱虛則不仁且不用，肉如苛②也，人身與志不相有也，三十日死。

問曰：人有逆氣不得臥而息有音者③，有不得臥而息無音者，有起居如故而息有音者，有得臥行而喘者，有不得臥，不能行而喘者，有不得臥，臥而喘者，此何藏使然？

對曰：不得臥而息有音者，是陽明之逆也。足三陽者下行，今逆而上行，故息有音也。陽明者胃脉也，胃者六府之海也，其氣亦下行，陽明逆，不得從其道，故不得臥。《下經》曰：胃不和則臥不安。此之謂也。夫起居如故而息有音者，此肺之絡脉逆，不得隨經上下④，故留經而不行，絡脉之病人也微，故起居如故而息有音也。夫不得臥，臥則喘者，水氣客也。夫水氣⑤循津液而留《素問》作『流』者也，腎者水藏，主津液，主臥與喘也。

---

① 懸：古人於此字之義多歧見，張燦玾先生曰：『懸與玄通……玄者，靜也。《文選・皇甫謐・三都賦序》：「玄晏先生曰。」李善註：「玄，靜也。」靜猶安也。詳前文曰「藏有所傷及情有所寄，則臥不安。」是正謂人不能自安其病，故臥不安也。』

② 肉如苛：『如』，原作『加』。《素問》作『肉如故』，疑『故』為『苛』誤。《太素・二十八・痺論》作『肉如苛』，於義為勝，今從之。

③ 息有音者：原脫『息』字，據《太素・三十・臥息喘逆》、《素問》補。

④ 上下：原書作『上行下』，『行』字衍，據《素問》、《太素・三十・臥息喘逆》刪。

⑤ 夫水氣：『氣』，明鈔本、《素問》、《太素・三十・臥息喘逆》皆作『者』。

驚不得眠，善齘①，水氣上下，五藏遊氣也。陰交②主之。

不得臥，浮郄主之。

身腫，皮膚痛③，不可近衣，淫濼苛獲，久則不仁，屋翳④主之。

足太陽陽明手少陽脉動發目病第四

〔編者按〕：從篇首至「甚者為惑」，出自《靈樞・卷十二・大惑論第八十》；從「目眥外決於面者為兑眥」至「下為內眥」，出自《靈樞・卷五・癲狂第二十二》；從「目色赤者病在心」至「從外走內者，少陽病」，出自《靈樞・卷十一・論疾診尺第七十四》；從「夫膽移熱於腦」至「故得之氣厥」，出自《素問・卷十・氣厥論篇第三十七》；從「足陽明有俠鼻入於面者」至「陰氣絶則眠」，出自《靈樞・卷五・寒熱病第二十一》；「目中赤痛從內眥始，取之陰蹻」，出自《靈樞・卷五・熱病第二十三》；從「目中痛不能視」至篇末，出自《黃帝明堂經》。

黃帝問曰：余嘗上青霄⑤之臺，中陛⑥而惑⑦，獨冥視之，安心定氣，久而不解，被髮長跪，俛而復

① 齘：原作「斷」，形近致誤，據明鈔本改，與《醫學綱目・卷十五・不得臥》引《甲乙經》合。

② 陰交：原作「三陰交」，據《醫學綱目・卷十五・不得臥》引《甲乙經》改，與《外臺・卷三十九》、《醫心方・卷二・第一》合。又，明鈔本作「陰之」，「之」為「交」誤。

③ 皮膚痛：原脱「痛」字，據《醫學綱目・卷二十七・皮膚痛》引《甲乙經》補。按，《千金・卷三十・第二・水腫病》作「皮痛」，義同。

④ 屋翳：原誤作「屏翳」，據《聖濟總録・卷一百九十一・足陽明胃經・屋翳》、《千金・卷三十・第二・水腫病》、《外臺・卷三十九・屋翳》改。

⑤ 青霄：《太素・卷二十七・七邪》、《靈樞》作「清泠」；《千金・卷六・第一》作「清零」。疑本書「霄」字為「零」形誤，「零」與「泠」通。

⑥ 陛：《靈樞》作「階」，義同。

⑦ 而惑：《太素・卷二十七・七邪》、《靈樞》皆作「而顧，匍匐而前則惑。余私異之，竊內怪之」。疑並非脱文，乃皇甫氏有意删減浮文。

視之，久不已，卒然自止，何氣使然？

岐伯對曰：五藏六府之精氣，皆上注①於目而為之精②，精之裹《靈樞》作「窠」，下同者為眼。骨之精者為瞳子，筋之精為黑睛，《靈樞》作「黑眼」血之精為其絡，氣之精為白睛，《靈樞》亦作「白眼」肌肉之精為約束。裹契一作「擷」筋骨血氣之精而與脉竝《靈樞》作「并」為系，上屬於腦，後出於項中。故邪中於頭目③，逢身之虛，其入深，則隨眼系以入於腦，入則腦轉，腦轉則引目系急，目系急則目眩以轉矣。邪中其④精，則其精所中者不相比，不相比則精散，精散則視岐，故見兩物也。目者，五藏六府之精也，營衛魂魄之所常營也，神氣之所生也，故神勞則魂魄散，志意亂。是故瞳子黑眼法於陰，白睛赤脉法於陽，故陰陽合揣⑤《靈樞》作「傳」而精明也。目者心之使也，心者神之所舍也，故神分精亂而不揣，一作「轉」卒然見非常之處，精氣⑥魂魄散不相得，故曰惑。

問曰：余疑何其然也？余每之東苑，未嘗不惑，去之則復，余惟獨為東苑勞神乎？何其異也？

對曰：不然，夫心有所喜，神有所惡，卒然相感⑦則精氣亂，視誤故惑，神移乃復，是故間者為迷，

---

① 皆上注：原脫「皆」字，據明鈔本補，與《千金·卷六·第一》、《太素·卷二十七·七邪》、《靈樞》合。

② 精：《太素·卷二十七·七邪》、《靈樞》同。《千金·卷六·第一》作「睛」。下「精」字同。

③ 頭目：《千金·卷六·第一》、《太素·卷二十七·七邪》、《靈樞》皆作「項」。

④ 其：原誤作「之」，據《千金·卷六·第一》、《太素·卷二十七·七邪》、《靈樞》改。

⑤ 揣：通「摶」，聚合之義。

⑥ 精氣：《千金·卷六·第一》、《太素·卷二十七·七邪》、《靈樞》皆作「精神」。據上文「五藏六府之精氣」，本書義勝。

⑦ 感：原作「惑」，與《靈樞》同。按《醫學綱目·卷十三·視歧亂見》引《靈樞》及《千金·卷六·第一》、《太素·卷二十七·七邪》皆作「感」，今據改。

甚者為惑。

目眥外決一作「次」於面者為兑眥，在內近鼻者，上為外眥，下為內眥。

目色赤者病在心；白色者，病在肺；青色者，病在肝；黃色者，病在脾；黑色者，病在腎。黃色不可名者，病在胸中。

診目痛，赤脉從上下者，太陽病；從下上者，陽明病；從外走內者，少陽病。

夫膽移熱於腦，則辛頞鼻淵，一作「洞」鼻淵者，濁涕下不止，傳為衄瞢《素問》作「衄衊」瞑目，故得之氣厥。

足陽明有俠鼻入於面者，名曰懸顱，屬口，對入系目本。頭痛引頷取之，視有過者取之，損有餘，補不足，反者益甚。足太陽有通項入於腦者，正屬目本，名曰眼系。頭目苦痛，取之在項中兩筋間。入腦乃別陰蹻陽蹻，陰陽相交，陽入陰出，陰陽①交於兑眥，陽氣盛則瞋目②，陰氣絕則眠③。

目中赤痛從內眥始，取之陰蹻。

目中痛不能視，上星主之。先取譩譆，後取天牖、風池。

青盲，遠視不明，承光主之。

目瞑，遠視䀮䀮，目窗④主之。

---

① 陽入陰出，陰陽：《太素・卷十・陰陽喬脉》同。《醫學綱目・卷十五・多卧不得卧》、《靈樞》皆作「陽入陰，陰出陽」。明鈔本作「陽入陰出，陽」，「出」字上（或下）脱「陰」字。諸書文序雖異，而文義則同。

② 陽氣盛則瞋目：原作「陽氣絕則瞑目」，據《靈樞》、《太素・卷十・陰陽喬脉》、《千金・卷六・第一》改。

③ 陰氣絕則眠：《千金・卷六・第一》同。《靈樞》、《太素》作「陰氣盛則瞑目」。

④ 目窗：原誤作「目光」，據《醫學綱目・卷十三・內障・目窗》引《甲乙經》改，與《外臺・卷三十九》、《千金・卷六・第一》合。

目䀮䀮，赤痛，天柱主之。

目眩無所見，偏頭痛，引目外眥①而急，頷厭主之。

目不明，惡風，目淚出②，憎寒，頭痛目眩瞢③，內眥赤痛，目䀮䀮無所見，眥癢痛，淫膚白翳，睛明主之。

青盲無所見，遠視䀮䀮，目中淫膚，白膜覆瞳子，瞳子窌、巨窌④主之。

目不明，淚出，目眩瞢⑤，瞳子癢，遠視䀮䀮，昏夜無見，目瞤動，與項口參相引，喎僻口不能言，刺承泣。

目痛口僻戾⑥，一作『淚出』目不明，四白主之。

目赤目黃⑦，顴窌主之。

睊⑧音淵目，水溝主之。

---

① 目外眥：原脫『目』字，據《醫學綱目・卷十三・目赤腫痛》引《甲乙經》補，與《千金・卷六・第一》、《外臺・卷三十九・頷厭》、《醫心方・卷二・第一》合。
② 目淚出：『目』，原作『日』，形誤，據明鈔本改。
③ 頭痛目眩瞢：原作『目痛目眩』，據《千金・卷六上・目病第一》引《甲乙經》改，與《外臺・卷三十九・睛明》合。
④ 瞳子窌、巨窌：原作『目窗』，與《醫學綱目・卷十三・目赤腫痛》引《甲乙經》同。按，『目窗』已見於前，檢《千金・卷三十・第一》、《外臺・卷三十九》、《醫心方・卷二・第一》，『瞳子窌』、『巨窌』二穴與本條主症合，今據諸書改，與《甲乙經》腧穴排序規律合。
⑤ 瞢：原作『瞀』，據《千金・卷三十・第一・目病》引《甲乙經》改，與《外臺・卷三十九・承泣》合。
⑥ 戾：當據原注改作『淚出』。《千金・卷三十・第一・目病》、《外臺・卷三十九・四白》、《醫心方・卷二・第一》皆作『淚出』。
⑦ 目赤目黃：原脫下『目』字，據明鈔本補，與《醫學綱目・卷十三・目赤腫痛》引《甲乙經》合。
⑧ 睊：音倦，側目相視，在此指目斜。樓英《醫學綱目・卷十三・睊目直視》註曰：『睊目者，目睛斜倒不正，小兒謂之通睛。』

目痛不明，齗交主之。

目瞑，身汗出，承漿主之。

青盲䁤①目，惡風寒，上關主之。

青盲，商陽主之。

䁤目，目𥉂𥉂，偏歷主之。

眼痛，下廉主之。

䁤目，目𥉂𥉂，少氣，灸手五里，左取右，右取左。

目中白翳，目痛泣出，甚者如脫，前谷主之。

白膜覆珠，瞳子無所見，解谿主之。

手太陽少陽脉動發耳病第五

［編者按］：從篇首至『腸胃之所生也』，出自《素問·卷八·通評虛實論篇第二十八》；從『黄帝問曰：刺節言發蒙者』至『其聲必應其中』，出自《靈樞·卷十一·刺節真邪第七十五》；從『耳鳴，取耳前動脉』至『先取手，後取足』，出自《靈樞·卷五·厥病第二十四》；從『聾而不痛』至『取手陽明』，出自《靈樞·卷五·雜病第二十六》；從『耳鳴，百會及頷厭』至篇末，出自《黄帝明堂經》。

暴厥而聾，耳偏塞閉不通，内氣暴薄也。不從内外中風之病，故留瘦著也。

① 䁤：音唯，《廣韻·脂部》：『䁤，目病。』

頭痛耳鳴，九竅不利，腸胃之所生也。

黃帝問曰：《刺節》言，發蒙者，刺府俞以去府病，何俞使然？

岐伯對曰：刺此者，必於日中①，刺其耳聽②，一作『聽宮』中其眸子，聲聞於耳③，此其俞也。

問曰：何謂聲聞於耳？

對曰：已刺，以手堅按其兩鼻竅，令疾偃，其聲必應其中④。

耳鳴，取耳前動脈。耳痛不可刺者，耳中有膿，若有乾擿抵一本作耵聹耳無聞也。耳聾，取手足⑤小指⑥《太素》云『小指次指』爪甲上與肉交者，先取手，後取足。耳鳴，取手中指爪甲上，左取右，右取左，先取手，後取足。

聾而不痛，取足少陽；聾而痛，取手陽明。

耳鳴，百會及頷厭、顱息、天窗、大陵、偏歷、前谷、後谿皆主之。

耳痛聾鳴，上關主之，刺不可深。

耳聾鳴，下關及陽谿、關衝、液門、陽谷主之。

---

① 日中：原作『白日中』，據《太素·卷二十二·五節刺》、《靈樞》刪『白』字。

② 耳聽：古籍中未見此穴名，當從《太素·卷二十二·五節刺》、《靈樞》及原注作『聽宮』。

③ 耳：原作『外』，據明鈔本改，與《太素·卷二十二·五節刺》、《靈樞》合。下『耳』字同此。

④ 必應其中：《太素·卷二十二·五節刺》、《靈樞》皆作『必應其鍼也』，疑本書誤。

⑤ 取手足：本書與《靈樞》皆脫『足』字，據《太素·卷三十·耳聾》補，與下文『先取手，後取足』合。

⑥ 小指：『小』原作『少』，為通假字，今改為本字。註文『小指』之『小』字同。又，《靈樞》、《太素·卷三十·耳聾》皆作『小指次指』。楊上善註：『手少陽至小指次指，即關衝穴。足少陽至足小指次指，即竅陰穴也。』本書脫『次指』二字。

耳鳴聾①，頭頷痛，耳門主之。

頭重，頷痛引耳中憹憹嘈嘈，和窌主之。

聾，耳中癲溲②，癲溲者若風，聽會主之。

耳聾填填如無聞，憹憹嘈嘈若蟬鳴，鴳鴂③鳴，聽宮主之。下頰取之，譬如破聲，刺此。即《九卷》所謂『發蒙』者也④。

聾，翳風及會宗下空主之。

耳聾無聞，天窗⑤主之。

耳聾嘈嘈無所聞，天容主之。

耳鳴無聞，肩貞⑥及腕骨⑦主之。

耳中生風，耳鳴耳聾時不聞，商陽主之。

聾，耳中不通，合谷主之。

耳聾，兩顳顬痛，中渚主之。

耳焞焞渾渾，無所聞，外關⑧主之。

---

① 耳鳴聾：原作『耳聾鳴』，據明鈔本、《聖濟總錄·一百九十三·治耳疾灸刺法》引《甲乙經》乙正。

② 癲溲：《外臺·卷三十九·聽會》、《聖濟總錄·一百九十三·治耳疾灸刺法》引《甲乙經》作『顛飈』，皆象聲詞，義同。下『癲溲』同。

③ 鴳鴂：原作『頞頰』，形誤，據《外臺·卷三十九·聽宮》改。按，『鴳』、『鴂』皆鳥名。

④ 即《九卷》所謂『發蒙』者也：明鈔本無『即』字。按，疑此句為皇甫謐釋文，待考。

⑤ 天窗：原誤作『天空』，據《醫學綱目·卷二十九·耳聾》引《甲乙經》改。明鈔本作『窗天』，誤倒。

⑥ 肩貞：原作『肩真』，據明鈔本改。

⑦ 腕骨：原作『完骨』，據《外臺·卷三十九·腕骨》、《外臺·卷二·第一》改，與《甲乙經》腧穴排序規律合。

⑧ 外關：『關』原作『聞』，涉上而誤，據明鈔本改，與《外臺·卷三十九·外關》及《醫學綱目·卷二十九·耳聾》引《甲乙經》合。

卒氣聾，四瀆主之。

手足陽明脉動發口齒病第六

［編者按］：從篇首至『在下下熱』，出自《靈樞·卷十一·論疾診尺第七十四》；從『臂之陽明有入鼽徧齒者』至『盛寫虛補』，出自《靈樞·卷五·寒熱病第二十一》；從『齒痛，不惡清飲』至『取手陽明』，出自《靈樞·卷五·雜病第二十六》；『舌緩涎下，煩悶，取足少陰』，出自《靈樞·卷五·寒熱病第二十一》；『重舌，刺舌柱以鈹鍼』，出自《靈樞·卷二·終始第九》；從『上齒齲腫，目窗主之』至篇末，出自《黄帝明堂經》。

診齲齒痛①，按其陽明之脉來②，有過者獨熱。在左左熱③，在右右熱，在上上熱，在下下熱。

臂之陽明有入鼽徧④齒者，名曰大迎⑤，下齒齲，取之臂。惡寒補之，一作『取之』**不惡寒⑥寫之。**《靈樞》名曰禾窌，或曰大迎。詳大迎乃是陽明⑦脉所發，則當云禾窌是也。然下齒齲，又當取足陽明，禾窌、大迎當試可知耳。

---

①齲齒痛：原脱『齒』字，據《太素·十六·雜診》、《脉經·卷五·第四》補，與《靈樞》合。

②脉來：原脱『脉』字，據《太素·卷十六·雜診》、《脉經·卷五·第四》補。

③在左左熱：原作『在左者左熱』，據明鈔本及《太素·十六·雜診》、《靈樞》刪『者』字，與下文合。

④偏：原脱，據《太素·二十六·寒熱雜說》、《靈樞》補。

⑤大迎：原作『太迎』，『太』與『大』通，今改為本字。

⑥不惡寒：原脱『寒』字，據《太素·二十六·寒熱雜說》、《靈樞》補。

⑦是陽明：疑『是』為『足』誤。

足太陽①有入頄偏齒②者，名曰角孫，上齒齲③取之在鼻與鼽一作「頄」前。方病之時，其脉盛，脉盛則寫之，虛則補之。一曰取之出眉外，方病之時，盛寫虛補④。

齒痛⑤，不惡清飲，取足陽明；惡清飲，取手陽明。

舌緩涎下，煩⑥悶，取足少陰。

重舌，刺舌柱以𨧫⑦鍼。

上齒齲腫，目窗主之。

上齒齲痛，惡寒⑧，正營主之。

齒牙齲痛，浮白及完骨主之。

齒痛，顴窌及二間主之。

上齒齲，兑端及耳門主之。

齒間出血者，有傷酸，齒牀落痛⑨，口不可開，引鼻中，齗交主之。

---

① 足太陽：原作「手太陽」。《太素・二十六・寒熱雜説》作「足之太陽」；《靈樞》作「足太陽」。今改作「足太陽」。

② 入頄偏齒：原書「入」字誤作「八」，據明鈔本、《太素》、《靈樞》改。又按，「偏」與「徧」通，今作「遍」。

③ 齒齲：原作「齲齒」，據《太素・二十六・寒熱雜説》、《靈樞》乙正。

④ 一曰取之出眉外，方病之時，盛寫虛補：《靈樞》作：「方病之時其脉盛，盛則寫之，虛則補之。一曰取之出鼻外。」除「眉」作「鼻」之外，文字與文序亦多有不同，疑今本《靈樞》經後世修改，故與皇甫謐所見古本相異。

⑤ 齒痛：原作「齒動痛」，據《太素・三十・頭齒痛》、《靈樞》刪「動」字。

⑥ 煩：原作「煩」，據明鈔本改，與《靈樞》合。

⑦ 𨧫：原作「排」，據《太素・卷二十二・三刺》改。《靈樞》作「鈹」，與「𨧫」同。

⑧ 惡寒：原作「惡風寒」，據《聖濟總錄・卷一百九十三・治口齒灸刺法》、《外臺・卷三十九・正營》、《醫心方・卷二・第一》刪「風」字。

⑨ 齒牀落痛：「落」與「絡」通。《外臺・卷三十九・齗交》作「齒尖落痛」；《醫心方・卷二・第一》作「齒木落痛」。

頰腫，口急，頰車骨①痛，不可以嚼②，頰車主之。

厥，口僻，失欠，下牙痛，頰腫，惡寒，口不收，舌不能言，不得嚼，大迎主之。

上齒齲痛，口僻噤不開③，惡寒者，上關主之④。

失欠，下齒齲，下牙痛，䪼腫，下關主之。

齒齲痛，聽會及衝陽主之⑤。

齒牙不可嚼，齗腫，角孫主之。

僻不正⑥，失欠，口噤不開⑦，翳風主之。

舌下腫，難言，舌縱，喎戾不端，通谷主之。一云⑧『失口欠，口喎僻不端，不能言，通谷主之』。

舌下腫，難以言，舌縱涎出，廉泉⑨主之。

口僻，刺太淵，引而下之。

---

① 頰車骨：原脫『骨』字，據《外臺・卷三十九・頰車》、《醫心方・卷二・第一》補。

② 不可以嚼：《外臺・卷三十九・頰車》、《醫心方・卷二・第一》此上有『齒』字。

③ 口僻噤不開：此五字原脫，據《外臺・卷三十九・上關》補。按《醫心方・卷二・第一》作『僻噤不開』，無『口』字。

④ 上關主之：此條原在『大迎主之』條之前，據《甲乙經》腧穴排序規律移至此。按，明鈔本此條重出於『大迎主之』前後，文字有脫漏。

⑤ 齒齲痛，聽會及衝陽主之：此十字原脫，據明鈔本及《醫學綱目・卷二十九・牙齒痛》引《甲乙經》補，與《外臺・卷三十九》、《醫心方・卷二・第一》合。

⑥ 僻不正：此上原有『口』字，據明鈔本、《醫學綱目・卷二十九・牙齒痛》引《甲乙經》及《外臺・卷三十九・翳風》、《醫心方・卷二・第一》刪。

⑦ 口噤不開：原脫『噤』字，據《外臺・卷三十九・翳風》、《醫心方・卷二・第一》補。

⑧ 一云：此下註文原脫，據明鈔本補入。

⑨ 廉泉：『廉』原作『廣』，形誤，據明鈔本改，與《外臺・卷三十九・廉泉》、《醫心方・卷二・第一》合。

口中腥①臭，勞宫主之。

口乾②，下齒痛，惡寒，䪼腫，商陽主之。

齒齲痛，惡清，三間主之。

口僻，偏歷主之。

口齒痛，温溜主之。

下齒齲，則上齒痛，液門③主之。

齒痛，四瀆主之。

上牙齒④齲痛，陽谷主之。一作「陽谿⑤」。

齒齲痛，合谷主之。

齒齲痛⑥，小海⑦主之。

舌縱，涎下，煩悶，陰谷⑧主之。

---

① 腥：原作「腫」，據《外臺・卷三十九》、《聖濟總録・卷一百九十三・治口齒灸刺法》、《醫心方・卷二・第一》改。

② 口乾：本書與《聖濟總録・卷一百九十三・治口齒灸刺法》、《醫心方・卷二・第一》皆作「口中」。《外臺・卷三十九・商陽》作「口乾」，於義為勝，今據改。

③ 液門：原作「掖門」，「掖」與「液」通，今改為本字。

④ 上牙齒：原脱「齒」字，據明鈔本補，與《聖濟總録・卷一百九十三・治口齒灸刺法》、《醫學綱目・卷二十九・牙齒痛》引《甲乙經》合。又，《外臺・卷三十九・陽谷》作「牙上齒」，義同。

⑤ 陽谿：原作「陽絡」，據《聖濟總録・卷一百九十三・治口齒灸刺法》引《甲乙經》改。

⑥ 齒齲痛：原作「又云」，據明鈔本改，與《聖濟總録・卷一百九十三・治口齒灸刺法》合。

⑦ 小海：原作「少海」，據《外臺・卷三十九・小海》《醫心方・卷二・第一》改，與《甲乙經》腧穴排順序規律合。

⑧ 陰谷：原作「陰交」，據明鈔本改，與《聖濟總録・卷一百九十三・治口齒灸刺法》、《醫學綱目・卷十七・舌》引《甲乙經》合。

血溢發衄第七 鼻鼽息肉著附

［編者按］：從篇首至『此為胃之大腧五部也』，出自《靈樞·卷五·寒熱病第二十一》；從『衄而不衃』至『刺膕中出血』，出自《靈樞·卷五·雜病第二十六》；從『鼻鼽衄，上星主之』至篇末，出自《黃帝明堂經》。

暴癉①內逆，肝肺相薄，血溢鼻口，取天府，此為胃之大腧五部也。五部，按《靈樞》云：『陽逆頭痛，胸滿不得息，取人迎；暴瘖氣鞕，刺扶突與舌本出血；暴聾氣蒙，耳目不明，取天牖；暴拘攣癇痓②，足不任身者，取天柱；暴癉③內逆，肝肺相薄，血溢鼻口，取天府。』此為胃之五大俞，五部也。今士安散作五穴於篇中，此特五部之一耳。

衄而不衃④，血流，取足太陽；衃⑤，取手太陽；不已，刺腕骨⑥下；不已，刺膕中出血。

鼻鼽衄，上星主之。先取譩譆，後取天牖、風池。

鼻管疽，發為厲鼻⑦，腦空主之。

---

① 癉：原誤作『痺』，據《太素·卷二十六·寒熱雜說》、《靈樞》改。

② 暴拘攣癇痓：今本《靈樞》作『暴攣癇眩』。又，『痓』為『痙』訛，形近致誤。

③ 癉：原誤作『痺』，據明鈔本改，與《靈樞》合。

④ 衄而不衃：本書與《靈樞》『衃』上原衍『止』字，據《太素·卷三十·衄血》、《聖濟總錄·卷一百九十三·治鼻疾灸刺法》刪。按，『衃』，血凝之義。《說文·血部》：『衃，凝血也。』

⑤ 衃：原作『大衄，衃血』。《靈樞》作『衃血』；《聖濟總錄·卷一百九十三·治鼻疾灸刺法》作『大衄，衃』。《太素·卷三十·衄血》作『衃』，與上文『衄而不衃』合，今據改。

⑥ 腕骨：『腕』原作『脘』，據明鈔本改，與《聖濟總錄·卷一百九十三·治鼻疾灸刺法》合。按，『腕骨』，《靈樞》作『宛骨』；《太素·卷三十·衄血》作『捥骨』。楊上善註：『捥骨，手捥前起骨名完骨，非捥也。』楊註似是。

⑦ 發為厲鼻：原脫『鼻』字，據《聖濟總錄·卷一百九十三·治鼻疾灸刺法》、《千金·卷三十·第一·鼻病》、《外臺·卷三十九·腦空》補。

鼻鼽不利，窒洞氣塞，喎僻多洟，鼽衄有癰，迎香主之。

鼽衄洟出，中有懸癰宿肉，窒洞不通，不知香臭，素窌主之。

鼻窒，口僻，清洟出不可止，鼽衄有癰，禾窌主之。

鼻中息肉不利，鼻頭①額頞②中痛，鼻中有蝕瘡，齗交主之③。

鼻鼽不得息，不收洟，不知香臭，及衄不止，水溝主之。

衄血不止，承漿及委中主之。

鼻不利，前谷主之。

衄，腕骨主之。

手足陽明少陽脉動發喉痺咽痛第八

［編者按］：從篇首至『取手陽明』，出自《靈樞·卷五·雜病第二十六》；從『喉痺，完骨及天容』至篇末，出自《黃帝明堂經》。

喉痺不能言，取足陽明；能言，取手陽明。

---

① 鼻頭：《醫學綱目·卷二十七·鼻瘜肉》無『頭』字。

② 額頞：《外臺·卷三十九·齗交》作『頷頔』。

③ 齗交主之：按《甲乙經》腧穴排序規律，此條當在此下『水溝主之』之後。

喉痹，完骨及天容、氣舍、天鼎、尺澤、合谷①、商陽、陽谿、中渚、前谷、商丘、然谷、陽交悉主之。

喉痹咽腫，水漿不下，璇璣主之。

喉痹食不下，鳩尾主之。

喉痹，咽如梗，三間主之。

喉痹不能言，温溜及曲池主之。

喉痹氣逆，口喎，喉咽如扼②狀，行間③主之。《千金》作「間使」。

咽中痛，不可内食，湧泉主之。

氣有所結發瘤癭第九

［編者按］：本篇内容皆出自《黄帝明堂經》。

癭，天窗一本作「天容」。《千金》作「天府」。及臑會主之。

瘤癭，氣舍主之。

① 合谷：按《甲乙經》腧穴排序規律，此穴當在「商陽」之後。

② 扼：原作「梔」，據《醫學綱目・卷十五・喉痹》引《甲乙經》改，與《千金・卷三十・第一・喉咽病》、《外臺・卷三十九・行間》合。

③ 行間：《千金・卷三十・第一・喉咽病》作「間使」，下註：「《甲乙》作「行間」。」

婦人雜病第十

［編者按］：從篇首至『故曰成辜』，出自《素問・卷十三・奇病論篇第四十七》；從『問曰：何以知懷子且生也』至『身有病而無邪脉也』，出自《素問・卷十一・腹中論篇第四十》；『診女子手少陰脉動甚者，姙子也』，出自《靈樞・卷十一・論疾診尺第七十四》；從『乳子而病熱』至『緩則生，急則死』，出自《素問・卷八・通評虛實論篇第二十八》；從『乳子下赤白』至篇末，出自《黃帝明堂經》。

黃帝問曰：人有重身，九月而瘖，此為何病？

岐伯對曰：胞之絡脉絶也。胞絡者，繫於腎，少陰之脉貫腎繫舌本，故不能言。無治也，當十月復。《刺法①》曰：無損不足，益②有餘，以成其辜。《素問》作『疹』所謂無損③不足者，身羸瘦，無用鑱石也。無益其有餘者，腹中有形而泄之，泄之則精出而病獨擅中，故曰成辜。

問曰：何以知懷子且生也？

對曰：身有病而無邪脉也。

診女子手少陰脉動甚者，姙子也。

乳子而病熱，脉懸小，手足温④則生，寒則死。

---

① 刺法：原作『治法』，據《太素・卷三十・重身病》、《素問》改。
② 益：原誤作『溢』，據明鈔本改，與《太素・卷三十・重身病》、《素問》合。
③ 無損：原脱，據《素問》補，與上文合。《太素・卷三十・重身病》亦脱『無損』二字。
④ 手足温：《太素・卷十六・虛實脉診》無『手』字。

乳子中風，病熱喘渴①，《素問》作「喝」肩息，脉實大②。緩則生，急則死。

乳子下赤白，腰俞主之。

女子絶子，陰挺出，不禁白瀝，上窌主之。

女子赤白瀝，心下積脹，次窌主之。《千金》云「腰痛不可俛仰」③先取缺盆，後取尾骶。

女子赤淫時白，氣癃，月事少，中窌主之。

女子下蒼汁不禁，赤瀝，陰中癢痛，引少腹④控眇，不可俛仰，下窌主之。刺腰尻交者，兩胂上，以月死生為痏數，發鍼立已。《千金》云⑤「腸鳴泄注，下窌主之。」

婦人乳餘疾，肓門⑥主之⑦。

乳癰寒熱短氣，臥不安，膺窗主之。

乳癰，凄索寒熱，痛不⑧可按，乳根主之。

---

① 渴：《太素·卷十六·虚實脉診》、《素問》皆作「喝」。按，疑「渴」為「喝」形誤。

② 脉實大：「實」原作「急」，據《太素·卷十六·虚實脉診》、《素問》改。

③ 《千金》云腰痛不可俛仰：原脱「《千金》云」三字，且「腰痛不可俛仰」作大字，誤入正文。今據明鈔本補脱文，並改作小字。

④ 引少腹：原脱「引」字，據《醫學綱目·卷三十四·赤白帶》引《甲乙經》補，與《千金·卷三十·婦人病第八》、《外臺·卷三十九·下窌》合。

⑤ 《千金》云：原書脱此三字，且下文「腸鳴泄註，下窌主之」誤作大字，據明鈔本補脱文，並改為小字。

⑥ 肓門：原作「盲門」，形誤，據明鈔本改。

⑦ 主之：醫統本闕「之」字及下條「乳癰」二字（闕處為空格）。《醫學六經》本不闕。

⑧ 痛不：醫統本闕，空二格，《醫學六經》本不闕。

絶子，灸臍中，令人有子①。

女子手腳拘攣，腹滿，疝，月水不下②，乳餘疾，絶子，陰癢，陰交主之。

腹滿疝積，乳餘疾，絶子陰癢，刺石門。《千金》云：『奔肫，上腹堅痛，下引陰中，不得小便，刺陰交，入八分。』

女子絶子，衃血在内不下，關元主之。《千金》云：『胞轉不得尿，少腹滿，石水痛，刺關元。』亦宜矣。

女子禁中癢③，腹熱痛，乳餘疾，絶子，内不足④，子門不端，少腹苦寒，陰癢及痛，經閉不通，中極主之。

婦人下赤白沃，陰中乾痛⑤，惡合陰陽，少腹䐜堅，小便閉，曲骨主之。《千金》作『屈骨』。

女子血不通，會陰主之。

婦人子藏中有惡血，内逆⑥滿痛，石關主之。

---

① 令人有子：原脱『人』字，據明鈔本及《醫學綱目・卷三十五・胎前證》引《甲乙經》補，與《外臺・卷三十九》、《聖濟總錄・卷一百九十四》合。

② 下：原作『通』，據《醫學綱目・卷三十五・胎前證》引《甲乙經》改，與《醫心方・卷二・第一》、《外臺・卷三十九・陰交》合。

③ 禁中癢：按，下文有『陰癢』，疑此處有脱誤。明鈔本與《外臺・卷三十九・中極》作『禁中央』；《醫心方・卷二・第一》作『禁中』，其下註：『禁中，謂不得合陰陽也。』諸書所載相異，未知孰是，待考。

④ 絶子，内不足：原脱『子内』二字，據《聖濟總錄・卷一百九十四・治婦人諸疾灸刺法》引《甲乙經》補，與《千金・卷三十・第八》、《外臺・卷三十九・中極》合。

⑤ 陰中乾痛：此上原有『後』字，《醫學綱目・卷三十四・赤白帶》引《甲乙經》同。今據《千金・卷三十・第八》、《外臺・卷三十九・中極》、《醫心方・卷二・第一》刪。

⑥ 内逆：原脱『内』字，據《醫學綱目・卷二十五・積塊癥瘕》引《甲乙經》補，與《千金・卷三十・第八》、《外臺・卷三十九・石關》、《醫心方・卷二・第一》合。

月水不通，奔①泄氣上下，引腰脊痛，氣穴主之。

女子赤淫，大赫主之。

女子胞中痛，月水不以時休止，天樞主之。《千金》云：「腹脹腸鳴，氣上衝胸，刺天樞。」

小腹脹滿，痛引陰中，月水至則腰背痛②，胞③中瘕，子門有寒，引髕髀，水道主之。《千金》云：「大小便不通，刺水道。」

女子陰中寒，歸來主之。

女子月水不利，或暴閉塞，腹脹滿癃，淫濼身熱，腹中絞痛，癩疝陰腫，及乳難，子上搶心④，若胞衣不出，衆氣盡亂，腹滿不得反息⑤，正偃臥，屈一膝，伸一股⑥，竝氣衝，鍼上⑦入三寸，氣至寫之。婦人無子，及少腹痛，刺氣衝⑧。

婦人產餘疾，飲食⑨不下，胸脇榰滿，眩目，足寒，心切痛，善噫，聞酸臭，脹痺腹滿，少腹尤大，期門主之。

---

① 奔：原作「奔肫」，據《醫學綱目・卷三十四・經閉》引《甲乙經》刪「肫」字，與《千金・卷三十・第八》、《醫心方・卷二・第一》合。

② 背痛：原作「脊痛」，據《聖濟總錄・卷一百九十四・治婦人諸疾灸刺法》引《甲乙經》改，與《千金・卷三十・第八》、《外臺・卷三十九・水道》、《醫心方・卷二・第一》合。

③ 胞：《外臺・卷三十九・水道》作「腹」。

④ 子上搶心：原脱「上」字，據《千金・卷三十・第八》、《外臺・卷三十九・氣衝》補。

⑤ 息：原作「復」，據《千金・卷三十・第八》、《外臺・卷三十九・氣衝》改。

⑥ 股：原作「膝」，據明鈔本改，與《醫學綱目・卷二十四・小腹脹》引《甲乙經》合。

⑦ 竝氣衝，鍼上：明鈔本作「並氣街，鍼上」，戴霖眉註云：「宜作『並鍼氣街上』。」按，「氣街」為「氣衝」別稱。

⑧ 刺氣衝：此下原衍「主之」二字，據本書卷五・鍼灸禁忌，此穴「禁不可灸」，今刪「主之」二字，與皇甫謐《序例》合。

⑨ 飲食：原作「食飲」，據明鈔本及《醫學綱目・卷二十四・胎前腹脹產後腹脹》引《甲乙經》乙正，與《外臺・卷三十九・期門》合。

婦人少腹堅痛，月水不通，帶脉主之。

婦人下赤白，裏急，瘈瘲，五樞主之。

妬乳，太淵①主之。《千金》云「膺胸痛」。

絶子，商丘主之。穴在內踝前宛宛中②。

女子疝瘕，按之如以湯沃其股，內至膝，飧泄③，婦人陰中痛，少腹堅急痛，陰陵泉主之。

婦人漏下，若血閉不通，逆氣脹，血海主之。

月事不利，見赤白④，而有身反敗，陰寒，行間主之。

乳難⑤，太衝及復溜主之。

女子疝，及少腹腫，溏泄，癃，遺溺，陰痛，面塵黑，目下眥痛，太衝主之。

女子少腹大，乳難，嗌乾，嗜飲，中封主之。

女子漏血，太衝主之⑥。

女子俠臍疝，中封主之。

---

① 太淵：「太」，原作「大」，為通假字，今改為本字。

② 穴在內踝前宛宛中：原作大字正文，據《醫學綱目·卷三十五·胎前症》引《甲乙經》改作小字註文。

③ 飧泄：此下原有「灸刺曲泉」四字，此因本條治證與下「曲泉主之」條相近，故錯簡於此。今據《千金·卷三十·第八》、《外臺·卷三十九·陰陵泉》刪。

④ 見赤白：原作「見血」，據明鈔本改，與《醫學綱目·卷三十四·赤白帶》引《甲乙經》及《千金·卷三十·第八》、《外臺·卷三十九·行間》合。

⑤ 乳難：原作「乳癰」，據《外臺·卷三十九·太衝、行間》改。

⑥ 太衝主之：上文已有「太衝主之」，當合為一條。

大①疝絶子，築賓主之。

女子疝，小腹腫，赤白淫，時多時少，蠡溝主之。

女子疝瘕，按之如以湯沃兩股中，少腹腫，陰挺出痛，經水來下，陰中腫或癢，漉青汁若葵羹，血閉無子，不嗜食，曲泉主之。

婦人絶產，若未曾產②，陰廉主之。刺入八分，羊矢下一寸是也③。

婦人無子，湧泉主之。

女子不字，陰暴出，經水漏，然谷主之。

女子不下月水，照海主之。《千金》云：『痺驚善悲不樂，如墜墮，汗不出，刺照海。』

婦人淋瀝④，陰挺出，四肢淫濼，身悶⑤，照海主之。

月水不來，來⑥而多悶⑦，心下痛，目䀮䀮不可遠視，水泉主之。

婦人漏血，腹脹滿，不得息，小便黃，陰谷主之。《千金》云『漏血，小腹脹滿如阻，體寒熱，腹偏腫，刺陰谷』。

---

① 大：明鈔本作『女』，當系形誤。

② 未曾產：『產』上原有『生』字，據《醫學綱目·卷三十五·胎前症》引《甲乙經》刪，與《千金·卷三十·第八》、《外臺·卷三十九·陰廉》合。又，《聖濟總錄·卷一百九十一·足厥陰肝經》作『若未經生產者』。

③ 刺入八分，羊矢下一寸是也：此十一字原為大字正文，據《醫學綱目·卷三十五·胎前症》引《甲乙經》改為小字註文。按，《醫學綱目》此註為『刺入分半，灸下一寸』，與此不同。

④ 淋瀝：原脫，據《千金·卷三十·第八》、《外臺·卷三十九·照海》補。

⑤ 身悶：《外臺·卷三十九·照海》作『心悶』，於義為長。

⑥ 來：原脫，據《外臺·卷三十九·水泉》、《醫心方·卷二·第一》補。

⑦ 悶：原作『閉』，《千金·卷三十·第八》、《外臺·卷三十九·水泉》改。

乳癰有熱，三里主之①。

乳癰，驚，痹，脛重，足跗不收，跟痛，巨虛下廉主之。

月水不利，見血而有身則敗，及乳腫，臨泣主之。

女子字難，若胞不出，崑崙主之。

小兒雜病第十一

［編者按］：從篇首至『手足温者，易已』，出自《靈樞·卷十一·論疾診尺第七十四》；從『刺驚癎脉五』至『上踝五寸刺三鍼』，出自《素問·卷八·通評虛實論篇第二十八》；從『小兒驚癎，本神及前頂』至篇末，出自《黃帝明堂經》。

嬰兒病，其頭毛皆逆上者死。

嬰兒耳間青脉起者，瘈，腹痛②，大便青辦③，飧泄，脉小④，手足寒，難已；飧泄，脉小，手足温者，易已。

① 三里主之：按《甲乙經》腧穴排序規律，此條當在下條『巨虛下廉主之』之後。
② 瘈，腹痛：《靈樞》作『掣痛』；《太素·卷十六·雜診》作『瘛痛』，皆無『腹』字。
③ 青辦：『辦』與『瓣』通。《靈樞》作『赤辦』，本書義勝。
④ 脉小：原作『脉大』，據明鈔本改，與《靈樞》合。

刺驚癇①脉五，鍼手足太陰各五，刺經太陽②者五，刺手少陰③經絡傍者一，足陽明一，上踝五寸刺三鍼。

小兒驚癇，本神及前頂、顖會、天柱主之。如反視，臨泣主之。小兒驚癇加瘈瘲，脊急强，目轉上插，筋縮④主之。

小兒驚癇，瘈瘲，脊强，互相引，長强主之。

小兒食晦，頭痛，譩譆主之。

小兒癇發，目上插，攢竹主之。

小兒臍風，目上插，刺絲竹空⑤。

小兒癇痓⑥，嘔吐泄注，驚恐失精，瞻視不明，眵聵，瘈脉及長强主之。

小兒癇，喘⑦不得息，顱息⑧主之。

---

① 刺驚癇：原無『刺』字。《太素·卷三十·刺癇驚數》、《素問》皆作『刺癇驚』，今補『刺』字。

② 太陽：明鈔本作『太陰』。

③ 手少陰：原作『手足少陰』，據《太素·卷三十·刺癇驚數》、《素問》刪『足』字，與上文『脉五』之數合。又，明鈔本作『手足少陽』；《太素》作『手少陽』。

④ 筋縮：原作『縮筋』，據明鈔本乙正。

⑤ 刺絲竹空：此下原衍『主之』二字，據《聖濟總録·卷一百九十四·治小兒諸疾灸刺法》刪。按，此穴禁灸，據皇甫謐《序例》，不可言『主之』。

⑥ 痓：原作『痙』，為『痓』形誤，今改正。詳本書卷二·第六脚注。

⑦ 小兒癇，喘：原作『小兒驚癇』，據《聖濟總録·卷一百九十四·治小兒諸疾灸刺法》引《甲乙經》改，與《千金·卷三十·第九》、《外臺·卷三十九·顱息》合。

⑧ 顱息：原作『顱顖』，據《聖濟總録·卷一百九十四·治小兒諸疾灸刺法》引《甲乙經》改，與《千金·卷三十·第九》、《外臺·卷三十九·顱息》、《醫心方·卷二·第一》合。

小兒驚癇，如有見者，列缺主之，并取陽明絡。

小兒口中腥臭，胸脇榰滿，勞宫主之。

小兒欬而泄，不欲食者，商丘主之。

小兒癇瘈，手足擾，目昏，口噤，溺黄，商丘主之。

小兒癇瘈，遺清溺①，虚則病諸瘕癲②，實則閉癃，小腹中熱，善寐，大敦主之。

小兒臍風，口不開，善驚，然谷主之。

小兒腹滿，不能食飲，懸鐘主之。

小兒馬癇，金門及僕參③主之。

小兒羊癇，會宗下空主之④。

風從頭至足，癇瘈，口閉不能開，每大便腹暴滿，按之不下，噫，一作「噫」⑤悲，喘，崑崙主之。

---

① 遺清溺：「清」原作「精」，據《聖濟總録・卷一百九十四・治小兒諸疾灸刺法》引《甲乙經》改，與《外臺・卷三十九・大敦》合。

② 瘕癲：原作「癇癲」。據《聖濟總録・卷一百九十四・治小兒諸疾灸刺法》引《甲乙經》改，與《外臺・卷三十九・大敦》合。按，明鈔本作「癇癲」；《醫學綱目・卷三十六・驚癇》引《甲乙經》作「癇頽」。

③ 金門及僕參：原作「僕參及金門」，據明鈔本乙正，與《聖濟總録・卷一百九十四・治小兒諸疾灸刺法》合，亦與《甲乙經》腧穴排序規律合。

④ 小兒羊癇，會宗下空主之：原書脱此十字，據《聖濟總録・卷一百九十四・治小兒諸疾灸刺法》、《醫學綱目・卷三十六・驚癇》引《甲乙經》補，與《外臺・卷三十九・會宗》合。

⑤ 一作噫：此註原脱，據明鈔本補，與《外臺・卷三十九》、《聖濟總録・卷一百九十四・治小兒諸疾灸刺法》合。

〔附錄一〕：明藍格鈔本卷末『奉敕校訂《黄帝三部鍼灸甲乙經》官員題名』

熙寧①二年四月二十三日進呈，奉聖旨鏤版②施行。

朝奉郎守國子博士同校正醫書上騎都尉賜緋魚袋臣　高保衡

朝奉郎守尚書屯田郎中同校正醫書騎都尉賜緋魚袋臣　孫奇

朝散大夫守光祿卿直秘閣判登聞檢院上護軍臣　林億

熙寧二年五月二日

朝散大夫右諫議大夫參知政事上護軍長安郡開國侯食邑一千一百户賜紫金魚袋臣王安石

推忠佐理功臣正奉大夫行左諫議大夫③參知政事上柱國南陽郡開國侯食邑一千一百户賜紫金魚袋臣

趙抃④

---

① 熙寧：原書此二字殘闕，據《脉經》補。按，熙寧為北宋神宗年號，始於公元一〇六八年，終於一〇七七年。

② 聖旨鏤版：原書此四字殘闕，據《脉經》補。

③ 左諫議大夫：《脉經》作『右諫議大夫』。據《宋史・列傳第七十五・趙抃傳》，趙氏曾以益州轉運使『召為右司諫』，何時遷『諫議大夫』待考。

④ 趙抃：原作『曾公亮』，據《脉經》改，與《宋史・列傳第七十五・趙抃傳》合。

推忠協謀同德守正亮節佐理翊戴功臣開府儀同三司行尚書左僕射①兼門下侍郎同中書門下平章事集賢殿②大學士上柱國魯國公食邑一萬③一千一百户實封三千八百户④臣　曾公亮⑤

推忠協謀⑥同德守正亮節佐理功臣開府儀同三司⑦行尚書左僕射兼門下侍郎同中書門下平章事⑧昭文館大學士監脩國史兼譯經潤文使上柱國鄭國公食邑一萬一千户實封四千二百户臣　富弼

---

① 左僕射：原作『右僕射』，據《脉經》改。按，《宋史·卷十四·神宗（一）》載，熙寧元年九月『以曾公亮为尚书左仆射』。
② 殿：原脱，據《脉經》補。
③ 魯國公食邑一萬：原書『魯國』下五字殘闕，據《脉經》補。
④ 三千八百户：原作『三百戶』，脱『千八』二字，據《脉經》補。
⑤ 曾公亮：原作『趙抃』，據《脉經》改。據《宋史·列傳第七十一》，曾公亮於『熙宁二年进昭文馆大學士，累封鲁国公』，與上文『魯國公』相符。
⑥ 推忠協謀：原書『謀』上三字殘闕，據《脉經》補。
⑦ 功臣開府儀同三司：原書『功』以下七字殘闕，據《脉經》補。
⑧ 同中書門下平章事：原書『門下平』三字殘闕，據《脉經》補。

［附録二］：明藍格鈔本卷末戴霖、朱筠題記

戴霖校勘古鈔本《甲乙經》卷末題記

乾隆辛卯[①]休寧戴霖校。書內尚有當正之處，因無善本《靈樞》，姑俟異日乃定。

古鈔本《甲乙經》收藏者朱筠卷末題記

辛卯亥月六日，休寧戴漁卿為詳校一過，訖見還。云：『此本訛字雖多，然其不訛處視今本大勝，真古抄本也！暇當更求善本校之。』　是日蜀河朱筠記

① 乾隆辛卯：即乾隆三十六年（公元一七七一年）。

《醫道傳承叢書》跋*（鄧老談中醫）

現在要發揚中醫經典，就要加入到弘揚國學的大洪流中去，就是要順應時代的需要。中華民族的精神，廣泛存在于十三億人民心中，抓住這個去發揚它，必然會得到大家的響應。中醫經典要宣揚，必須有中醫臨床作為後盾。中醫經典都是古代的語言，兩千多年前的，現在很多人沒有好好地學習《醫古文》，《醫古文》學習不好，就沒法理解中醫的經典。但更重要的是中醫臨床！沒有臨床療效，我們講得再好現在人也聽不進去，更不能讓人接受。

過去的一百年裏，民族虛無主義的影響很大，過去螺絲釘都叫洋釘，國內做不了。可現在我們中國可以載人航天，而且中醫已經應用到了航天事業上，例如北京中醫藥大學王綿之老就立了大功，為宇航員調理身體，使他們大大減少太空反應，這就是對中醫最好的宣揚。

中醫是個寶，她兩千多年前的理論比二十一世紀還超前很多，可以說是『後現代』。比如我們的治未病理論，西醫就沒有啊，那所謂的預防醫學就只是預防針（疫苗）而已，只去考慮那些微生物，去殺病毒，不是以人為本，是拆補零件的機械的生物醫學。我們是仁心仁術啊！是開發人的『生生之機』的辯證的人的醫學！這個理論就高得多。那醫院裏的ICU病房，全封閉的，空調還開得很猛，病人就遭殃了！只知道防病毒、細菌，燒傷的病人就讓你盡量地密封，結果越密封越糟糕，而中醫主張運用

* 邱浩、王心遠、張勇根據鄧鐵濤老中醫二〇〇八年八月十日講話整理，經鄧老本人審閱。

的外敷藥幾千年來療效非常好！但自近現代西醫占主導地位後就不被認可。相比而言，中醫很先進，治病因時、因地、因人制宜，這是中醫的優勢，這些是機械唯物論所不能理解的。

治未病是戰略，（對一般人而言）養生重于治病。（對醫生而言）有養生沒有治病也不行。我們治療就是把防線前移，而且前移很多。比西醫而言，免疫學最早是中醫發明的，人痘接種是免疫學的開端。醫學上很多領域都是我們中醫學領先世界而開端的呢！但是，西醫認死了，免疫學就是打預防針！血清治療也有過敏的，並非萬無一失。現在這個流感他們西醫就沒辦法免疫，病毒變異太多太快，沒法免疫！無論病毒怎麽變異，兩千多年來我們中醫都是辨證論治，效果很好。西醫沒辦法就只好抗病毒，所以是對抗醫學，人體當做戰場，病毒消滅了，人本身的正氣也被打得稀巴爛了。所以，中醫學還有很多思想需要發揚光大。這兩年『治未病』的思想被大家知道了，多次在世界大會上宣講。中醫落後嗎？要我說中醫很先進，是走得太快了，遠遠超出了現代人的理解範圍，大家只是看到模糊的背影，因為是從後面看，現代人追不上中醫的境界，只能是遠遠地看，甚至根本就看不見，所以也沒法理解。現在，有人要把中醫理論西醫化，臨床簡單化，認為是『中醫現代化』。背離中醫固有的理論，放棄幾千年來老祖宗代代相傳的有效經驗，就取得不了中醫應有的臨床療效，怎麽能說是發展中醫？

中醫的優勢就存在于《神農本草》、《黃帝内經》、《八十一難》、《傷寒卒病論》等中醫經典裏。讀經典就是把古代醫家理論的精華先拿到，學中醫首先要繼承好。例如：《黃帝内經》給我們講陰陽五行、臟腑經絡、人與天地相參等理論，《傷寒論》教我們怎麽辨證、分析病機和處方用藥，溫病學是中醫臨床適應需要、沿着《内經》《傷寒》進一步的發展。中醫臨床的發展促進了理論的不斷豐富，後世中醫要在這個基礎上發展。所以，我有幾句話：四大經典是根，各家學說是本，臨床實踐是生命線，仁心仁術是醫之靈魂。

中醫文獻很重要，幾千年來的中醫經典也不限于四大經典，只是有些今天看不到了。從臨床的角度，後世的各家學說都是中醫經典的自然延續。傷寒派、溫病派……傷寒派一直在發展，不是停留在張仲景時代。歷史上，傷寒派中有『錯簡』的說法，其實是要把自己對醫學的理解塞進去，這也是一種發展。因為臨床上出現的新問題越來越多，前代注家的理論不能指導臨床，所以要尋找新的理論突破。

中醫發展的關鍵要在臨床實踐中去發展。因為臨床是醫學的生命線！我們當年曾經遇到急性胰腺炎的患者用大承氣湯就治好了，胃穿孔的病人只用一味白芨粉就拿下。嬰兒破傷風，面如豬肝，孩子母親放下就走了，認為死定了；我們用燈心草點火，一燋人中，孩子『哇』地哭出來了；孩子一哭，媽媽就回來了，孩子臉色也變過來了；再開中藥，以蟬蛻為主，加上僵蠶等，就治好了。十三燋火，《幼科鐵鏡》就有，二版教材編在書裏，三版的刪掉了。十三燋火，是用燈心草點火燋穴位，百會、印堂、人中、承漿……，民國初年廣東名醫著作簡化為七個穴位。

還有，解放後五十年代，石家莊爆發的乙腦就是用白虎湯清陽明內熱拿下的。北京發病時，當時考慮濕重，不能簡單重複，蒲輔周加用了化濕藥，治愈率百分之九十以上。過了一年廣東流行，又不一樣了。我參加了兒童醫院會診工作，我的老師劉赤選帶西學中班學員去傳染病醫院會診。當時，廣東地區發的乙腦主要問題是伏濕，廣東那年先多雨潮濕，後來酷熱，患者病機濕遏熱伏。中醫治療關鍵在利濕透表，分消濕熱，濕去熱清，正氣自復。所以只要舌苔轉厚患者就死不了！這是伏濕由裏達表、胃氣來復之兆。廣東治療利濕透熱，治愈率又在百分之九十以上。我們中醫有很多好東西，現在重視還不夠。

我提倡要大溫課、拜名師。為什麼要跟名師？名師臨床多年了，幾十年積累的豐富學術與經驗，半年就教給你了，為什麼不跟？現在要多拜名師，老師們臨床多年了，經驗積累豐富，跟師學習起來就很快。讓中醫大夫們得到傳承，開始讀《內經》，可以先學針灸，學了針灸就可以立即去跟師臨床，老師點撥一下，自己親手取得療效之後就可以樹立強烈的信心，立志學習中醫。中醫思想建立起來、中醫理論鞏固了、中醫基本功紮實了，臨床才會有不斷提高的療效！之後有興趣可以學習些人體解剖等西醫的內容，中西彙通，必要時中西互補。但千萬別搞所謂的『中西結合』，中醫沒水平，西醫半吊子，那就錯了。在人類文明幾千年發展過程中，中醫、西醫是互為獨立的兩個體系，都在為人類健康長壽服務。我不反對西醫，但中醫更人性化，『以人為本』。現在也有好多西醫來學習中醫，把中醫運用到臨床，取得了很好的療效。我們年輕中醫值得深思啊！

大溫課就是要讀經典、背經典、反復體會經典，聯繫實踐，活學活用。我們這一代是通過學校教育、拜師、家傳、自學學成的中醫。新一代院校培養出來的年輕人要學好中醫，我很早就提出過：拜名師，讀經典，多臨證。臨證是核心，經典是不會說話的老師，拜師是捷徑。在沒有遇到合適的老師可拜時，經典是最好的老師！即使遇到合適的老師，經典也不可不讀，《論語》上說『溫故而知新』嘛！

在廣東我們已經很好地開展大溫課、拜名師活動。當年能夠戰勝非典，就是因為通過我提倡的這種方式的學習，教育、培養出來了一批過硬的中醫大夫。現在，應該讓全中國、全世界了解中醫學的仁心仁術，使中醫學更好地為人類健康長壽服務。希望年輕的中醫們沿著這個行之有效的方法加倍努力啊！

鄧鐵濤